JN248924

エキスパートから学ぶ

皮膚病診療パワーアップ

編集
秀　道広
広島大学
青山裕美
川崎医科大学
加藤則人
京都府立医科大学

中山書店

序

皮膚病を診療するには，当然のことながら皮膚科学の素養が必要である．国内外では，多くの優れた教科書が出版されており，各疾患に関する充実した知識を与えてくれる．しかし，臨床医学のビギナーにとって，定量化されにくい1枚の皮疹の写真から必要な情報を読み取ることは容易ではない．また，多くの成書や図譜が豊富な臨床写真を掲載しているが，いずれかの1冊がすべての疾患の典型的な臨床写真を集めることは至難の業と言ってよい．そのため，皮膚病診療を専門とする者は，それらの書籍を参考にしつつ，日々の診療の中で夥しい数の皮疹を見，自らの内に各疾患のイメージを形成して診断の力を磨くことが求められる．

さらに，皮膚に現れた症状の診断から治療までをカバーする皮膚科学のノウハウは広く，深い．これについても，既に多くの書籍が出版されているが，皮疹を読み取るための知識のうえに，治療に必要な技能と経験もまた膨大である．それゆえ，皮膚科専門医となるためには比較的長い研修期間が必要とされる．

さて，本書も皮膚科学を解説する1冊ではあるが，そのねらいは各皮膚病に関する知識より，むしろ「皮膚病を診る力」，そしてそこから「最善の解を導き出すための力量を高めること」にある．臨床の現場においては，個々の患者がどのような治療，そして具体的恩恵を得られたかということが問われるのであって，求められるのは正確に情報を読み取り，問題解決にむけて行動する力である．本書は，実臨床で比較的遭遇することの多い皮膚疾患を取り上げ，典型的な写真を多く掲載して各疾患のコアとなるイメージを形成することを目指した．そして，各疾患の解説ではその本質を描出し，かつ実行動を意識して「やるべきこと」と「やってはいけないこと」を記述した．特に「やってはいけないこと」は簡潔な文章とするため「〜すること」等の体言止めで統一し，意図した内容と逆の意味に取られることがないよう，アンダーラインを引いて注意喚起を行った．

最終的に集まった原稿は，珠玉のごとき臨床写真の数々と，各執筆担当者の渾身の行動指針集となった．やるべきこと，漏らしてはならないことはもちろん不可欠の基本事項であるが，実臨床では「やってはいけない」ことを「やらない」こともまた重要な診療技能である．本書を手にした人が，自らの技能を高め，個々の状況に応じて幅広く皮膚病へ対処できるようになるための一助となれば幸甚である．

2018年7月

編者を代表して　**秀　道広**

CONTENTS

総論 臨床診断のプロセス

各論 疾患の理解と的確な診断・治療方針

I 発赤，落屑，丘疹を主症状とする皮膚疾患

II 皮膚感染症

Ⅲ その他の外因を主たる病因とする皮膚疾患

Ⅳ その他の免疫・アレルギーの異常に起因する皮膚疾患

CONTENTS

Ⅴ 母斑・皮膚腫瘍

Ⅵ 皮膚付属器の疾患

Ⅶ 遺伝性皮膚疾患

Ⅷ 他の臓器の異常と関連する皮膚疾患

執筆者一覧

（執筆順）

浅井　純　京都府立医科大学大学院 医学研究科皮膚科学

峠岡　理沙　京都府立医科大学大学院 医学研究科皮膚科学

矢上　晶子　藤田保健衛生大学坂文種報德會病院 総合アレルギー科

川上　民裕　聖マリアンナ医科大学皮膚科学

伊藤　孝明　兵庫医科大学皮膚科学教室

河合　幹雄　広島大学病院皮膚科

中原　剛士　九州大学医学部皮膚科学教室

青山　裕美　川崎医科大学皮膚科学教室

船坂　陽子　日本医科大学皮膚科学

伊藤　明子　ながたクリニック

高山かおる　埼玉県済生会川口総合病院皮膚科

加藤　則人　京都府立医科大学大学院 医学研究科皮膚科学

馬場　直子　神奈川県立こども医療センター皮膚科

常深祐一郎　東京女子医科大学皮膚科学

菊地　克子　東北大学病院皮膚科

海老原　全　慶應義塾大学医学部皮膚科学教室

玉木　毅　国立国際医療研究センター病院皮膚科

中村晃一郎　埼玉医科大学皮膚科学教室

佐藤　貴浩　防衛医科大学校皮膚科学講座

山﨑　修　岡山大学大学院医歯薬学総合研究科 皮膚科学分野

宮城　拓也　琉球大学大学院医学研究科 皮膚病態制御学講座

高橋　健造　琉球大学大学院医学研究科 皮膚病態制御学講座

中村　哲史　春日部中央総合病院皮膚科

出光　俊郎　自治医科大学附属 さいたま医療センター皮膚科

望月　隆　金沢医科大学皮膚科学講座

今福　信一　福岡大学医学部皮膚科学教室

浅田　秀夫　奈良県立医科大学皮膚科学教室

渡辺　大輔　愛知医科大学皮膚科学講座

和田　康夫　赤穂市民病院皮膚科

斎藤万寿吉　東京医科大学皮膚科学分野

尹　浩信　熊本大学大学院生命科学研究部 皮膚病態治療再建学分野

片山　治子　高梁市国民健康保険成羽病院皮膚科

秀　道広　広島大学大学院医歯薬保健学研究科 皮膚科学

岡村　賢　山形大学医学部皮膚科学講座

鈴木　民夫　山形大学医学部皮膚科学講座

水川　良子　杏林大学医学部皮膚科学教室

塩原　哲夫　杏林大学医学部皮膚科学教室

岡本　祐之　関西医科大学皮膚科学教室

田中麻衣子　マツダ病院皮膚科

土田　裕子　新潟大学大学院医歯学総合研究科 皮膚科学分野

阿部理一郎　新潟大学大学院医歯学総合研究科 皮膚科学分野

渡辺　秀晃　昭和大学医学部皮膚科学講座

藤山　幹子　愛媛大学医学部皮膚科学教室

多田　弥生　帝京大学医学部皮膚科学講座

氏家　英之　北海道大学大学院医学研究院皮膚科学教室

葉山　惟大　日本大学医学部皮膚科学分野

照井　正　日本大学医学部皮膚科学分野

宇原　久　札幌医科大学医学部皮膚科学講座

岸　晶子　虎の門病院皮膚科

名嘉眞武国　久留米大学医学部皮膚科学教室

矢野　有紗　久留米大学医学部皮膚科学教室

門野　岳史　聖マリアンナ医科大学皮膚科学

山元　修　鳥取大学医学部皮膚病態学分野

牧野　英一　川崎医科大学皮膚科学講座

神戸　直智　関西医科大学皮膚科学教室

梅林　芳弘　東京医科大学八王子医療センター皮膚科

田中　勝　東京女子医科大学東医療センター皮膚科

竹中　秀也　京都市立病院皮膚科

内　博史　九州大学医学部皮膚科学教室

天野　正宏　宮崎大学医学部感覚運動医学講座皮膚科学分野

仙田夏織子　虎の門病院皮膚科

林　伸和　虎の門病院皮膚科

山﨑　研志　東北大学大学院医学系研究科皮膚科学分野

大山　学　杏林大学医学部皮膚科学教室

植木　理恵　順天堂大学医学部附属順天堂東京江東高齢者医療センター皮膚科

藤本　智子　池袋西口ふくろう皮膚科クリニック

横関　博雄　東京医科歯科大学大学院医歯学総合研究科皮膚科学分野

乃村　俊史　北海道大学大学院医学研究院皮膚科学教室

秋山　真志　名古屋大学大学院医学系研究科皮膚科学分野

髙木　敦　順天堂大学大学院医学研究科皮膚科学・アレルギー学

池田　志斈　順天堂大学大学院医学研究科皮膚科学・アレルギー学

太田　有史　東京慈恵会医科大学葛飾医療センター皮膚科

中西　健史　滋賀医科大学皮膚科学講座

沢田　泰之　東京都立墨東病院皮膚科

加藤　恒平　東京都立墨東病院皮膚科

浅野　善英　東京大学医学部皮膚科学教室

吉崎　歩　東京大学医学部皮膚科学教室

佐藤　伸一　東京大学医学部皮膚科学教室

山本　俊幸　福島県立医科大学皮膚科学教室

藤本　学　筑波大学医学医療系皮膚科学

総論

臨床診断のプロセス

顔面の色素性病変

浅井　純

総論

この皮疹の疾患名は？

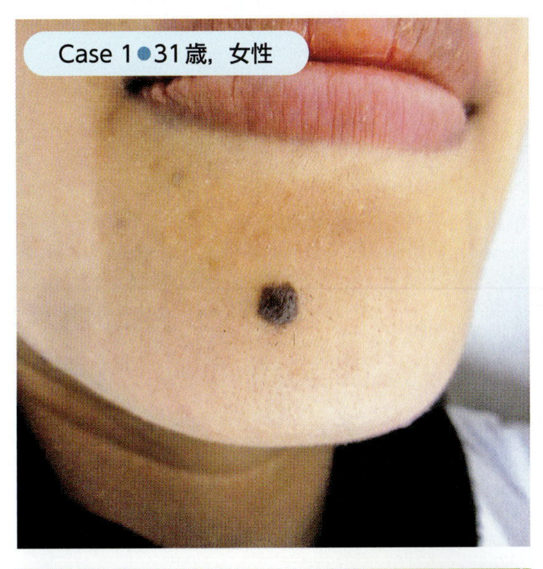

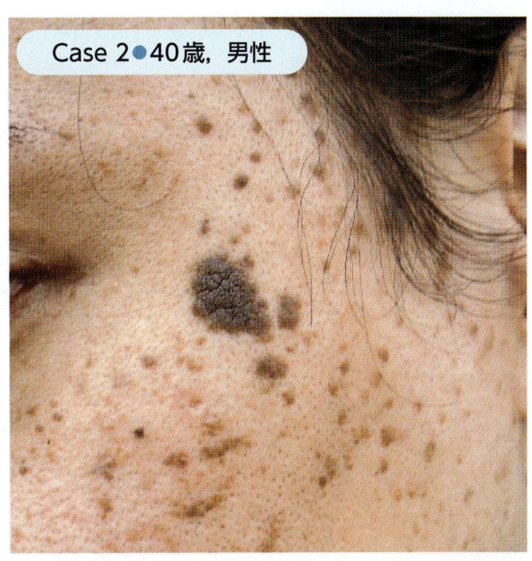

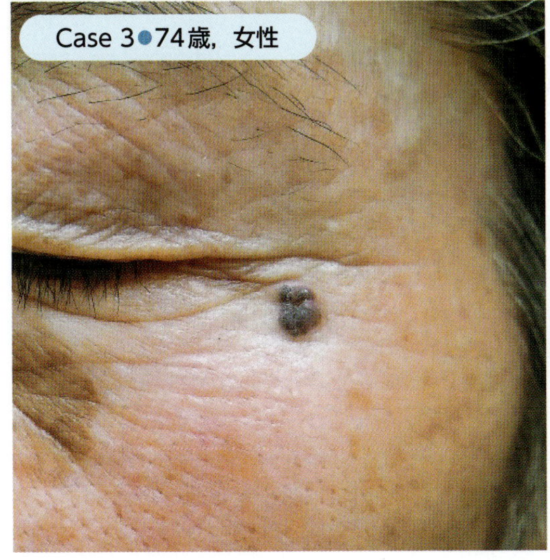

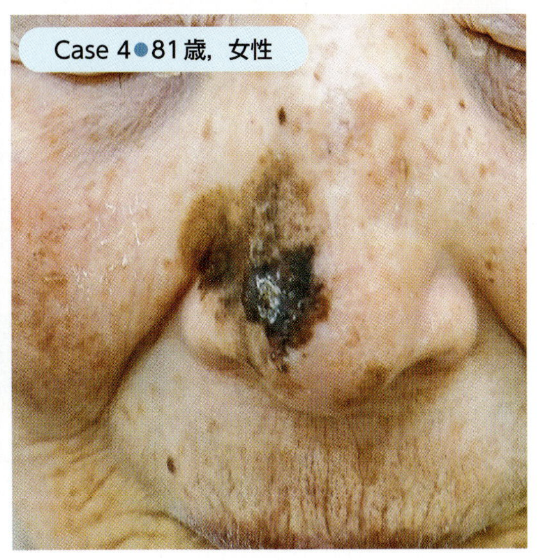

臨床診断のプロセス

	Case 1 31 歳，女性	Case 2 40 歳，男性	Case 3 74 歳，女性	Case 4 81 歳，女性
❶色調	黒褐色 均一な色調	黒色～褐色 全体的に均一な色調	黒色 光沢を有する均一な色調	黒色～褐色 色むらがあり多彩な色調
❷数	単発	多発	単発	単発
❸形状	直径 5.5 mm，ドーム状に隆起	直径 25 mm，乳頭腫状に隆起	直径 6 mm，辺縁が堤防状に隆起する局面	50 mm×50 mm の不整な色素斑の中に隆起性病変を伴う
❹境界	明瞭	明瞭	明瞭	不明瞭
❺潰瘍の有無	無	無	有	有
❻皮疹の経過	幼少期より存在. 年齢とともに徐々に隆起してきた	30 歳頃より褐色斑（シミ）として出現，徐々に盛り上がってきた．周囲に同様の褐色局面が徐々に増加	5 年ほど前より黒色斑，黒色小結節として出現．徐々に拡大，隆起してきた	5 年ほど前から黒褐色斑（シミ）として出現．不整形に拡大し，色むらが生じてきた．最近 1 年で一部が隆起してきた
❼ダーモスコピー	①typical pseudonet-work ②dots/globules	①comedo-like opening ②milia-like cysts ③brain-like appear-ance	①dots/globules ②large blue gray ovoid nest ③arborizing vessels ④ulceration	①rhomboid structures ②atypical pseudonet-work ③asymmetric pigment-ed follicular openings ④ulceration
	⬇	⬇	⬇	⬇
臨床診断	色素細胞母斑	脂漏性角化症	基底細胞癌	悪性黒色腫 (悪性黒子型)

診断に至るプロセスとピットフォール

病歴聴取

診断に至るプロセス

- 病変の出現時期と経過を尋ねる．経過が短く急速に変化するものほど悪性の可能性が高くなる．
- Case 1, 2では10年以上の緩徐な経過であるのに対し，Case 3では5年ほどで増大，Case 4では色素斑の発生からは5年であるが，一部分がこの1年ほどで隆起する急速な経過をとっているため，悪性腫瘍を疑う．

ピットフォール

- 皮膚悪性腫瘍には，*de novo* に発生するものと，良性腫瘍の一部が癌化するものとがある．後者の場合，たとえ経過が長くとも，急速に隆起や増大しだした場合は悪性を考慮しなくてはならない．

肉眼的所見

診断に至るプロセス

- 色調，数，大きさ，形，境界，潰瘍の有無について詳細に観察する．
- 色調では，不均一で色むらがあるものは悪性の可能性がある（Case 4）．基底細胞癌（Case 3）では，独特な光沢を有する黒色調を示す．数については，Case 2のように多発する腫瘍は良性であることが多く，悪性腫瘍は通常単発に生じる．大きさは，色素細胞母斑か悪性黒色腫かどうかの鑑別には役立ち，一般に直径6 mmを超えると悪性黒色腫の可能性を考慮する必要が出てくる．形，境界については，悪性黒色腫では不整で境界不明瞭なことが多い（Case 4）が，悪性腫瘍でも基底細胞癌では類円形で境界明瞭なことが多く（Case 3），悪性黒色腫か基底細胞癌かの鑑別に参考となる所見である．潰瘍化は，通常良性腫瘍では認められず，悪性を強く疑う所見となる．

ピットフォール

- 悪性腫瘍でもまれに多発する場合があり注意を要する．たとえば，色素性乾皮症や基底細胞母斑症候群といった疾患では，基底細胞癌が多発する．悪性黒色腫では，衛星病巣を伴うと多発しているように見える．また，転移性皮膚癌も多発して生じることがある．

ダーモスコピー所見

診断に至るプロセス

- ダーモスコピーは色素性腫瘍の鑑別に用いられる検査法である．
- 色素細胞母斑（Case 1），脂漏性角化症（Case 2），基底細胞癌（Case 3），悪性黒色腫（Case 4）それぞれに特徴的な所見があり，経験を積めば極めて有効なツールとなる．

ピットフォール

- 典型的な所見が得られれば，診断は容易であるが，外的刺激や軟膏塗布などさまざまな要因により典型的な所見が得られないことも多い．診断に迷った際は必ず生検を行い，悪性腫瘍を見逃さないことを心がける．

鑑別診断のアルゴリズム

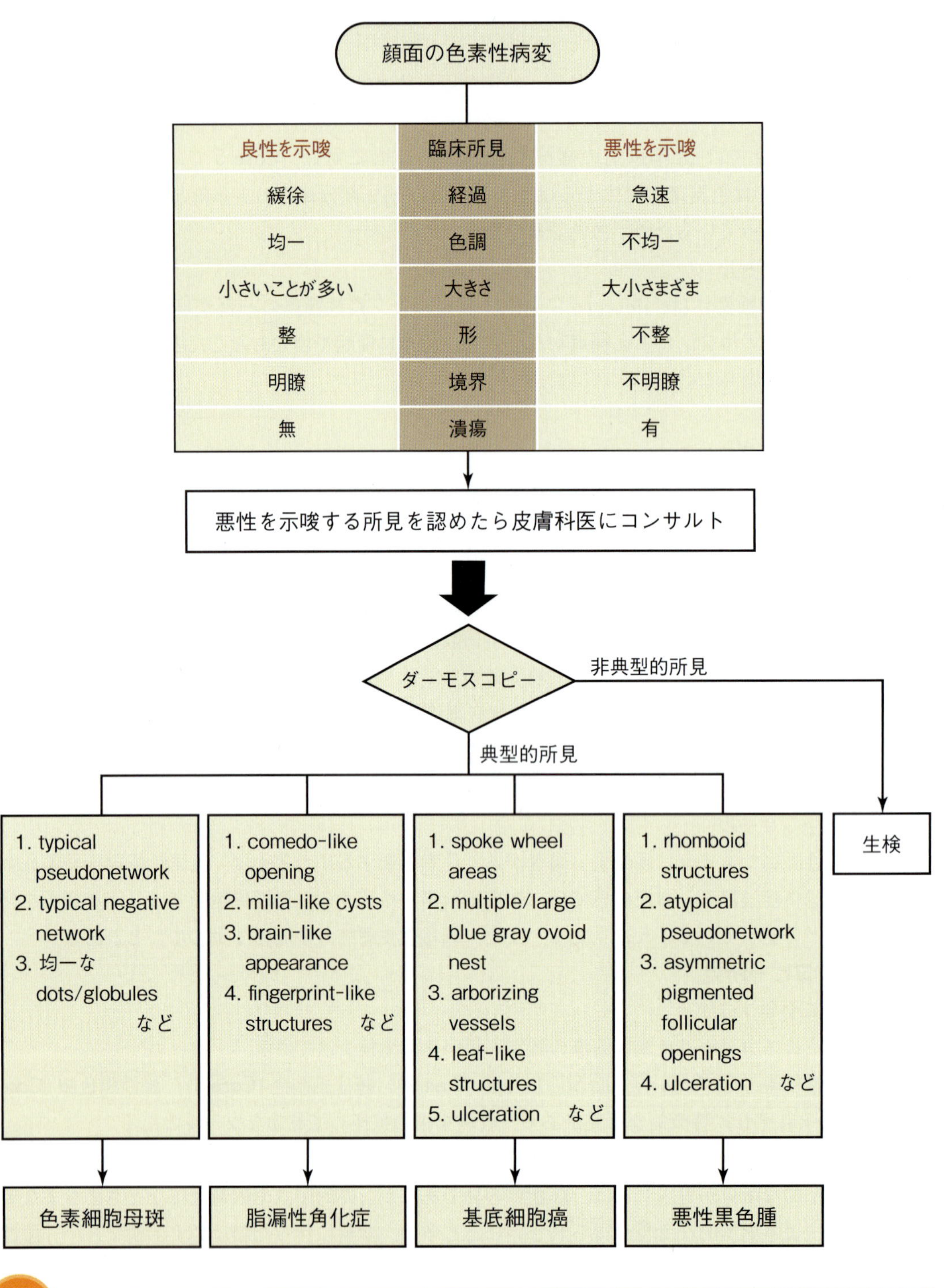

Check 顔面の色素性病変では，臨床所見とダーモスコピー所見・病理所見を合わせて総合的に診断

Lecture

ダーモスコピー像

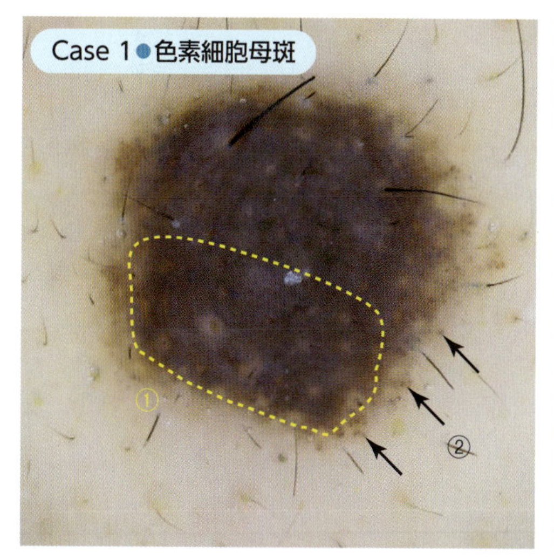

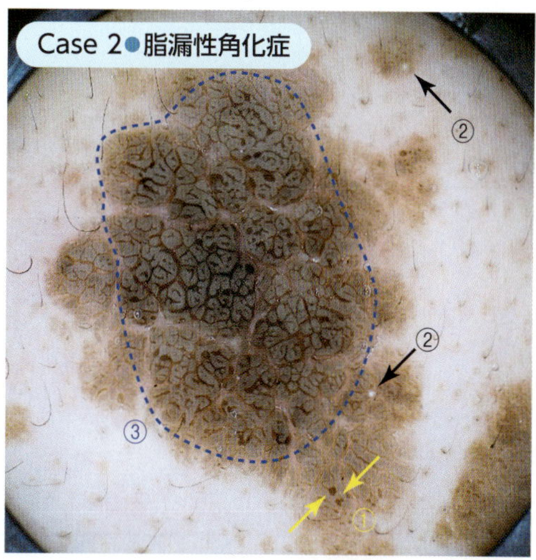

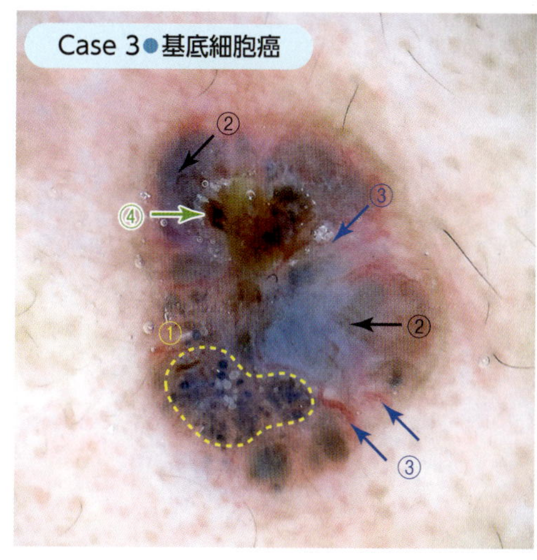

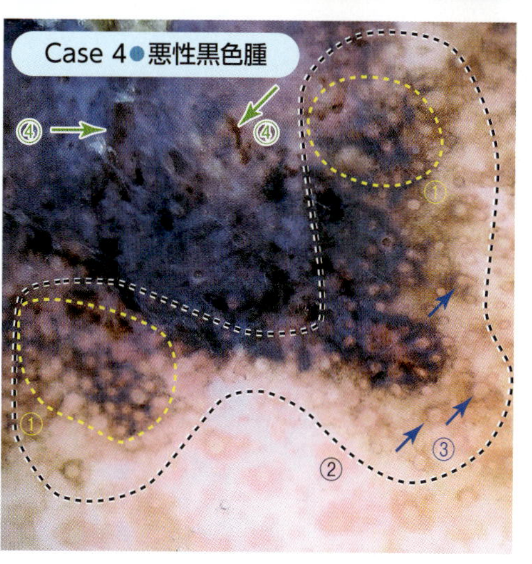

Case 1：皮膚に生じる良性腫瘍の一つ．一般に生下時や幼少時から生じる孤発性の褐色色素斑であり，加齢とともに隆起する特徴がある．先天性で巨大な病変は，悪性黒色腫の発生するリスクが高いため注意が必要である．

Case 2：中高年に生じる疣贅状の良性腫瘍．老人性色素斑（しみ）から隆起して生じ，多発することも多い．ダーモスコピーでは comedo-like opening（①），milia-like cyst（②）など典型的な所見が見られる．半年程度の間に全身に脂漏性角化症が急速に多発し，瘙痒を伴う場合，内臓悪性腫瘍を伴うことがあり注意が必要である（Leser-Trélat 徴候）．

Case 3：日本人で最も頻度の高い皮膚癌である．ダーモスコピーでは，large blue gray ovoid nest（②），arborizing vessels（③）などの特徴的な所見を呈する．単発性に生じることが多いが，多発することもある（色素性乾皮症や基底細胞母斑症候群など）ため注意が必要である．

Case 4：メラノサイトの悪性腫瘍．本例で提示した悪性黒子型は，一般に高齢者の露光部に生じる．ダーモスコピーでは rhomboid structures（①），atypical pseudonetwork（②），asymmetric pigmented follicular openings（③）といった特徴的な所見を示すが，初期の病変では老人性色素斑との鑑別が困難な例もあり，診断に迷う場合は生検を行う．

各図中，丸数字は p.4 の❼ダーモスコピーの所見番号と対応する．

乳児の顔の紅斑

峠岡理沙

この皮疹の疾患名は？

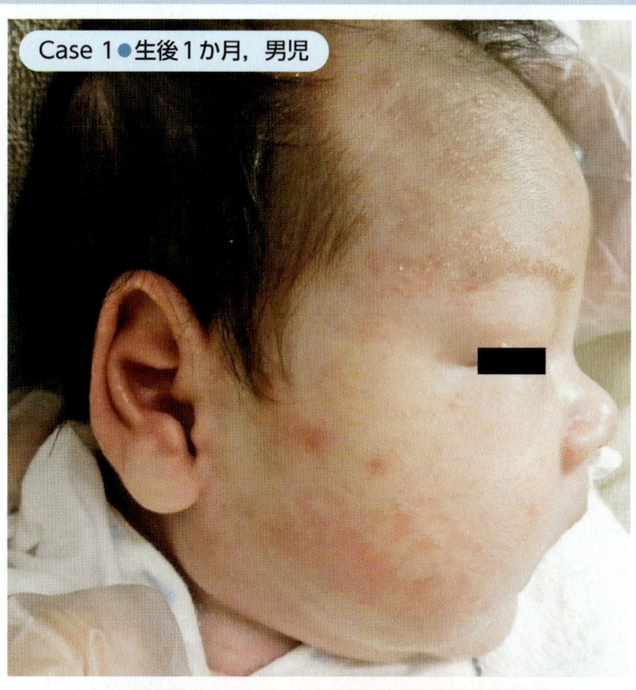
Case 1●生後1か月，男児

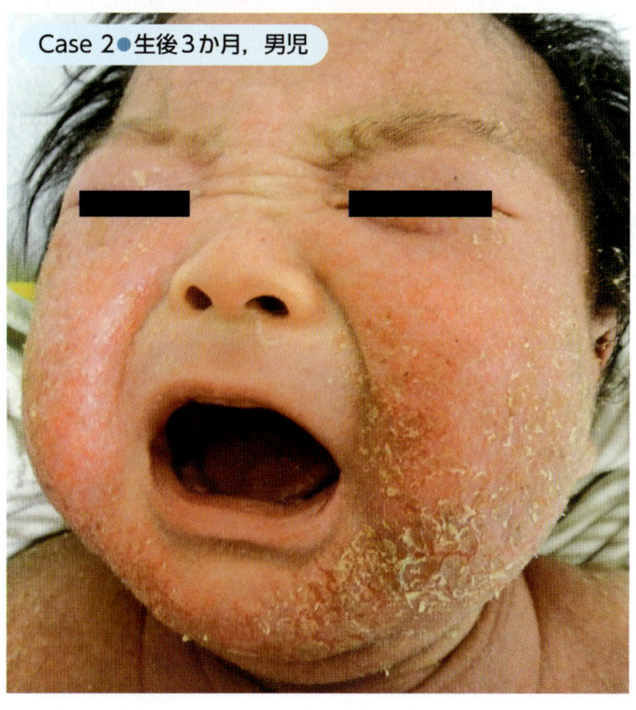
Case 2●生後3か月，男児

臨床診断のプロセス

	Case 1 生後 1 か月，男児 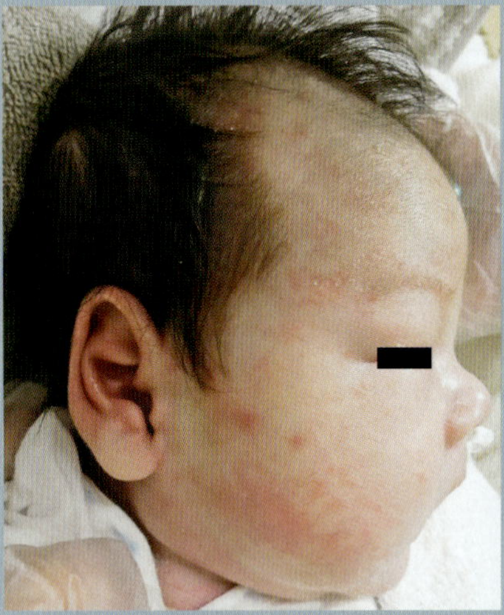	Case 2 生後 3 か月，男児 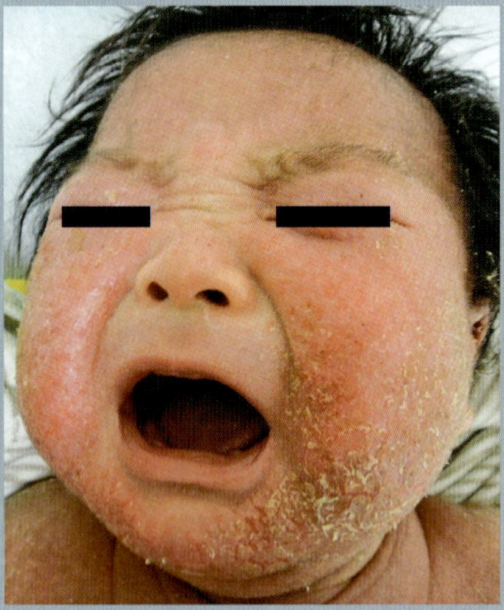
❶発症時期	生後 2 週間頃	生後 2 か月頃
❷病変部の範囲	顔面と頭部 特に眉毛部，前額部，頬部，耳などの脂漏部位に限局	顔面と頭部 体幹，四肢にも認める
❸皮膚症状	紅斑，小丘疹，黄白色の脂性鱗屑	紅斑，鱗屑，痂皮
❹痒み・掻破	掻かない	掻いて夜に寝ない
❺経過	生後 2 か月に皮膚症状は自然に消退した	皮膚症状はステロイド外用を行うと軽減したが，すぐに悪化した．生後 1 歳過ぎに軽快した
❻家族のアレルギー歴	なし	あり 父親が喘息，アレルギー性鼻炎．兄がアトピー性皮膚炎
	⬇	⬇
臨床診断	脂漏性皮膚炎	アトピー性皮膚炎

診断に至るプロセスとピットフォール

● 病歴聴取

診断に至るプロセス

- 皮膚炎の出現時期や家族歴などの問診を詳細に行う．
- 乳児の脂漏性皮膚炎は生後2週頃から2か月の間に発症する．アトピー性皮膚炎の多くの症例は生後1～2か月以降から幼少期にかけて発症する．したがって，アトピー性皮膚炎は脂漏性皮膚炎よりやや遅れて発症する傾向があり，**発症が生後まもない時期の場合は脂漏性皮膚炎の可能性**がある．Case 1は生後2週間頃に発症しており，時期的には脂漏性皮膚炎の可能性が考えられる．
- 家族歴でアレルギー疾患があるかどうかを聴取し，鑑別の参考にする．Case 2では**父親に喘息とアレルギー性鼻炎，兄にアトピー性皮膚炎の既往**がある．

ピットフォール

- 発症時期によって大まかに鑑別できる場合もあるが，生後まもなく乳児脂漏性皮膚炎を発症し，そのままアトピー性皮膚炎に移行する症例もある．

● 肉眼的所見

診断に至るプロセス

- 皮膚症状とその部位を詳細に観察する．
- 脂漏性皮膚炎では，Case 1のように**頭部，眉毛部，前額部，頬部，耳介などのいわゆる脂漏部位に一致**して**黄白色の脂性鱗屑，痂皮**が付着する．
- アトピー性皮膚炎では，Case 2のように顔面と頭部，そして**体幹・四肢に紅斑，鱗屑，痂皮**を認める．

ピットフォール

- 脂漏性皮膚炎とアトピー性皮膚炎は皮膚症状が類似し，完全な鑑別は困難である．

● 経過

診断に至るプロセス

- 乳児脂漏性皮膚炎は皮脂の分泌が低下すると自然に軽快し，3か月を過ぎると治癒する．Case 1では**生後2か月で自然に治癒**した．
- アトピー性皮膚炎ではCase 2のように治療を行っても**反復性に経過**する．

ピットフォール

- 脂漏性皮膚炎が生後3か月過ぎに治癒して，4～6か月頃からアトピー性皮膚炎を発症する症例もある．

鑑別診断のアルゴリズム

乳児の顔の紅斑

脂漏性皮膚炎	臨床所見	アトピー性皮膚炎
・生後すぐ〜2か月	発症時期	・生後1〜2か月以降
・顔面と頭部の脂漏部位 ・腋窩や鼠径部などの間擦部	部位	・顔面と頭部が主体 ・体幹・四肢にも生じる ・関節屈側に目立つ
・黄白色の脂性鱗屑や厚い痂皮，紅斑	皮膚症状	・紅斑，丘疹，痂皮 ・掻破によるびらんや痂皮，出血
・なし〜軽い	痒み・掻破	・強い ・引っ掻く ・掻破痕が目立つ ・夜に寝ない
・生後3か月を過ぎると自然治癒	経過	・発症後2か月がたっても治癒しない
	家族歴	・アレルギー疾患

・皮脂や痂皮を石鹸やオリーブ油で除去
・炎症が強い場合はステロイド外用

・保湿剤によるスキンケア
・ステロイド外用

治療を行っても症状が軽快しない場合
問診から特定の食物摂取と症状悪化の関与を疑う場合

↓

血清総IgE値，特異的IgE抗体価の測定

↓

食物アレルギーの合併が疑われる場合，小児科医にコンサルト

乳児の顔の紅斑では，発症時期，部位，皮膚症状，掻破行動，経過を総合的に判断し，脂漏性皮膚炎とアトピー性皮膚炎の鑑別を行う

Lecture

乳児アトピー性皮膚炎

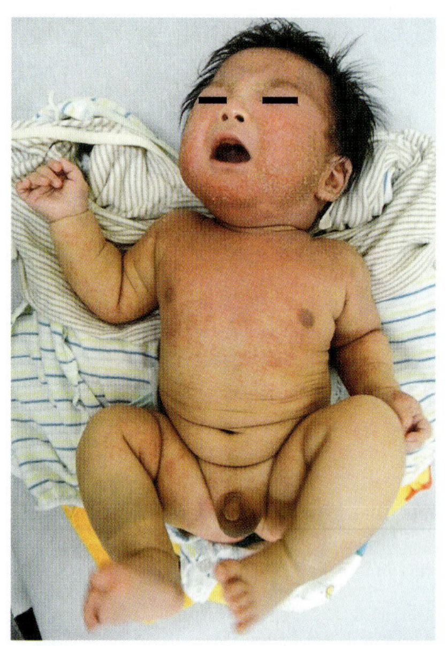

	3か月	6か月	1歳6か月
好酸球 (/mL)	10,626	1,106	174
好酸球 (%)	46.0	7.0	2.0
総 IgE (IU/mL)	568	2,056	1,137
TARC (pg/mL)	17,780		

特異的 IgE	3か月	6か月	1歳6か月
牛乳	1.37 (2)	61.90 (5)	21.30 (4)
小麦	7.46 (3)	67.20 (5)	27.30 (4)
大豆	15.90 (3)	67.70 (5)	264.00 (6)
卵白	0.35 (1)	55.90 (5)	36.40 (4)

単位は UA/mL，（ ）内はクラス

Case 2 ● 生後 3 か月，男児　母乳栄養

乳児アトピー性皮膚炎を疑うポイント

- 体幹や四肢に湿疹が広がっている
- 痒がってよく眠れない
- 皮疹が慢性・反復性に続く

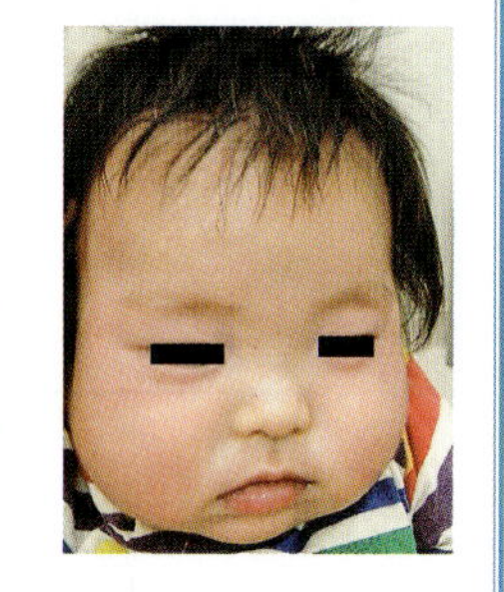

- アトピー性皮膚炎と診断した．
- ミディアムクラスのステロイド外用で軽快せず，ストロングクラスのステロイド外用薬を 1 週間使用したところ，軽快した（右図）．
- 軽快後，ミディアムクラスのステロイド外用薬に変更し，外用量を漸減した．
- 生後 3 か月の悪化時の末梢血好酸球数・割合，血清総 IgE 値，血清 TARC 値は，著しく増加していた．
- **さまざまな食物に対する特異的 IgE が上昇**していたが，外用治療で改善したため，母親の食事制限は実施しなかった．
- 離乳食開始時期（生後 6 か月）の血液検査では，食物に対する特異的 IgE 価が上昇しており，**即時型症状に注意**が必要と考えられた．
- 小児科医にコンサルトし，**特異的 IgE 価の高い食物については，チャレンジテストを行いながら，離乳食の指導**を行った．

他の乳児アトピー性皮膚炎の症例

Case 3 ● 生後5か月，女児

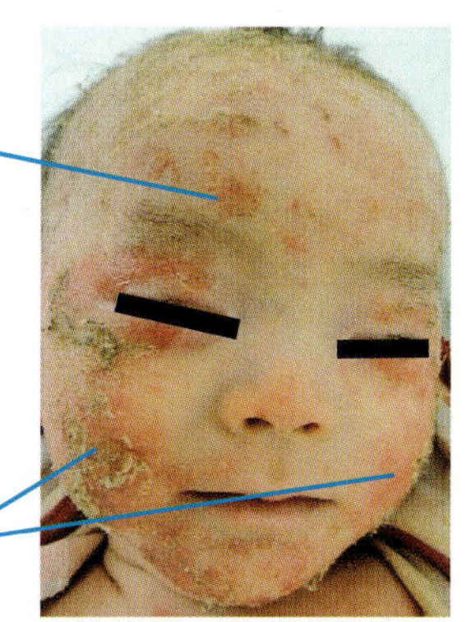

Case 4 ● 生後3か月，男児

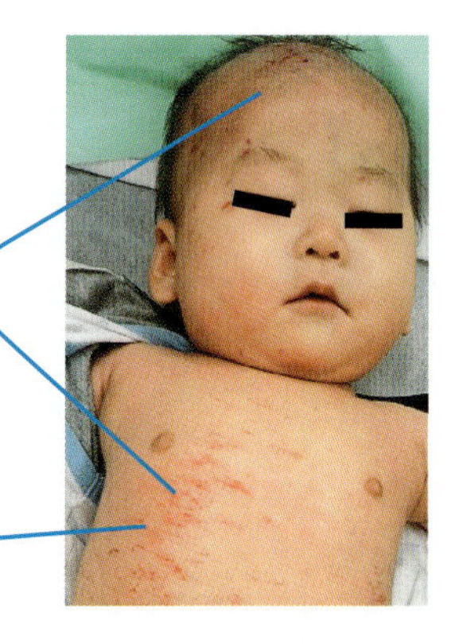

大人の顔の紅斑

矢上晶子

この皮疹の疾患名は？

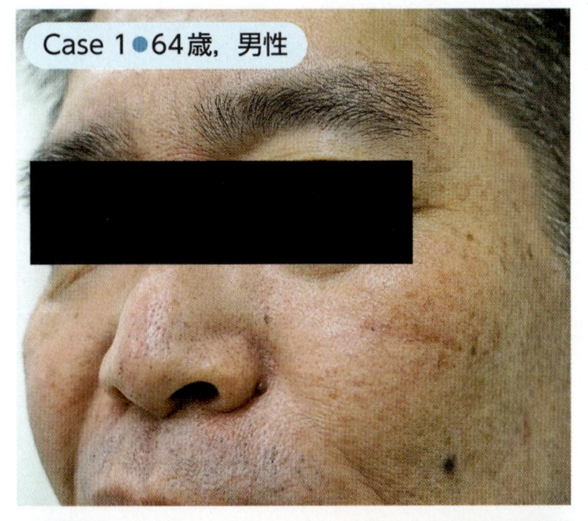

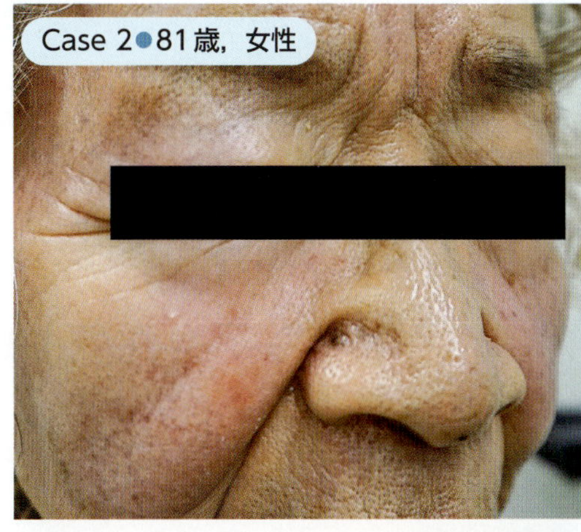

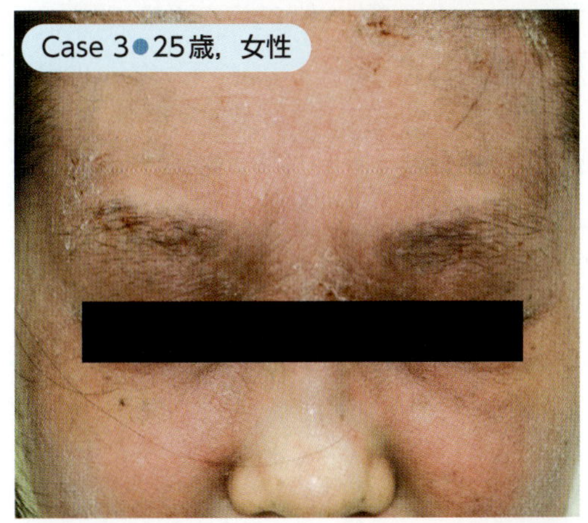

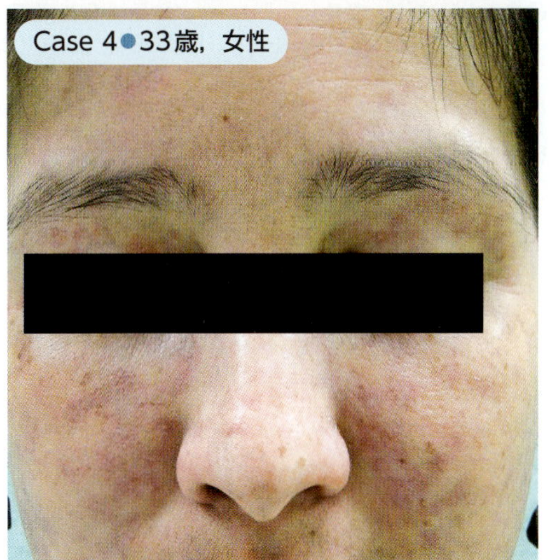

（藤田保健衛生大学総合アレルギー科鈴木加余子先生よりご提供）

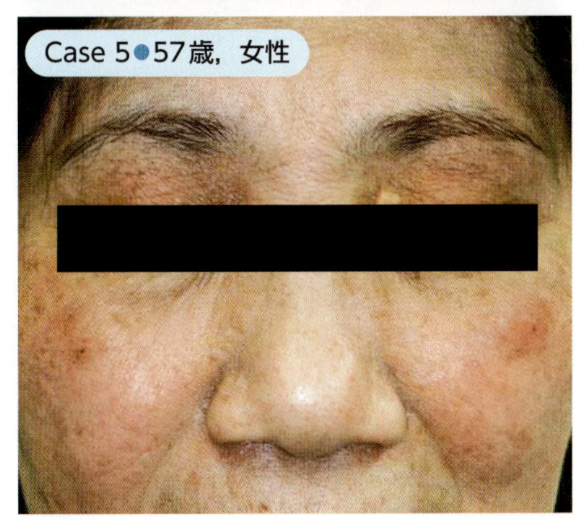

臨床診断のプロセス

	Case 1 64 歳，男性 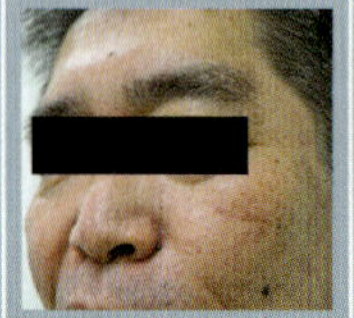	Case 2 81 歳，女性 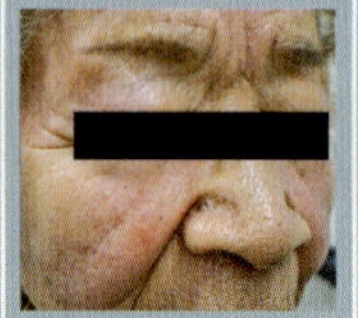	Case 3 25 歳，女性 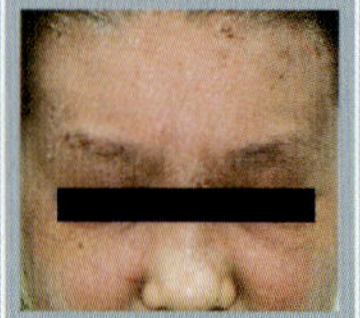	Case 4 33 歳，女性 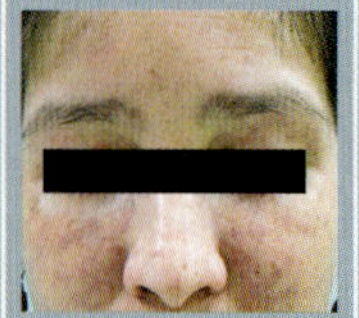	Case 5 57 歳，女性 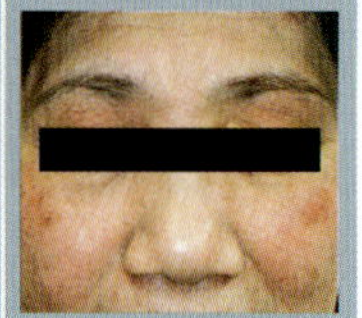
❶色調	淡紅色から紅色	淡紅色から紅色	紅色	淡紅色〜紅色	紅色
❷皮疹の分布	脂漏部位	全体	全体	両頬（蝶形紅斑），円板状紅斑（discoid 疹）	原因物質の接触部位（限局性）
❸皮疹の状態	鼻周囲や額など脂漏部位の鱗屑を伴った紅斑	びまん性の紅斑，進行すると丘疹や膿疱を伴う	乾燥および鱗屑を伴う紅斑，丘疹を伴うこともある	紅斑，典型例では軽微な隆起を伴い境界明瞭	浸潤を触れる紅斑
❹自覚症状	時に痒み	ほてり感，ヒリヒリ感じ，時に痒み	痒み	なし	痒み
❺皮疹の経過	慢性	慢性，日光曝露，寒暖差，飲酒で増悪	慢性	慢性，日光曝露で増悪	急性〜慢性
❻検査	特になし	特になし	血液検査：好酸球，LDH，TARC，特異，非特異 IgE 値など 白色皮膚描記症（white dermographism）	皮膚生検：表皮基底層の液状変性と基底膜の肥厚（interface dermatitis），リンパ球，組織球の表皮直下，付属器・血管周囲への浸潤 血液検査：汎血球減少，赤沈亢進，ガンマグロブリン高値，補体低下，抗核抗体陽性，抗 DNA 抗体陽性，抗 Sm 抗体陽性 尿検査：尿蛋白陽性	パッチテスト
	↓	↓	↓	↓	↓
臨床診断	脂漏性皮膚炎	酒皶	アトピー性皮膚炎	全身性エリテマトーデス	接触皮膚炎

診断に至るプロセスとピットフォール

病歴聴取

診断に至るプロセス

- 病変の出現時期と部位，経過を尋ねる．
- Case 1 は，乳児期と思春期以降の成人に好発する．思春期以降は，額や鼻周囲などの顔面の脂漏部位や頭部に慢性で再発性に皮疹が出現する．Case 2 は，中高年の女性の顔面に慢性的に増悪軽快を繰り返す皮疹が出現する．日光曝露や寒暖の差，飲酒により増悪する．Case 3 は，幼少期から発症することが多いが成人になり発症することもある．顔面とともに，頸部，肘窩や膝窩に長期的に湿疹が繰り返し出現する．Case 4 は，すべての年齢に発症するが特に 15 歳～65 歳の女性に起こる．全身倦怠感，発熱が先行することや関節痛を伴うことが多い．Case 5 は，すべての年齢に起こる．原因物質に接触するたびに湿疹病変が繰り返し誘発される．急性，慢性，どちらの経過もみられる．

ピットフォール

- 顔面の紅斑は，原因不明のもの，原因は特定できないが増悪因子（日光など）を避ければ皮疹のコントロールを目指せるもの，全身性の自己免疫疾患の一症状であるもの，原因を確認し除去すれば根治に至るものなどさまざまである．経過などの病歴を聴取し，適切な検査を行い確定診断することが大切である．

肉眼的所見

診断に至るプロセス

- 皮疹の分布，性状を観察し，自覚症状を確認する．
- Case 1 は，鼻の周囲や額など皮脂の分泌の活発な部位に鱗屑を伴った紅色局面がみられる．頭皮などにも同様の皮疹を認めることがある．自覚症状は比較的乏しい．Case 2 は，顔面にびまん性に紅斑を認めるが丘疹や膿疱を伴うこともある．一般的にほてり感，ヒリヒリ感を生じる．Case 3 は，顔面，耳介部の湿潤性湿疹や乾燥した粃糠様落屑を認める．多くの場合，痒みを伴う．眉毛は外側 1/3 が薄くなる hertoghe 徴候など特徴的な皮疹を認める．顔面に限らず，全身性に湿疹および皮脂欠乏症状を認める．Case 4 は，鼻背を中心に両頬部に左右対称性に広がる蝶形紅斑（butterfly rash）を認めることが多い．全身性エリテマトーデスの 90％に認める．境界は比較的明瞭で，皮膚面からわずかに隆起することが多く，自覚症状はないか軽微な熱感を伴うことがある．Case 5 は，原因物質（基礎化粧品やメイクアップ製品，外用薬など）の接触部位に限局し，痒み，浸潤を伴う紅斑を認める．通常，接触部位以外には皮疹は認めないが，接触部位を越えて皮疹が誘発されることもある（全身性接触皮膚炎）．

ピットフォール

- 同じようにみえる紅斑でも，皮疹の分布や性状，自覚症状を確認することで診断に近づくことができる．また，顔面以外の皮疹や全身症状を問診することも大切である．

有益な検査

診断に至るプロセス

- 鑑別診断としてあがった疾患に対し検査を行う．
- Case 3 では，検査結果が診断に直結はしないが，好酸球，LDH，TARC，血清 IgE，ダニやハウスダストなどの特異IgEなどを測定する．白色皮膚描記症（white dermographism）は検査としての感度は高いが特異度は低い．Case 4は，全身性の炎症性自己免疫疾患として血液検査や皮膚生検を実施し，確定診断を行う．Case 5は，被疑物質を用いたパッチテストを実施する．健常な皮膚（背部や上腕外側）に48時間被験物質を閉鎖貼布し，48時間，72時間，1週間後に判定を行い原因物質を同定する．

ピットフォール

- 臨床症状のみでは確定診断に至らないことが多い．安易に外用薬を処方するのではなく，顔面以外の症状や増悪因子などを詳しく問診し，経過や臨床症状から鑑別診断をあげ，適切な検査を行うことが大切である．

鑑別診断のアルゴリズム

顔面の紅斑

経過	慢性					急性～慢性
皮疹の部位	脂漏部位（鼻唇溝，額，眉）	特に頬，鼻	顔全体	両頬～部分的		局所的：原因物質の接触部位，非対称性
皮疹の性状	脂性の鱗屑の付着，湿潤傾向に乏しい比較的境界明瞭	びまん性紅斑，血管拡張，時に膿疱，鼻周囲の皮膚の肥厚	びまん性，紅斑，鱗屑，丘疹，掻破痕，乾燥	①両頬紅斑（蝶形紅斑）：両頬に広がる紅斑 ②円板状紅斑（discoid疹）：鱗屑を伴う円板状の紅斑		紅斑，漿液性丘疹，小水疱
自覚症状	比較的軽度の痒み	ほてり感 ヒリヒリ感	軽微～強い痒み	特になし		痒み
検査	なし	なし	血液検査 好酸球，LDH，TARC，総IgE値，特異的IgE値など	血液検査 汎血球，赤沈，ガンマグロブリン，補体，抗核抗体，抗DNA抗体，抗Sm抗体など 尿検査	皮膚生検 表皮基底層の液状変性と基底膜の肥厚（interface dermatitis），リンパ球，組織球の表皮直下，付属器周囲，血管周囲への浸潤	パッチテスト 〔化粧品，日用品（シャンプー，リンスなど），外用薬，睫毛のエクステなどを貼布する〕
その他	皮膚の常在菌であるマラセチアが関与	温度差，飲食（熱いもの），飲酒，ストレス，日光曝露による増悪を確認	頸部や肘窩，膝窩なども確認	顔面以外の皮疹，脱毛，口内炎，光線過敏などを確認		詳細な問診から接触源を検討
↓	脂漏性皮膚炎	酒皶	アトピー性皮膚炎	全身性エリテマトーデス		接触皮膚炎

顔面の紅斑では，経過，臨床所見（皮疹の性状，自覚症状など），皮膚生検，血液検査，パッチテスト所見などにより総合的に診断

Lecture

臨床像の読み方

Case 1●脂漏性皮膚炎

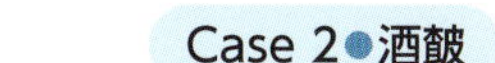

Case 2●酒皶

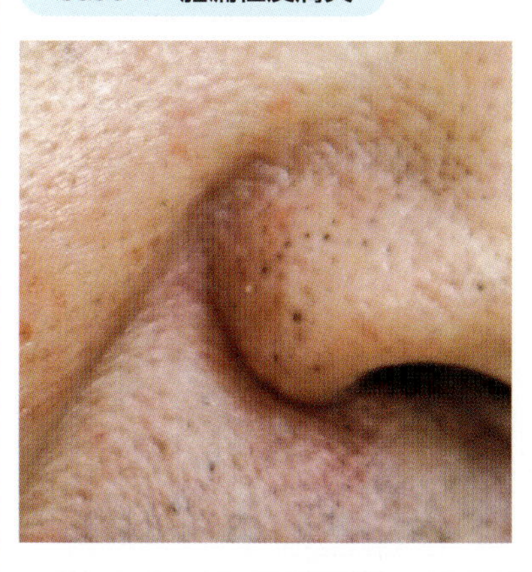

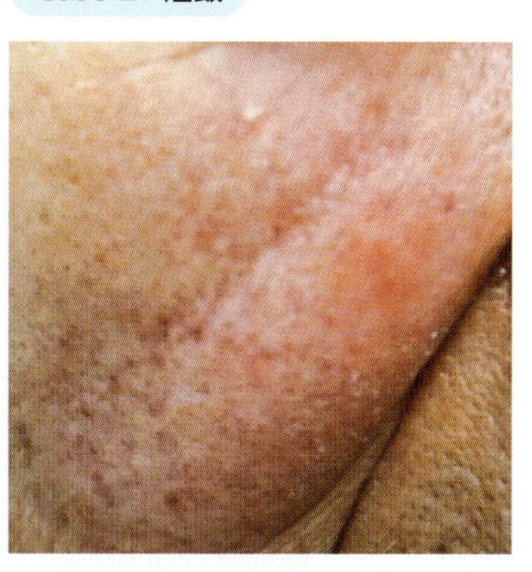

Case 3●アトピー性皮膚炎

Case 4●全身性エリテマトーデス

Case 5●接触皮膚炎

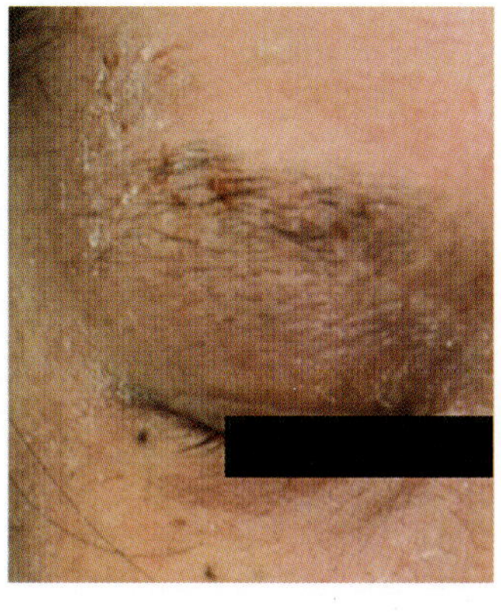

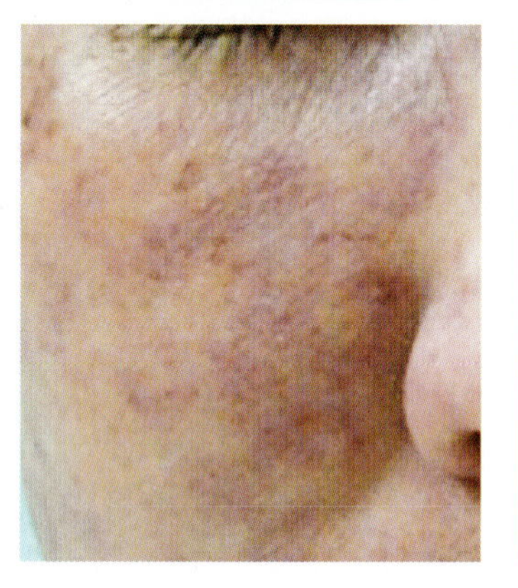

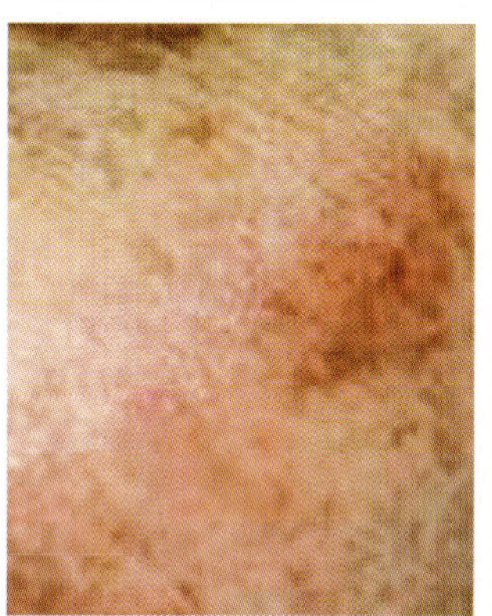

Case 1：脂漏部位である眉間，鼻周囲，頭髪の生え際，その他，頭部，前胸部，上背部などに好発する．慢性的に脂性の鱗屑を伴う紅斑としてみられる．

Case 2：顔面のびまん性紅斑でほてり感が強い場合が多く，日光曝露やストレスで増悪する．重症になると丘疹や膿疱を伴う．中高年女性が多い．

Case 3：痒みを伴う紅斑を顔面全体に認める．掻破により眼瞼周囲の皮疹が遷延化する際は，白内障や網膜剥離を誘発する．顔面以外に頸部や肘窩，膝窩に湿疹を繰り返し，苔癬化や色素沈着を伴う湿疹を認める．

Case 4：比較的境界明瞭で浸潤を触れる紅斑を認める（蝶形紅斑：頬に広がる紅斑，discoid 疹：円板状の紅斑）．浸潤を触れない場合もあり，多くの場合，自覚症状はない．日光により増悪する．顔面以外の皮疹や脱毛や口腔内潰瘍を伴うことがある．全身倦怠感，易疲労感，発熱が先行することがある．

Case 5：接触部位に一致した痒みを伴う浸潤性紅斑・丘疹局面を認める．うるしなどによる急性の場合は強い痒みを伴う紅斑と漿液性丘疹，小水疱を生じる．

紫斑

川上民裕

この皮疹の疾患名は？

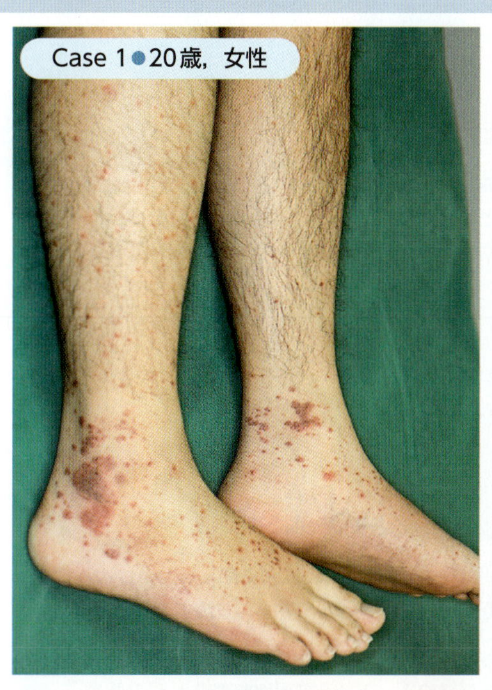

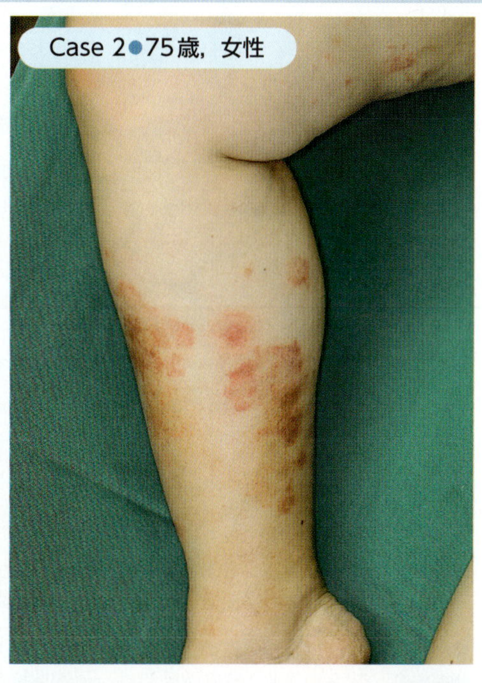

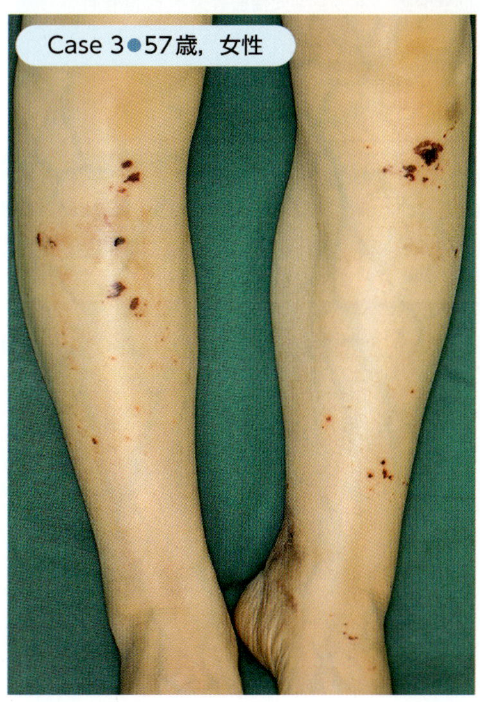

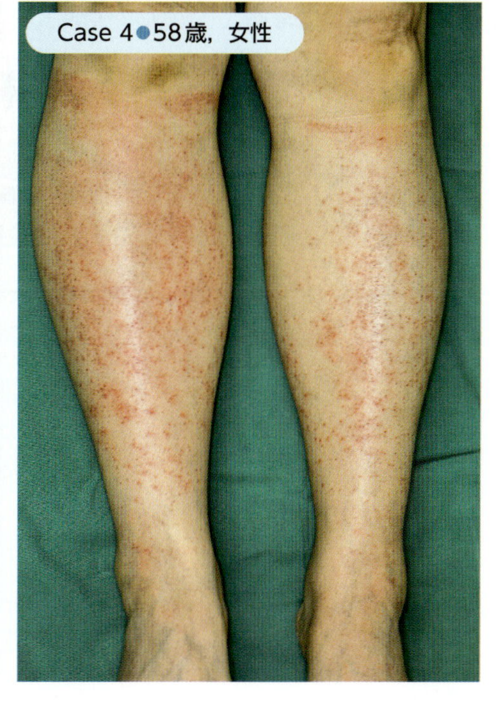

臨床診断のプロセス

	Case 1 20 歳，女性 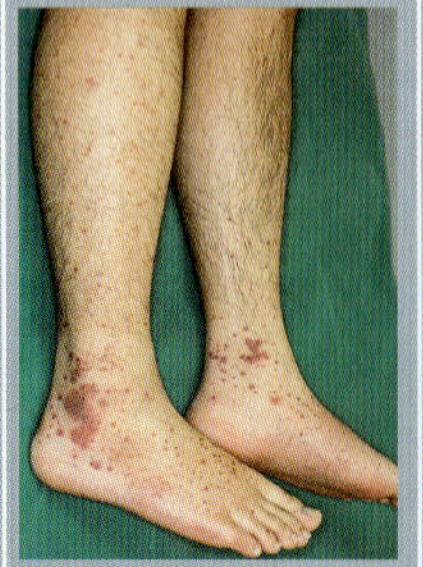	Case 2 75 歳，女性 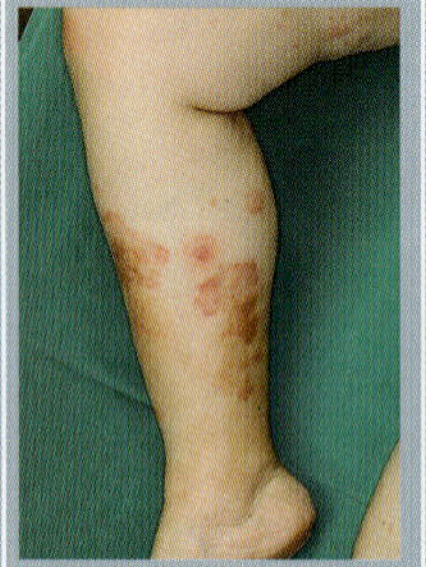	Case 3 57 歳，女性 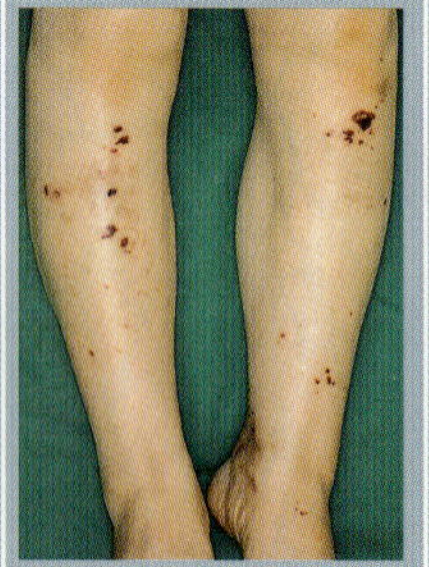	Case 4 58 歳，女性 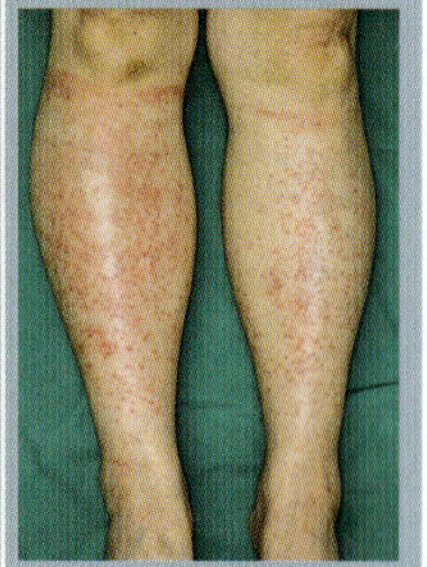
❶色調	palpable purpura（やや隆起した紫斑で，隆起）	紫斑に混じて蕁麻疹様紅斑	palpable purpura	やや淡い 隆起を欠く
❷数	多数，一部融合	散在	散在	多数，一部融合
❸形状	径 5〜10 mm， 下肢やや浮腫	膨疹との混在	径 5〜10 mm， 下肢やや浮腫	径 5 mm より小さい
❹境界	明瞭	膨疹があるのでやや明瞭	明瞭	やや明瞭
❺皮疹の経過	急激に多発．蛍光抗体直接法で IgA 沈着	慢性．抗アレルギー薬で難治性の蕁麻疹	喘息や鼻炎が難治．気づいて下肢の皮疹	慢性で繰り返す
❻皮膚生検	真皮上層の壊死性血管炎（白血球破砕性血管炎）	真皮上層の浮腫で壊死性血管炎がやや不明瞭	真皮上層に好酸球が混じる壊死性血管炎	真皮上層にリンパ球性血管炎
	⬇	⬇	⬇	⬇
臨床診断	IgA 血管炎（Henoch-Schönlein 紫斑病）	蕁麻疹様血管炎	好酸球性多発血管炎性肉芽腫症（Churg-Strauss 症候群）	慢性色素性紫斑

診断に至るプロセスとピットフォール

病歴聴取

診断に至るプロセス

- 皮疹の経過を尋ねる．急激に出現したか，24時間以上の持続がみられるか，慢性に繰り返すか，など．Case 1は急激に多発し，Case 2は皮疹に気づいて以降1日以上の持続があり，Case 4では慢性的な増悪と軽快がみられた．
- 全身性の症状についても問診する．咽頭痛，感冒症状，関節痛などはないか，気管支喘息やアレルギー性鼻炎はないか．Case 1ではレンサ球菌感染があり，Case 3では難治な喘息・鼻炎の既往があった．

ピットフォール

- Case 2はSLEなどの基礎疾患が背景にある場合があり（**ループス血管炎**），皮疹の経過や全身症状の確認は重要である．また，加齢による老人性紫斑やステロイドの副作用によるステロイド紫斑，いきみや外傷などで生じる紫斑もあることを念頭に置く．

肉眼的所見

診断に至るプロセス

- 皮疹の色調，数，形状，境界を丹念に診察する．これにより，主病変が真皮のどのレベルにあるかを見極める．
- **palpable purpura（触知可能な紫斑）**は多くの血管炎に特徴的にみられ，IgA血管炎を診断する際の必須基準である（Case 1）．紫斑の他に**蕁麻疹様紅斑**があれば，**蕁麻疹様血管炎**が疑われる（Case 2）．紫斑の色が淡く，隆起を欠くものは**慢性色素性紫斑**が疑われる（Case 4）．

ピットフォール

- 皮疹だけで診断を確定することはできず，皮疹を参考に確定診断につながる必要十分な検査を選択する必要がある．

検査所見

診断に至るプロセス

- 皮膚生検による病理組織学的検討後，必要に応じて血液検査を行う．
- 病理組織学的検討では，毛細血管への**フィブリノイドの沈着**，血管周囲の好中球，好酸球の浸潤などに注目する（Lecture参照）．
- **壊死性血管炎**であれば，より詳しい病態を探るための血液検査となるが，検査項目については次頁で解説する．

ピットフォール

- 血管炎以外の感染症などで**ANCA陽性**もあるし，血管炎でANCA陰性もある．

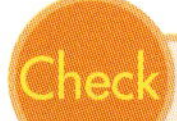

下肢の紫斑では，palpable purpuraの存在がポイント

皮膚血管炎診療アルゴリズム

- 臨床像で皮膚の血管炎を疑った際，正確な診断を導くためのアルゴリズムについて解説する．

皮膚血管炎診療アルゴリズム 2008（❶）

- 生検を行い，壊死性血管炎が皮膚病変から検出された場合，最低限，検査することを簡易的に示した．

①ANCA 関連血管炎を意識し，ANCA を測定する．MPO-ANCA 陽性なら Churg-Strauss 症候群か顕微鏡的多発血管炎が相当する．しかし，Churg-Strauss 症候群は半分が MPO-ANCA 陰性となるため注意が必要で，喘息やアレルギー性鼻炎の既往，血中好酸球増多そして病理像での好酸球混在などを参考に診断する．顕微鏡的多発血管炎は，間質性肺炎，糸球体性腎炎を合併し，重篤な全身症状を伴う．PR3-ANCA 陽性で鼻，副鼻腔から肺に至る上下気道に血管炎があれば Wegener 肉芽腫症とするが，日本人の頻度は低い．

②クリオグロブリンを測定してクリオグロブリン血症性血管炎を診断し，そのうえで B 型肝炎や C 型肝炎，SLE，Sjögren 症候群などの基礎疾患の精査をする．

③蛍光抗体直接法を行い，罹患血管に IgA 沈着があれば Henoch-Schönlein 紫斑病と診断する．この際，下肢に palpable purpura の存在を確認する．

④抗リン脂質抗体であるループスアンチコアグラントや抗ホスファチジルセリン・プロトロンビン複合体抗体を測定しつつ，壊死性血管炎像が真皮内特に上中層であれば皮膚白血球破砕性血管炎，皮下脂肪織内ときに真皮下層に及んでいれば皮膚動脈炎（かつての皮膚型結節性多発動脈炎）となる．

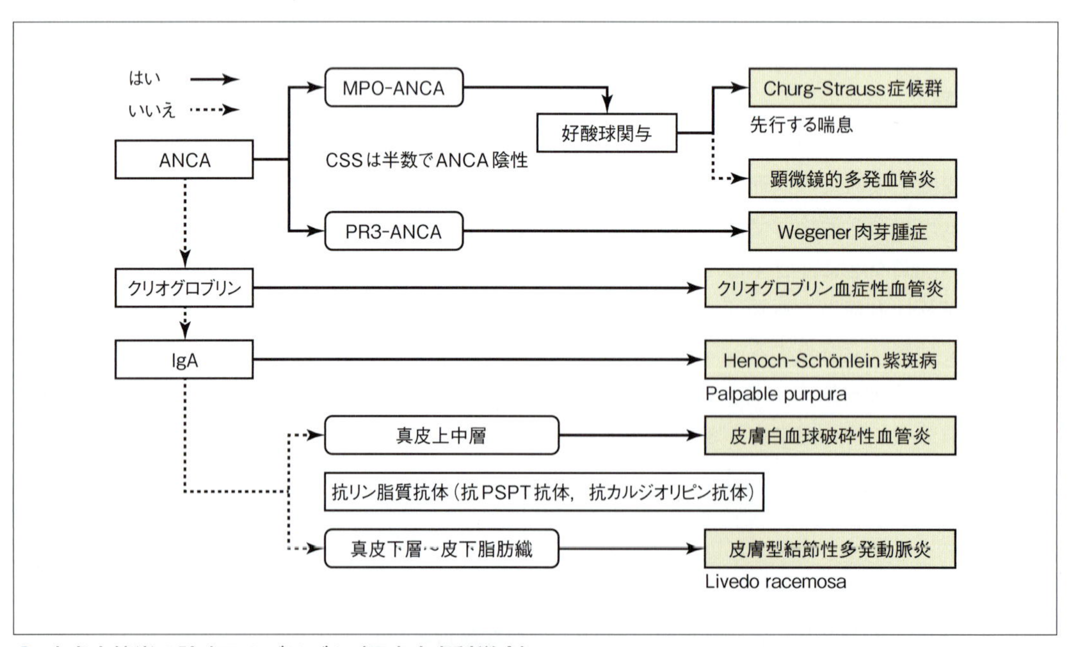

❶ 皮膚血管炎の診療アルゴリズム（日本皮膚科学会）

（血管炎・血管障害ガイドライン作成委員会．血管炎・血管障害ガイドライン．日皮会誌 2008；118：2095-187 より）

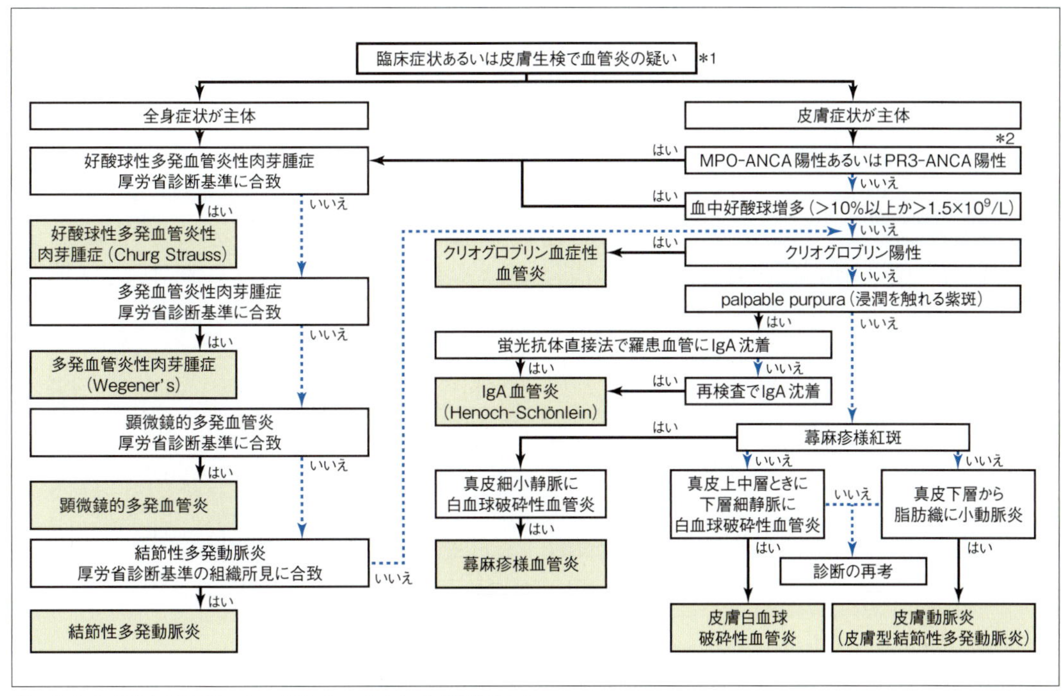

❷ 皮膚血管炎の診療アルゴリズム（日本皮膚科学会）

本アルゴリズムは原発性血管炎のみを扱っており，全身性疾患に続発する血管炎，誘因の推定される続発性血管炎は扱っていない．

＊1　血管炎には動脈炎と静脈炎が存在する．本アルゴリズムが簡便性を重んじているので，個々の症例に関しては十分な吟味が必要である．

＊2　今後，ANCA測定法がより改善される可能性がある．したがって，ANCA陰性であってもANCA関連血管炎を否定できない症例が存在する．

（日本皮膚科学血管炎・血管障害診療ガイドライン改訂版作成委員会ほか．血管炎・血管障害診療ガイドライン2016年改訂版．日皮会誌 2017；127：299-415より）

● 皮膚血管炎診療アルゴリズム2016（❷）

- アルゴリズムは「主症状が皮膚症状か全身症状か」でスタートする．主症状が全身症状なら，全身性血管炎の鑑別へと進む．主症状が皮膚症状であっても，血液検査でANCA陽性，好酸球増多であれば，全身性血管炎の鑑別に進む．全身性血管炎では，好酸球性多発血管炎性肉芽腫症（Churg-Strauss症候群）→多発血管炎性肉芽腫症（Wegener肉芽腫症）→顕微鏡的多発血管炎→結節性多発動脈炎の流れで鑑別する．これら4疾患の診断には厚生労働省診断基準を使用する．
- 全身性血管炎を十分鑑別したうえで，❶のアルゴリズムを踏襲し，ANCA→クリオグロブリン→IgA沈着の順で検討する．IgA血管炎（Henoch-Schönlein紫斑）ではpalpable purpuraが必須であり，直接蛍光抗体法を十分吟味する（2重の検討としてある）．蕁麻疹様血管炎では蕁麻疹様紅斑が重要な所見である．最後は，真皮上中層ときに下層細静脈に白血球破砕性血管炎があれば皮膚白血球破砕性血管炎，真皮下層から脂肪織に小動脈炎があれば皮膚動脈炎（かつての皮膚型結節性多発動脈炎）となる．

Lecture

紫斑を呈する皮疹の病理組織検査

Case 1●IgA 血管炎

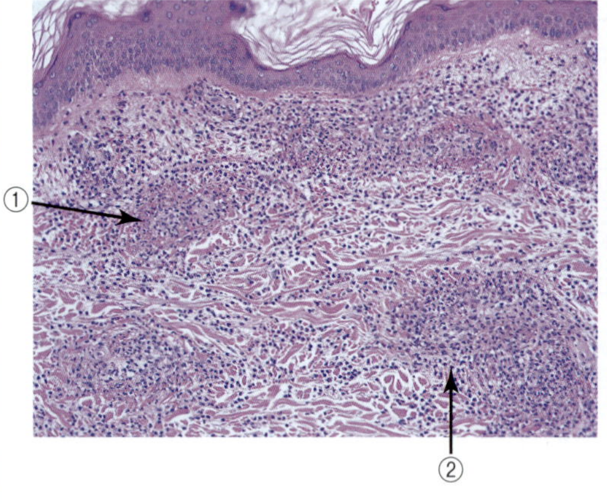

Case 2●蕁麻疹様血管炎

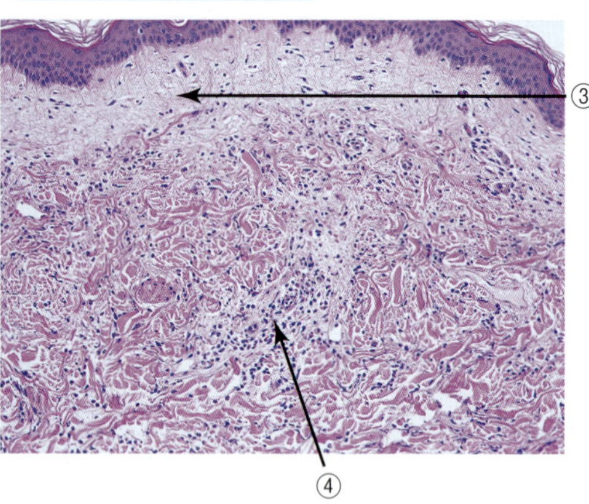

Case 3●好酸球性多発血管炎性肉芽腫症

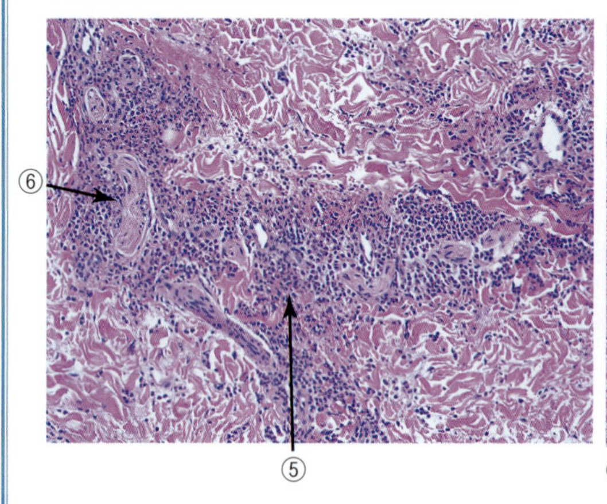

Case 4●慢性色素性紫斑

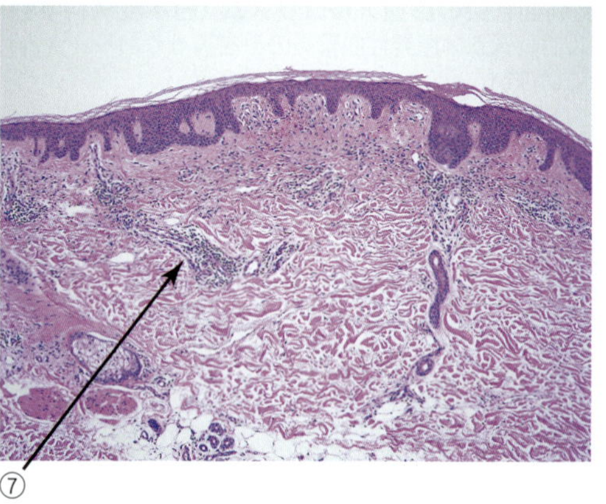

Case 1：真皮上中層の壊死性血管炎．罹患血管が毛細血管であるので，フィブリノイド壊死が明瞭とならない（①，フィブリノイド壊死は血管内皮細胞に免疫複合体が沈着して，フィブリンが“ノイド”して付着し形成される．したがって，血管壁が脆弱な毛細血管では，十分なフィブリノイドの沈着に毛細血管が保たれなくなり，HE 染色で綺麗なフィブリノイド壊死を構成できない）．一方，罹患血管周辺は，核塵が目立つ好中球浸潤が顕著となる（②）．真皮上中層で，フィブリノイド壊死が不明瞭な壊死性血管炎像は，白血球破砕性血管炎と呼ばれることが多い．

Case 2：蕁麻疹の病理組織所見は，真皮上層の浮腫である（③）．そして，そこに壊死性血管炎が併発するので，周囲の浮腫からフィブリノイドの沈着や好中球浸潤の顕著が不明瞭となる（④）．

Case 3：真皮全層の好中球浸潤が主所見である壊死性血管炎周辺に好酸球（⑤）が混在する．また，神経線維周辺（⑥）にも好酸球を混じた炎症細胞浸潤をみる．皮膚血管炎から紫斑，皮膚神経線維炎から多発性単神経炎が生じる．

Case 4：真皮上中層のリンパ球を中心とした炎症細胞が血管周辺に集簇している（⑦）．好中球がないのが特徴で，壊死性血管炎ではない．

下腿潰瘍

伊藤孝明

この皮疹の疾患名は？

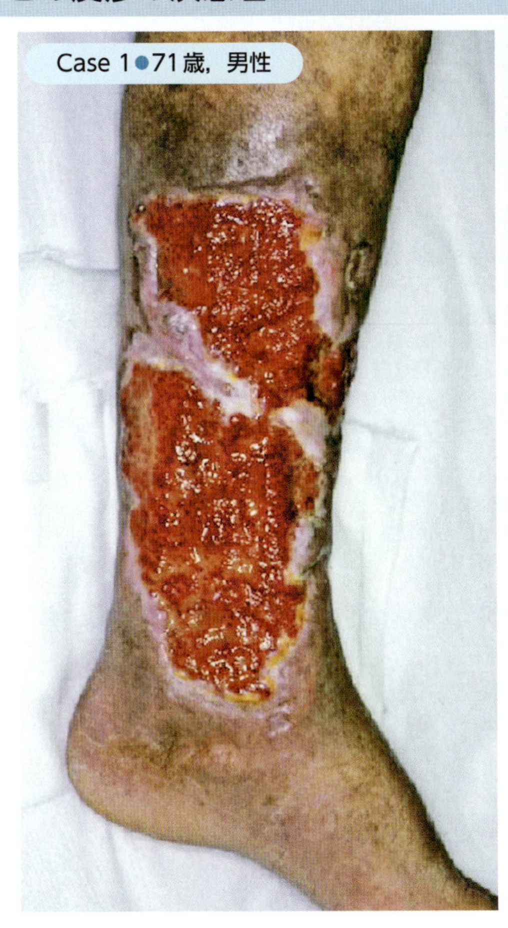
Case 1●71歳，男性

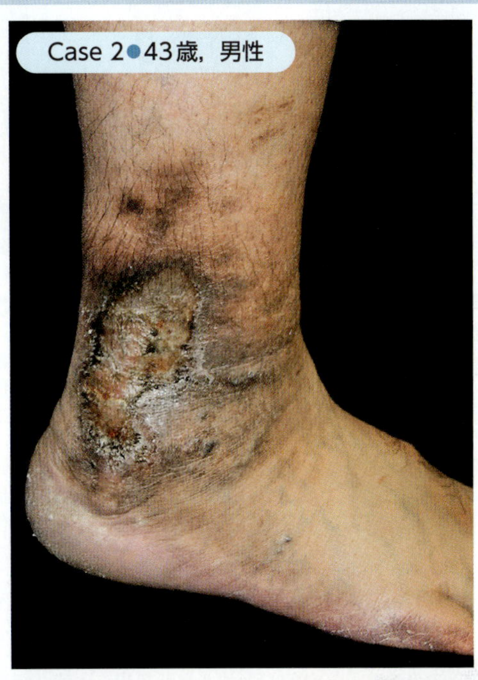
Case 2●43歳，男性

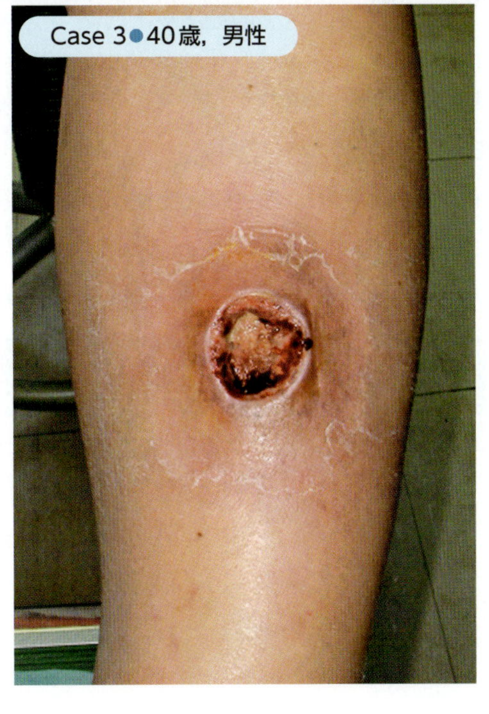
Case 3●40歳，男性

臨床診断のプロセス

	Case 1 71 歳，男性	Case 2 43 歳，男性	Case 3 40 歳，男性
❶皮疹の特徴	下腿内側の潰瘍と全周性の皮膚炎，色素沈着 潰瘍と炎症が強く，視診で静脈の状態は把握できない	外果の潰瘍とその周囲の皮膚炎・色素沈着 潰瘍より頭側に静脈瘤あり．小伏在静脈の拡張を視診で確認できた	左下腿前面の深い潰瘍．下腿の腫脹を伴っている 大伏在静脈は，触知できる状態に拡張していた
❷病歴	初診の 10 年前から下腿潰瘍ができ，通院と入院で，局所処置を受けていた	初診の 7 年前に，擦過傷から外果に潰瘍が生じた．3 年前に他院で小伏在静脈の高位結紮を受けている	初診の半年前に左下腿を打撲し，その後潰瘍が生じた
❸仕事歴	17 時間/日×50 年間の立ち仕事	11 時間/日の立ち仕事×20 年	長時間の立ち仕事（詳細不明）
❹前医での治療	潰瘍に対する局所処置．入院にて潰瘍処置を受けていた	潰瘍に対する局所処置．小伏在静脈高位結紮	原因不明の難治性潰瘍と診断され，局所消毒処置のみを受けていた
❺前医での診断	難治性うっ滞性潰瘍・皮膚炎	難治性うっ滞性潰瘍・皮膚炎	難治性下腿潰瘍
❻圧迫療法	なし	なし	なし
❼ドプラ聴診所見	大・小伏在静脈で著しい静脈逆流あり	小伏在静脈に著しい静脈逆流あり	大伏在静脈で上行音を聴取
	⬇	⬇	⬇
臨床診断	大・小伏在静脈瘤の放置（深部静脈逆流を伴う）	小伏在静脈瘤による潰瘍（高位結紮術後再発）	下肢深部静脈血栓症と打撲による潰瘍

診断に至るプロセスとピットフォール

●病歴聴取

診断に至るプロセス

- 潰瘍ができる前にどのような症状があったかを尋ねる．詳細な問診によって多くは診断できてしまう．いつから，どのような症状がみられるようになったか？ 下腿の痛みやだるさはあるか？ それは夕方に強くなるか？ 就寝中，特に明け方にこむら返りが生じるか？（生じるようになると重症である）
- 仕事歴では**長時間の立位が多い職歴**（理美容師，教員，職人，料理人など），スポーツ歴では，**下腿に力のかかる運動**（テニス，卓球など）をしていなかったかなどを尋ねる．家族に同症のある人に生じやすいため**家族歴**や，女性では**妊娠・出産**を契機に生じることがあり，これも尋ねる．一方，深部静脈血栓症（DVT）後遺症として二次性静脈瘤を生じる場合は，下肢の外傷や固定，人工股・膝関節置換術後，長時間手術や長期臥床の既往，悪性腫瘍や血液凝固異常などのある場合が多いため，これらについては聞き逃さないようにする．
- Case 1 では，10 年以上前から左下腿に疼痛を伴う紅斑ができ，それが悪化して潰瘍ができた．当科受診時までに，立ち仕事 17 時間/日 ×50 年間の仕事歴がある．Case 2 は，11 時間/日 ×20 年間の立ち仕事歴がある．3 年前に小伏在静脈の高位結紮術のみをうけていた．Case 3 は，左下腿の腫脹があって，下腿を打撲した後に潰瘍が生じている．下肢静脈高血圧状態では，小外傷・熱傷をきっかけに潰瘍が生じることも多い．

ピットフォール

- 若い頃から一次性下肢静脈瘤があり，その後に外傷や手術，偶発的に DVT が生じた場合では，DVT 後状態として治療（圧迫療法）すべきで，静脈瘤手術を行う場合はかなりの検討が必要となる．このためにも詳細な病歴聴取が必要である．ただし，下肢 DVT が生じる時に自覚症状がないため，問診だけでは判断できないこともある．

●肉眼的所見

診断に至るプロセス

- 下肢静脈瘤は，下肢を下着 1 枚の状態で**立位**で視診し，表在静脈が浮き出てきたら，それで診断できる．すなわち，**処置台上の臥位では診断できない**．また下着による圧迫があると，立位であっても十分に症状を把握できない．視診で判りにくい場合は，引き続いてドプラ聴診を行う．なお，患者用にバスタオルや巻きスカートを用意しておくとよい．
- Case 1 は下腿に 20×10 cm の潰瘍があり，患者は処置台での診察を希望したが，静脈の状態を把握できなかったため，立位でドプラ聴診した．Case 2 では，立位の視診で小伏在静脈の拡張が判った．Case 3 は，視診では下肢表在静脈が判らなかったが，触診ではっきりと大伏在静脈を触知した．

ピットフォール

- 二次性静脈瘤（DVT 後静脈瘤）では，**立位の視診で静脈瘤が明瞭でない場合**もあり注意を要する．

● ドプラ聴診所見，画像検査所見など

診断に至るプロセス

- 立位静止状態でドプラ聴診器を用いて診断する．大または小伏在静脈か静脈瘤の直上に，ゼリーをたっぷりつけたプローブを，皮膚を圧迫しないように保持し聴診する．プローブより足側の下腿をミルキング（圧迫と解除）しながら聴診し，**圧迫解除直後に血流音（逆流音）を聴けば異常**である．一次性下肢静脈瘤や二次性静脈瘤（DVT 後遺症の慢性期）では，大または小伏在静脈か静脈瘤部でこの逆流音を聴くことができる．
- 一方，立位安静状態で，伏在静脈直上にプローブを保持して静脈血流音を聴取できる場合の大半は，DVT などにより下肢の深部静脈還流路が障害されている．**伏在静脈が静脈還流路として機能せざるを得ない状態**になっているのである．
- 手術前には，静脈エコー検査，造影 CT の静脈相，MRI 静脈撮影（MRV）などの画像診断で，深部静脈の開存確認や不全穿通枝の位置を確認する．
- Case 1 では立位で大・小伏在静脈の両方に，ドプラ聴診で静脈逆流音を認めた．Case 2 は立位で小伏在静脈を視診でき，触診でも触れ，ドプラ聴診で逆流を聴取した．一方，Case 3 ではドプラ聴診で表在静脈の逆流は認めなかったが，大伏在静脈を上行する連続的な静脈音を聴取した．これは下肢深部静脈の静脈還流が障害されているために，大伏在静脈がバイパスとして機能していることによる．

ピットフォール

- 通常の下肢静脈エコー検査では一次性下肢静脈瘤を確診できない．また，血栓がなければ DVT と診断はできない．よって，血栓が溶解または消失した後の DVT 後遺症は，**画像診断所見と静脈動態に乖離が生じる可能性があること**を知っておく必要がある．

鑑別診断のアルゴリズム

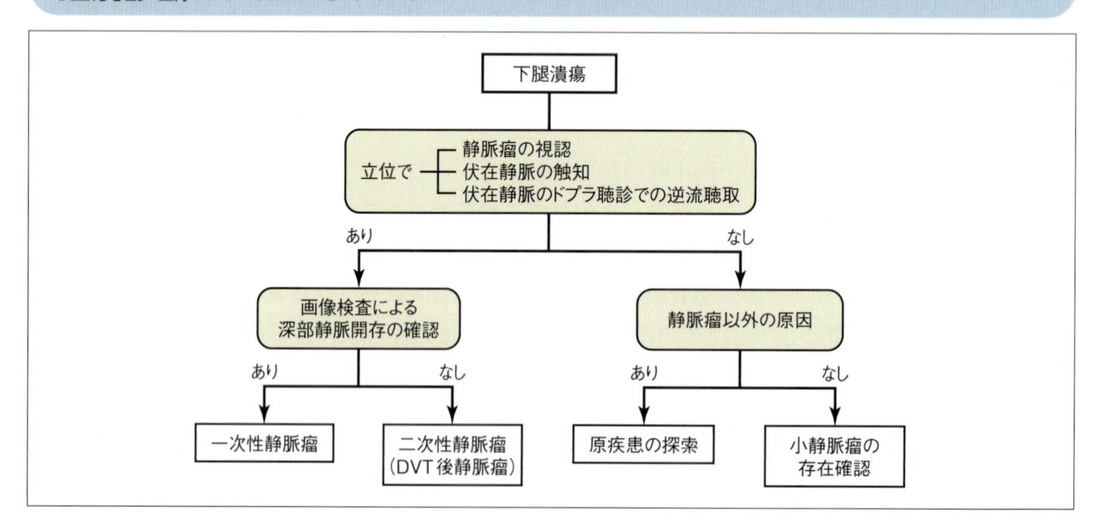

> **Check** 下肢静脈の診察は，下着 1 枚で，必ず立位で行うこと．大・小伏在静脈の走行を覚えておけば，診断は容易である．

Lecture

各症例の治療経過

Case 1●深部静脈逆流を伴った大・小伏在静脈瘤による下腿内側の潰瘍

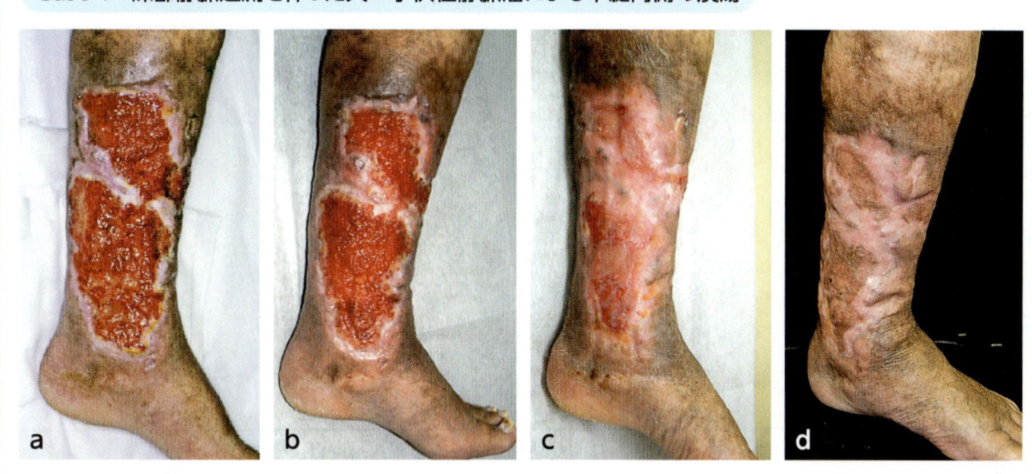

a：初診時．ドプラ聴診で大・小伏在静脈の静脈逆流が認められ，圧迫療法（弾性包帯）を開始．b：圧迫療法を開始して 2 週間後．c：大・小伏在静脈の結紮と分層植皮・圧迫療法を行い 2 週間後．d：治療開始 3 か月後：潰瘍はほぼ治癒で圧迫療法を継続．しかし，ときどき圧迫療法を自己中断して，小潰瘍の再発はみられていた．

Case 2●小伏在静脈瘤による外果の潰瘍

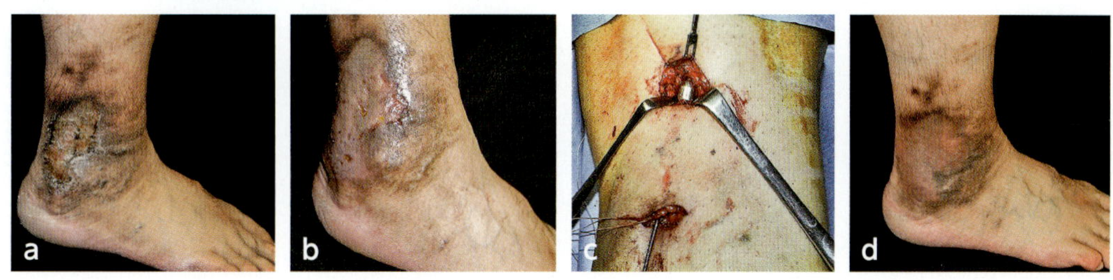

a：初診時．ドプラ聴診で小伏在静脈の著しい静脈逆流が認められたため，同日より圧迫療法（弾性包帯）を開始．b：圧迫療法を開始して 2 か月後．潰瘍はほぼ治癒している．c：4 か月後に小伏在静脈抜去術を行い圧迫療法を継続．植皮は行っていない．d：5 か月後．潰瘍の再発はない．

Case 3●下肢深部静脈血栓症による下腿前面の潰瘍

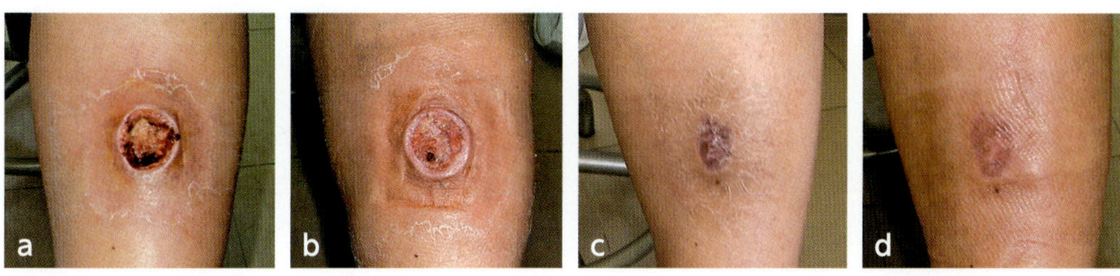

a：初診時．ドプラ聴診で大伏在静脈で著しい上行音を聴取したため，DVT による潰瘍治癒遅延と診断し，同日より圧迫療法（弾性包帯）を開始．b：圧迫療法を開始して 1 週間後．c：2 か月後．潰瘍は略治．d：5 か月後．わずかに瘢痕があるのみ．経過を通じてアズノール軟膏は用いたが，弾性包帯による圧迫療法で治癒した症例．

下腿の発赤，疼痛

河合幹雄

この皮疹の疾患名は？

Case 1●50歳，女性

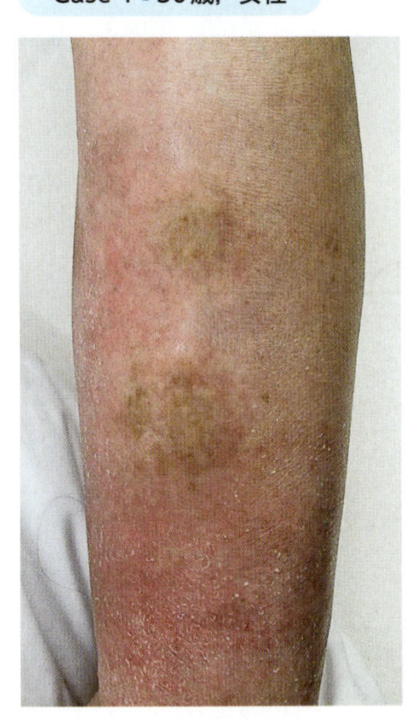

Case 2●48歳，男性

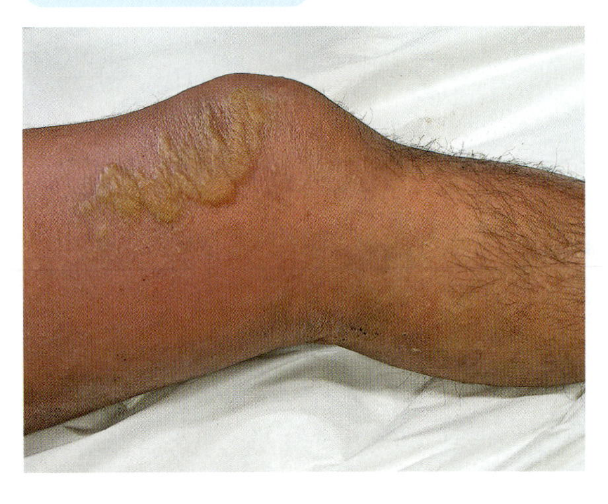

Case 3●35歳，女性

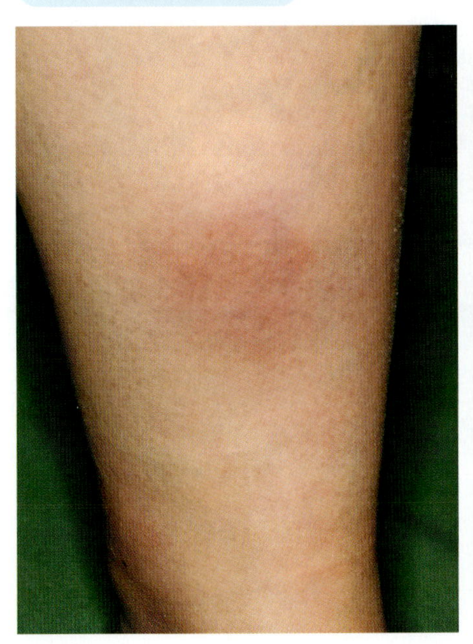

Case 4●68歳，女性

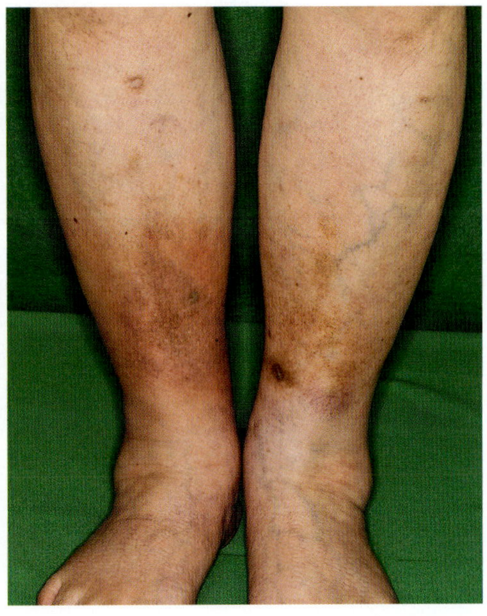

臨床診断のプロセス

	Case 1 50 歳，女性	Case 2 48 歳，男性	Case 3 35 歳，女性	Case 4 68 歳，女性
	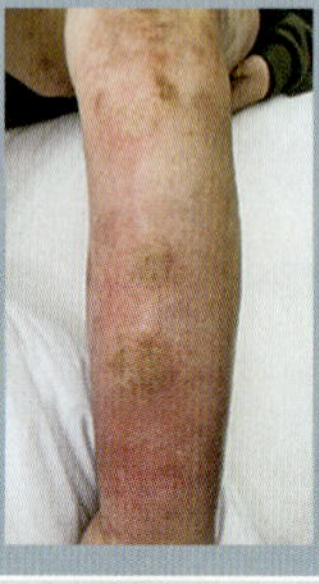	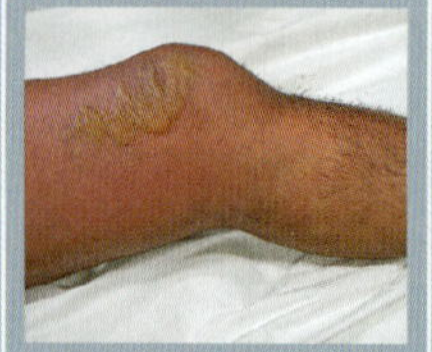	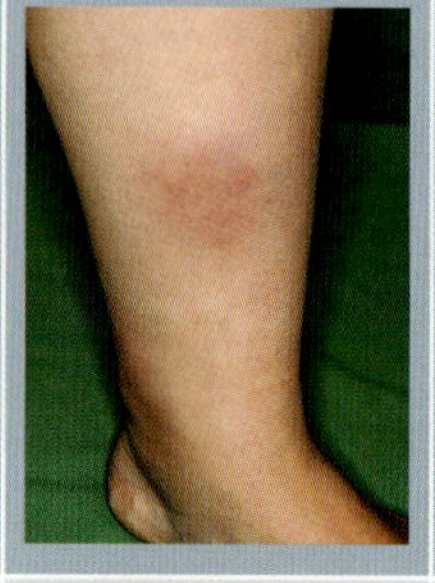	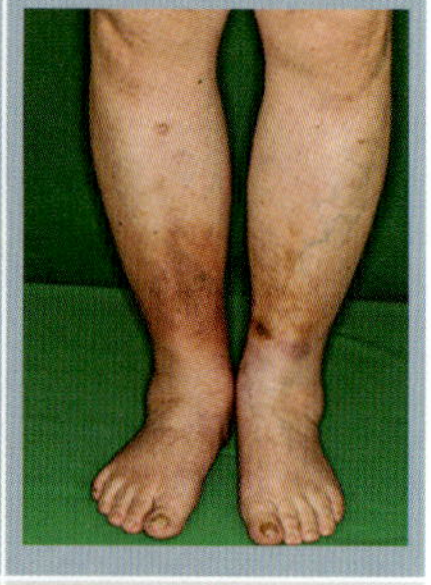
❶色調	境界不明瞭. 紅斑	境界不明瞭. 紅斑，水疱	やや境界不明瞭. 紅斑	やや境界不明瞭. 紅斑～褐色斑
❷自覚症状	自発痛，圧痛	自発痛，圧痛	圧痛	圧痛
❸分布	左下腿	左下腿～大腿	両下腿，殿部，右大腿	両下腿
❹大きさ，範囲	下腿前面～内側	下腿～大腿	直径 4cm 大	下腿前面～内側
❺合併症	発熱，糖尿病，ループス腎炎，SLE	発熱，アトピー性皮膚炎		下肢静脈瘤
❻表面の状態	腫脹し，熱感を伴う	腫脹し，熱感を伴う. 水疱もみられる	浸潤を伴う．熱感はわずか	浮腫状に腫脹している
❼皮疹の経過	2 日前から出現. 徐々に紅斑は拡大してきた	4 日前から出現. 徐々に紅斑は拡大してきた．水疱もみられるようになってきた	3 週間前から出現	半年前から出現
❽必要な検査	末梢血，CRP，血糖，HbA1c，肝機能，腎機能，可能であれば創部の培養	末梢血，CRP，PCT，血糖，CK，HbA1c，肝機能，腎機能，凝固系，血圧測定，創部の培養，血液培養，MRI を行うこともある	末梢血，肝機能，腎機能，CRP，血沈，ASO，皮膚生検	エコー，ドップラー，末梢血，CRP

	↓	↓	↓	↓
臨床診断	蜂窩織炎	壊死性筋膜炎	結節性紅斑	うっ滞性脂肪織炎

診断に至るプロセスとピットフォール

● 病歴聴取

診断に至るプロセス

- 病変の出現時期と経過を尋ねる．**経過が短く，急速に変化するものほど急性細菌感染症の可能性**が高くなる．
- Case 1, 2 では数日以内の急速な経過をたどっているのに対し，Case 3 では 3 週間の経過，Case 4 では半年の緩徐な経過であり，Case 3, 4 が急性細菌感染症である可能性は低い．
- **咽頭痛などの感冒症状や発熱の有無，薬剤内服歴，合併症（糖尿病，そのコントロールの状況，自己免疫疾患，その類似疾患，下肢静脈瘤やその手術歴など）**を尋ねる．

ピットフォール

- 蜂窩織炎や壊死性筋膜炎では，通常，高熱をきたす．糖尿病を合併例では細菌感染症の鑑別は必須である．感冒や薬剤内服，自己免疫疾患やその類似疾患は結節性紅斑の誘因となりうる．うっ滞性脂肪織炎では下肢静脈瘤を合併する．
- **トキシックショック様症候群（toxic shock like syndrome）**は，溶連菌性発熱性外毒素により，数時間から半日程度の経過で血圧低下，多臓器不全に加え，高頻度で壊死性筋膜炎を生じる疾患である．健康な人に生じることも多く，致死率も 30～70％と高いため，注意すべき疾患である．

● 肉眼的所見

診断に至るプロセス

- 色調，皮疹の分布，範囲，熱感，腫脹，潰瘍や水疱，皮膚壊死，滲出液，排膿の有無などを詳細に観察する．自発痛のみならず，**触診して圧痛の有無や局所熱感の有無，握雪感もチェック**する．
- 蜂窩織炎（Case 1）は真皮深層～脂肪織の炎症であるのに対し，壊死性筋膜炎（Case 2）では浅筋膜～深筋膜，時に筋肉にも炎症が波及する．そのため紅斑は広範囲となり，下肢全体に及ぶこともある．**しばしば紫斑，水疱，血疱，皮膚壊死を生じ，疼痛も著明**である．通常，全身状態は不良である．結節性紅斑（Case 3）は両下腿に直径 5cm 程度までの**浸潤性紅斑，淡紅色斑が多発する**ことが多く，圧痛を伴う．うっ滞性脂肪織炎（Case 4）は静脈瘤症候群の一症状であり，下腿内側下 1/3 に板状硬結を伴う暗赤色斑を呈し，軽度圧痛を伴う．**色素沈着，静脈瘤を合併**する．水疱や壊死を生じることはない．

ピットフォール

- 蜂窩織炎と壊死性筋膜炎の鑑別は難しいことがある．また一般に嫌気性菌によるガス壊疽ではガスが貯留し，圧迫にて握雪感が得られる．

● 検査所見

診断に至るプロセス

- 蜂窩織炎（Case 1）や壊死性筋膜炎（Case 2）では白血球は増加して核左方移動をきたし，CRP は上昇する．**壊死性筋膜炎では白血球数，CRP は極めて高値となり，しばしば肝機能障害，腎機能障害，凝固系異常**を伴う．**CK やプロカルシトニン（PCT），プレセプシンが上昇**し，蜂窩織炎との鑑別に有用なことがある．
- 特に壊死性筋膜炎では適切な抗菌薬の選択のため，創部からの滲出液や壊死組織，血液からの培養が必要である．A 群β溶連菌によるものは症状が時間単位で経過し生命にかかわることもあるため，膿や滲出液のグラム染色や迅速抗原キット（保険未承認）による検査も考慮する．

- 筋膜への炎症波及や膿の貯留の把握のため，MRI や CT は有用である．ガス貯留は X 線像で判断することができる．
- 病理組織学的検査で，結節性紅斑（Case 3）やうっ滞性脂肪織炎（Case 4）は，Bazin 硬結性紅斑，サルコイドーシス，皮下脂肪織炎様 T 細胞リンパ腫，慢性色素性紫斑病，血栓性静脈炎などと鑑別する．
- うっ滞性脂肪織炎は，下肢静脈瘤を合併するため，ドップラー検査による表在静脈の逆流音を聴取できる．

ピットフォール

- 糖尿病性足潰瘍を生じている例では，その部分から感染が波及していくことが多い．蜂窩織炎と壊死性筋膜炎のどちらの病態に近いのかを，上記検査により総合的に判断する必要がある．なお，糖尿病合併例や進行例では神経障害により疼痛がないこともある．

鑑別診断のアルゴリズム

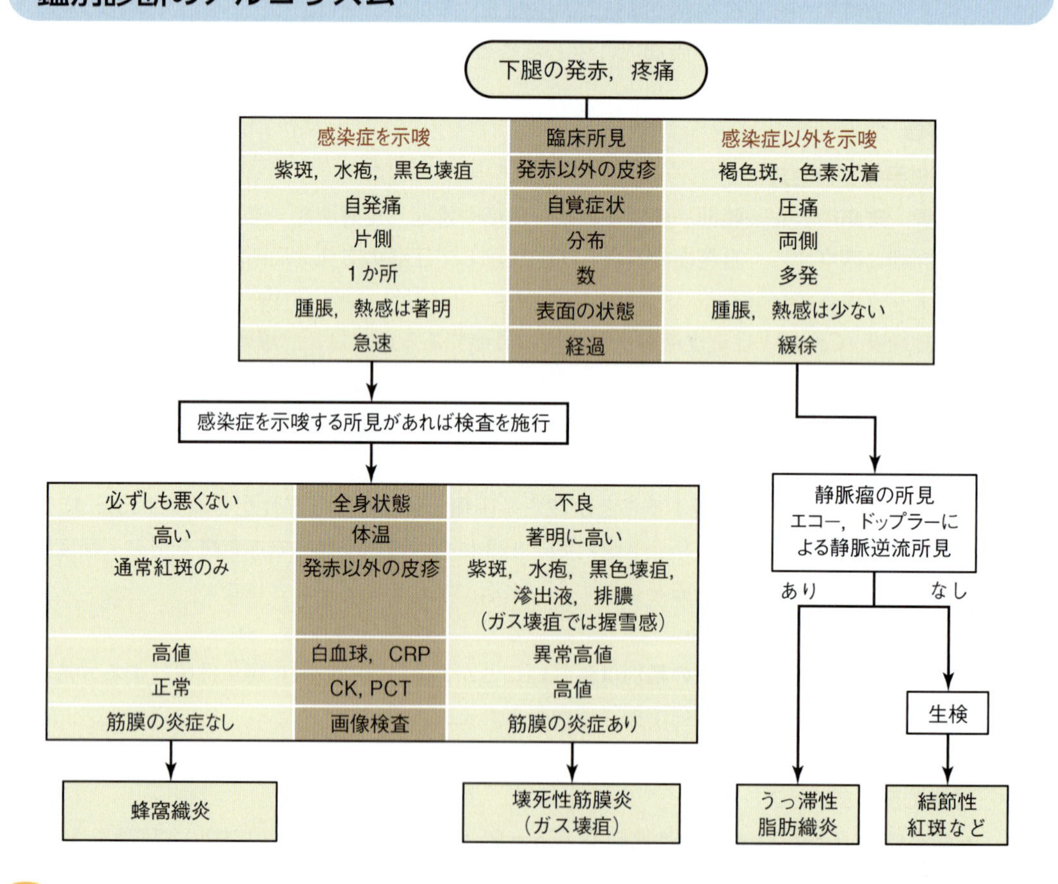

Check

下肢の発赤，疼痛をきたす病変ではさまざまなものがある．特に急性細菌感染症では臨床所見，血液検査，培養検査をあわせて総合的に診断

Lecture

臨床像の読み方

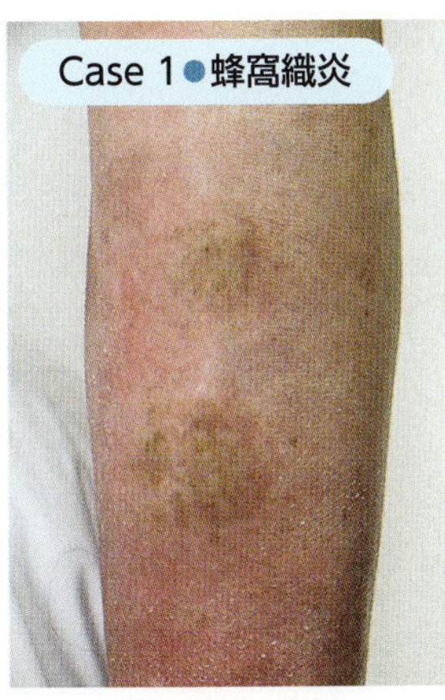

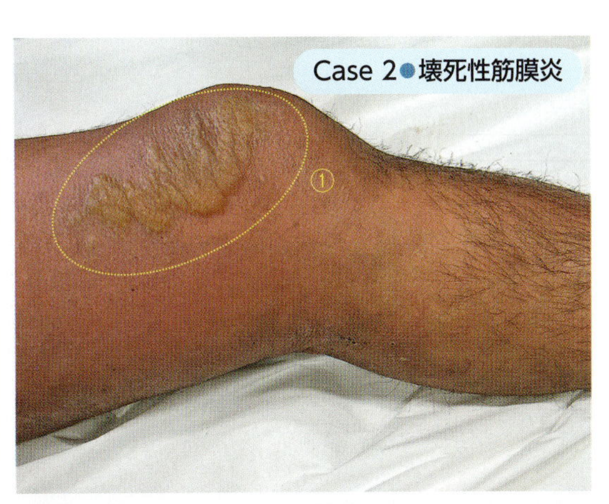

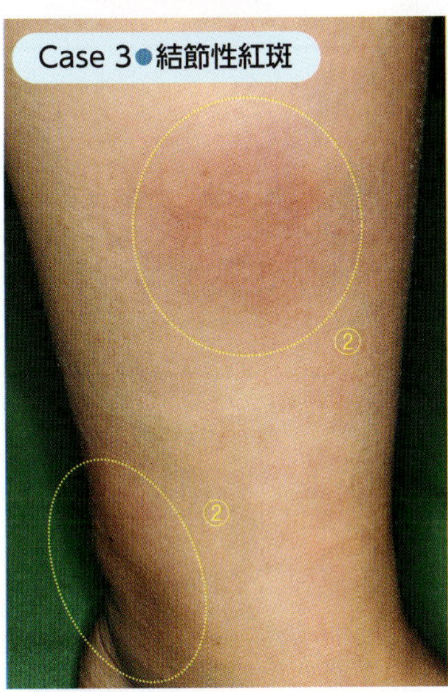

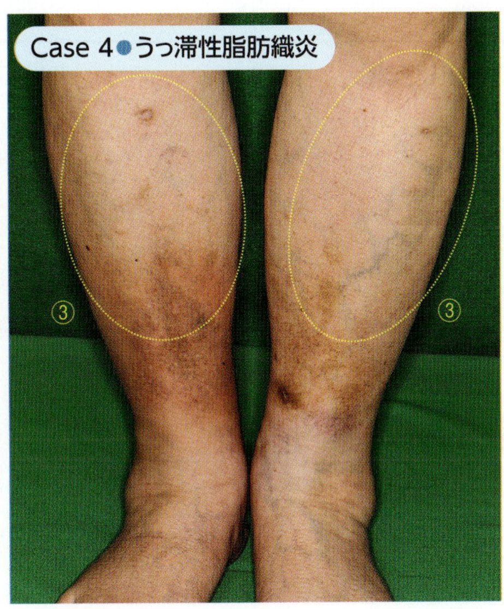

Case 1：片側の足～下腿に生じることの多い皮膚感染症．真皮深層から皮下脂肪織における炎症である．原因菌は黄色ブドウ球菌によることが多い．境界不明瞭な紅斑であり，腫脹している．局所熱感，自発痛が著明である．

Case 2：蜂窩織炎よりも深部の筋膜，筋肉にまで炎症が波及する．多くの場合，溶連菌や黄色ブドウ球菌，嫌気性菌が原因菌である．高熱，激痛を伴い，呼吸障害，血圧低下などの全身症状を伴う．紅斑，腫脹のみならず，紫斑，水疱（①），血疱，びらん，黒色壊疽がみられることが多い．ショック，DIC，臓器障害を伴うこともある．切開すると，筋膜上を容易に剥離していくことができ，排膿や脂肪織の壊死，小血管の閉塞がみられることが多い．糖尿病を合併する例が増加している．白血球数，CRP が異常高値，PCT が高値となる．

Case 3：脂肪織隔壁を主座とする脂肪織炎である．両下腿の伸側に，皮下に浸潤を触れる圧痛を伴う，5 cm 程度までの紅斑が多発する（②）．発熱，咽頭痛，関節痛などの感冒症状が先行することがある．サルコイドーシス，Behçet 病，潰瘍性大腸炎などに生じることがある．

Case 4：うっ滞性症候群は，下肢静脈の弁不全や血栓による表在静脈圧上昇が原因の疾患である．うっ滞性脂肪織炎はその進行例であり，下腿内側の下 1/3 に，硬結を伴う紅色～褐色の色素斑が生じる．真皮深層から脂肪織に線維化をきたし，ヘモジデリンが沈着する．静脈瘤が両下肢にみられる（③）．

掻き傷は多数あるが，湿疹がない

中原剛士

総論

この皮疹の疾患名は？

Case 1●73歳，女性

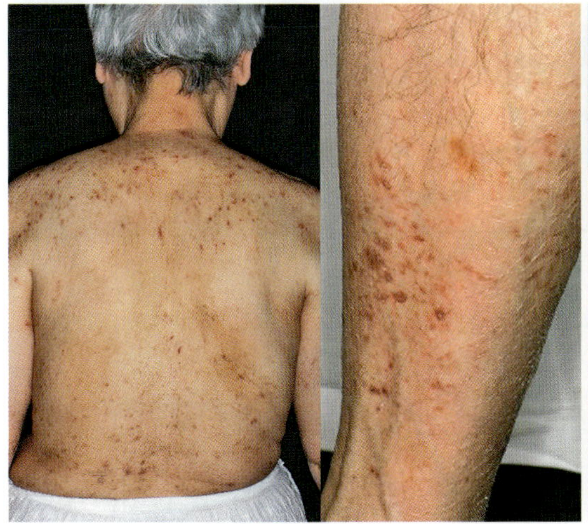

Case 2●81歳，女性

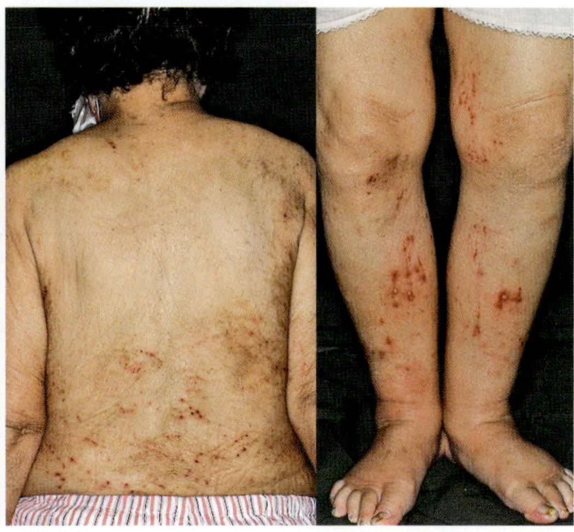

Case 3●72歳，女性

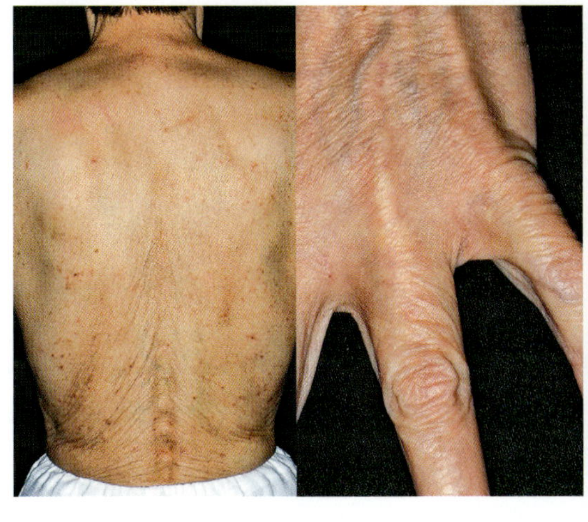

Case 4●23歳，男性

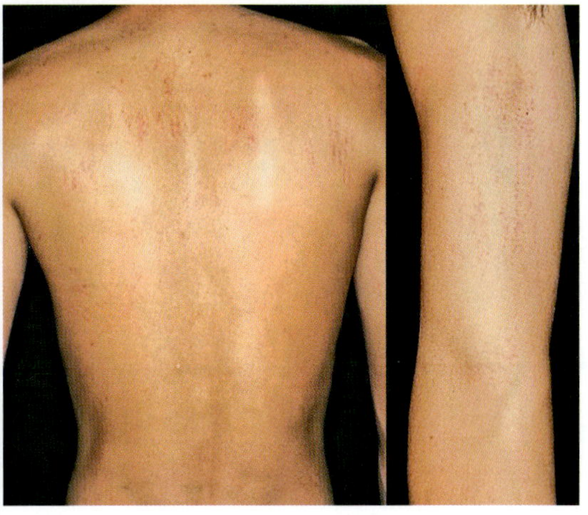

臨床診断のプロセス

	Case 1 73 歳，女性	Case 2 81 歳，女性	Case 3 72 歳，女性	Case 4 23 歳，男性
❶色調	掻き傷以外は健常皮膚色	掻き傷以外は健常皮膚色	掻き傷以外は健常皮膚色	一部の掻き傷周囲に膨疹あり
❷分布	下腿や背部を中心とした掻き傷	全身	全身 指間・陰部に鱗屑・丘疹あり	全身 痒みの部位は移動する
❸自覚症状	入浴後に強くなる痒み	体の中から湧くような痒み	常に激しい痒み	主に夜間や明け方の痒み
❹皮疹の経過	冬場に増悪する	特に透析導入後	同時期に家族にも同症状	疲労時に痒みが強い
❺合併症	なし	腎不全	なし	なし
❻必要な検査	血液検査	血液検査	KOH 法	(血液検査)

↓

臨床診断	乾燥による皮膚瘙痒症	基礎疾患に伴う皮膚瘙痒症	疥　癬	蕁麻疹

診断に至るプロセスとピットフォール

病歴聴取

診断に至るプロセス

- 瘙痒に関する詳しい経過（**瘙痒が出現してからの期間，出現部位，出現しやすい時間帯**）を尋ねる．入浴習慣，冷暖房などの生活歴や家族に同様の症状がいないかどうか，痒み以外の何らかの自覚症状，既往歴や合併症の問診も重要である．
- Case 1：掻き傷は主に下腿や背部が中心，特に下腿で著明な乾燥を伴っていた．瘙痒が出てからの期間は長く冬季に増悪．熱い湯の入浴を好み，洗浄時はゴシゴシこする習慣．
- Case 2：瘙痒は全身にあり，掻き傷も手が届くところを中心に全身に散在．「体の中から湧くような」独特な痒みがあった．
- Case 3：全身に激しい瘙痒．同時期に家族にも同様の症状が出現した．
- Case 4：疲労時や夜間に瘙痒が強く，時に掻き傷の周りが赤く腫れることがあった．

ピットフォール

- 基本的に掻き傷以外に明らかな皮疹がないことが多いので，病歴聴取において，瘙痒に関する詳しい経過を尋ねることが重要である．短期的・長期的の時間的経過を意識し，短期的な時間経過としては，**1日のうち痒みがどのように変化するか**，長期的な時間経過としては，**痒みが出現して以来の症状の変化，あるいは季節的な変動など**を尋ねる．

肉眼的所見

診断に至るプロセス

- 患者が**痒みを訴える部位のみならず，できるだけ全身の診察を行う**必要がある．
- Case 1：掻き傷に加えて下腿や腰背部に細かい鱗屑がみられた．特に下腿では乾燥が著明であった．
- Case 2：全身の診察を行っても掻き傷以外に明らかな皮疹は認められなかった．
- Case 3：全身を診察すると，指間に線状の鱗屑や丘疹，陰部に丘疹が認められた．
- Case 4：問診から早朝の膨疹や，掻き傷の周囲が一部紅色調に隆起することがわかった．

ピットフォール

- 患者はある一部の症状にこだわったり，一つの症状のみを強調することがよくある．患者の訴えとは別のところに診断のヒントが隠れていることもしばしばある．たとえば，自ら訴えのない陰部の皮疹にKOH法を行うことで疥癬の診断がついたり，1日のうちのごく限られた数時間に膨疹が出現していて，蕁麻疹の診断がつくこともある．

検査所見

診断に至るプロセス

- 全身の診察においても，痒みを引き起こす皮疹が明らかではない場合には，何らかの**基礎疾患に伴う皮膚瘙痒症**を考え，頻度の高い疾患（肝・胆道疾患，腎疾患，糖尿病，甲状腺疾患，血液疾患）の有無を血液検査で確認する．

ピットフォール

- 痒みを訴える高齢患者に皮膚の乾燥は多く認めるが，乾燥が痒みの原因のすべてではなく，基礎疾患に伴う皮膚瘙痒症も念頭に置く．また，日常診療においては，**心因性の皮膚瘙痒症**や**何らかの薬剤や食べ物が原因である可能性**も頭に入れておく必要がある．

鑑別診断のアルゴリズム

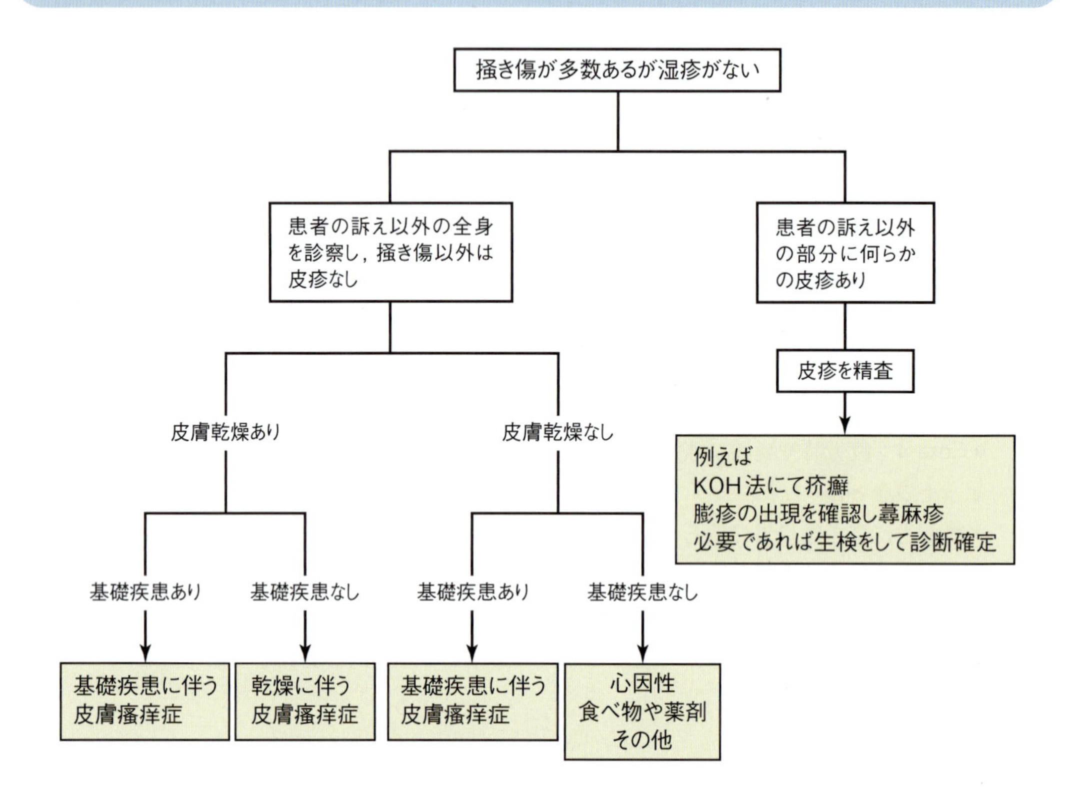

Check

患者の訴える部位以外も含めた全身の診察と，詳しい問診により診断する

Lecture

皮膚瘙痒症を引き起こすさまざまな疾患（❶）と主な基礎疾患の痒みの特徴

❶ 皮膚瘙痒症を引き起こすさまざまな基礎疾患

腎疾患	慢性腎不全（特に血液透析導入後）
肝・胆道系疾患	原発性胆汁性肝硬変とその他の肝硬変，閉塞性胆道疾患，肝炎（特に C 型）
代謝・内分泌疾患	糖尿病，甲状腺機能亢進/低下症，副甲状腺機能異常
血液疾患	真性多血症，鉄欠乏性貧血，ヘモクロマトーシス，白血病/リンパ腫
悪性腫瘍	内臓悪性腫瘍，白血病/リンパ腫
脳神経疾患	多発性硬化症，脳血管障害，脳腫瘍，脳膿瘍
精神障害・心因性	不安・うつ病，寄生虫妄想，神経症
薬剤性	オピオイドなど
老人性	乾皮症
その他	妊娠，AIDS，食物など

肝・胆道系疾患：特に胆汁うっ滞性肝疾患において多くみられる．原発性胆汁性肝硬変では 8 割以上が経過中に痒みを経験し，半数を超える症例で痒みが初発症状となる．痒みと血中胆汁酸の増加との関連が推測されているが，最近では痒みの発生と血中胆汁酸レベルが一致しないともいわれ，不明である．μオピオイド系の亢進とκオピオイド系の低下があり，κ受容体作動薬ナルフラフィンの効果が期待される．

慢性腎不全：透析が導入されると 70～80％の頻度で痒みを生じる．角層水分量が低下して，乾燥している．表皮内神経線維の密度も増加している．皮膚でのマスト細胞数が増加しており，ヒスタミンやサブスタンス P の関与やカプサイシン軟膏の有効性が報告されている．続発する二次性副甲状腺機能亢進症の関与も報告されている．μオピオイド系の亢進とκオピオイド系の低下があり，κ受容体作動薬ナルフラフィンの効果が期待される．

甲状腺機能異常症：甲状腺機能亢進症での合併頻度は 4～11％であり，特に未治療患者で著しい．痒みが先行することも多い．血管拡張・代謝促進による体温の上昇が原因と考えられる．甲状腺機能低下では，皮膚の乾燥が痒みを誘発する．

糖尿病：外陰部や肛囲などの限局性の痒みを伴うことが多い．体幹の痒みの有病率は，健常人と比較して約 4 倍との報告がある．

真性多血症：25～70％の患者で痒みを訴える．特に入浴後のチクチクした痒みが特徴的である．

Hodgkin リンパ腫：約 30％の患者に伴い，他の症状に先行することが多い．痒みを伴う症状は予後が悪いこと，原疾患の治療にのみ反応する．下半身の魚鱗癬様変化や，時に灼熱感を伴うことが特徴である．

悪性腫瘍：前述の血液系以外でも，多くの内臓悪性腫瘍（前立腺癌，胃癌，乳癌，膀胱癌，肺癌，大腸癌など）に全身の痒みをしばしば伴う．下肢，体幹上部，上肢伸側が好発部位とされている．

寄生虫妄想症：掻破や自傷によるびらん・潰瘍，痂皮などが混在しており，蟻走感を訴える．皮膚に虫がいると持参するが，実際には痂皮や毛髪，ゴミであることが多い．虫の寄生はみられないことを説明しても効果はなく，精神科受診が必要である．しかし，多くの患者がそれを拒否して受診が途絶え，対処が難しい．

神経性掻破症：痤瘡や毛包炎，軽度な湿疹に対して，あるいは何も皮疹がない部分に，うつ状態や強迫的な心理を介して，摩擦，掻破，むしり取る行為が繰り返されて生じる．顔面や上背部に好発し，苔癬化や色素沈着・脱失，痒疹，瘢痕など，多彩な皮疹を形成する．

薬剤：多くの薬剤が痒みを誘発することが知られているが，薬剤性の痒みの診断は難しい．モルヒネなどのオピオイド系薬剤，抗マラリア薬のクロロキン，化学療法のブレオマイシン，ホルモン製剤のエストロゲンや経口避妊薬などが，痒みを引き起こす薬剤としてよく知られている．

全身に多発する水疱

青山裕美

この皮疹の疾患名は？

Case 1●74歳，女性

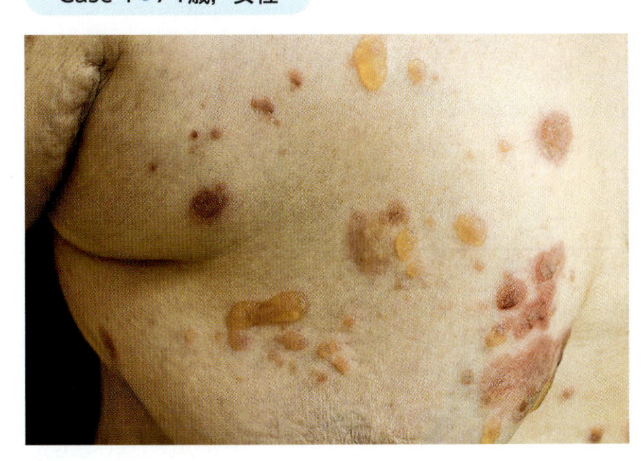

Case 2●85歳，男性

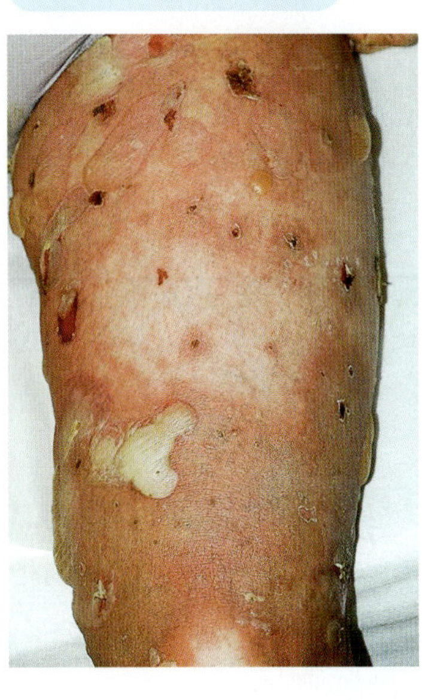

Case 3●56歳，女性

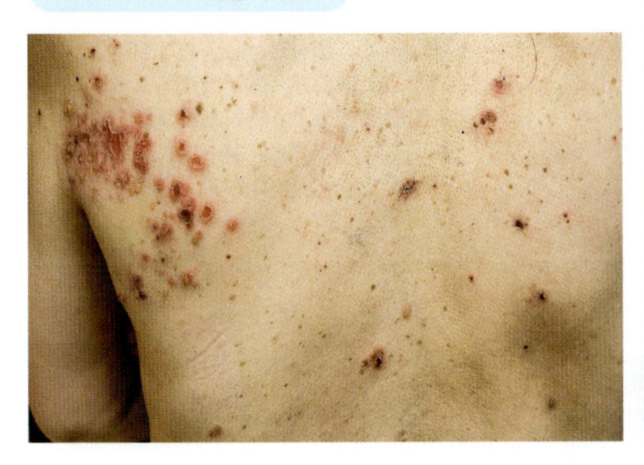

Case 4●88歳，男性

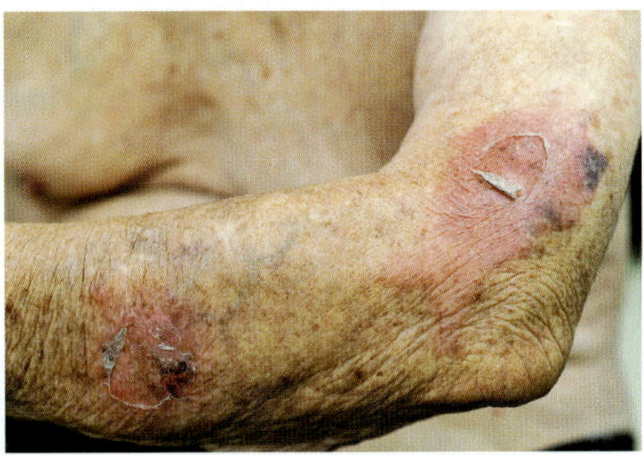

臨床診断のプロセス

	Case 1 74 歳，女性	Case 2 85 歳，男性	Case 3 56 歳，女性	Case 4 88 歳，男性
❶水疱の性状	緊満性水疱	緊満性水疱	イクラのような水疱であるが，破れやすい緊満性水疱	膿を混じる弛緩性水疱
❷数	多発	多発	多発	多発
❸周囲の皮膚の状態	破れていない水疱やしぼんでいる水疱が多い．びらんは深く血疱も認める	周囲に強い瘙痒を伴う浮腫性の紅斑を認める	ほとんどの皮疹は，びらんになって痂皮が付着している	紅斑を認める
❹紅斑の境界と水疱との関係	紅斑の境界は明瞭で，水疱を越えない	紅斑は境界が不明瞭で，紅斑は水疱を越え，水疱周囲に拡大している	紅斑は水疱と一致しているところと紅斑のない水疱もある	紅斑の中に浅いびらんがあり，ずるっと剝けている
❺粘膜びらんの有無	あり	なし	あり	なし
❻皮疹の部位	全身	全身	体幹，被髪部位	間擦部位（腋窩）
❼皮疹の経過	1 か月前から，ぽつぽつと水疱が先に出現していたが，だんだん数が増えてきた	1 か月前から，蕁麻疹のような紅斑があり，強い痒みを感じていた．1 週間前から紅斑の上に水疱が出現してきた	1 か月前から，口内炎ができては治るを繰り返していた．1 週間前から背中や腋窩の擦れやすいところに，小さな水疱が出現するようになった	7 月に入り，1 週間前から，腕の紅斑上に水疱が出現し，その表面が容易に剝離するようになった．1 週間でびらんが，右腋窩，両上肢に拡大した

↓

臨床診断	水疱性類天疱瘡 非炎症型	水疱性類天疱瘡 炎症型	尋常性天疱瘡	水疱性膿痂疹

診断に至るプロセスとピットフォール

● 病歴聴取

診断に至るプロセス

- 病変の出現時期と経過を尋ねる．1か月以上，場合によっては数か月にわたり，**水疱が出没を繰り返し治らないものは自己免疫性水疱症の可能性**が高い．
- 口腔内びらんの有無を必ず尋ねる．**のどが痛い，難治性の口内炎がある，食事がとれない**というエピソードは，**尋常性天疱瘡，粘膜症状を伴う水疱性類天疱瘡や粘膜類天疱瘡を疑う**所見である．
- Case 1〜3は，水疱が出現してから1か月経過しているが，治癒傾向がなく，徐々に皮疹の範囲が拡大している．Case 4は，夏季に1週間前から水疱形成が始まり，急激に拡大している点が他の症例と異なる．

ピットフォール

- **夏季には，水疱性膿痂疹が落葉状天疱瘡や尋常性天疱瘡に酷似した水疱を形成しやすい**ので，水疱症の診察に際しては常に鑑別診断にあげなくてはならない．

● 肉眼的所見

診断に至るプロセス

- 水疱の形状から，**弛緩性水疱は天疱瘡群を疑い，緊満性水疱は水疱性類天疱瘡を含む表皮下水疱群を疑う**．また，弛緩性の水疱は破れやすいので，びらん・痂皮の数が完全な水疱よりも多いことが多い．そのような場合は天疱瘡群の可能性が高い．古い水疱が破れずに残っている場合は，水疱性類天疱瘡群を考慮する．
- **蕁麻疹様の痒みが強い浮腫性の紅斑**がある場合は，水疱性類天疱瘡の炎症型を疑う．
- 口腔粘膜の水疱が1日で破れてすぐに治るという場合は，尋常性天疱瘡を疑う．

ピットフォール

- 水疱が新しいと天疱瘡でも緊満性水疱であり，水疱が古いと水疱性類天疱瘡でも弛緩性水疱の臨床像を呈することが多いので，新しい発疹をみて判断するようにする．
- 口腔粘膜の白色化やびらん形成のみの場合は，肉眼所見のみで臨床診断を導くことは難しい．自己免疫性水疱症以外に，扁平苔癬も考慮し生検を行う．
- 紅斑のみが持続して水疱形成に至らない症例も時にある．治りにくい紅斑症の鑑別疾患には水疱性類天疱瘡も入れる．
- 浮腫性の紅斑の中央が水疱形成し，target lesionを呈している場合は，多形滲出性紅斑を疑う．
- 水疱内容液が，膿を混じている場合は，膿痂疹が水疱形成していることがあるので，スメアのギムザ染色や細菌培養を行う．

鑑別診断のアルゴリズム

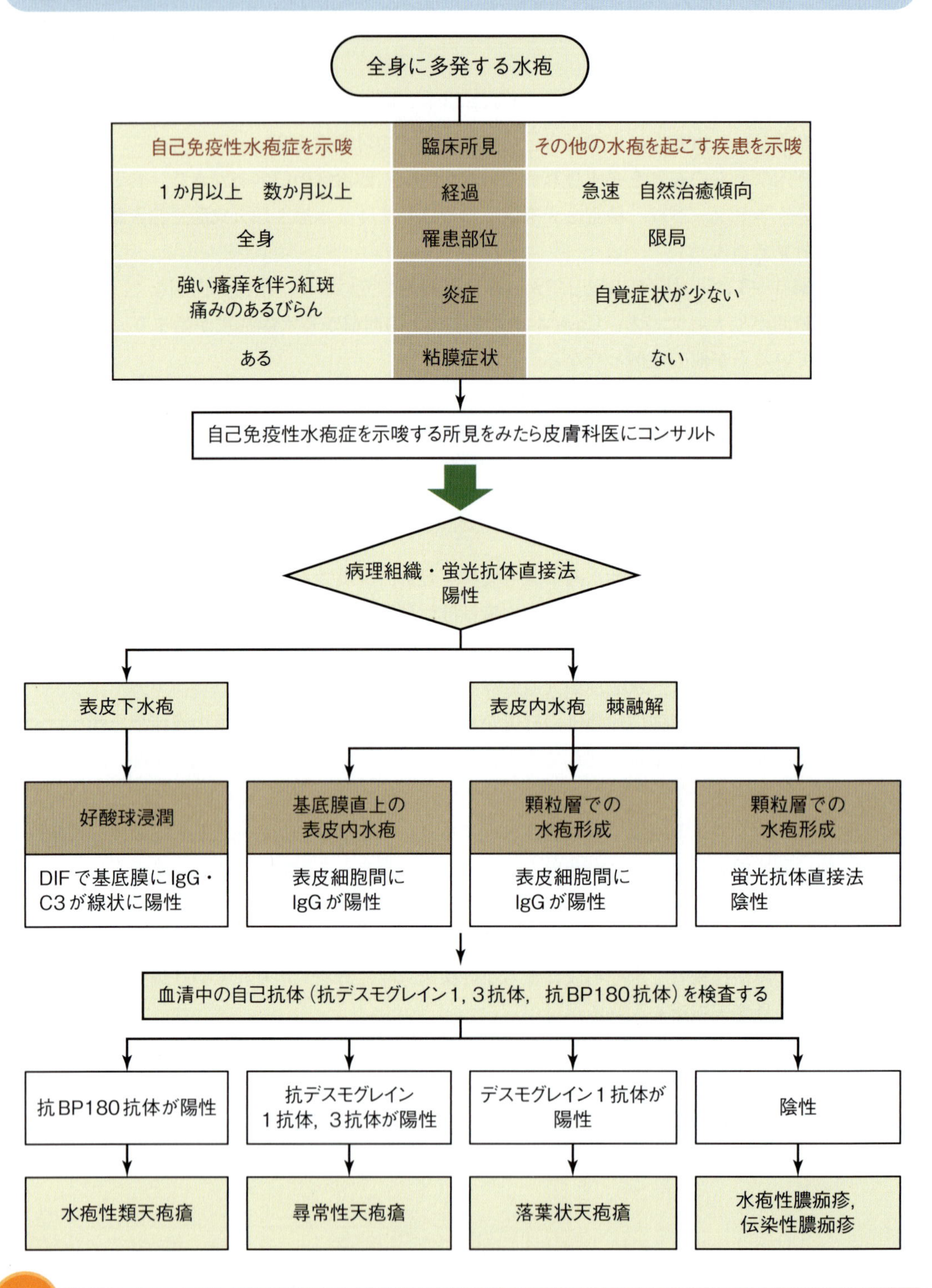

Check

自己免疫性水疱症の診断には皮膚生検（病理組織HE染色と蛍光抗体直接法）が必須である

Lecture

水疱のとらえ方

Case 1●水疱性類天疱瘡

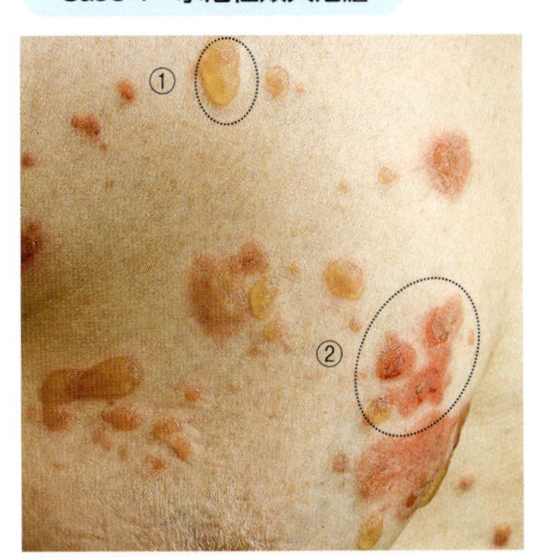

Case 2●水疱性類天疱瘡

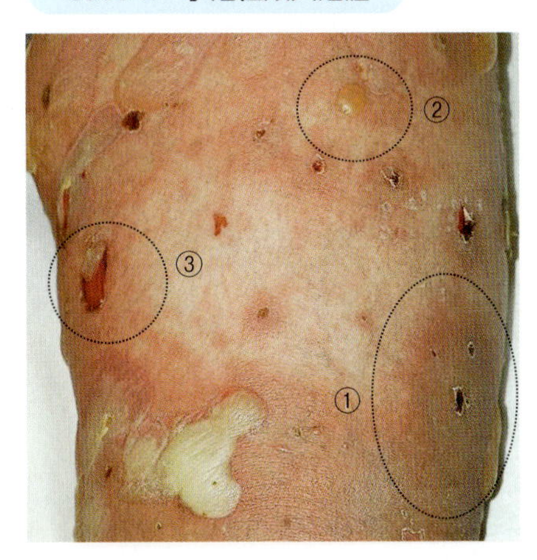

Case 3●尋常性天疱瘡

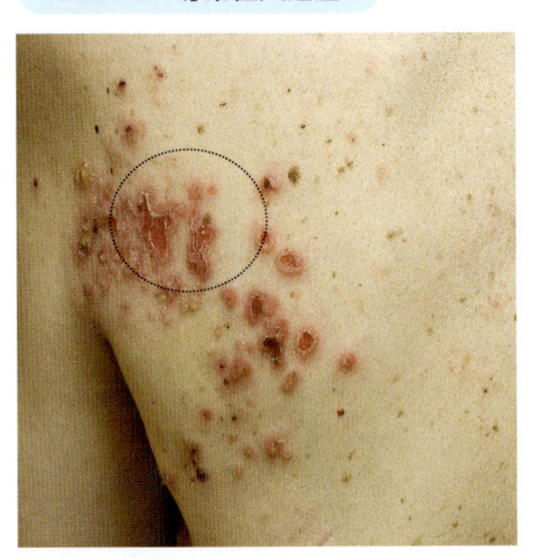

Case 4●水疱性膿痂疹

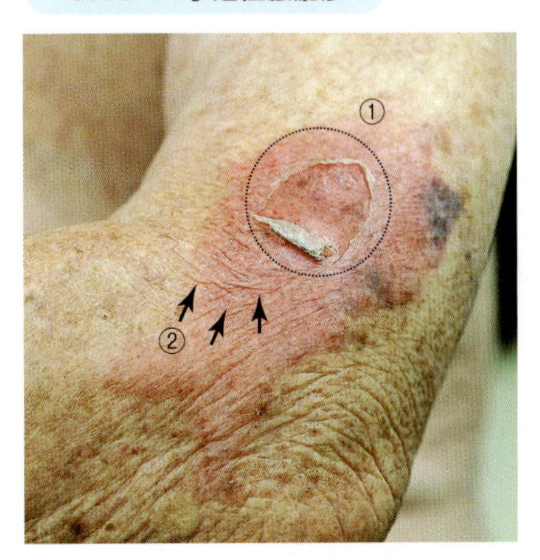

Case 1：水疱性類天疱瘡の非炎症型水疱である．一般に，緊満性水疱（①）は破れにくくいつまでも滲出液が漏出する（②）．上皮化に 1 週間程度かかる．糖尿病治療薬である DPP-4 阻害薬内服に関連して生じることがある．

Case 2：水疱性類天疱瘡の炎症型水疱である．一般に，蕁麻疹様紅斑，浮腫性紅斑で始まる（①）．浮腫性紅斑の一部に痂皮を生じたり，緊満性水疱（②）を見つけた時に疑う．表皮下水疱で真皮に近いのでびらん面は出血しやすく（③），上皮化に時間を要する．

Case 3：尋常性天疱瘡の水疱である．水疱は表皮内水疱のため，破れやすい．びらん面は，薄いピンク色で水疱性類天疱瘡に比し浅いびらんである．痛みを訴えることが多い．水疱周囲に浮腫性の紅斑はなく，痒みはほとんどない．

Case 4：表皮剥奪毒素産生能のある黄色ブドウ球菌感染症による水疱である．紅斑局面の表面の表皮が容易に剥離しているが，出血がないことから，びらんが浅いことが示唆される（①）．機械的な刺激を加えると水疱が形成されることを Nikolsky 現象という．矢印②に示すエリアでは，皮膚の表面に薄いシート状の「よれ」がみられる．これが，表皮内の浅い層で形成されている水疱を示唆する臨床像である．病理組織 HE 像では，水疱性膿痂疹と落葉状天疱瘡は同一所見を呈するので，鑑別は，自己抗体の有無と黄色ブドウ球菌が分離されるかどうかによる．

顔の色素斑

船坂陽子

この皮疹の疾患名は？

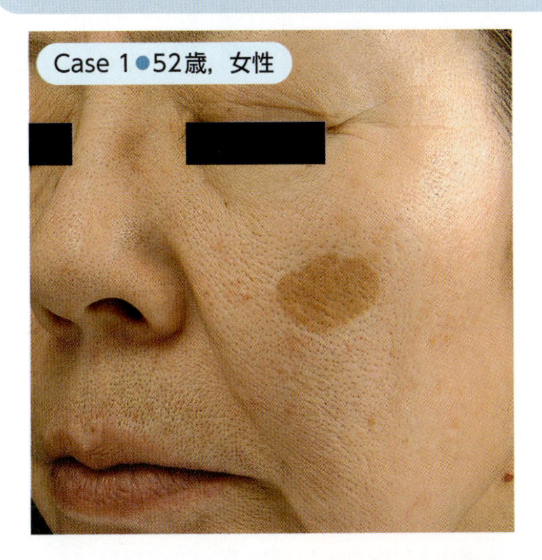

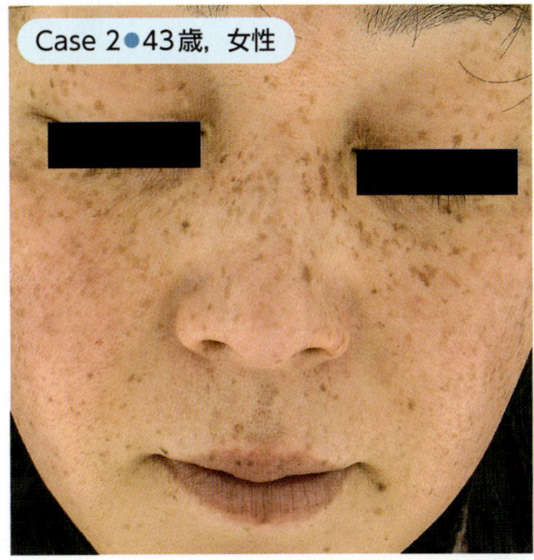

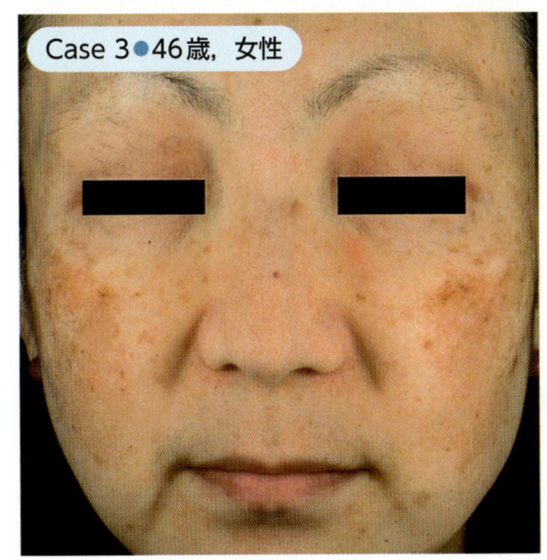

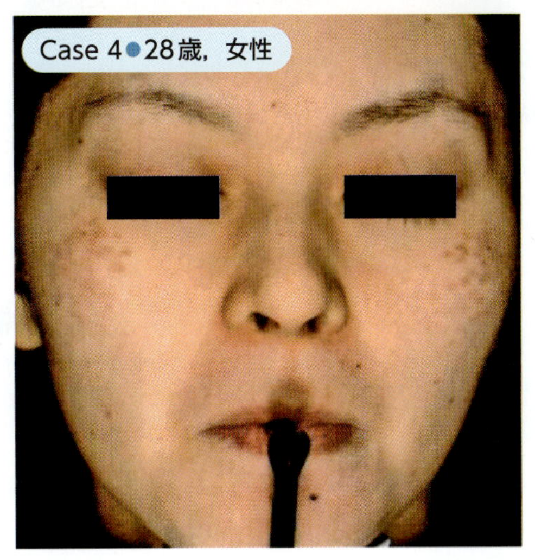

臨床診断のプロセス

	Case 1 52歳，女性	Case 2 43歳，女性	Case 3 46歳，女性	Case 4 28歳，女性
❶皮疹の性状	境界明瞭な淡褐色〜褐色斑 雀卵斑より大きいが数は少ない	直径5mmまでの不規則な褐色斑	境界明瞭な淡褐色斑	境界明瞭な褐色〜灰褐色斑
❷分布	耳前部やこめかみに好発	顔面正中 鼻部から両頬部	前額，頬骨部，口周囲に左右対称性 眼囲を避ける	頬部に好発 鼻翼，前額部にも生じる 左右対称性
❸好発年齢	20歳代からみられるが，加齢とともに増加 50歳以上では高頻度	思春期に最も顕著	主として30〜40歳代	20歳代をピークに中年女性に多い
❹病理組織	蕾状〜索状に肥厚した表皮突起および基底層のメラニン沈着	メラノサイトの数は不変だが大型化し，メラニン生成能が亢進	表皮突起の延長なく，メラノサイトの数の増加，表皮中層までメラニン沈着	真皮浅層にメラノサイトが増生
❺病因	加齢と慢性的な紫外線曝露	優性遺伝 赤毛の白人に多い 紫外線が増悪因子	女性ホルモン 紫外線曝露	女性ホルモン，紫外線曝露，炎症が真皮内の不活化メラノサイトを活性化
臨床診断	老人性色素斑	雀卵斑	肝斑	対称性真皮メラノサイトーシス

「顔の色素斑」臨床写真の出典

Case 1：船坂陽子．老人性色素斑．皮膚科の臨床 2009；51：1495-500.

Case 2, 8：船坂陽子．しみ（色素沈着症），太田母斑．宮地良樹，長沼雅子編．化粧品・外用薬研究者のための皮膚科学．文光堂；2005．pp.155-9.

Case 3：Funasaka Y. Disorders of pigmentation. Krieg T, et al.（eds.）Therapy of Skin Diseases. Springer Verlag；2009. pp.525-37.

Case 4：船坂陽子．ケミカルピーリング　疾患別治療プログラム　しみ．松永佳代子ほか編．ケミカルピーリングとコラーゲン注入のすべて—美容皮膚科最前線（皮膚科疾患プラクティス 11）．文光堂；2001．pp.112-21.

Case 5：船坂陽子．老人性色素斑．鈴木啓之，神崎　保編．色素異常症/水疱性疾患・膿疱症（皮膚科診療カラーアトラス大系 3）．講談社；2009．p.55.

Case 6, 7：船坂陽子．手技の実際（美白剤）．宮地良樹ほか編．皮膚科医がはじめる Cosmetic Dermatology．南江堂；2003. pp.176-83.

Lecture

水疱のとらえ方

Case 1●水疱性類天疱瘡

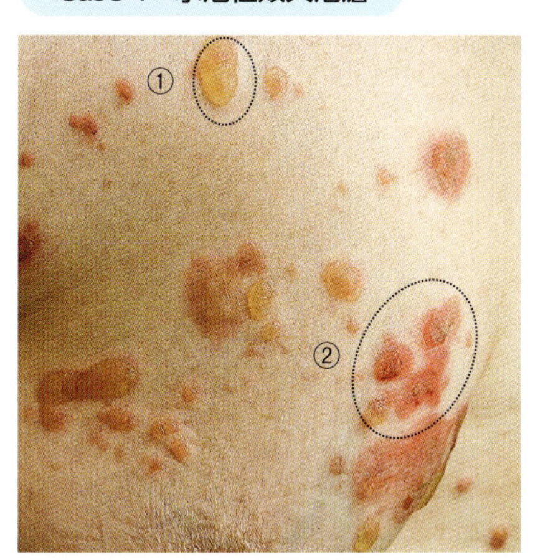

Case 2●水疱性類天疱瘡

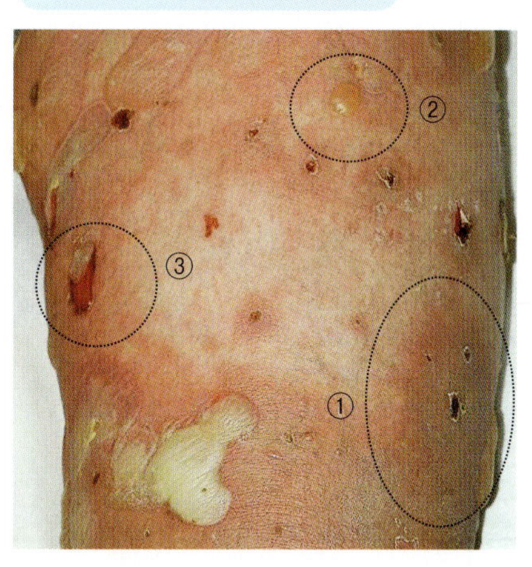

Case 3●尋常性天疱瘡

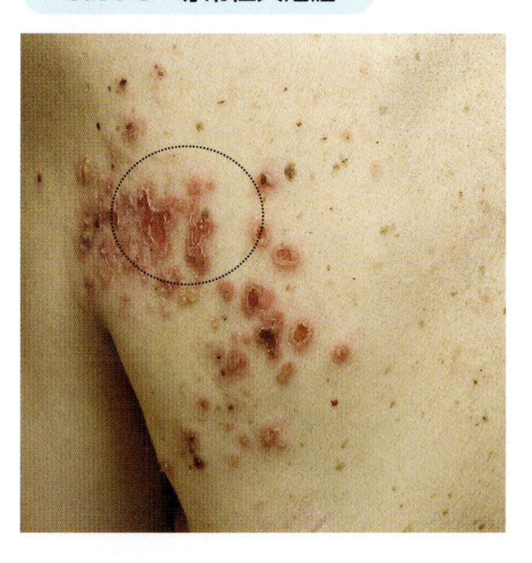

Case 4●水疱性膿痂疹

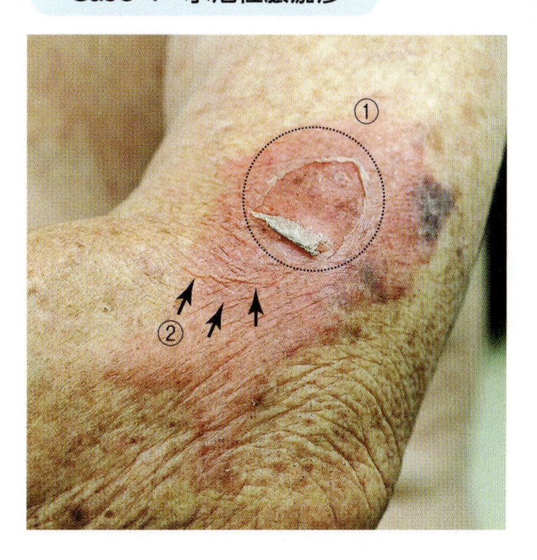

Case 1：水疱性類天疱瘡の非炎症型水疱である．一般に，緊満性水疱（①）は破れにくくいつまでも滲出液が漏出する（②）．上皮化に 1 週間程度かかる．糖尿病治療薬である DPP-4 阻害薬内服に関連して生じることがある．

Case 2：水疱性類天疱瘡の炎症型水疱である．一般に，蕁麻疹様紅斑，浮腫性紅斑で始まる（①）．浮腫性紅斑の一部に痂皮を生じたり，緊満性水疱（②）を見つけた時に疑う．表皮下水疱で真皮に近いのでびらん面は出血しやすく（③），上皮化に時間を要する．

Case 3：尋常性天疱瘡の水疱である．水疱は表皮内水疱のため，破れやすい．びらん面は，薄いピンク色で水疱性類天疱瘡に比し浅いびらんである．痛みを訴えることが多い．水疱周囲に浮腫性の紅斑はなく，痒みはほとんどない．

Case 4：表皮剥奪毒素産生能のある黄色ブドウ球菌感染症による水疱である．紅斑局面の表面の表皮が容易に剥離しているが，出血がないことから，びらんが浅いことが示唆される（①）．機械的な刺激を加えると水疱が形成されることを Nikolsky 現象という．矢印②に示すエリアでは，皮膚の表面に薄いシート状の「よれ」がみられる．これが，表皮内の浅い層で形成されている水疱を示唆する臨床像である．病理組織 HE 像では，水疱性膿痂疹と落葉状天疱瘡は同一所見を呈するので，鑑別は，自己抗体の有無と黄色ブドウ球菌が分離されるかどうかによる．

顔の色素斑

船坂陽子

総論

この皮疹の疾患名は？

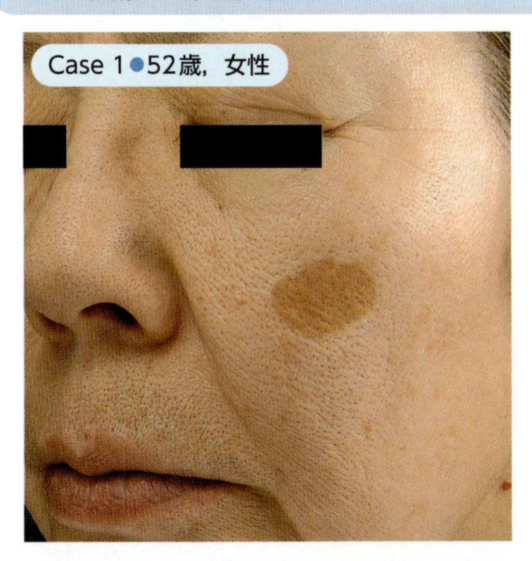

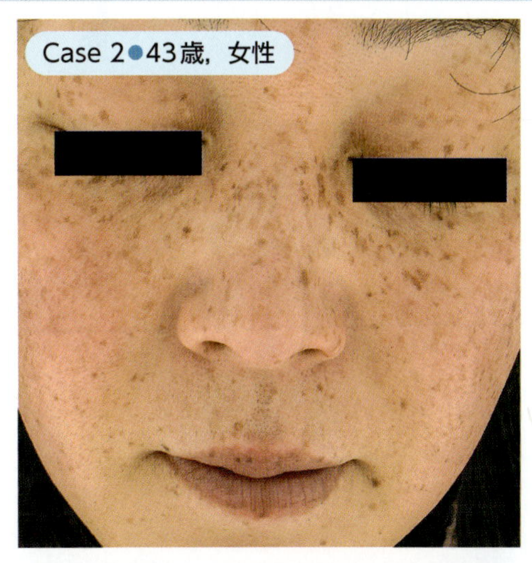

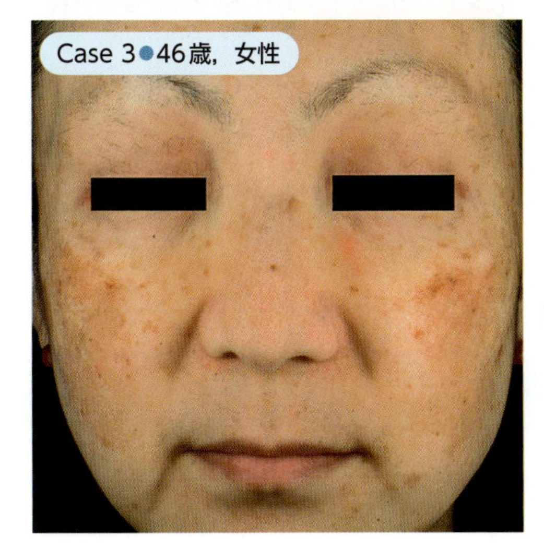

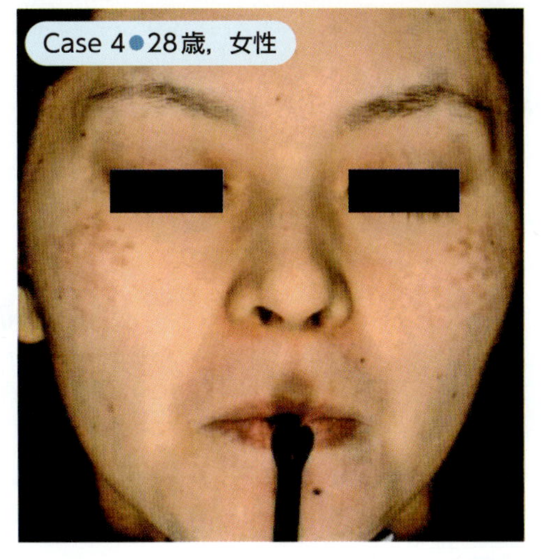

臨床診断のプロセス

	Case 1 52歳，女性	Case 2 43歳，女性	Case 3 46歳，女性	Case 4 28歳，女性
❶皮疹の性状	境界明瞭な淡褐色〜褐色斑 雀卵斑より大きいが数は少ない	直径5mmまでの不規則な褐色斑	境界明瞭な淡褐色斑	境界明瞭な褐色〜灰褐色斑
❷分布	耳前部やこめかみに好発	顔面正中 鼻部から両頬部	前額，頬骨部，口周囲に左右対称性 眼囲を避ける	頬部に好発 鼻翼，前額部にも生じる 左右対称性
❸好発年齢	20歳代からみられるが，加齢とともに増加 50歳以上では高頻度	思春期に最も顕著	主として30〜40歳代	20歳代をピークに中年女性に多い
❹病理組織	蕾状〜索状に肥厚した表皮突起および基底層のメラニン沈着	メラノサイトの数は不変だが大型化し，メラニン生成能が亢進	表皮突起の延長なく，メラノサイトの数の増加，表皮中層までメラニン沈着	真皮浅層にメラノサイトが増生
❺病因	加齢と慢性的な紫外線曝露	優性遺伝 赤毛の白人に多い 紫外線が増悪因子	女性ホルモン 紫外線曝露	女性ホルモン，紫外線曝露，炎症が真皮内の不活化メラノサイトを活性化
	⬇	⬇	⬇	⬇
臨床診断	老人性色素斑	雀卵斑	肝斑	対称性真皮メラノサイトーシス

「顔の色素斑」臨床写真の出典

Case 1：船坂陽子．老人性色素斑．皮膚科の臨床 2009；51：1495-500.

Case 2, 8：船坂陽子．しみ（色素沈着症），太田母斑．宮地良樹，長沼雅子編．化粧品・外用薬研究者のための皮膚科学．文光堂；2005．pp.155-9.

Case 3：Funasaka Y. Disorders of pigmentation. Krieg T, et al.（eds.）Therapy of Skin Diseases. Springer Verlag；2009. pp.525-37.

Case 4：船坂陽子．ケミカルピーリング　疾患別治療プログラム　しみ．松永佳代子ほか編．ケミカルピーリングとコラーゲン注入のすべて―美容皮膚科最前線（皮膚科疾患プラクティス 11）．文光堂；2001．pp.112-21.

Case 5：船坂陽子．老人性色素斑．鈴木啓之，神崎　保編．色素異常症/水疱性疾患・膿疱症（皮膚科診療カラーアトラス大系 3）．講談社；2009．p.55.

Case 6, 7：船坂陽子．手技の実際（美白剤）．宮地良樹ほか編．皮膚科医がはじめる Cosmetic Dermatology．南江堂；2003. pp.176-83.

診断に至るプロセスとピットフォール

病歴聴取

診断に至るプロセス

- 色素斑の出現時期と経過を尋ねる．特に季節変動，色調の変化について聞く．
- 妊娠，女性ホルモンの摂取，紫外線の曝露歴，家族歴，薬歴，遮光の状況について情報を得る．
- 老人性色素斑では加齢とともに増加し，慢性的な紫外線曝露量と相関する．雀卵斑は幼少時よりみられることが多い．対称性真皮メラノサイトーシスでは20歳代をピークに中年女性に多い．
- 雀卵斑と肝斑は色調に季節変動がみられる．紫外線曝露時の春～夏に悪化するが，秋～冬は改善する．
- 肝斑と対称性真皮メラノサイトーシスは，妊娠や女性ホルモン摂取で悪化する．
- 雀卵斑は遺伝的素因が関与する．

ピットフォール

- 中高年では肝斑と老人性色素斑の合併，あるいは肝斑と対称性真皮メラノサイトーシスの合併がみられることがある．老人性色素斑や対称性真皮メラノサイトーシスの治療に用いられる高フルエンスのQスイッチレーザー（ルビー，アレキサンドライト，YAG）照射で肝斑は悪化するので，肝斑の診断は確実にする必要がある．
- 肝斑は季節変動があり，秋～冬では色素斑がほぼ消失していることがあるので，十分な問診が必要である．
- 肝斑は薬で誘発されることもあるので，薬歴を確認する．
- 老人性色素斑との鑑別が重要なのは悪性黒子である．悪性黒子も慢性に経過する場合が多いため，"悪性"を念頭に診察しなくてはならない（p.54のアルゴリズムとp.55参照）．

肉眼的所見

診断に至るプロセス

- 色素斑の性状（色調，大きさ，数，境界）および分布について詳細に観察する．
- 色調では褐色斑（メラニンが表皮で過多）か灰褐色斑（メラニンが真皮浅層に分布）か青色斑（メラニンが真皮深層まで分布）について鑑別する．
- 中高年で耳前部やこめかみに境界明瞭で色調が均一な褐色斑がみられたら老人性色素斑である場合が多い．大きさは小斑と大斑の両者が混在してみられる場合があるが，雀卵斑より数は少ない．
- 雀卵斑は鼻背を中心に直径5 mmまでの不規則な褐色の色素斑である．
- 肝斑は境界明瞭な淡褐色斑で前額，頬骨部，口周囲に左右対称性にみられ，眼囲を避ける．
- 対称性真皮メラノサイトーシスは肝斑と似た分布だが灰色がかった褐色斑である．両頬にのみ小色素斑としてみられる場合は雀卵斑との鑑別が必要となる．雀卵斑とは異なり，色素斑の分布は顔面正中部を中心とはしない．
- 不規則な色調（黒褐色調を帯びたり，まだら）および形態（非対称性，不整形）を示し，境界が不明瞭な場合は悪性黒子を疑う．悪性黒子では癌化したメラノサイトの表皮内での不規則な増殖によるので，黒色調が強く，不規則な色素斑となる．皮膚科にコンサルトし，ダーモスコピーによる診断が必要となる（以下のアルゴリズムと p.55 参照）.

ピットフォール

- 秋～冬では肝斑の色素斑が薄いために，肝斑上に生じた老人性色素斑が肝斑との合併例であると診断しにくい場合がある．この場合，老人性色素斑に対して高フルエンスのQスイッチレーザー治療をすると，レーザー照射部の肝斑が悪化する可能性があるので，肝斑を見逃さないよう口囲に淡い色素斑（肝斑の病変部）がないかなど，注意する必要がある．
- 対称性真皮メラノサイトーシスは肝斑を合併していても，肉眼的に肝斑がはっきりしないことが多いので，Qスイッチレーザー治療をした場合，レーザー照射部の肝斑が悪化する可能性について十分説明しておく必要がある．

鑑別診断のアルゴリズム

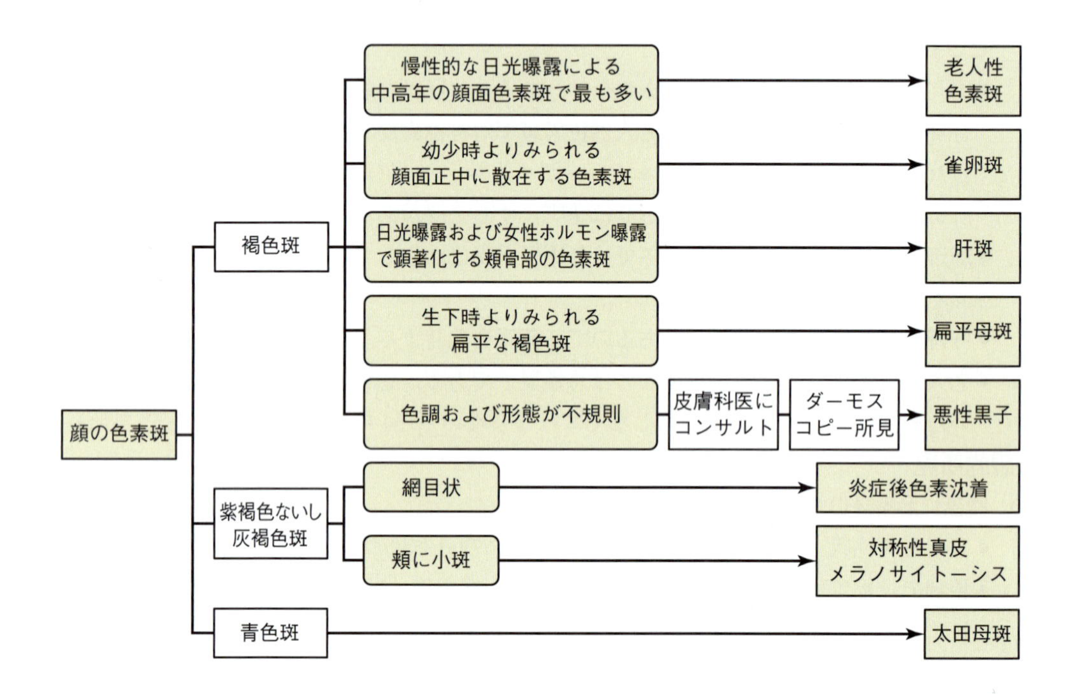

Check

顔面の色素斑では色調，分布，好発年齢を合わせて総合的に診断

Lecture

鑑別疾患—その他の顔の色素斑

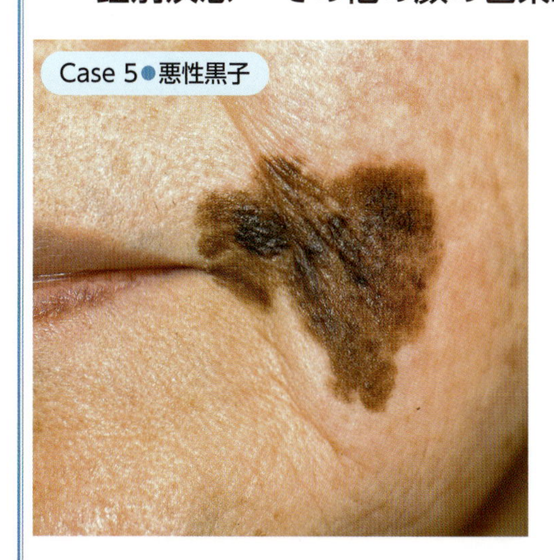

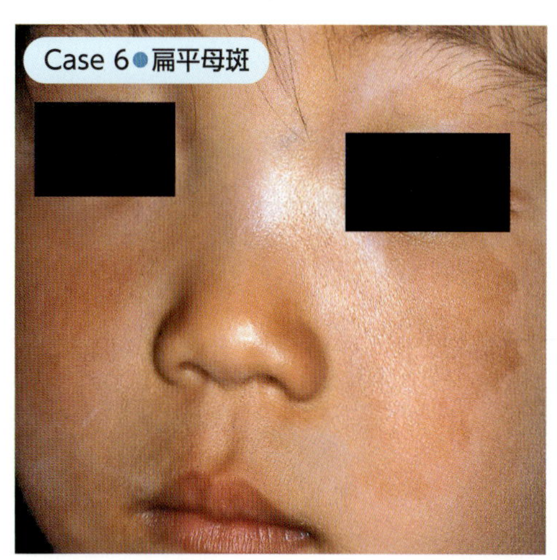

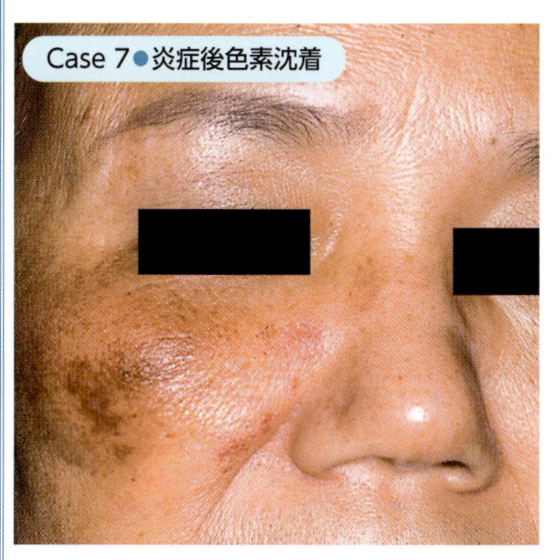

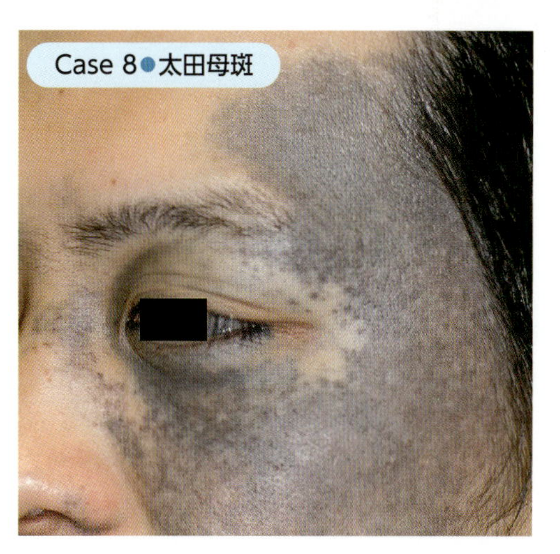

Case 5：色素斑が大きく，色調が黒く不規則，メラノサイトの癌化による．Asymmetry（非対称），Border（輪郭がギザギザ，染み出し），Color（色むら，均一でない），Diameter（直径 6 mm 以上，鉛筆大），Evolution（変化がある：大きさ，色，形）などの ABCDE のポイントについてチェックし，あてはまる点が多いほど悪性黒子を疑う．ダーモスコピーにて rhomboid structures，atypical network，asymmetric pigmented follicular openings といった特徴的な所見を示す（p.7 参照）．

Case 6：生下時もしくは生後比較的早い時期よりみられる．卵円形ないし不整形の褐色斑である．表皮基底層にメラニンが沈着していることによる．

Case 7：網目状の紫褐色の色素斑である．色素失調と炎症を反映している．

Case 8：三叉神経第 1 枝および第 2 枝領域の褐青色の色素斑である．生下時もしくは思春期よりみられる．真皮深層に至るまでのメラノサイトの増殖による．

各論

疾患の理解と
的確な診断・治療指針

接触皮膚炎

伊藤明子

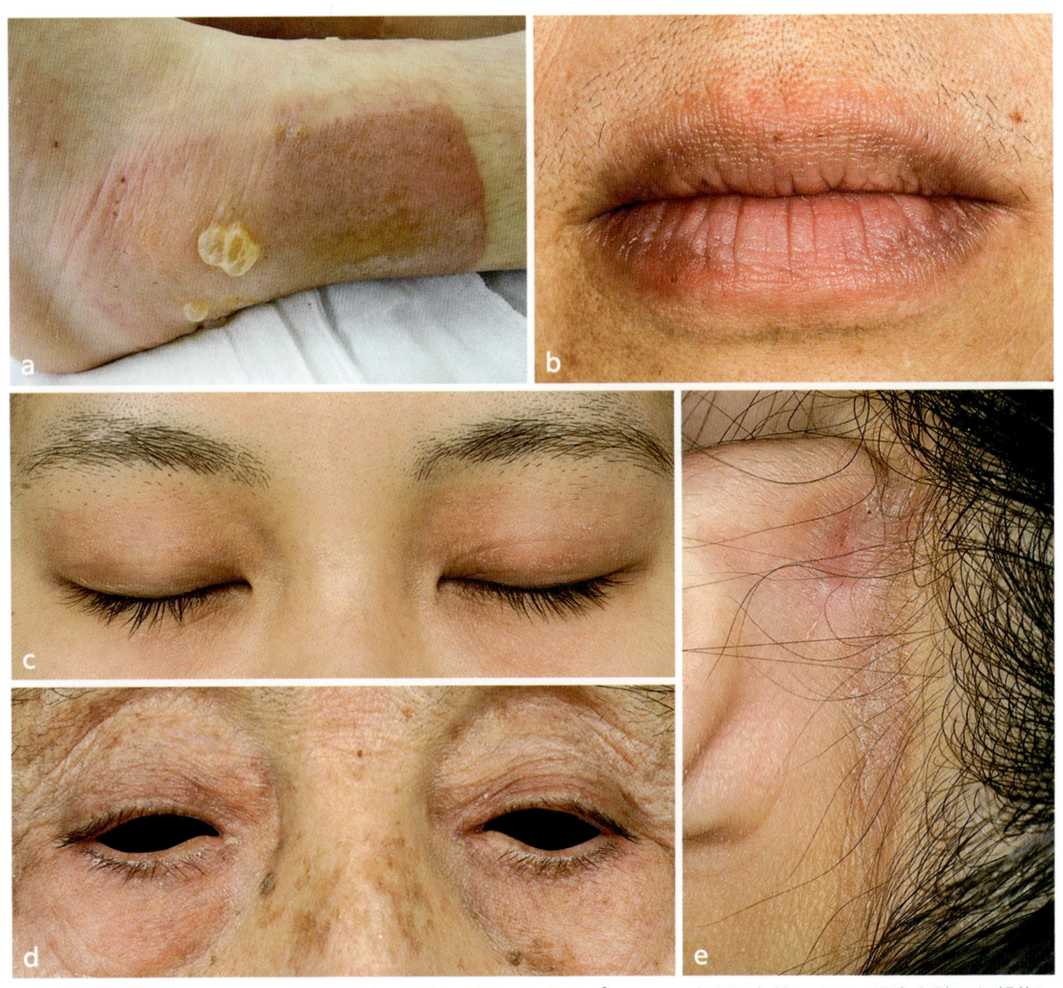

a：湿布による接触皮膚炎．左下腿から足関節部に貼布したケトプロフェン含有湿布薬による．湿布を貼った部位に一致して発赤と水疱が観察された．
b：口唇炎．遅延型湿疹反応を疑って行ったパッチテストでは因果関係のあるアレルゲンや製品は判明しなかったが，即時型アレルギーを疑って行ったプリックテストで小麦アレルギーが判明．しょうゆやパン，麺類などを控えることで症状は治癒．
c：眼瞼部の接触皮膚炎（増井由紀子ほか．Derma 2015[1] より）．パッチテストでJSA（Japanese standard allergens）のニッケルが陽性であったことから，再問診を行い，ビューラー中のニッケルによる接触皮膚炎であることが判明．
d：眼瞼部の接触皮膚炎．使用していたフラジオマイシン硫酸塩含有外用薬のパッチテストは陰性であったが，JSAのフラジオマイシン硫酸塩が陽性であったことから使用していた外用薬による接触皮膚炎が判明．
e：眼鏡の先セルによる接触皮膚炎．両側耳介後面の先セルに一致した部位に生じた難治性の湿疹性病変．写真は左耳．

疾患概説

接触皮膚炎（contact dermatitis）は，外来性の刺激物質や抗原（ハプテン）が皮膚に接触することによって発症する湿疹性の炎症反応である[2)]．主に，刺激性接触皮膚炎，アレルギー性接触皮膚炎，光接触皮膚炎，接触皮膚炎症候群，全身性接触皮膚炎と接触蕁麻疹に分類される．治療は原因の除去が鉄則であるが，時に原因の推測は困難である．パッチテスト，光パッチテスト，オープンテストのほか，特に接触蕁麻疹ではプリックテストやスクラッチテストなどを用いて原因を検索する．あらゆる年代に生じ，原因は年代や性別，職業，生活習慣によりさまざまである．

確定診断を導くための考え方

■皮疹の特徴

発赤，落屑，丘疹を含め，湿疹三角（❶）でみられる発疹が混じて観察される．

■皮疹のとらえ方

a に示す湿布薬による接触皮膚炎では，浮腫性発赤に小水疱や大水疱を伴っており，比較的最近に生じた強い湿疹反応と考える．**b** に示す口唇炎では，発赤，落屑，一部には苔癬化を伴っており，**c** に示す眼瞼の湿疹には，発赤と小丘疹，落屑が観察された．**e** に示す症例でも，発赤に苔癬化を伴い，**b**，**e** は経過が長期であることが予測された．このように種々の発疹が混在する場合も多く，発疹から罹患期間の程度や経過が推測できる．また発赤や丘疹，小水疱などは明らかではなく，かぶれている自覚が患者にないまま静かに色素沈着を生じていく色素沈着型の接触皮膚炎もある．灯油やドライクリーニング溶剤による刺激性の接触皮膚炎では発赤や水疱，びらんといった化学熱傷様の皮疹を生じる．

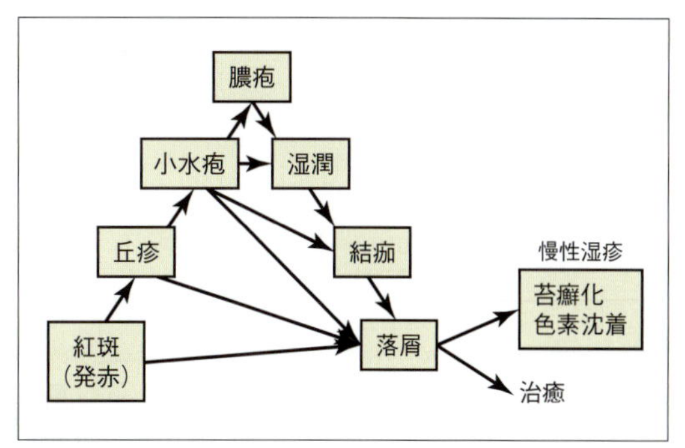

❶ 湿疹三角

接触皮膚炎では湿疹三角にみられる皮疹が混在する．

やるべきこと

問診のポイント　対症療法を行っても難治な湿疹性病変に対しては接触皮膚炎を疑い，患者の生活歴に原因となる製品や成分がないか問診を行う．

発症部位が限局している場合：病変部位に触れる製品を何か使用していないか問診する．**a** に示した湿布による接触皮膚炎は患者が自覚しながらも使用していることが多いが，**e** に示した眼鏡の先セルによる接触皮膚炎は本人の自覚がない場合も多く，皮膚科医が疑って問診する必要がある．

顔面や眼瞼に発症：同じ部位に生じた湿疹性病変であっても，患者により原因は異なり（**c**，**d**），患者の生活歴を確認しながら原因を推測する．直接顔面に使用する化粧品，化粧用品，外用薬のほか，頭髪に使用するシャンプーやコンディショナー，ヘアカラーなどの顔に触れる可能性のある製品に加えて，趣味で使用する製品や植物などを触れた手で顔を触ること，香料などのように airborne allergen として顔面に触れる物質も念頭に問診する．

手に発症：職場で触れる製品，自宅で使用するシャンプーやコンディショナー，手で使用する整髪料や調理で触れる食品，もしくは手を保護するために使用した手袋や保湿剤，手湿疹を治療するために使用した外用薬，趣味で触れる可能性のある製品を疑って問診を行う．全身性接触皮膚炎症候群が疑われた症例では，原因として疑えるような皮膚炎が患者の身体のどこかにないか確認する（❷）．

口唇に発症：リップクリーム，外用薬のほか，

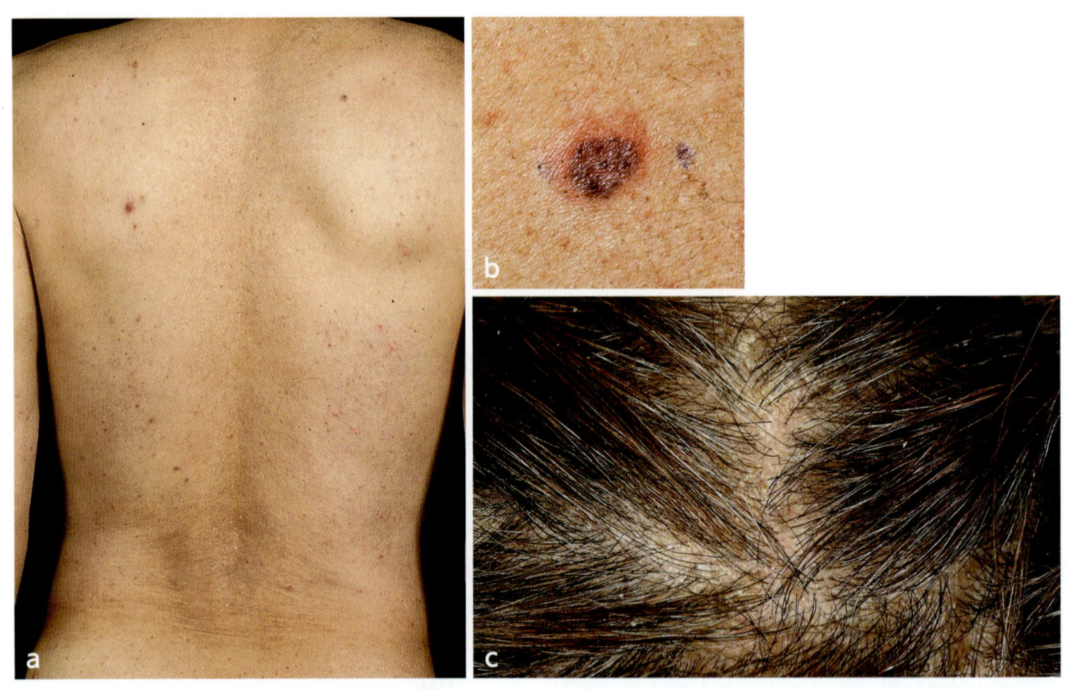

❷ ヘアカラーによる全身性接触皮膚炎症候群
a：体幹に瘙痒を伴う小丘疹が散在．歯科金属による全身性接触皮膚炎を疑われて受診した．b：パッチテストでJSAのパラフェニレンジアミンが陽性．c：頭皮には落屑を伴う発赤がみられ，染毛剤による接触皮膚炎を生じていた．染毛剤の使用を中止し，対症療法を行ったところ，頭皮と体幹の皮疹は消退（a，bは伊藤明子．Visual Delmatol 2014[3]より）．

❸ Japanese standard allergens 2015

種類	アレルゲンの名称
金属	塩化コバルト，硫酸ニッケル，塩化第二水銀*1，重クロム酸カリウム，金チオ硫酸ナトリウム
化粧品	フレグランスミックス，ペルーバルサム，ラノリンアルコール，パラフェニレンジアミン
植物	ウルシオール*2
ゴム	チウラムミックス，カルバミックス，メルカプトミックス，黒色ゴムミックス，メルカプトベンゾチアゾール
樹脂	ロジン，エポキシ樹脂，*p-tert-*ブチルフェノールホルムアルデヒド樹脂
外用剤	カインミックス，フラジオマイシン硫酸塩
防腐剤	パラベンミックス，ホルムアルデヒド（N-ヒドロキシメチルスクシンイミド），イソチアゾリノンミックス，チメロサール

*1，*2は鳥居薬品より発売されているパッチテスト試薬をパッチテストユニットに載せて貼布する．他はready to useのアレルゲンであるパッチテストパネル（S）（佐藤製薬）に含まれる．

食事との関連はないか詳細に問診する．接触皮膚炎ではなく歯性病巣のために口唇に腫脹をきたしている場合もあり，歯科治療歴も確認する．

経過観察は欠かさない 湿疹が生じている部位および問診から原因製品や物質を推測し，それらを患者の生活から除去して症状が改善するか否かを観察する．経過観察なくして確定診断はできない．

改善がみられなかった場合 問診で推測した原因を除去しても症状の改善がない場合は，皮膚テストにより原因を検討する．アレルギー性接触皮膚炎，全身性接触皮膚炎症候群，全身性接触皮膚炎ではパッチテストを活用する．光接触皮膚炎を疑った場合は光パッチテストを行う．接触蕁麻疹ではプリックテストやスクラッチテストを行う．特に湿疹性病変を伴う接触蕁麻疹では，皮疹から遅延型のアレルギー反応を疑ってパッチテストのみを行っても原因を確定する

湿疹病変の確認
全身
限局性
全身性接触皮膚炎
接触皮膚炎症候群
アレルギー性接触皮膚炎
光アレルギー性接触皮膚炎
刺激性接触皮膚炎
光毒性接触皮膚炎
＊: ステロイド内服は重症例に限る
原因除去のうえ, 20～30mg/日　1週間程度
病歴より可能性の高い原因の排除・回避
ステロイド内服薬＊
抗ヒスタミン薬
ステロイド外用薬
保湿剤
代替品の推奨
原因物質が生活環境に存在
No
2週間以内に軽快
Yes
治療終了
No
No
原因特定
原因物質不明
原因物質が職場に存在
配置転換　産業医に報告
Yes
No
No
特定した原因の排除・回避
原因特定
職業性接触皮膚炎
No
原因除去困難
医薬品類による接触皮膚炎
手湿疹
重症難治状態
パッチテストで陰性の
ステロイド外用薬
手袋の励行
予防クリームなどの日常指導
ステロイド内服薬, 免疫抑制薬, 紫外線療法
(ただし免疫抑制薬・紫外線は保険適用外)

❹ 接触皮膚炎治療アルゴリズム（日本皮膚科学会）
（日本皮膚科学会接触皮膚炎診療ガイドライン委員会. 日皮会誌 2009[2] より）

ことはできない. 湿疹性病変でも, 常に即時型のアレルギーの関与を念頭に診療する. 以下にパッチテストを行う場合のポイントを記す.

パッチテストを行うときのポイント：患者が使用していた製品を貼布する場合は, 可能な限りJapanese standard allergens（JSA）2015（❸）も貼布する. 製品のパッチテストの偽陰性を補い, テスト前には気づけなかった原因が判明する場合がある（**c**, **e**）.

パッチテストの結果の活かし方：陽性反応を生じた製品やアレルゲンが原因とは限らない. 必ずテストの結果をもとに再度, 問診を行い, 生活指導を行った後に経過を観察して因果関係を確認する.

成分パッチテスト：原因製品が判明しても, 代替品を提案できなければ, 患者は安心して生活できない. 原因成分を究明する必要が出てくる場合は成分パッチテストを行う.

やってはいけないこと

- テスト後の経過観察を怠ること.

治療の進め方

やるべきこと

原因を除去したうえで, 症状や部位にあった外用療法を行う. 適切な対症療法によっても2週間以内に改善がみられなければ, 皮膚テストにより原因の特定をする. 職業性皮膚炎の場合は, 職場における原因の除去が困難であれば, 配置転換や産業医への報告を行う（❹）.

やってはいけないこと

- 原因を除去せずに対症療法を漫然と継続すること. たとえば外用薬の接触皮膚炎を見逃すことで難治性の皮膚潰瘍を生じさせたり[4], 香粧品などによる接触皮膚炎を治療せず, ステロイド外用を漫然と行うことで酒皶様皮膚炎などの医原性の皮膚疾患を続発させることになる[5].
- パッチテストが陽性反応を呈したアレルゲンについて, 因果関係を検討せずに生活上の制限をすること. 制限が患者にとって不必要で苦痛を与える場合がある.
- 製品の偽陰性を見逃した生活を指導するこ

と．製品中の原因成分の濃度がパッチテストの陽性反応を惹起できる至適濃度に達していなければ，製品のパッチテストは偽陰性となる．**d** に示した症例では外用薬に含有されているフラジオマイシン硫酸塩の濃度がパッチテストの陽性反応を惹起する至適濃度より低いため偽陰性となったが，JSA を貼布したことで原因を見逃さずに済んだ．製品を用いたパッチテストが陰性であっても，当該製品の使用が可能か成分表示を確認のうえ指導する．たとえばイソチアゾリノン防腐剤含有化粧品のパッチテストが陰性であっても，JSA のイソチアゾリノンミックスが陽性であればその化粧品の使用は禁止すべきである．

- 詳細な問診や，経過の確認，パッチテストによるアレルギーの有無についての検討などを行わず，根拠のない金属除去（歯科金属除去や金属含有食品の摂取制限）を行うこと．

エキスパートのための奥義

■皮膚科専門医に渡すタイミング

ステロイド外用や抗ヒスタミン薬による正しい外用療法を行っても 2 週間以内に改善しない，または多少改善しても再燃を繰り返す場合は，皮膚科専門医に紹介する（❹）．

■難治例・完治しない症例への対処

- 適切な外用治療ができているか確認する．
- 生活指導がしっかり遵守されているか確認する．
- 一人の患者における接触皮膚炎の原因は 1 つとは限らない．他にも見逃した要因がないか検討する[4]．
- 接触皮膚炎以外の疾患を鑑別する．

■再発時など

- 一度除いた原因に患者が再び曝露されていないか問診をする．
- 別の原因が疑われる場合は，再度パッチテストを行い確認する．

引用文献

1）増井由紀子ほか．装飾品や化粧品による皮膚障害を見逃さない．Derma 2015；231：39-44.
2）日本皮膚科学会接触皮膚炎診療ガイドライン委員会．接触皮膚炎診療ガイドライン．日皮会誌 2009；119：1757-93.
3）伊藤明子．金属アレルギーの疑い．Visual Dermatol 2014；13：47-8.
4）伊藤明子．消毒薬による接触皮膚炎の疑い．Visual Dermatol 2014；13：67-8.
5）出口登希子ほか．酒皶様皮膚炎における皮膚試験の有用性について―酒皶様皮膚炎 71 例の臨床検討．日皮会誌 2016；126：1717-24.

I

手湿疹

高山かおる

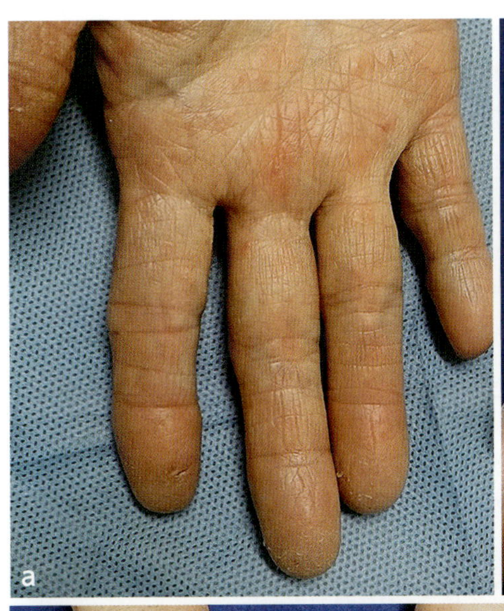

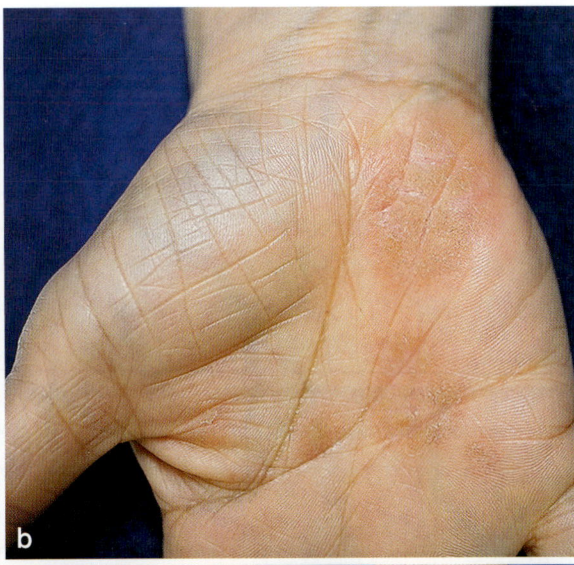

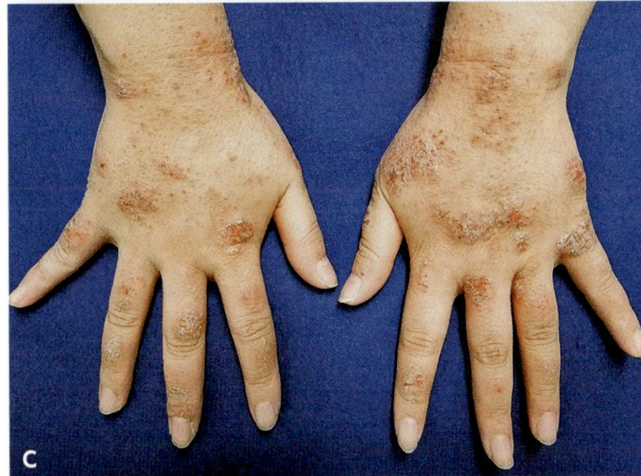

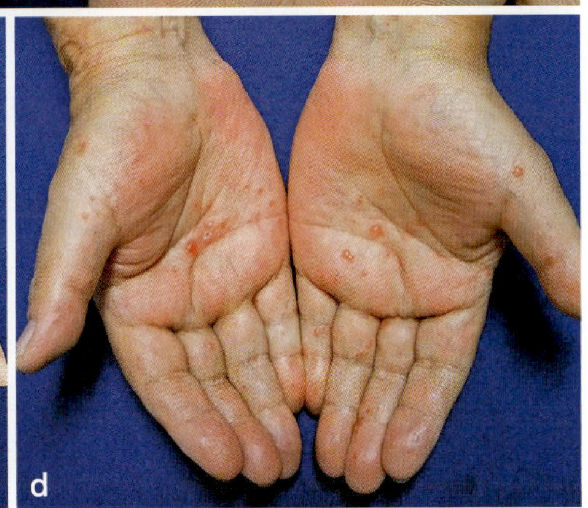

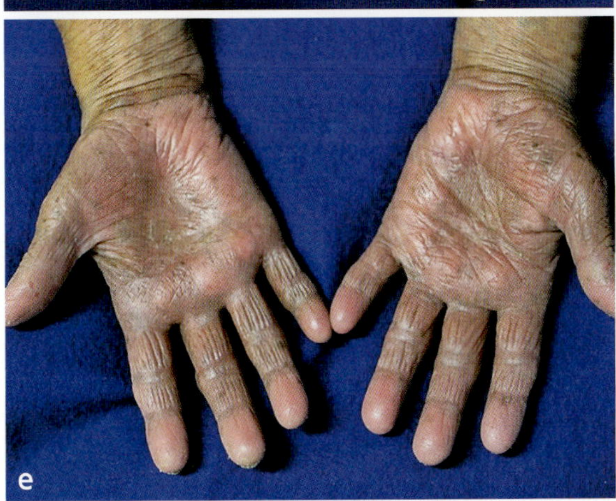

a：進行性指掌角皮症．指腹が乾燥して粗造になって，指紋がみられなくなり，指先に亀裂を伴う．水仕事による刺激性接触皮膚炎の症例．

b：角化型手湿疹．境界明瞭な厚い鱗屑が手掌にみられ，時に亀裂を伴う．異汗性湿疹と思われ，掻破により角化が起こり慢性化している症例．

c：貨幣型手湿疹．主に手背に貨幣大の円形の湿疹がみられ，痒みが強い．ゴム手袋による職業性接触皮膚炎の症例．

d：再発性水疱型（汗疱型）手湿疹．手掌，手指側縁に両側性，対称性に小水疱が多発し，強い痒みを伴う．汗疱の症例．

e：乾燥・亀裂型手湿疹．手掌，手指全体の乾燥と亀裂が特徴の慢性手湿疹である．全身性金属アレルギーの症例．

疾患概念

手湿疹（hand eczema）は外来性の刺激物質や接触アレルゲン（ハプテン，蛋白抗原）が皮膚に接触することによって発症する湿疹（接触皮膚炎）で，高頻度で発症する．刺激性接触皮膚炎がアレルギー性接触皮膚炎より頻度が高く，また，手湿疹は男性より女性に多い．

原因は，手の皮膚に外来性に触れる洗剤などの刺激因子，ゴム手袋などの製造過程に添加される加硫促進剤などに代表される化学物質（ハプテン），食物などの蛋白抗原のほか，アトピー素因や原因が明らかでない内因性も存在する．

確定診断を導くための考え方

手に繰り返す湿疹病変であれば手湿疹を疑う．臨床的にはいくつかの特徴がある．また鑑別すべき疾患について理解しておく．

■皮疹の特徴

手に慢性的に繰り返す湿疹病態が特徴であるが，実際の形態にはいくつかの特徴があり，①進行性指掌角皮症，②角化型手湿疹，③貨幣型手湿疹，④再発性水疱型（汗疱型）手湿疹，⑤乾燥・亀裂型手湿疹に分類できる[1]．

■皮疹のとらえ方

皮疹は長期にわたり繰り返し生じていることが多い．その形態的な変化からある程度病態を推測することができる．

①進行性指掌角皮症（a） 指先（特に第1，2，3指，利き腕）や指腹が乾燥して粗造になり，指紋がみられなくなる．悪化すると，亀裂を生じる．皮膚バリア機能の低下と繰り返す物理・化学的な刺激が誘因と考えられる．キーボードを頻繁に扱う職種に従事する人，水仕事が多い主婦や美容師，アクリルを扱う歯科医や歯科技工士などによくみられる．

②角化型手湿疹（b） 境界明瞭な厚い鱗屑が手掌にみられ，時に亀裂を伴う．小水疱はみられない．同様の病変が足底にもみられることが多い．中年以降の男性に好発する．原因は不明なことが多いとされているが，異汗性湿疹が本体ではないかという検討がある[2]．

③貨幣型手湿疹（c） 主に手背に貨幣大の円形の湿疹がみられ，痒みが強い．刺激性，遅延型アレルギー，アトピー型のいずれの機序でも生じる．

④再発性水疱型（汗疱型）手湿疹（d） 手掌，手指側縁に両側性，対称性に小水疱が多発し，強い痒みを伴う．初期の小水疱は透明で周囲に紅斑がみられないが，小水疱は次第に乾燥して落屑し周囲に紅斑を伴うようになる．しばしば足底にも同様の病変がみられる．夏季に増悪する傾向がある．原因は明らかでないことが多いが，ニッケルなど金属アレルギーを伴うこともある

⑤乾燥・亀裂型手湿疹（e） 手掌，手指全体の乾燥と亀裂が特徴の慢性手湿疹である．小水疱を欠く．冬季に増悪することが多い．皮膚バリア機能の低下が誘因と考えられる．

やるべきこと

確定診断の際，手白癬（❶），疥癬，皮膚筋炎（❷），掌蹠膿疱症などが鑑別にあがる．

白癬はKOH法，疥癬は疥癬トンネルといわれる特徴的な鱗屑からのKOH法と手以外にも身体に痒みを伴う丘疹や結節などの症状，掌蹠膿疱症は手足の膿疱の出没で鑑別できる．そして皮膚筋炎では，筋力低下の有無，その他の合併症から鑑別する．掌蹠膿疱症や皮膚筋炎など，視診だけの鑑別が困難な場合は皮膚生検による病理学的所見が参考になる（❷）．

やってはいけないこと

- 難治性の症例に対し，KOH法・細菌培養検査，専門医へのコンサルトを行うことなく治療すること．上記鑑別すべき疾患は，手湿疹とは治療がまるで異なるため．

治療の進め方（❸，❹）[3]

手湿疹は外因性なのか内因性なのかによって治療の進め方は異なるが，どちらであっても手に湿疹がある状態を改善させるためには刺激因子を含む外因をなるべく取り除くことが必要で

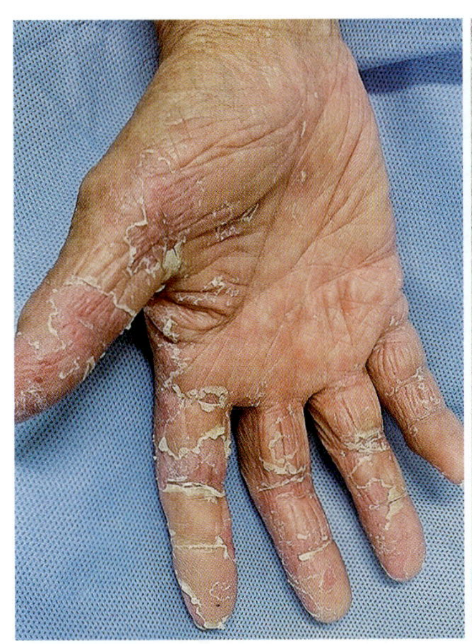
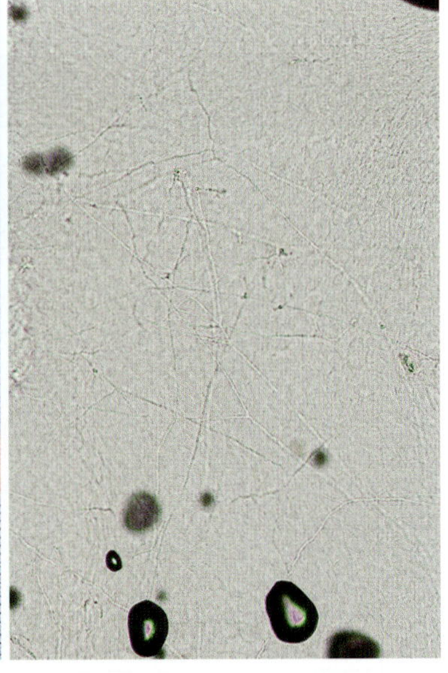

❶ **鑑別な必要な疾患：手白癬**
KOH 法で白癬菌が検出される.

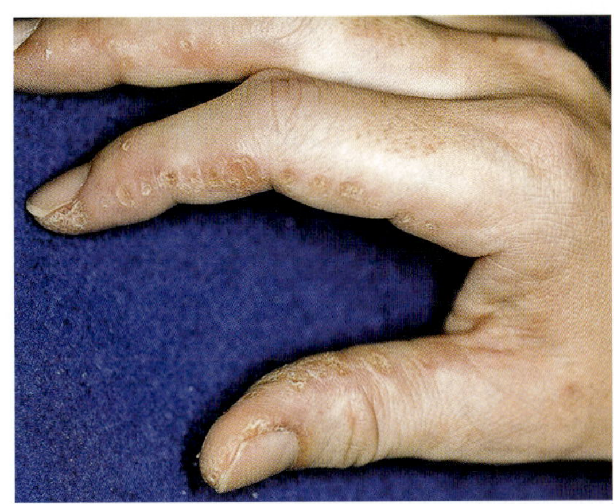
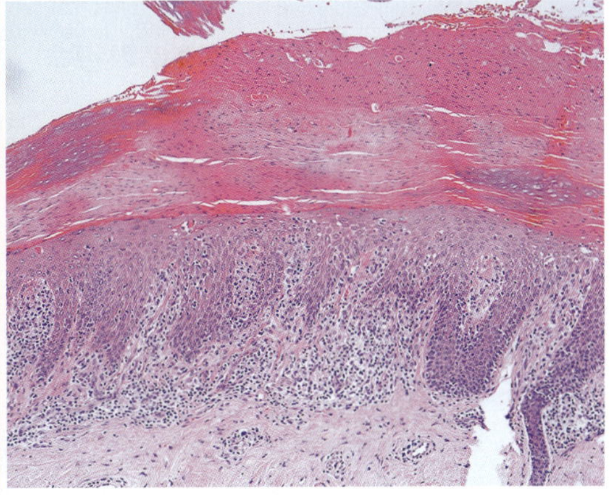

❷ **鑑別診断：多発性筋炎に合併した mechanic's hand**
角化を伴う紅斑がみられ，組織検査を行うと錯角化，乾癬様表皮肥厚，表皮個細胞角化，基底層の不明瞭化などがみられる.

ある．特に職業性接触皮膚炎が疑われる場合には，手湿疹の悪化は離職を余儀なくされる可能性もあり，原因の特定と接触の回避が強く求められる．職業性手湿疹の原因となりやすいものに関して❺，❻にまとめる[4]．

やるべきこと

問診や臨床経過から原因アレルゲンを推測する．食物などの蛋白質が原因として疑われるときにはプリックテスト，化学物質が原因として疑われるときにはパッチテストなどのスキンテストを行う．外因性の要因を除去したうえで，保湿外用薬やステロイド外用薬の塗布，抗ヒスタミン薬の内服などで加療する．ステロイド外用薬の使用は症状に応じて断続的にすべきで，4 週間でその治療効果を判断する．

保湿外用薬の併用や手袋などの防御により改善する場合も多いので，治療とともに指導する．

やってはいけないこと

- 原因を追究せず，予防に取り組むことなく漫

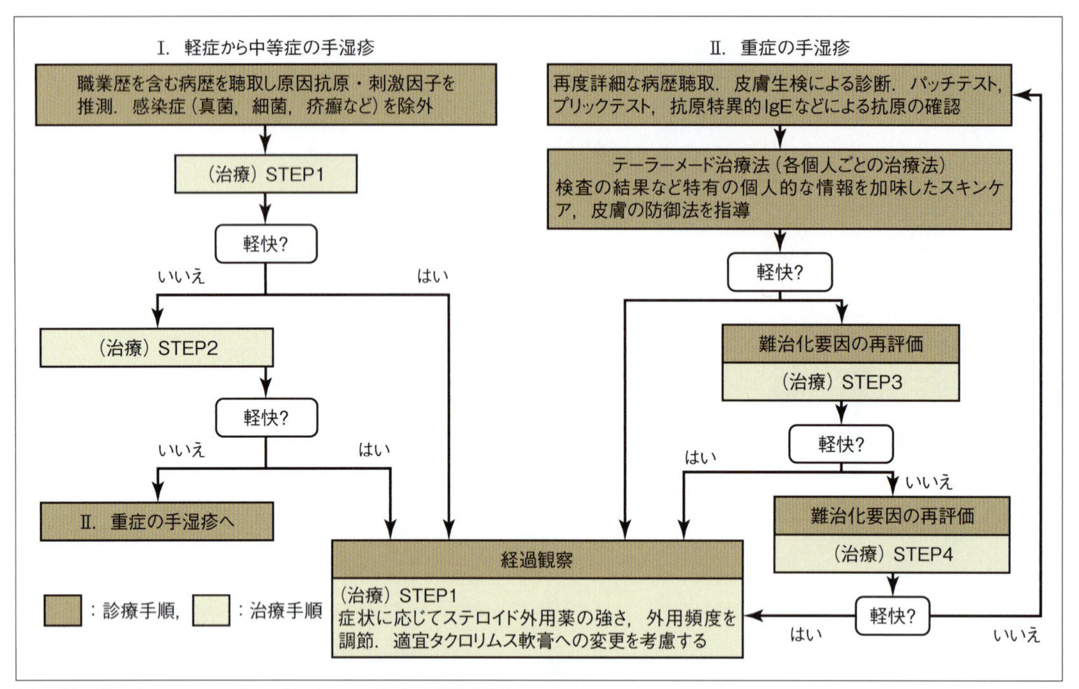

❸ 手湿疹の診療アルゴリズム①（日本皮膚科学会）

軽症から中等症の場合と，重症の場合を分ける．

（日本皮膚科学会，日本皮膚アレルギー・接触皮膚炎学会，手湿疹診療ガイドライン委員会．日皮会誌 2018[3]より）

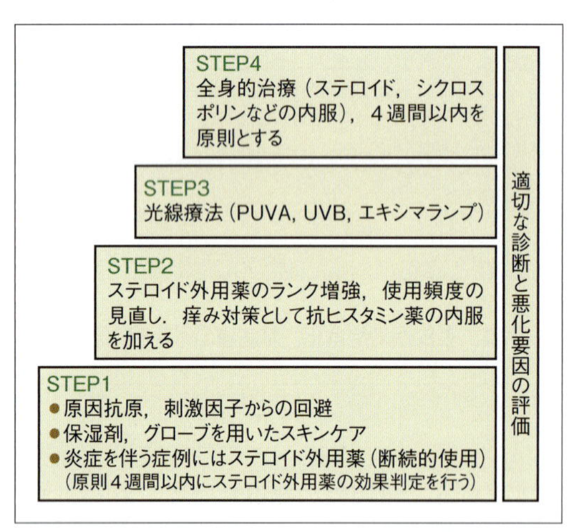

❹ 手湿疹の診療アルゴリズム②（日本皮膚科学会）

（日本皮膚科学会，日本皮膚アレルギー・接触皮膚炎学会，手湿疹診療ガイドライン委員会．日皮会誌 2018[3]より）

然とステロイド外用薬のみを継続すること．

エキスパートのための奥義

■皮膚科専門医に渡すタイミング

上述したとおり，KOH法などを行う必要がある場合や，4週間以上のステロイド外用にもかかわらず症状がコントロールできない慢性的な病変をみた場合は，皮膚科専門医に紹介することが望ましい．また，ラテックスや食物蛋白質による症状は，接触蕁麻疹や蛋白接触皮膚炎を引き起こす可能性があり，重症化すれば接触や経口的摂取によりアナフィラキシーにつながる可能性も強い．蛋白質の関与が疑われるときには，アレルゲンの特定が必須で皮膚科専門医への紹介が望ましい．

■難治例・完治しない症例への対処

職業に起因するものや角化が強くなった場合には，難治になる場合が多い．この場合にはPUVA，ナローバンドUVB，エキシマライトといった紫外線療法を追加する．1週間に1，2度行うことが望ましい．それでも症状が軽快しない場合にはステロイドや免疫抑制薬の内服を考慮する．ただし4週間以内を原則とする．

❺ アレルギー性接触皮膚炎の原因物質

原因物質	症状・概説
金属（ニッケル，コバルト，クロム）	接触部位を越えて接触皮膚炎症候群や全身型金属アレルギーを生じることがある．金属を含むもの（皮革・塗料など）に触れて生じることが多い
樹脂（レジン），エポキシ樹脂，アクリル樹脂	手だけではなく顔面にも生じる．微細な粉として空気中に浮遊して症状を起こす．工場現場以外に歯科衛生士に発症する
ゴム（MBT，TMTD）	職場では手袋や長靴のゴムが問題となることが多い
農薬（除草剤・抗生剤）	手や露出している顔面・頸部などに紅斑や苔癬化，亀裂を生じる．原因が反復して接触し慢性化することが多い．光接触皮膚炎も起こすことがある
切削油，機械油	痤瘡を生じることもある．切削油のなかには種々の物質が含まれていて，原因の特定は困難
植物	❻参照

（日本職業・環境アレルギー学会監修．職業性アレルギー疾患ガイドライン 2013．2013[4]より）

❻ 職業性接触皮膚炎の原因となる物質（植物）について

病型	代表的な植物	主な原因物質	症状・概説
刺激性接触皮膚炎（機械的刺激）	バラ，タラノキ，サボテンの棘キダチアロエ，キウイフルーツ，パイナップル，サトイモ科植物	シュウ酸カルシウム（針状結晶）	針状結晶が機械的刺激となる．アロエ類による皮膚炎はアレルギー反応を思わせる所見を示すが，刺激性炎症反応とされる
刺激性接触皮膚炎（化学的刺激）	イラクサ	ヒスタミン，アセチルコリン，セロトニン	イラクサ科植物の茎や葉に多数の刺毛が密生し，触れると蕁麻疹を生じる
	キツネノボタン，センニンソウ	プロトアネモニン	乾燥すると無刺激のアネモニンに変わる
アレルギー性接触皮膚炎	ウルシ科植物（ウルシ，ツタウルシ，ヤマウルシ，ヤマハゼ，ハゼノキ）	ウルシオール	ウルシ科植物は野山に多く自生する．接触すると2〜3日後から強い痒み，浮腫性紅斑や水疱を生じ，線状に配列
	ギンナン（外種皮），イチョウ	ギンコール酸，ビロボール（ウルシオールと容易に交差）	ギンナンの外種皮に抗原性物質があり，イチョウの葉にも少ないながら含まれる
	トキワザクラ	プリミン	最近はプリミンフリーのトキワザクラが出回っている
	キク科（キク，マーガレット，ヒマワリ，ダリア，ヨモギ，レタスなど）	セスキテルペンラクトン類（アラントラクトン，アルテグラシン A）	キク科植物は種類が多い
	ウコギ科（カクレミノ，ヤツデ，キヅタ）	ファルカリノール	
	ユリ科（チューリップ）	チュリパリン A	球根に含まれる．
	シソ科（シソ）	ペリルアルデヒド，ペリルアルコール	シソの精油成分に抗原性物質が含まれる

（日本職業・環境アレルギー学会監修．職業性アレルギー疾患ガイドライン 2013．2013[4]より）

引用文献

1）加藤則人．手湿疹の病型・病態．Derma 2016；248：7-12.
2）西澤　綾ほか．手湿疹の治療．Derma 2016；248：34-40.
3）日本皮膚科学会，日本皮膚アレルギー・接触皮膚炎学会，手湿疹診療ガイドライン委員会．手湿疹診療ガイドライン．日皮会誌 2018；128：367-86.
4）日本職業・環境アレルギー学会監修．第 3 章　職業性皮膚疾患．職業性アレルギー疾患ガイドライン 2013．協和企画；2013.

アトピー性皮膚炎（成人）

加藤則人

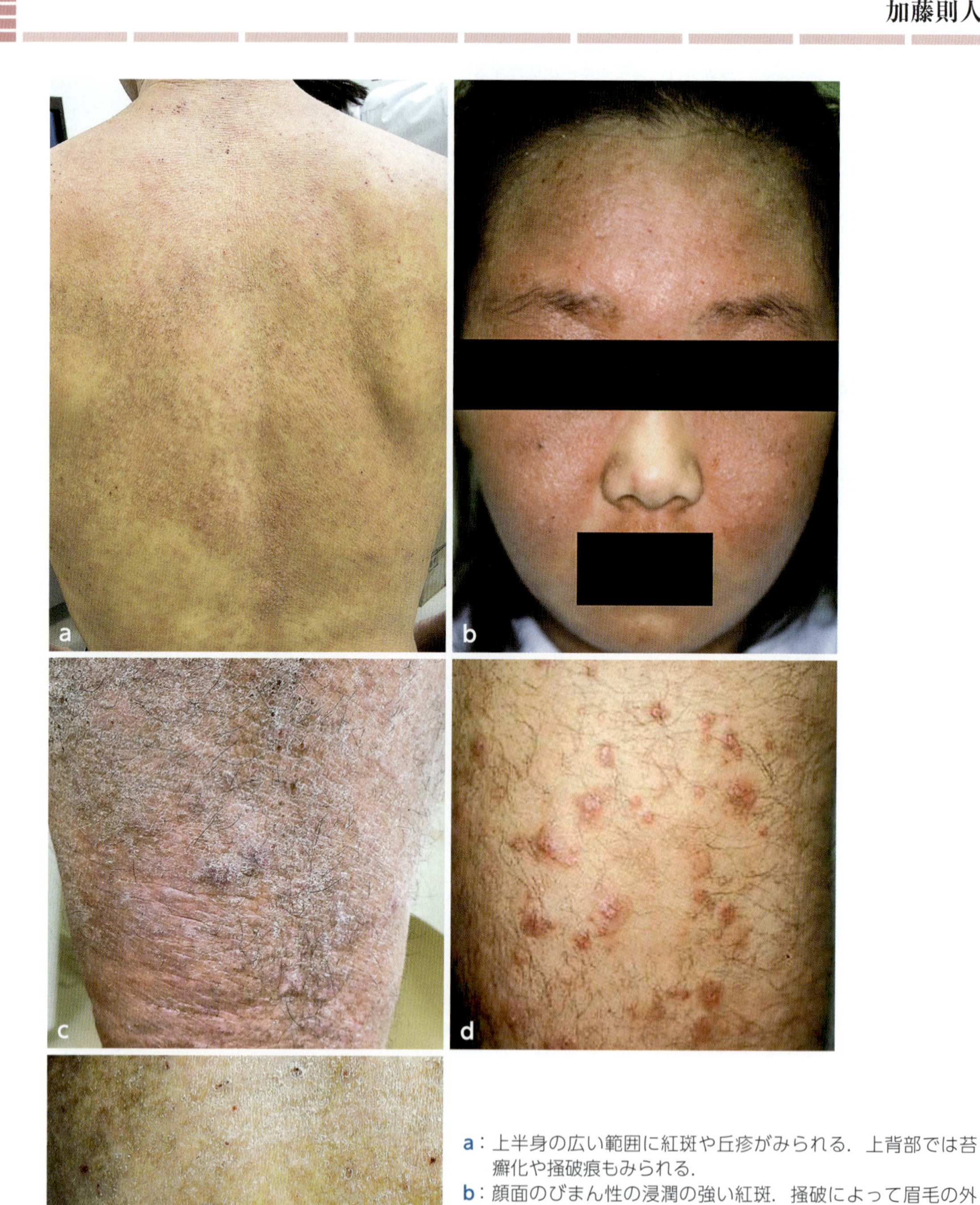

a：上半身の広い範囲に紅斑や丘疹がみられる．上背部では苔癬化や掻破痕もみられる．
b：顔面のびまん性の浸潤の強い紅斑．掻破によって眉毛の外側が粗になる Hertoghe 徴候がみられる．
c：苔癬化（皮膚が肥厚して皮溝と皮野がはっきり認められる状態）した紅斑．鱗屑や掻破痕もみられる．
d：痒疹．掻破を繰り返して結節状になっている．
e：一見明らかな紅斑がみられないが，粃糠様（粉を吹いたような）鱗屑がみられる．瘙痒に伴う掻破痕もみられる．

疾患概説

アトピー性皮膚炎（atopic dermatitis；AD）は，瘙痒を伴う湿疹の悪化と軽快を慢性（成人では6か月以上）に繰り返す炎症性皮膚疾患で，日本では青年の約1割にみられる．

皮膚のバリア機能低下やアトピー素因を背景に，種々の悪化因子が加わって皮膚炎（＝湿疹）が生じる．皮膚のバリア機能が低下すると，日常生活での軽微な非特異的刺激で皮膚炎が生じる．皮膚炎に伴う痒みは皮膚の掻破による皮膚炎の悪化につながる．炎症を起こした皮膚では表皮角化細胞のターンオーバーが亢進し，皮膚バリアの形成に必要な物質の産生量が低下するため，ますます皮膚のバリア機能が低下する．また，アレルゲンによるアレルギー炎症も皮膚炎の形成にかかわる．

アトピー性皮膚炎では，全身の乾燥皮膚に加えて，湿疹病変が左右対側性にみられる．成人では，広範囲に湿疹がみられることが多く，上半身に皮疹が強い傾向がある．

確定診断を導くための考え方

■皮疹の特徴

湿疹がほぼ左右対称性にみられる．湿疹とは，①点状状態（小さい点状の要素が集まって局面を形成），②多様性（多種の皮疹が混在），③瘙痒，の3つを満たす皮疹のことである．

成人では，関節屈側のみに限局せずより広範囲に湿疹がみられることが多く，頭，頸，胸，背など上半身に皮疹が強い傾向がある．また，全身の皮膚の乾燥がみられる．

■皮疹のとらえ方

鱗屑を伴う紅斑や丘疹，掻破痕が，ほぼ左右対側性にみられる（**a**）．顔面では，びまん性の紅斑（**b**）がみられることもある．色素沈着，苔癬化を伴う紅斑（**c**）や痒疹（**d**）がみられる．

粉を吹いたような細かな鱗屑が全身にみられる．皮膚の乾燥も瘙痒を伴い，掻破によって湿疹が出現する．また，一見明らかな紅斑がなく皮膚の乾燥だけのように見えても，触診すると浸潤（「ザラザラ」，「ゴワゴワ」，「ブツブツ」，「芯がある」などの立体的な変化）を触れることがある（**e**）．これは単なる皮膚の乾燥の症状ではなく，組織学的には皮膚炎があり，抗炎症外用薬による治療の対象になる．

やるべきこと

問診のポイント　患者の多くは，幼小児期から湿疹の悪化と軽快を繰り返している．いつから湿疹がみられるか，子供の頃に肘の内側などに湿疹ができて受診したり薬を塗ったりしたことがあるか，皮疹はステロイド外用薬による治療に反応したか，などを問診する．喘息やアレルギー性鼻炎などのアトピー歴の有無も問診すべきである．

また，悪化の理由を考えるうえで，いつ頃から今回の皮疹が出現または悪化したか，どのようなきっかけで良くなったり悪くなったりするか，を問診することも大切である．

診察のポイント　可能な範囲で全身の皮膚の乾燥や湿疹病変の有無を診察することが大切である．皮膚に炎症があると，「ザラザラ」など立体的な変化を触知するので，触診も大切である．

鑑別診断　接触皮膚炎，脂漏性皮膚炎，乾癬，皮膚リンパ腫，疥癬，虫刺症，白癬菌症，全身性エリテマトーデスや皮膚筋炎などの膠原病などの鑑別が必要である（他項を参照）．

やってはいけないこと

- 患者が訴える部位だけをみて診断すること．
  たとえば，患者の訴えが手の甲の痒みだけの場合でも，全身に乾燥皮膚や湿疹がみられることは少なくない．
- 経過や悪化要因に関する問診をせずに治療すること．

治療の進め方（p.76 ❶を参照）

やるべきこと

治療の目標とゴールの説明　経過が長い慢性疾患では，治療を開始する際に，治療の目標やゴールなど治療の見通しを伝えておくことが大切である．治療の目標は，「症状がないか，あっても軽微で日常生活に支障がなく，薬物療法もあまり必要としない状態に到達しその状態を維持すること」，あるいは，「このレベルに到達しない場合でも症状が軽微ないし軽度で，日常生活に支障をきたすような急な悪化が起こらない状態を維持すること」である．

アトピー性皮膚炎は，適切な治療によって症状がコントロールされた状態が長く維持されると寛解，すなわち薬物療法を必要としない状態に到達することも期待される疾患であることを初診時に伝えて治療のゴールとする．ゴールに向かって，次の受診までに達成すべき目標（例：「痒みで眠れない状態を脱する」），数か月後に達成したい目標（例：「痒みを感じない日が多くなり，少し症状が悪化しても薬を塗ればすぐよくなる」），最終目標・ゴール（例：「市販の保湿剤を外用するだけで症状が再燃せず，通院の必要もない」）と，段階的に目標を設定していくことが大切である．

薬物療法 アトピー性皮膚炎では，皮膚で生じている炎症により，皮膚バリア機能の低下による刺激に対する過敏性や，瘙痒による掻破刺激などの悪化因子が増える悪循環が生じるので，皮膚の炎症を制御する薬物療法はきわめて重要である．この炎症を制御しうる薬剤として多くの臨床研究でその効果と安全性が検討されているものに，ステロイド外用薬とタクロリムス外用薬がある．

ステロイド外用薬は，アトピー性皮膚炎の治療の主体で，急性病変，慢性病変のいずれにも有効で即効性が期待できる．皮膚萎縮などの副作用を避けるため，皮疹の性状や重症度，部位などを考慮して適切なランクのものを選択する（❶）．原則として，顔面，頸部，外陰部など皮膚の薄い部位にはマイルドクラス以下のものを用いる．苔癬化（**c**）や痒疹結節（**d**）のような慢性皮疹には，強めのステロイド外用薬が必要になることが多い．

成人用の0.1％タクロリムス外用薬は，アトピー性皮膚炎の湿疹病変に対してストロングクラスのステロイド外用薬とほぼ同等の効果を有する．ステロイド外用薬でみられる皮膚萎縮の副作用がみられないため，顔面や頸部など薬剤が吸収されやすくステロイド外用薬の副作用が出現しやすい部位の皮疹に対して，特に高い適応がある．外用開始初期に熱感や痒みなどの刺激症状が出現することがあるが，外用を継続しているとこれらの刺激症状は次第に軽快していくことを，外用開始前に患者に伝えておくことが大切である．

湿疹病変に対して適切なランクのステロイド外用薬で炎症を十分にコントロールして症状がないか軽微な状態に導入した後に，外用回数を漸減するか低いランクのステロイド外用薬あるいはタクロリムス外用薬に移行して寛解を維持し，その後にこれらの薬剤を中止するのが，基本的な治療法である．

一見ただの乾燥皮膚に見えても，触ったときにザラザラ，ブツブツしている部位（**e**）には皮膚の炎症があることを患者に理解させることも，治療を進めるうえでは重要である．患者とともに湿疹の部位，乾燥部位，異常のない部位を触診することで，それぞれを見分けるポイントを理解してもらいやすくなる．

スキンケア 乾燥皮膚には，保湿外用薬を処方し，入浴後すぐに外用するよう指導する．また，ステロイド外用薬やタクロリムス外用薬による治療で湿疹が寛解した後にも保湿外用薬を塗布することは，寛解状態の維持に有効なので，湿疹が軽快しても保湿外用薬を継続して使用するよう指導する．

入浴時にナイロンタオルでこすって洗うと，皮膚のバリア機能がますます低下する．石けんや洗浄剤はよく泡立てて，泡を手のひらにのせて優しく洗うよう指導する．石けんや洗浄剤，シャンプーやリンスのすすぎ残しは，皮膚への刺激になるので，よくすすぐよう指導する．

汗は痒みを惹起することがあり，アトピー性皮膚炎の悪化因子の一つである．発汗の多い季節などには，かいた後の汗をそのまま放置せ

❶ 皮疹の重症度とステロイド外用薬の選択の目安（日本皮膚科学会）

	皮疹の重症度	外用薬の選択
重症	高度の腫脹/浮腫/浸潤ないし苔癬化を伴う紅斑，丘疹の多発，高度の鱗屑，痂皮の付着，小水疱，びらん，多数の掻破痕，痒疹結節などを主体とする	必要かつ十分な効果を有するベリーストロングないしストロングクラスのステロイド外用薬を第一選択とする．痒疹結節でベリーストロングクラスでも十分な効果が得られない場合は，その部位に限定してストロンゲストクラスを選択して使用することもある
中等症	中等度までの紅斑，鱗屑，少数の丘疹，掻破痕などを主体とする	ストロングないしミディアムクラスのステロイド外用薬を第一選択とする
軽症	乾燥および軽度の紅斑，鱗屑などを主体とする	ミディアムクラス以下のステロイド外用薬を第一選択とする
軽微	炎症症状に乏しく乾燥症状主体	ステロイドを含まない外用薬を選択する

（日本皮膚科学会アトピー性皮膚炎診療ガイドライン作成委員会．日皮会誌 2016[1] より）

ず，水道水で洗い流すよう指導する．

悪化要因の検索と対策　衣服との摩擦，汗などの刺激や乾燥をはじめとする環境変化，ダニやペットなどのアレルゲンなどが悪化要因になりうるので，詳細な問診が重要である．特にアレルゲンと皮疹悪化の関連については，臨床症状のみ，あるいはアレルゲン特異IgE抗体価の結果のみで判断するのではなく，病歴，環境の変化と皮疹の推移（「旅行に行っている間は調子がよかった」など）などの情報を総合して判断すべきである．

やってはいけないこと

- 治療の目標と次回受診日を告げずに薬剤を処方すること．
- 薬剤を塗布する部位と塗る厚さ，回数や期間など，具体的な指導をせずに外用薬を処方すること．
- 血清IgE値が陽性になったアレルゲンを画一的に避けるような生活指導を行うこと．

エキスパートのための奥義

■皮膚科専門医に渡すタイミング

ステロイド外用薬などによる治療を1か月程度行っても皮疹の改善がみられない場合には，鑑別診断や悪化因子の検索，薬物療法などのために皮膚科専門医に紹介する．

強い炎症を伴う皮疹が体表面積のおよそ30％以上にみられる場合，掻破痕やびらんが多くみられる場合，強い苔癬化を伴う紅斑局面が広い範囲にみられる場合や多数の痒疹を認める場合などには，初期の治療も含めて皮膚科専門医に紹介する．

伝染性膿痂疹やKaposi水痘様発疹症などの感染症を併発している場合にも，皮膚科専門医に紹介する．

■難治例・完治しない症例への対応

適切なランクのステロイド外用薬を，塗るべき部位に，十分な量，十分な期間外用していたか，を確認する．塗るべき部位とは湿疹がある部位，すなわち「ザラザラ」など皮膚の立体的な変化を触れるところである．ステロイドを含む抗炎症外用薬はこのような立体的な変化を触れなくなるまで塗るのが基本である．外用薬は擦り込んで薄く伸ばさず，皮膚にのせるように塗るよう指導する．

アトピー性皮膚炎の治療は長期に及ぶため，治療への意欲（アドヒアランス）が低下しがちである．治療のアドヒアランスを高めるために，なるべく簡潔な治療を選択するとともに，患者が疾患や治療法に関して十分に理解できるよう，資材なども活用してわかりやすい説明を心掛ける．特にステロイド外用薬を含む薬物療法のメリットとデメリットや具体的な実践方法に関する丁寧な説明が大切である．皮疹が軽快しステロイド外用薬の処方量が減ってきたら，それはすべて患者が頑張って治療を続けた成果であることを言葉にして伝え，その努力をねぎらい賞賛すると，患者の自己効力感が向上し，治療を継続する動機になる．

難治例では，短期間のI群（ストロンゲスト）のステロイド外用薬の使用，亜鉛華単軟膏などの重層塗布，紫外線療法，シクロスポリン内服，入院治療なども考慮されるので，それらの対応が可能な皮膚科専門医，施設に紹介する．

外用薬や日常生活品に対する接触アレルギーなど，思わぬ悪化因子が治療に抵抗する理由になっていることもある．アトピー性皮膚炎の病歴が短い，これまで軽症だった皮疹が最近になって悪化した，これまでは効いていたステロイド外用薬が効かない，などの場合には，接触アレルギーの関与を疑うことも大切である．

■再発時など

皮疹が悪化したときは，速やかに抗炎症外用薬，すなわちステロイド外用薬やタクロリムス外用薬を再開するよう指導する．悪化したときに外用薬が十分に手元になかったり受診する時間がなかったりするためにさらに悪化する例も多いので，こまめに受診してもらうか，十分な量を処方するようにする．

再燃をよく繰り返す皮疹に対しては，抗炎症外用薬を連日塗布して軽快したあとも，週に1～2回程度の抗炎症外用薬塗布を継続する「プロアクティブ療法」が普及してきている．どの時点でプロアクティブ療法に移行するか，どの範囲にプロアクティブ療法を適用するか，いつプロアクティブ療法を終了するか，など個々の症例に応じた対応が必要である．抗炎症外用薬の副作用についても注意深い観察が必要である．したがって，プロアクティブ療法を行う際は，アトピー性皮膚炎の診療に精通している医師と連携して行うことが望ましい．

引用文献

1) 日本皮膚科学会アトピー性皮膚炎診療ガイドライン作成委員会．アトピー性皮膚炎診療ガイドライン 2016 年版．日皮会誌 2016；126：121-55.

アトピー性皮膚炎（小児）

馬場直子

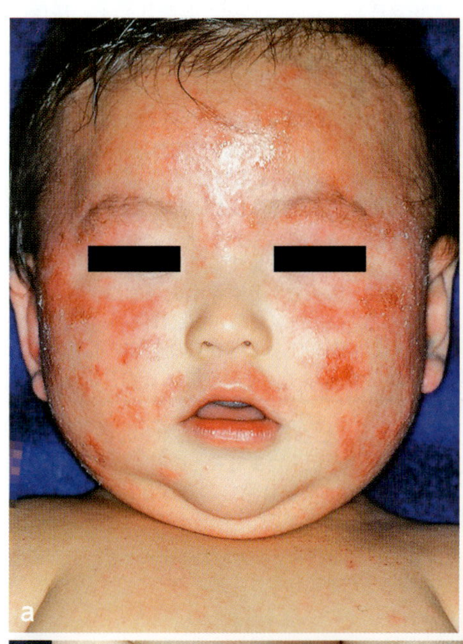

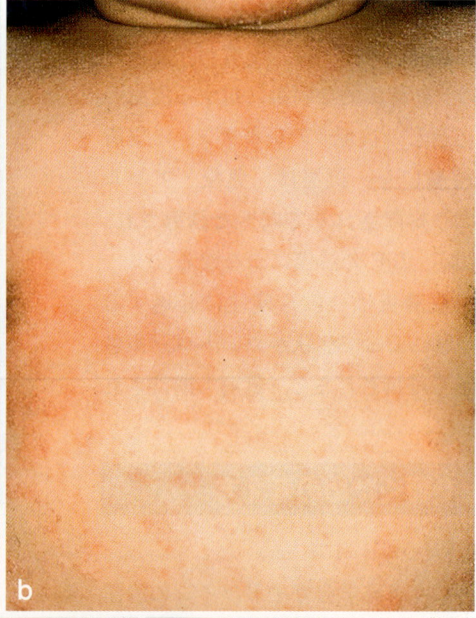

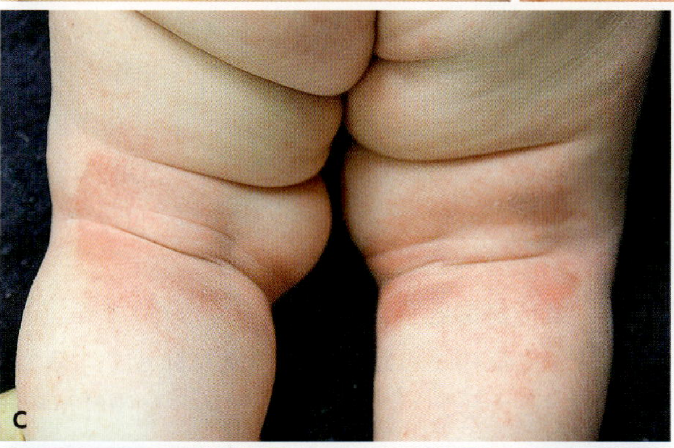

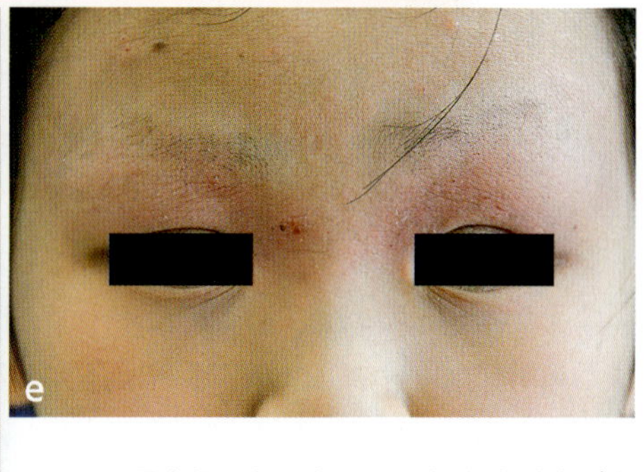

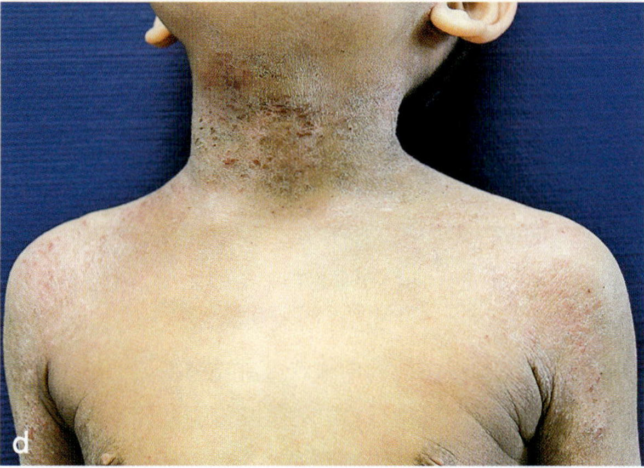

a：4 か月女児．額，頬，耳に紅色小丘疹が多発，集簇し，一部落屑やびらんを伴う紅斑性局面を形成している．擦れやすい凸部に症状が激しく，体幹・四肢にも湿疹が拡大中．

b：5 か月男児．顔に始まった湿疹が体幹・四肢にも拡大，乾燥肌をベースに落屑を伴う紅斑，小丘疹がみられる．

c：6 か月女児．膝窩に落屑性紅斑，小丘疹の集簇がみられ，擦れやすい部位にびらんがみられる．

d：4 歳男児．乾燥肌に毛孔が白く浮いて目立つ鳥肌様の atopic dry skin，頸や肩に苔癬化紅斑，落屑，痂皮，色素沈着・脱失を伴っている．

e：6 歳女児．眼の周りを繰り返し掻くために，眉毛外側の脱毛（Hertoghe 徴候），眼の下の深い皺（Dennie-Morgan 徴候）がみられる．

疾患概念

アトピー性皮膚炎（atopic dermatitis；AD）は「増悪，寛解を繰り返す瘙痒のある湿疹病変を主体とする疾患であり，患者の多くはアトピー素因をもつ」と定義されている[1]．

アトピー性皮膚炎患者では，皮膚バリア機能の低下のため，非特異的な刺激に対する皮膚の被刺激性が亢進し，抗原（アレルゲン）の皮膚への侵入を容易にし，抗原は，免疫・アレルギー反応により排除される方向へと誘導され，Th2型免疫反応，IgEの誘導につながる．

アトピー性皮膚炎は一般に慢性に経過するが，適切な治療によって症状がコントロールされた状態が長く維持されると，寛解も期待される疾患である[1]．

確定診断を導くための考え方

■皮疹の特徴

基本は，日本皮膚科学会ガイドラインの診断基準（❶）に従うが，特に小児では成人と異なる特徴をもつことに注意する．

乳児期　顔，頭に始まる紅斑，落屑，小丘疹が，頸から体幹，四肢に広がっていく（**a**〜**c**）．特に，額，頬，顎，肩，上腕外側，肘，膝，ふくらはぎなど，凸面で外部刺激を受けやすい部位，また頸，腋窩，肘窩，膝窩，手首，足首などの間擦部位（**c**）に強い炎症が出やすい．びらんをきたし滲出液を伴う湿潤性病変となりやすい．

幼小児期　体幹全体の乾燥皮膚と毛孔一致性の小丘疹が多発する鳥肌様のatopic dry skin（アトピー性乾燥肌，**d**）が主体となる．眼やまぶたを痒がり，繰り返し擦るために，下眼瞼の特徴的な皺（Dennie-Morgan徴候）や，眉毛外側の脱毛（Hertoghe徴候）もこの時期によくみられる（**e**）．頸，肘窩，膝窩，手首，足首などの湿疹が慢性化し，色素沈着と表皮肥厚を伴う苔癬化病変となる（**d**）．

思春期　基本的には幼小児期の乾燥肌主体の病変がさらに慢性化し，表皮の肥厚や粗造，細かい皺，暗褐色の色素沈着が高度で広範囲となる．顔や体幹上部，上肢など，上半身の皮疹がより目立つようになる．顔面の顕著な潮紅〔赤ら顔（red face），**f**〕や，前頸部に独特の波線状の色素沈着〔さざ波様色素沈着（dirty neck），**g**〕がみられる．

❶ アトピー性皮膚炎の診断基準（日本皮膚科学会）

1. 瘙痒
2. 特徴的皮疹と分布
   ①皮疹は湿疹病変
   - 急性病変：紅斑，湿潤性紅斑，丘疹，漿液性丘疹，鱗屑，痂皮
   - 慢性病変：浸潤性紅斑・苔癬化病変，痒疹，鱗屑，痂皮

   ②分布
   - 左右対側性
     好発部位：前額，眼囲，口囲・口唇，耳介周囲，頸部，四肢関節部，体幹
   - 参考となる年齢による特徴
     乳児期：頭，顔にはじまりしばしば体幹，四肢に下降
     幼小児期：頸部，四肢関節部の病変
     思春期・成人期：上半身（頭，頸，胸，背）に皮疹が強い傾向
3. 慢性・反復性経過（しばしば新旧の皮疹が混在する）
   乳児では2か月以上，その他では6か月以上を慢性とする．

※上記1，2，および3の項目を満たすものを，症状の軽重を問わずアトピー性皮膚炎と診断する．
そのほかは急性あるいは慢性の湿疹とし，年齢や経過を参考にして診断する．

（日本皮膚科学会アトピー性皮膚炎診療ガイドライン作成委員会．日皮会誌2016[1]より）

■皮疹のとらえ方

皮疹のまったくない皮膚が残っているか，ベースとなっている皮膚もすべて乾燥肌かどうか，同じ紅斑でも厚みや浸潤はないか，などを視診だけでなく病変を素手で触ってみる触診により，病変を正確に把握する．

乾燥　皮膚表面がカサカサしており，汗をかいていない季節では，粉を吹いたように細かい落屑がみられる．鳥肌様に毛孔が白く浮き出て見える（**d**）と，あたかもおろし金のような感触がある．

急性期の皮疹

紅斑：湿疹の初期症状は紅斑である．血管周囲に浮腫や好中球などの炎症細胞浸潤を伴い，さらに表皮内への細胞浸潤を伴えば，厚みや浸潤

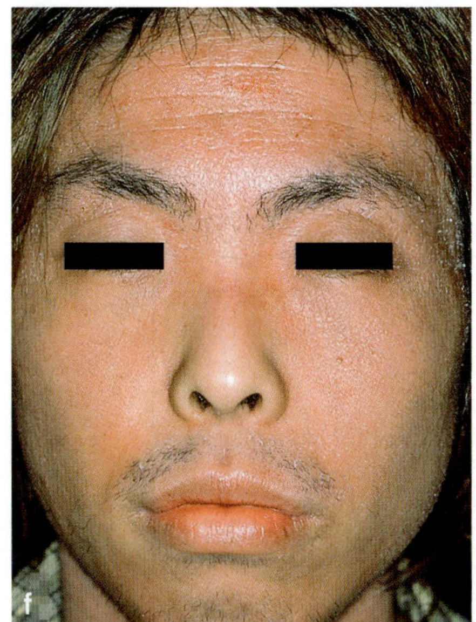

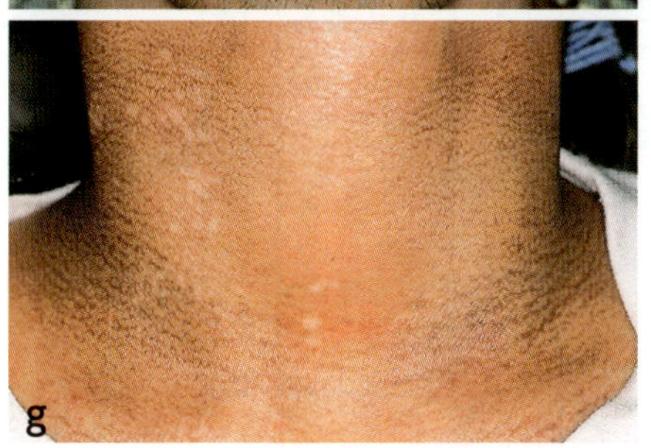

f：16歳男児．思春期になると顔や首の赤みが目立つ，いわゆる赤ら顔．色素沈着を伴い赤黒く見える．
g：13歳女児のdirty neck．長期間に及ぶ湿疹の繰り返しにより，頸の皺に沿って色素沈着と色素脱失がさざ波様にみられる．

を伴う紅斑となる（a〜c）．

丘疹・小水疱：紅斑から血管周囲や表皮内への炎症細胞浸潤，浮腫が高じると，紅斑から丘疹へと発展する（a，b）．表皮内の浮腫が高度となると漿液性丘疹，ないしは小水疱となる．

びらん：表皮内水疱が自然に破れてびらんになったり（a，c），掻破により表皮細胞が剥がされていきなりびらんとなることもある．

痂皮・落屑：水疱・膿疱・びらんの湿潤性病変の後に痂皮ができ，剥がれて上皮化する．紅斑・丘疹・小水疱から，表皮細胞のターンオーバーが亢進し薄い鱗屑を付着（a〜c）して，それが剥がれる落屑がみられる．

慢性期の皮疹

苔癬化：繰り返される慢性的な刺激により表皮が肥厚し，硬く浸潤を触れる状態（d〜f）．

色素沈着：炎症の後は表皮基底層のメラニンが真皮に滴落し，皮膚の色が黒くなる（f，g）

色素脱失：炎症により表皮の基底層やメラノサイトが破壊され色素を失うと，皮膚色が白く抜ける（d，g）

皺・粗造化：長期にわたる皮膚炎の末，真皮の膠原線維・弾性線維が断裂・変性し，弾力性を失う（d，f，g）

やるべきこと

問診のポイント　アレルギー疾患の家族歴，患児の皮疹の発症時期，最初の部位・症状と経過，食事や動物，花粉などの悪化因子を聴取する．

鑑別診断　小児では，特に汗疹，魚鱗癬，高IgE症候群，Netherton症候群，免疫不全による疾患，単純性痒疹，疥癬，接触皮膚炎，膠原病（SLE，皮膚筋炎）などを除外する．ただし，合併も多い．

検査のポイント　まずは，身長・体重測定を行い，成長曲線上にプロットして，−2SDを下回っていないか，身長の伸びや体重増加が滞っていないかチェックする．次に，血液検査で末梢血液像（白血球数と分画：食事制限による貧血，皮膚からの感染による白血球増多・核の左方移動，好酸球高値など），総IgE値，血中抗原特異的IgE検査（食物，ハウスダスト，ダニ，動物の毛，花粉，カビなど），TARCなどを調べ，病勢の程度や合併症，悪化因子を探る．

やってはいけないこと

- 食物抗原特異的IgE抗体が高いだけで，食事制限をすること．

治療の進め方（❷）

やるべきこと

アトピー性皮膚炎治療の基本原則は，①悪化因子の検索とその対策，②スキンケア，③薬物療法の3本柱である[1]．

悪化因子の検索とその対策　食物，環境因子，

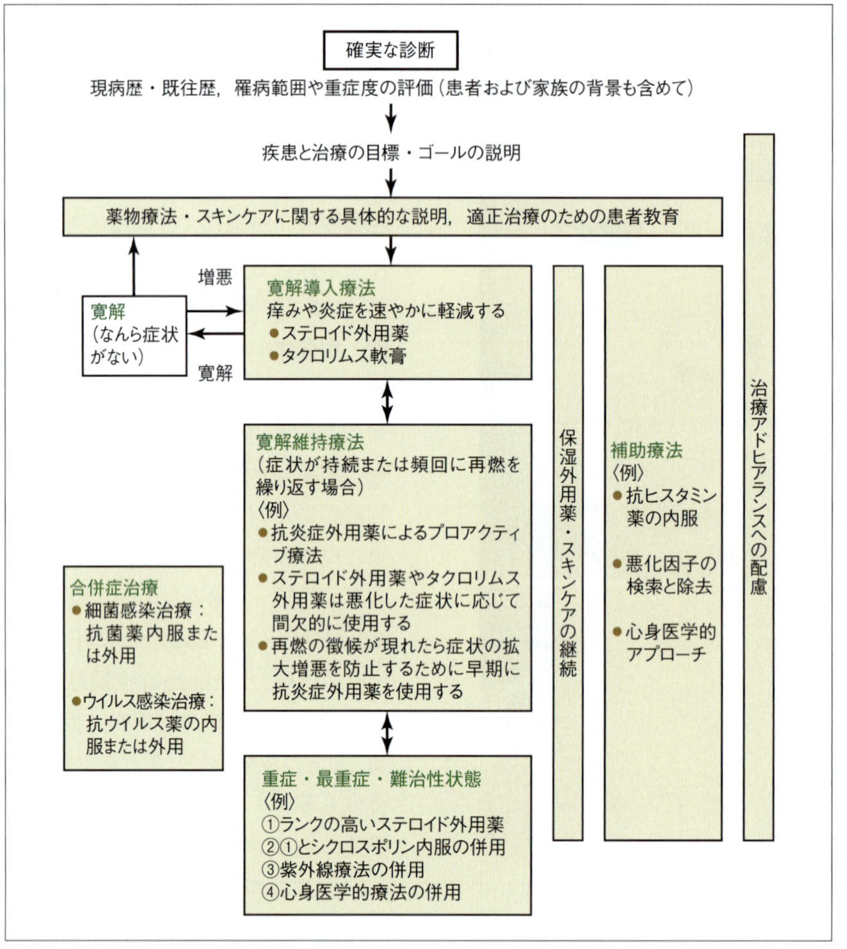

❷ アトピー性皮膚炎の診断治療アルゴリズム（日本皮膚科学会）
（日本皮膚科学会アトピー性皮膚炎診療ガイドライン作成委員会．日皮会誌 2016[1] より）

細菌・真菌，汗など人によって異なる悪化因子があり，また年齢によって変化するため，年齢ごとにアレルゲン検索が必要となる．検索した悪化因子は，可能な限り除去・減少させる対策を考える．

スキンケア　悪化因子となるアレルゲンや皮膚刺激物質を長く皮膚にとどめないため，また皮膚のバリア機能異常を是正するために，正しいスキンケア指導が必須である．アトピー性皮膚炎の重症度や年齢にかかわらず，すべての患者にとっての基本事項である．

薬物療法　炎症を緊急に鎮め，痒みを抑えるために，適切な薬物療法，すなわち重症度，年齢，部位に応じたきめ細かい選択がなされるオーダーメイド治療を行うことが最重要となる．現時点において，アトピー性皮膚炎の炎症を十分に鎮静するための薬剤で，有効性と安全性が科学的に十分に検討されている薬剤は，ステロイド外用薬とタクロリムス軟膏である．

小児においては，成人よりも 1 ランク弱いステロイド外用薬の使用が勧められているものの，皮疹の重症度に見合わない弱いランクを選択すると炎症が早期に鎮静化できず，遷延化を招くことにつながる．アトピー性皮膚炎の炎症に対しては速やかに，かつ確実に鎮静させることが重要であり，そのためにステロイド外用薬とタクロリムス軟膏をいかに選択し組み合わせるかが治療の基本である[1]．

やってはいけないこと

- 強い炎症を伴う皮疹に対し，弱すぎるランクのステロイドや，保湿剤との混合軟膏，非ステロイド系消炎外用薬を処方すること．
- 炎症を完全に消退させられない外用薬を，処方を変えずに長期間使い続けること．
- 皮疹が良くなったら自己判断でやめるように言うこと．
- 薬の副作用や塗り方を説明せずに処方すること．

エキスパートのための奥義

■ 難治例・寛解導入できない症例への対処

ステロイド外用薬を処方して1週間後の再診で，軽快していない場合，①皮疹の重症度に見合った強さのランクであったか，②塗る量や頻度が適切であったか，③スキンケアや悪化因子対策ができていたか，④アトピー性皮膚炎以外の疾患ではないか，再考する．

個々の皮疹の重症度を再評価し，炎症の強さに応じたランクのステロイド外用薬，少なくともこれまでよりも上のランクに切り替える．保湿剤などを混合する処方をしていれば，ステロイド外用薬単独の単純塗布にする．

塗り方指導を行う．少量を擦り込むのではなく0.5 mmくらいの厚さの軟膏を皮膚にのせるイメージで塗る方法の実際を見せる．適量を塗られた皮膚は，テカテカ光り，ティッシュを付けて逆さにしても落ちないくらいである．

ステロイドのランクや量が適切にもかかわらず，皮疹がむしろ悪化しているなら，薬剤をはじめとした他の原因による接触皮膚炎，細菌やウイルス感染症の合併，魚鱗癬やNetherton症候群，疥癬などの鑑別診断を再度行う．

■ 寛解導入後の維持療法ができない症例への対処

寛解導入後は寛解維持期に入るが，急にステロイドをやめるのではなく，再燃させないためのプロアクティブ療法を行う．まったく皮疹がない状態にしてから，ステロイド外用薬またはタクロリムス軟膏を1日おきに塗布し，それ以外は保湿剤を1日2回塗布する．1か月再燃がなければ，ステロイド外用薬またはタクロリムス軟膏を3日に1回，さらにまた1か月再燃がなければ4日1回というふうに，ゆっくりと漸減する．

途中で皮疹が再燃した部位は，皮疹がなくなるまで連日の塗布に戻す．ステロイドの長期使用による皮膚の菲薄化，多毛，血管拡張などが気になる場合は，2歳以上ならタクロリムス軟膏でプロアクティブ療法を行うのが良い．特に顔面，頸部，眼の周りなどステロイドの局所的副作用が出やすい部位にはより適している．

このようにして，皮疹のない寛解維持療法を半年～1年かけて行い，スキンケアだけで日常生活に支障のない状態にすることをめざす．

引用文献

1) 日本皮膚科学会アトピー性皮膚炎診療ガイドライン作成委員会．アトピー性皮膚炎診療ガイドライン2016年版．日皮会誌 2016；126：121-55.

脂漏性皮膚炎

常深祐一郎

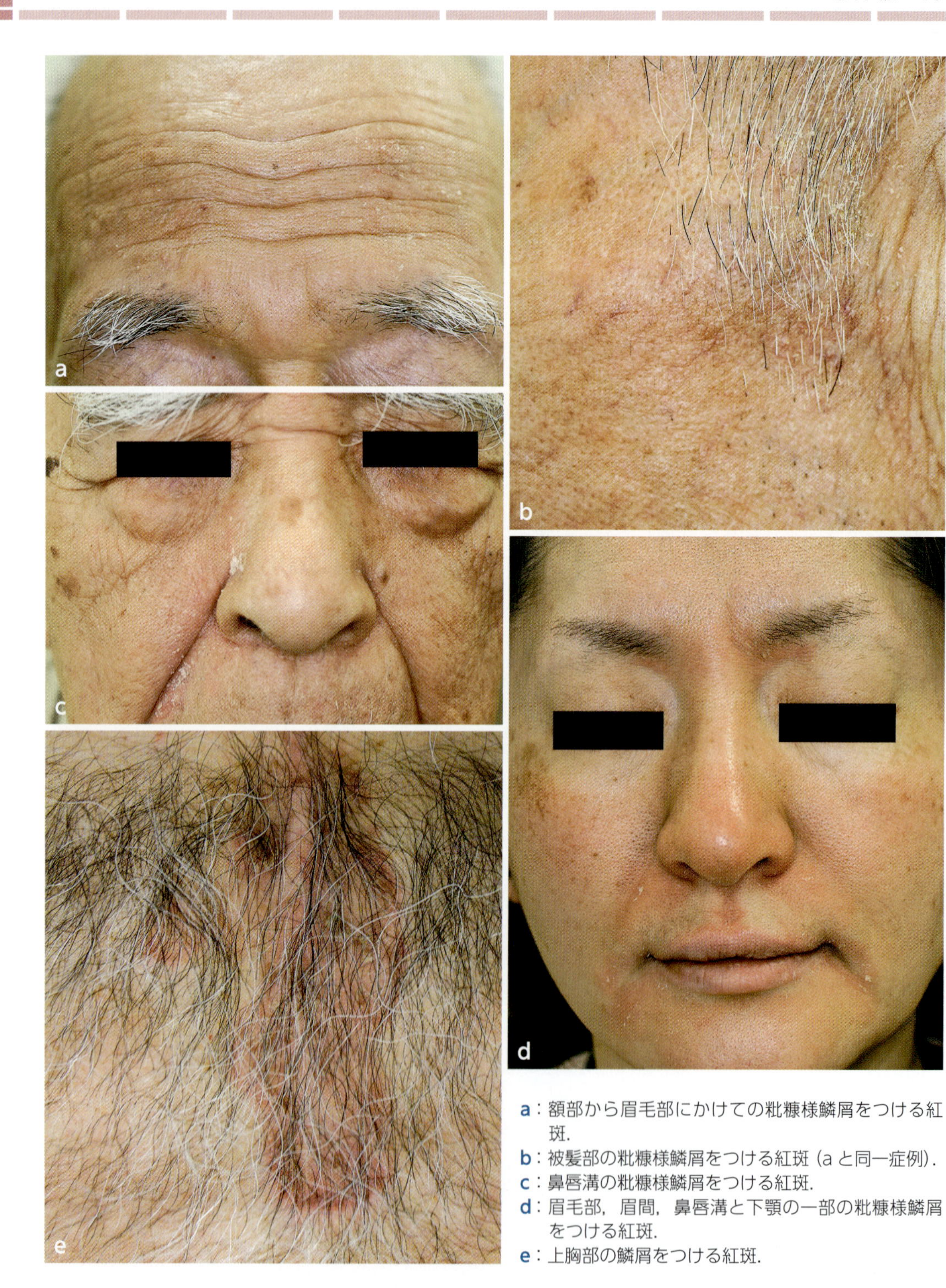

a：額部から眉毛部にかけての粃糠様鱗屑をつける紅斑．
b：被髪部の粃糠様鱗屑をつける紅斑（a と同一症例）．
c：鼻唇溝の粃糠様鱗屑をつける紅斑．
d：眉毛部，眉間，鼻唇溝と下顎の一部の粃糠様鱗屑をつける紅斑．
e：上胸部の鱗屑をつける紅斑．

疾患概念[1)]

脂漏性皮膚炎（seborrheic dermatitis）は，被髪頭部，顔面，鼠径部などの脂漏部位や間擦部に生じ，脂性鱗屑をつける紅斑を特徴とする．新生児期から乳幼児期に生じる乳児脂漏性皮膚炎と思春期以降に生じる成人期脂漏性皮膚炎に分類される．頻度の高い疾患である．その病因として，好脂性の常在真菌であるマラセチアや皮脂の分泌量・組成の異常，ビタミン代謝異常などが推定されているが，不明な点が多い．

■乳児脂漏性皮膚炎

生後2～3週から，頭部，顔，胸部，間擦部などに生じる．次第に被髪頭部に乳痂と呼ばれる黄白色の痂皮様で厚い鱗屑を伴うようになり，額部，眉毛部には黄白色の鱗屑を付着する毛孔一致性の紅色丘疹が多発する．瘙痒はないかあっても軽微である．脂漏部位以外に，体幹，四肢などに紅斑を伴う場合，アトピー性皮膚炎の初期症状との区別が難しい．通常，数か月以内に軽快するが，皮疹が持続，拡大する場合はアトピー性皮膚炎への移行を考えなければならない．

■成人期脂漏性皮膚炎（a～e）

思春期以降に出現するが，40～50代での発症が多い．被髪頭部は粃糠様鱗屑および落屑（いわゆるフケ）にはじまり，次第に紅斑，鱗屑が増加する．つまり，いわゆる「フケ症」は，本症の軽症例または初期像である．頭部全体に及ぶこともある．被髪境界部も好発部位である．さらに眉毛部，眉間，眼瞼，鼻翼部，鼻唇溝部，耳孔部，耳介，耳介後部，胸骨部，乳房下部，肩甲骨間，腋窩，臍部，鼠径部といった脂漏部位や間擦部にも黄色で脂性の粃糠様鱗屑を伴った紅斑，丘疹が生じる．鼻唇溝に皮疹がみられることは本症の特徴の一つである．瘙痒はないか軽度であることが多いが，時に強いことがある．

確定診断を導くための考え方[1)]

■皮疹の特徴

皮疹は，被髪頭部，顔面，耳，胸部，肩甲骨間といった脂漏部位，腋窩，鼠径部といった間擦部に生じる．初発疹は毛孔一致性の丘疹性紅斑として始まり，集簇して鱗屑を付ける紅斑となる．脂性で黄色調の粃糠様鱗屑を伴う比較的境界明瞭な紅斑であり，瘙痒はないか軽度である．

■皮疹のとらえ方

鱗屑は粃糠様，つまり非常に細かい．これがポイントである．また脂漏を反映してやや黄色調である．

やるべきこと

皮疹の性状と分布が重要であり，どちらも脂漏性皮膚炎に合致していることを確認する．多くの疾患が類似した臨床像を呈することを念頭に置き，安易に脂漏性皮膚炎と断定しないことが大切である．しっかりと以下のような他の疾患と鑑別する．

尋常性乾癬　被髪頭部や被髪境界部の症状は脂漏性皮膚炎に酷似することがある．体幹や四肢に典型的な乾癬の皮疹がないか，点状陥凹などの乾癬の爪変化がないかを観察する．皮疹の性状では，乾癬の皮疹のほうがより境界が明瞭かつ鱗屑が銀白色で，浸潤を触れる傾向がある．

Gibert ばら色粃糠疹　体幹の脂漏性皮膚炎で鑑別対象となる．Gibert ばら色粃糠疹では，いわゆるクリスマスツリー様といわれるように，皮膚割線方向に沿って紅斑が配列する．また，脂漏性皮膚炎と異なり1，2か月の単位で軽快する．脂漏性皮膚炎の皮疹が Gibert ばら色粃糠疹のように多数生じることは少ない．

接触皮膚炎　鑑別では，絶えず念頭に置かなければならない疾患である．化粧品やシャンプーなど疑わしいものがあれば，その原因物質の回避やパッチテストを行い診断する．

白癬　頭部浅在性白癬ではびまん性の鱗屑を生じ，脂漏性皮膚炎と似る．black dot などがないかを探すとともに，KOH 法を行う習慣をつける．体部白癬は境界が明瞭で鱗屑をつける紅斑であるが，中心治癒傾向が少ない場合，視診だけでは鑑別が難しい．顔面白癬や耳介の白癬も似るため注意が必要である．

皮膚カンジダ症　腋窩や鼠径部などの間擦部で，紅斑の周囲に浸軟した鱗屑や膿疱，衛星病巣がある場合，カンジダ性間擦疹を疑いKOH法を行う．

癜風　間擦部の皮疹は似るが，KOH法でマラセチアの菌糸形がみられる．

皮膚筋炎　有名なヘリオトロープ疹以外にも顔面の紅斑を生じることが多い．頬部に紅斑を生じ蝶形紅斑のようになることもある．やや紫紅色調を呈するのが鑑別点である．もちろん，Gottron徴候，いわゆるscratch dermatitisといわれる線状の浮腫性紅斑などの有無，筋力低下や血液データも総合して鑑別する．

酒皶・酒皶様皮膚炎　紅斑というより毛細血管拡張であり，丘疹を伴うことが多い．

その他　エリテマトーデス，Hailey-Hailey病，乳房外Paget病，斑状類乾癬，落葉状天疱瘡などもある．

やってはいけないこと

- 皮疹の性状をよく観察せず，頭や顔に皮疹があるというだけで脂漏性皮膚炎と診断すること．たとえば顔に赤い皮疹があっても，毛細血管拡張が目立つ場合，酒皶の可能性が高い．
- 陰部に紅斑があるからと安易に診断すること．乳房外Paget病（皮膚癌の一つ）を見逃してしまうこともあり，時に目にする誤診である．

MEMO

ケトコナゾールは抗真菌薬でマラセチアに対して高い抗真菌作用を有する．さらに，表皮細胞からのケモカイン産生やT細胞からのサイトカイン産生を抑制するなど抗炎症作用がある．すなわち，ケトコナゾール外用薬は脂漏性皮膚炎の病因の一つであるマラセチアを減少させると同時に，炎症自体を抑制することにより治療効果を発揮していると考えられる．

治療の進め方[2]

やるべきこと

外用療法　ステロイド外用薬とケトコナゾール外用薬が中心となる．ステロイド外用薬は即効性があるが，中止後の再燃が早く，また連用すると局所副作用（毛細血管拡張や皮膚萎縮，酒皶様皮膚炎など）を生じる．一方，ケトコナゾール外用薬（先発品：ニゾラール®）は，皮疹の改善は緩やかであるが，ステロイド外用薬特有の局所副作用がなく，また中止後の再燃までの期間が長い．

ステロイドのランクは年齢と部位，皮疹の程度により調節する．剤型については，通常被髪頭部ではローションを，その他では軟膏やクリームを使用するが，べたつきを嫌う患者には顔や体幹にもローションを使用してもよい．日本ではケトコナゾール外用薬にはクリームとローションがあるが，いずれも脂漏性皮膚炎に保険適用がある．

両者の長所を生かして，まずステロイド外用薬を使用し，皮疹が改善したところでケトコナゾール外用薬へ移行して寛解を維持し，再燃したらまたステロイド外用薬を使用するという方法が行われる．特にステロイド外用薬の副作用が起こりやすい顔面では有用である．軽症例では最初からケトコナゾール外用薬での治療も可能である．両者の併用も有効性が高いと報告されているので，両者で治療を開始し，改善後はケトコナゾール外用薬で維持するのもよい．本症は慢性疾患で長期に及ぶため，副作用を生じにくい治療や指導を行う必要がある．

タクロリムス外用薬（先発品：プロトピック®軟膏）も有効である．ステロイド外用薬やケトコナゾール外用薬で難治な場合や，ステロイド外用薬を用いなければ炎症をコントロールできないが局所副作用で継続しづらいときなどに利用する．ただし，保険適用はない．

固着した鱗屑の対処　頭部に固着した鱗屑は，乳児脂漏性皮膚炎でよくみられるが，成人でも

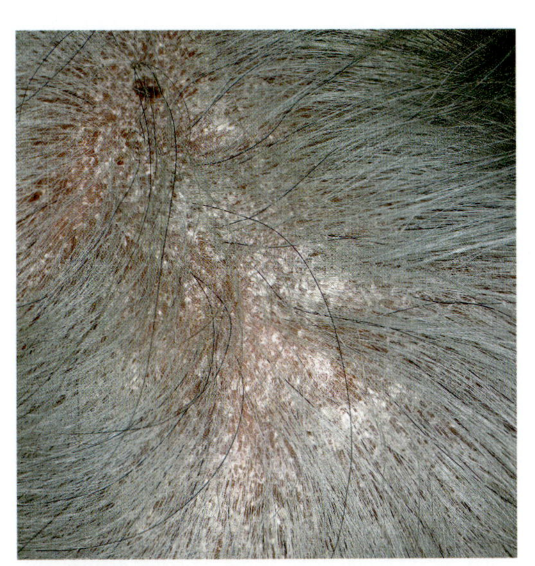

❶ 被髪部に固着した鱗屑
紅斑がほとんど隠れるくらいに鱗屑がびまん性に生じ，固着することがしばしばみられる（常深祐一郎．アトピー性皮膚炎．2011[2]より）．

しばしば観察される（❶）．これを除去しなければ，外用薬を塗布しても効果が得られない．入浴の30分～2時間くらい前に親水クリームを塗布し，可能ならラップで覆っておく．その後入浴して洗髪すると固着した鱗屑は効率よく減少する．同様にオリーブオイルを塗布して軟らかくしてから洗髪するのもよい．鱗屑は指腹でやさしく洗えば毎日少しずつとれていくので，無理にとろうとして爪を立てて強くこすって洗髪することはしないように指示する．洗髪は毎日もしくは最低でも隔日で行う．

内服療法　一般に瘙痒はないか軽度であるが，なかには瘙痒の強い症例がある．そのような場合，抗ヒスタミン薬の内服を行うが，あくまでも対症療法であり，外用療法の補助的な位置づけとなる．

エビデンスはないものの，ビタミン剤の内服が経験的に有効な例があり，ビタミンB群（特にB_2，B_6）の内服がよく行われている．

抗真菌薬配合の洗浄剤　治療と生活指導の中間的な位置づけとして，ミコナゾール硝酸塩配合の洗髪用シャンプーとリンス（コラージュフルフルネクストシャンプー，リンス），顔・体幹・四肢洗浄用の石けん（コラージュフルフル泡石けん，液体石けん）（いずれも持田ヘルスケア株式会社）が市販されており，毎日使用することで，マラセチアの菌量の減少が期待できる．予防目的で使用してもらうとよい．

やってはいけないこと

- ステロイドの局所副作用で生じた毛細血管拡張を脂漏性皮膚炎の紅斑と解釈し，さらにステロイドを塗布して悪化させること．脂漏性皮膚炎の好発部位である顔へのステロイド塗布は，毛細血管拡張のほか，皮膚萎縮などの局所副作用を生じさせやすいことを念頭に置く．

エキスパートのための奥義

■診断が難しい場合，生検も考慮する

脂漏性皮膚炎に類似するため，しっかりと鑑別しなければならない疾患は多い．臨床像だけで鑑別できない場合には，たとえ顔であっても生検を考慮する．

■ステロイドの局所副作用に注意

顔は酒皶の好発部位でもある．酒皶にステロイドを塗布すると悪化させてしまう．また，ステロイドによって酒皶と類似の状態（酒皶様皮膚炎）を生じさせることがある．酒皶や酒皶様皮膚炎にステロイドを塗布し続けると悪化させ，強い刺激感や疼痛など患者に苦痛を与える状態をつくってしまう．また治療にも難渋する．ステロイド使用で悪化する場合，診断の見直しも含めて専門医へ紹介することが望ましい．

引用文献

1）常深祐一郎．脂漏性皮膚炎の病態・診断・鑑別診断．中村晃一郎，古江増隆編．皮膚科臨床アセット1．アトピー性皮膚炎―湿疹・皮膚炎パーフェクトマスター．中山書店；2011．pp. 229-34.
2）常深祐一郎．脂漏性皮膚炎の治療と生活指導．中村晃一郎，古江増隆編．皮膚科臨床アセット1．アトピー性皮膚炎―湿疹・皮膚炎パーフェクトマスター．中山書店；2011．pp. 235-9.

貨幣状湿疹

菊地克子

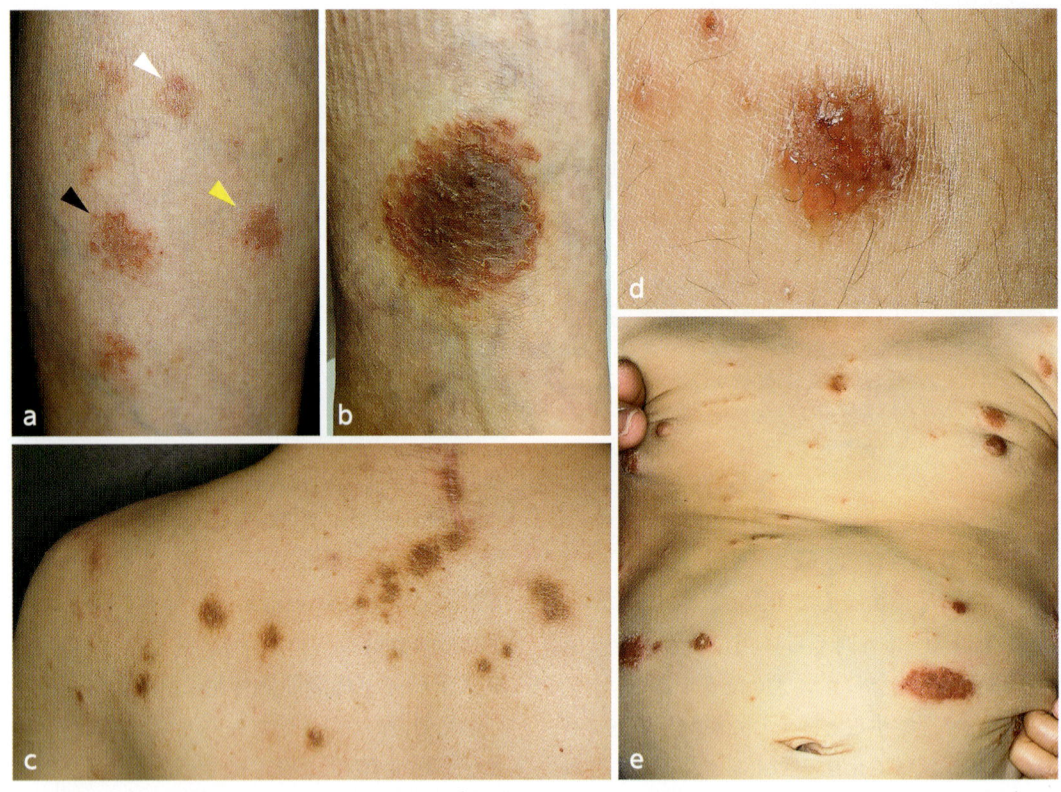

a：下腿に生じた貨幣状湿疹．丘疹，漿液性丘疹が集簇して類円形の紅斑局面を形成している（黒三角）．時間が経つと，わずかに点状びらんを有する紅斑局面（黄色三角）や，びらんの消失した紅斑局面（白三角）となる．
b：暗赤色調を呈する貨幣状湿疹．紅斑局面の表面には，頂点に小さなびらんや痂皮を有する小隆起が多数あるのが観察される．辺縁は紅色の丘疹が集簇，融合し，局面を縁取るように鱗屑が付着している．
c：上背部から肩甲部に生じた貨幣状湿疹．褐色がかった類円形の紅斑局面が多数散在している．
d：円形の紅斑局面を呈する貨幣状湿疹．局面の中央から下方にかけて小隆起が集簇融合し滲出性のびらん形成がみられる．
e：胸腹部に多発する類円形の鮮紅色の貨幣状湿疹．周囲には丘疹や掻破痕がみられる．

疾患概要

貨幣状湿疹（nummular eczema, eczema nummulare）の皮疹は，貨幣状，すなわち径1～3 cmほどの円形から類円形の隆起性の局面で，周囲の健常皮膚から明瞭に区別されることを特徴としている．著しい瘙痒があり，数週間から数か月にわたる再発傾向が特徴である．

皮疹の臨床的特徴から診断される診断名であり，発症原因として，乾皮症，静脈うっ滞，接触刺激，接触アレルギー，虫刺症，細菌感染，病巣感染などがある．下腿伸側に好発するとされるが，原因により手指，前腕，体幹にも生じる．滲出性の病変は，自家感作性皮膚炎の原病巣となり，全身に播種性の病変を続発することがある．秋に20歳代を中心に若者に好発するが，乾皮症から発症するのは高齢者に多く冬季に好発する．男性にやや多い．

確定診断を導くための考え方

■皮疹の特徴

皮疹は，円形あるいは類円形を呈する径1〜3 cm ほどの紅色局面で周囲の健常皮膚との境界は明瞭である．局面の表面は頂点に小水疱をもつ鮮紅色の小隆起が集簇したような外観を呈する．

病初期の個疹は，漿液性丘疹，丘疹，小水疱であるが，それらが集簇し急速に融合して円形・類円形の病変を形成するに至る．

急性期は，びらんや痂皮を有する滲出性の局面であり，次第に辺縁に鱗屑を付着した乾燥した紅斑局面となる．自覚症状として強い瘙痒を有する．

■皮疹のとらえ方

円形・類円形の紅色局面が，下腿や手，腕，体幹などに単発ないし多発してみられる（a，c，e）．周囲の皮膚と明瞭に境される数 cm 大の円形ないし類円形の隆起性の紅斑局面である．ごく初期は細かい丘疹や水疱，漿液性丘疹が集簇した病変であり，急速に類円形の典型的な局面を形成する．

局面の表面には多数の小隆起と，びらんや痂皮があり，局面を縁取るような鱗屑がみられる（b）．局面は鮮紅色から暗赤色，色素沈着により褐色がかっていることもある（c）．瘙痒が強いため，掻破によりびらんが拡大し滲出が強い病変を形成する（d）．湿潤性の病変は自家感作性皮膚炎の原病巣となり全身に丘疹や漿液性丘疹が播種性に多発することがある（e）．時間が経つと，湿潤傾向がなくなり乾いた紅斑局面となる（b）．

Bowen 病との鑑別　貨幣状湿疹が強い瘙痒があり，皮疹の出現が急速であるのに対し，Bowen 病は瘙痒を欠き，長期間かけて徐々に拡大するという違いがある．Bowen 病の病変も貨幣状湿疹と同様に比較的境界明瞭な紅斑であるが，貨幣状湿疹と異なり，形が円形から不整形とさまざまで，部分的に周囲の健常皮膚との境界が不明瞭となることもある．Bowen 病は，局面の中で隆起の程度が異なる部分が混在し，鱗屑，びらんや痂皮など多様な外観を呈する（❶）．Bowen 病は通常は単発であり，多発例は稀である．確定診断には皮膚生検での組織検査を要する．

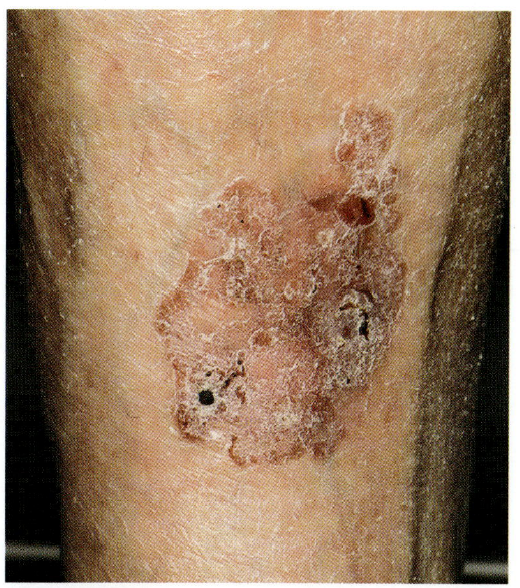

❶ 下腿伸側に生じた Bowen 病
類円形の紅斑局面であるが，一部境界が不明瞭，不整形である．表面に痂皮，鱗屑を付着している．

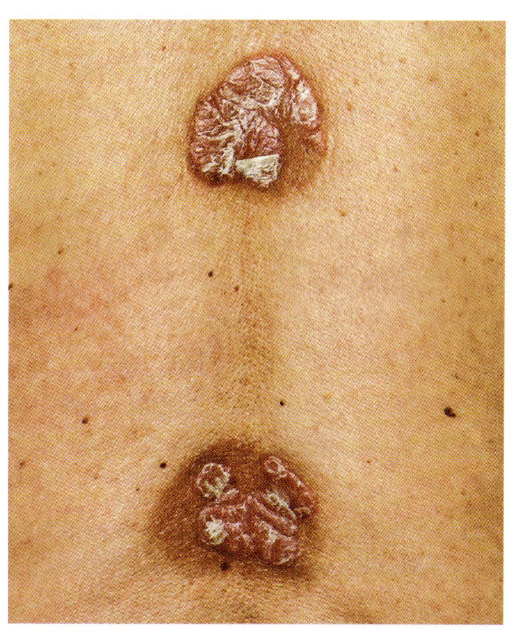

❷ 尋常性乾癬
表面に白色の鱗屑を付した浸潤性の紅斑である．

尋常性乾癬との鑑別 炎症性角化症の尋常性乾癬の皮疹は点状丘疹に始まり，急速に拡大して多発，融合して貨幣状，環状，地図状などさまざまな形態をとる．皮疹は，肘，膝から下腿伸側，腰部など外力による刺激を受けやすい部位や，頭皮，前額部，耳などの脂漏部位に好発し，体の左右に多発して生じる．瘙痒は，あることもないこともある．典型的な皮疹は，表面に銀白色の雲母状の鱗屑を付着し，浸潤を触れる軽度隆起する紅斑局面である（❷）．鱗屑を擦り落とすと点状の出血がみられるのが特徴である．

やるべきこと

貨幣状湿疹は臨床診断による診断名であるため，皮疹を詳細に観察して的確に診断するのみであるが，病理組織検査も確定診断に有用である．病理組織では，表皮肥厚，海綿状態など貨幣状湿疹に合致する所見をもつか，Bowen 病など他に鑑別すべき疾患でないかを判断する．本症は多くの原因によって発症するため，その原因を究明することが症状の制御に有用となる．アトピー性皮膚炎でも貨幣状湿疹の臨床像を呈することもあるので，その場合は家族歴や既往歴の聴取とともに環境抗原などのアレルギー検査も有用である．高齢者の貨幣状湿疹においても環境抗原の関与が報告[1]されている．先行する虫刺症の有無について聴取し，さらに病巣感染，下肢静脈瘤の有無について検討するとよい．

治療の進め方

やるべきこと

可能な限り，貨幣状湿疹の原因が何であるかを明らかにする努力をして，原疾患の治療を行う．原因として乾皮症があれば，乾皮症も同時に治療する．下肢静脈瘤があれば，必要に応じて血管外科医にコンサルトする．病巣感染があれば，責任病巣の治療を行う．

病変部の滲出が強い場合，熱感や腫脹，疼痛などの感染症候の有無に注意し，必要に応じて患部からの細菌培養を行う．感染の所見があれば，抗菌薬内服を行う．

感染がなければ，局所療法はステロイド外用薬を用いるが，滲出が強い場合は亜鉛華（単）軟膏をステロイド外用薬と混合ないしステロイド外用薬の上から重層貼布で併用する．貨幣状湿疹にはベリーストロング群以上の強力なステロイドを要することが多い．

瘙痒が強く掻破することにより病変が増悪するため，痒みの制御も必要である．抗ヒスタミン薬内服を行うとよい．自家感作性皮膚炎を続発した場合は，短期間のプレドニゾロン内服などステロイド全身投与を行う．

やってはいけないこと

- 感染症候がない滲出性の病変に対し，抗菌薬外用治療を行うこと．抗菌外用薬はしばしばアレルギー性接触皮膚炎の原因となり病変を遷延させることがあるばかりでなく，滲出性の病変が制御できない場合，それが原病巣となり，全身に自家感作性皮膚炎が生じることがある．

エキスパートのための奥義

■ 皮膚科専門医に渡すタイミング

臨床診断に自信がないとき，Bowen 病や乾癬など他の疾患が考えられる場合は皮膚科専門医へ紹介する．

外用薬により皮疹の悪化がある場合は，外用薬の接触皮膚炎など接触アレルギーの関与が考えられるので，皮膚科専門医への紹介が望ましい．

ベリーストロング群以上のステロイド外用薬を広範囲に長期使用するようになる場合は，ステロイド外用薬による局所副作用，全身副作用が問題になるので，診断が正しいか，原因検索を含めて皮膚科専門医へ紹介すべきである．

引用文献

1）Aoyama H, et al. Nummular eczema：an addition of senile xerosis and unique cutaneous reactivities to environmental aeroallergens. Dermatology 1999；199：135-9.

自家感作性皮膚炎

海老原　全

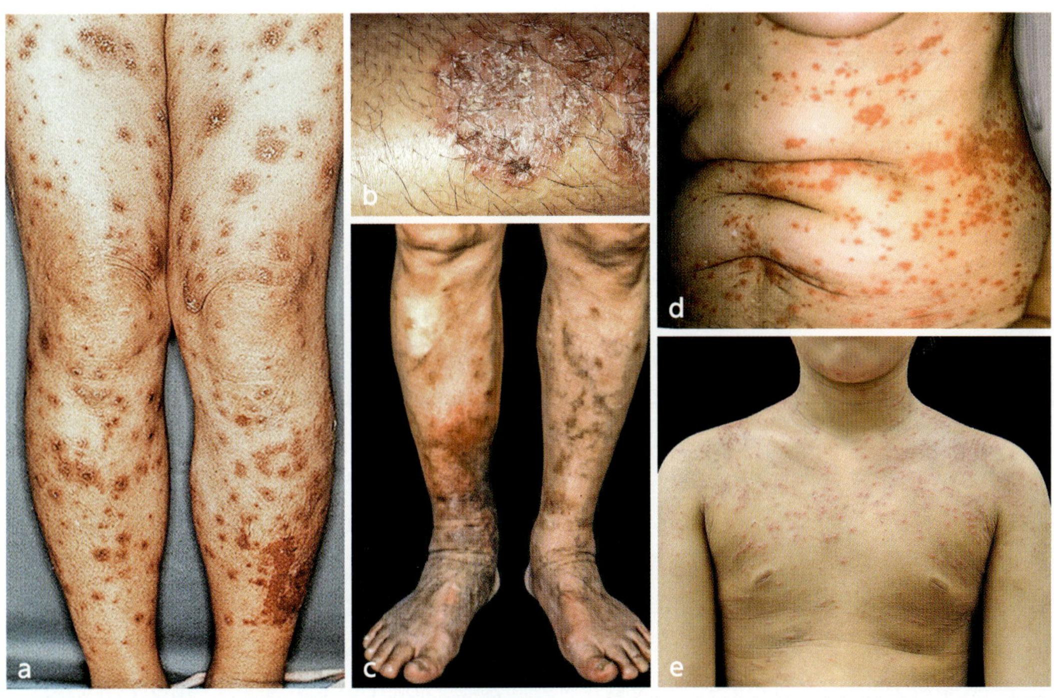

a：自家感作性皮膚炎．左下腿にびらんを伴う紅斑局面があり，下腿全体に小型の紅斑，丘疹が多発している．紅斑の中心に水疱，痂皮が存在する部分がある．
b：貨幣状湿疹．紅斑に鱗屑，痂皮を伴い，多様性がある．湿疹病変であり，痂皮付着が多ければ，強い炎症，滲出液漏出があったことを予想する．
c：うっ滞性皮膚炎．右下腿に色素沈着を伴う紅斑局面があり，静脈の拡張がある．
d：中毒疹．紅斑，丘疹が多発するが，鱗屑痂皮も少なく，皮疹から比較的単一なイメージを受ける．
e：Kaposi 水痘様発疹症．周囲に紅斑を伴う小水疱が多発している．

疾患概要

自家感作性皮膚炎（autosensitization dermatitis）は先行病変（原発巣）があり，その後，続発性，全身性に湿疹病変（散布疹）が生じる疾患である．限局した部位に存在した原発病変が悪化，特に湿潤傾向が出てきた後に，小型の紅斑，丘疹が全身性に多発する状態をさす．

原発巣としては，貨幣状湿疹，接触皮膚炎，うっ滞性皮膚炎などの湿疹病変が多いが，下腿潰瘍（熱傷，外傷），足白癬などの場合もある．部位としては下腿が多い．また，アトピー性皮膚炎患者においても，一部の皮疹の急激な悪化に始まり，その後に全身の皮疹が増悪する同様の経過がみられることがある．散布疹は原発巣の発生，悪化後 2 週から 3 か月以内に起こることが多いが，いずれにしても，全身に皮疹が生じる前の原発病変は炎症が非常に強く，滲出液が出てくるような状態である．二次感染，不適切治療の後などに発生しやすい．

なぜ散布疹が生じるかという点についてはいまだ結論は出ていない．原発巣で産生されたサイトカインにより他の部位の皮膚の感受性が高められるという説，原発巣で活性化したリンパ球が血流を介し別の部位の皮膚にホーミングし皮膚炎を惹起するという説，原発巣の細菌がスーパー抗原として非特異的にリンパ球を活性化し過敏状態をつくり出しているという説，表皮細胞蛋白に対する感作説などがある．

確定診断を導くための考え方

■皮疹の特徴

原発巣の皮疹は湿潤した紅斑局面であることが多い．散布疹は基本的には湿疹病変の多発であり，原発巣より小型の径5 mm程度までの紅斑，漿液性丘疹，小水疱，小膿疱である．紅斑も中心に小水疱や小膿疱を有していることが多く，それらが痂皮化していることもある．痒みを伴い，掻破により線状に皮疹が配列するKöbner現象もみられる．

■皮疹のとらえ方

散布疹について

紅斑，漿液性丘疹，丘疹，水疱，膿疱など，個々の皮疹の性状に多様性があり，痒みを伴う場合には湿疹皮膚炎群の疾患を疑う．小型で体幹四肢に多発する場合には自家感作性皮膚炎を疑い，下腿などに原発巣となる大型の皮疹がないかどうかを探る必要がある．他には虫刺症，疥癬，水痘，Kaposi水痘様発疹症，中毒疹（ウイルス感染症，薬疹）などが鑑別すべき疾患にあがる．

最大の鑑別点は原発巣の存在であり，臨床経過である．鑑別のためのアルゴリズムを❶に示し，ポイントを以下に記す．

虫刺症：丘疹が主体で，皮疹の性状がそろっており，多様性が少ない．

毒蛾皮膚炎・毛虫皮膚炎：小型の丘疹が多発し，大きさ，性状が同一である．痒みが非常に強い．

疥癬：灰白色線状の皮疹（疥癬トンネル）が存在する．指間部や陰嚢部に皮疹が存在する．痒みが非常に強い．

水痘：新旧の皮疹が混在し，頭皮にも水疱がみられる．

Kaposi水痘様発疹症：水疱は紅暈を伴い，融合し，びらん局面を形成している部分がある．

中毒疹・薬疹：水疱形成は少ない．多様性は少ない．痒みが少ない．

ウイルス感染症：特にGianotti-Crosti病は幼少児の疾患であるが，扁平な丘疹が主体で，下肢から皮疹が出現し，上行して上肢や顔に広がる経過が特徴．痒みはない．

原発巣について

紅斑：紅斑が局面状に存在し，漿液性丘疹，小水疱を混じているか，鱗屑，痂皮を伴うかについて観察する．混じていたり滲出液が認められたりすれば湿疹病変を考える．痂皮付着が多ければ一時期炎症が強かったことが予想され，自家感作性皮膚炎の原発であった可能性が強い．紅斑周囲の皮膚を観察し，乾皮症があるかどうかをみる．乾皮症があれば，皮脂欠乏性皮膚炎から貨幣状湿疹となった過程を想定する．乾皮

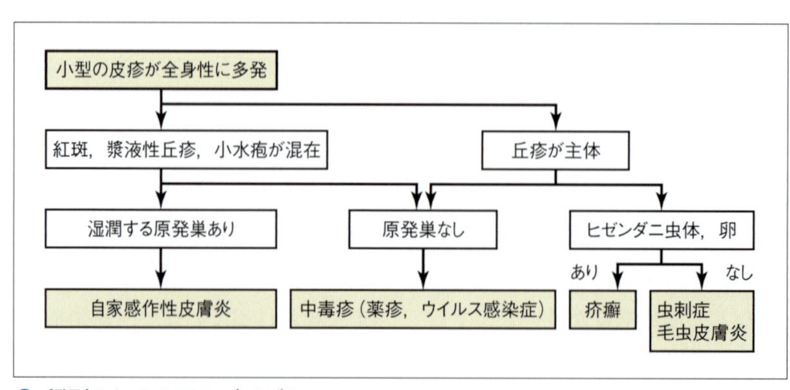

❶ 鑑別のためのアルゴリズム

状態がなく，漿液性丘疹，水疱の集簇が主体の境界がはっきりした紅斑であれば，接触皮膚炎を考える．

浸軟した落屑，水疱：足に浸軟した落屑，紅斑，水疱が広範囲に認められる場合には足白癬の悪化を考える．

潰瘍：急激に拡大し，滲出液が増加した潰瘍があるかどうかを探る．辺縁に漿液性丘疹，水疱が多い場合には外用薬による接触皮膚炎の可能性を念頭に置く．

やるべきこと

問診のポイント　皮疹の経過が最も重要である．原発巣があり，その皮疹が悪化した数日から数週後に，小型の皮疹が出現してきたという経過が聞ければ，本症を疑う．

自覚症状の有無について，特に痒みがあるかどうか，発熱があったか，薬剤を内服しているか，薬剤の変更・追加があったか，庭仕事を行ったか，ゴルフに行ったか，アトピー性皮膚炎の合併も鑑別のポイントになる．

原発巣に関しては接触皮膚炎，つまり外用薬，消毒薬が原因で悪化した可能性を常に念頭に置く必要がある．外用薬の使用歴，消毒薬の使用の有無を聞く．

検査のポイント　原発巣，散布疹ともに，その鱗屑を用いKOH法を行い，白癬菌の有無，ヒトヒゼンダニの虫体，卵の有無を確認する．

鑑別にあげた疾患が特に疑われる場合には，ウイルス特異抗原，抗体価の測定，肝機能の測定を行う．

やってはいけないこと

- 比較的広範囲に皮疹を認めるにもかかわらず，患者が訴える部分のみを診察し，他の部位を診ないこと．必ず全身を診察する．

治療の進め方

やるべきこと（❷）

全身の皮疹を観察し，皮疹の範囲，個々の皮疹の状態を確認する．

1週間以内の皮疹の新生が多数あり，散布疹の湿潤傾向が強い場合にはステロイドの内服を考える．散布疹にはストロング〜ベリーストロングクラスのステロイドを外用する．

原発巣に対する治療はその性質により変える必要がある．まず貨幣状湿疹や接触皮膚炎ではベリーストロングクラスのステロイド外用薬を選択する．白癬の場合には抗真菌薬の外用が第一選択ではあるが，湿潤傾向が強い場合は炎症を抑えるため短期間ステロイドを外用してから抗真菌薬外用に変更する．必要により抗真菌薬の内服も考える．潰瘍であれば，通常は抗潰瘍薬を外用する．

原発巣が湿疹病変で湿潤傾向が強い場合，潰瘍ではあるが外用薬による接触皮膚炎が考えら

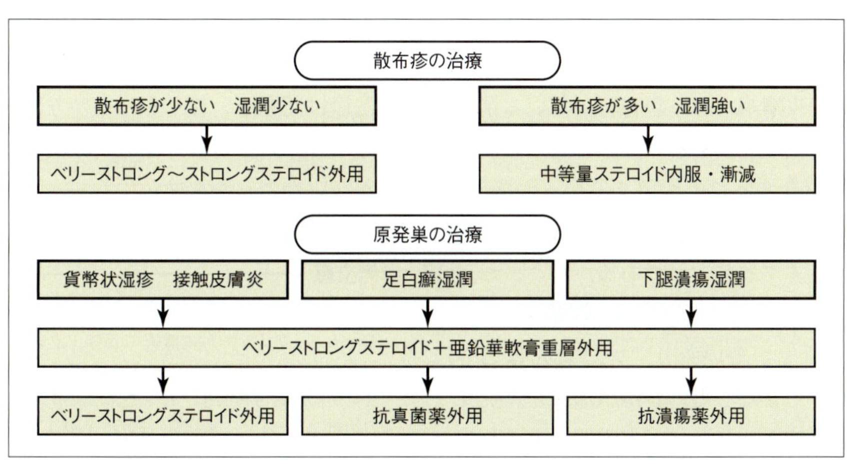

❷ 治療のアルゴリズム

れる場合，足白癬に接触皮膚炎の合併，炎症が強い場合には，亜鉛華軟膏をリント布に伸ばして，ステロイド外用薬を塗布した皮疹の上に重層貼布する．

また，病態を考え，痒みの抑制も含め，抗アレルギー薬を内服させる．

やってはいけないこと

- 中途半端なステロイドの外用，内服をさせること．皮疹の状態に見合っていないランクのステロイド外用薬を漫然と使用し続けてはいけない．原発巣はもちろんのこと，散布疹について，弱いランクのステロイド外用薬を塗り続けさせることは病勢を止められずに易刺激状態をつくり出している．少なくともストロング以上の強さのステロイド外用薬を継続して外用させる．
- 原発巣が軽快したからといって，散布疹に対する外用を中止すること．徹底的な炎症の抑制が必要なので，すべての皮疹が色素沈着になるまで外用を継続することが大切である．
- 3～4 日だけステロイドを内服（たとえばプレドニゾロン 10 mg/日内服）させるといった治療を行うこと．ステロイド内服が必要な症例では相当量のプレドニゾロン内服を行うべきである．

エキスパートのための奥義

■ 皮膚科専門医に渡すタイミング

貨幣状湿疹や下腿潰瘍から散布疹が出現する傾向がみられたら，皮膚科を受診させる．外用薬による接触皮膚炎など，現在行っている治療の見直しが必要な症例もあり，早い時期に皮膚科専門医に紹介することが望ましい．つまり，自家感作性皮膚炎への進展を考えたときが皮膚科専門医に渡すタイミングである．

■ 難治例・完治しない症例への対処

散布疹の新生が続いたり，いったんはおさまったものの，また小型の貨幣状湿疹が多発する症例を経験する．ステロイド内服をどの程度行うかが一つの問題である．プレドニゾロン 15～30 mg/日の内服は急性期に開始してよいが，問題はその減量のさじ加減である．患者の合併症，年齢などを考慮して行う必要があるが，15 mg/日で開始した場合には 1 週間で 5 mg/日の減量を行い，5 mg/日からはさらに隔日内服にするなどの漸減が望ましい．

また，外用方法についても，散布疹に関して，個々の部分のみに外用するのではなく，広範囲に外用し，外用間隔を漸減するプロアクティブ療法を行っていくのも一つの手段である．

外用薬による接触皮膚炎が起こっているために難治な症例もあるため，難治な場合には外用薬のパッチテストを行う．

うっ滞性皮膚炎が原発巣である場合には血流うっ滞の改善策をとるべきで，弾性ストッキングの着用，弾性包帯の使用などを指示する．

感染症の合併が予想される場合には培養を行い，結果に応じ抗菌薬の内服を行う．

■ 再発時

再発時にはなぜ再発したかを考える．貨幣状湿疹が原発巣の場合，発症の基盤に乾皮症があることが考えられ，保湿の徹底，生活習慣の見直しを行う．入浴時のナイロンタオルなどによる極端な洗浄がないかなどを聞き，高齢者では石けんの使用頻度を減らすよう指示する．

二次感染が疑われる場合に，皮疹部に対し石けんを用いた洗浄を行っていないことが原因になっている症例がある．この場合の石けんによる洗浄は問題ないことをしっかり説明し施行してもらう．食事習慣，住宅内環境についても問題がないかどうかを検討する．

参考文献

- 加藤則人．貨幣状湿疹・自家感作性皮膚炎．皮膚科臨床アセット 1．アトピー性皮膚炎―湿疹・皮膚炎パーフェクトマスター．中山書店；2011．pp.148-55．
- 金蔵拓郎．貨幣状湿疹，自家感作性皮膚炎．皮膚疾患最新の治療 2017-2018．南江堂；2017．p.42．

うっ滞性皮膚炎

玉木　毅

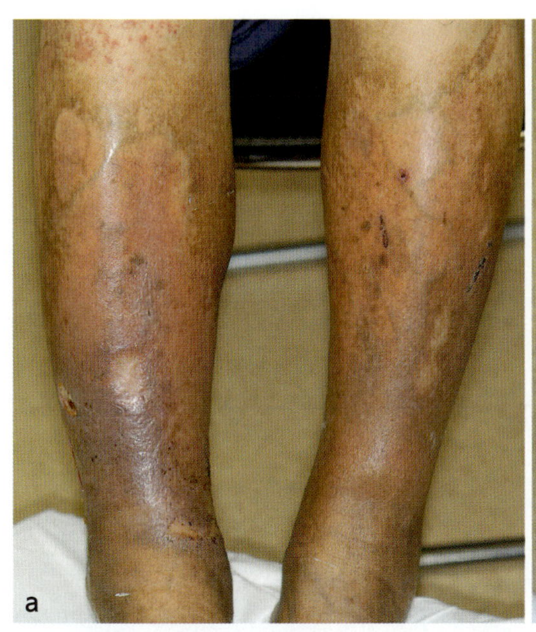

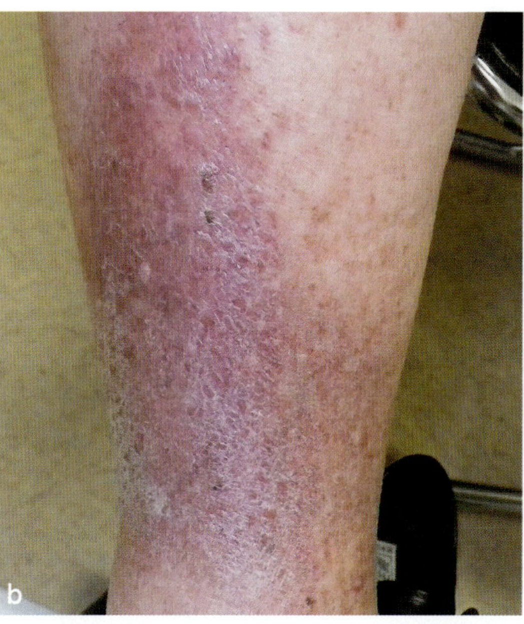

a：長期のうっ血後のうっ滞性皮膚炎．両下腿にヘモジデリン沈着による不規則な色素沈着を認める．右下腿下３分の１では苔癬化を伴う慢性の皮膚炎症状を呈しており，脂肪織炎も合併して硬結を触れ，外側には潰瘍形成も伴っている．静脈拡張を伴い，色素沈着の上方には点状出血も認める．
b：比較的早期のうっ滞性皮膚炎．苔癬化を伴う慢性の皮膚炎症状を呈している．周囲に軽度の毛細血管拡張を伴う．ヘモジデリン沈着は著明ではないが，下腿下３分の１では色素沈着が生じはじめている．

疾患概要

うっ滞性皮膚炎（stasis dermatitis）は，慢性的な静脈還流障害によって生じる湿疹・皮膚炎である．下腿内側の下３分の１に好発する．還流障害が持続すれば，障害は皮下脂肪織に及んでうっ滞性脂肪織炎となり，さらに潰瘍を形成してうっ滞性皮膚潰瘍となる（いわゆる下腿潰瘍の80％は静脈性のうっ滞に起因するといわれている）．これらの病態を総称してうっ滞性症候群と呼ぶこともある[1]．

中高年の女性に多く，遺伝性があり，立ち仕事の人（販売員・調理師・理美容師など）・肥満者・妊婦・経産婦などに多く認められる．便秘も危険因子の一つとされる．

従来，日本では欧米に比べて頻度は少ないとされてきたが，人口の高齢化に伴い今後増加していくことが予想されている．

確定診断を導くための考え方

■ 皮疹の特徴

皮膚症状は下腿内側の下3分の1に好発する，紅色〜紅褐色斑で，瘙痒を伴い，掻破による湿潤やびらんを生じていることもある．うっ血による点状出血・紫斑を伴うことも多く，うっ血が長期に及べばヘモジデリン沈着により不規則な色素沈着となる．

表在性の静脈瘤や静脈怒張，網目状あるいはクモの巣状の静脈拡張を伴えば，診断は比較的容易であるが，還流障害の部位によっては明確でないこともある．

静脈還流障害の持続により，湿疹・皮膚炎に加えて脂肪織炎を生じ，さらには皮膚潰瘍となることもあり，これらの症状が混在することもしばしばである．

皮膚症状に加えて，浮腫・下肢のしびれ・痛み・易疲労感・こむら返りなども伴う．

■皮疹のとらえ方

典型例では，静脈還流障害の存在を疑わせる諸症状と，特徴的な部位の不規則な色素沈着を伴う湿疹・皮膚炎症状を併せれば，比較的容易に診断できる．

鑑別診断として，うっ滞に伴わない通常の湿疹・皮膚炎，皮脂欠乏性皮膚炎，貨幣状湿疹，接触皮膚炎，アトピー性皮膚炎，乾癬，扁平苔癬，蜂窩織炎，丹毒（脂肪織炎を伴う場合），壊疽性膿皮症，閉塞性動脈硬化症，皮膚悪性腫瘍（皮膚潰瘍を伴う場合）などがあげられる．

やるべきこと

確定診断のため，静脈還流障害の存在を確認するための諸検査が必要である．古典的に知られている Brodie-Trendelenburg 検査や Perthes 検査などの理学的検査は結果の判断が難しく，他の検査手法が一般化した現在では，以前ほどの重要性はないとの考えもある．機器・画像による検査としては，ドプラ聴診器（立位にて逆流音の確認により弁不全の位置を同定）やカラードプラエコー（血流の方向や拡張径・逆流時間などを測定），CT（特に 3D-CT venography は有用）・MRI などがあるが[2]，すべてを自科において行うことは少なく，他科（医療機関により血管外科・循環器科など）に依頼することも多いであろう．

上記にあげた鑑別診断の除外のために，免疫血清学的検査，凝固系検査，パッチテスト，微生物学的検査，皮膚生検などが必要となることもある．また，それら鑑別疾患に対する一般的治療としてのステロイドや保湿剤外用への反応性，抗菌薬投与への反応性（脂肪織炎を伴う場合）などが，結果的に参考所見となることもある．

やってはいけないこと

- 静脈還流障害の診断について当該診療科に依頼する場合，安易に「丸投げ」や「結果の鵜呑み」をすること．自科においても実施可能な検査があればなるべく行うように努め，他科依頼の結果に得心がいかない場合には，再度の（場合によっては自施設外の医療機関への）依頼が必要となることもある（医療機関によるが，担当科が静脈還流障害に熱心ではないこともある）．
- 安易な生検を行うこと．鑑別のために必要な場合には躊躇すべきではないが，特にうっ滞性脂肪織炎や皮膚潰瘍を伴う病変の場合，安易に生検するとしばしば創の離開が生じ，症状を悪化させてしまう恐れがある．必要な場合にも患者に創離開なども含めてよく説明し理解を得たうえで，短期間入院での実施，遅めの抜糸など，十分に注意して行う．

治療の進め方

やるべきこと

本症の病因をよく理解させ，下肢の挙上安静を保つ時間を確保させる．就眠時も下肢側にクッションやマットレスを重ね，軽く挙上させるとよい．長時間の歩行を伴わない立位や，下肢を下垂させたままの坐位を避けさせる．適度の歩行は，筋肉のポンプ作用により静脈還流を促進するので推奨されるが，過度にならないように注意させる．肥満などの増悪因子を改善させることも必要である．

あわせて，静脈還流障害の程度に応じ，弾性包帯・弾性ストッキングによる圧迫療法を行うが，ストッキングはきちんと計測して，適切なサイズのものを使用させる．また，閉塞性動脈硬化症などの動脈性血流障害を伴う場合に不用意な圧迫療法を行うと阻血性の壊疽や潰瘍を生じる恐れがあるので注意する．

湿疹・皮膚炎の症状に対しては，炎症の程度に応じた適切なステロイド外用薬，湿潤を伴う場合には亜鉛華単軟膏の併用などを行う．

皮膚潰瘍を伴う場合には，潰瘍の状態に応じた皮膚潰瘍治療薬による治療や，適宜デブリードマンを行い，難治例では還流障害を改善させたうえで，皮弁・植皮術なども検討する．

静脈還流障害自体に対する治療として，静脈抜去（ストリッピング）・高位結紮・不全交通枝結紮切離などの手術療法，静脈瘤硬化剤による治療，血管内レーザー治療などがあり[3]，還流障害の状態，当該医療機関での実施可能性，入院の可否，治療期間，患者の生活状態などを考慮して選択する．

やってはいけないこと

- 湿疹・皮膚炎症状や皮膚潰瘍に対して漫然と同じ外用薬を継続すること．本症は慢性に経過する疾患ではあるが，湿疹・皮膚炎の程度に応じてステロイドの強さを加減するとともに，皮膚の乾燥状態などにより基剤との相性にも留意して外用薬の種類を変えていく．しばしば滲出液を伴う湿潤性の病変を呈するが必ずしも細菌感染を伴っているわけではなく，安易な抗菌薬含有ステロイドの外用は，経皮感作による接触皮膚炎を招く恐れもあり，控えるべきである．滲出液自体の一次刺激により皮膚炎が悪化することもあり，このような場合にはリント布に伸展した亜鉛華単軟膏の貼布を併用するとよい．皮膚潰瘍に対しても感染や壊死組織の有無，肉芽の状態，滲出液の量などに応じて皮膚潰瘍治療薬を変更していく必要があり，「最初から最後まで白糖・ポビドンヨード配合軟膏やスルファジアジン銀」といった画一的な治療ではうまくいかないことが多い．
- 関係診療科とコミュニケーションをはからないこと．一般的には静脈還流障害に対する対応は血管外科・循環器科などが主導することが多いと思われるが，「丸投げ」することなくこれら関係診療科とのコミュニケーションを十分にとり，還流の改善が十分でないと感じた場合には適宜再依頼を行う．
- 不適切・不十分な圧迫指示を行うこと．まず，末梢動脈閉塞性疾患を伴う場合には，圧迫が動脈性血流障害につながらないように，過度の圧迫や不均一な圧迫にならないよう十分に注意する必要がある．また，ただ漠然と「弾性包帯や弾性ストッキングでしっかり圧迫しなさい」程度の指示を行っても，結局実行されず効果も出にくい．着脱のタイミングを理解していない患者もしばしばあり，「むくむ前」の起床時に着用し，就眠時（現実的には入浴時）には脱いで挙上安静することをしっかり理解させる．きちんと計測して適切な圧・サイズを選択することはもちろんであるが，装着が難しい場合には弱めの圧のものを重ね履きさせる手もある．手の力が弱く着脱が難しい患者には，台所用のゴム手袋の使用や，補助具を併用した装着の仕方などの指導を行う．弾性包帯や弾性ストッキングにずれやしわが生じ，摩擦の刺激によりかえって皮膚炎が生じることがある．装着後によく点検し，ずれやしわがないかを確認するよう指導する．弾性包帯は場合により皮膚に直に巻かず，下地に綿やチューブ包帯を装着してから巻くことも検討する．
- 長期の外用による接触皮膚炎を見逃すこと．うっ滞性皮膚炎は長期にわたって外用療法を行うことが多く，病変にびらんや潰瘍を伴うことも多いため，外用薬に経皮感作され，接触皮膚炎を合併することも多い．多剤に感作されることもしばしばである．経皮感作を防ぐため，効果の認められない外用薬を漫然と継続使用しないことが必要である．それでも治療経過中に明確な静脈還流の増悪に伴わない皮膚炎の増悪が生じた場合には，外用薬による接触皮膚炎を常に疑い，パッチテストなどを行う．特にステロイドによる接触皮膚炎は陽性所見が出るのが遅く，通常の48時間・72時間の観察のみでは見落とす可能性があるため，1週間程度まで観察を続ける必要がある．

- 安易な植皮・皮弁を行うこと．保存的治療では上皮化までに長期を要すると思われる皮膚潰瘍に対して植皮・皮弁を試みたくなるところであるが，静脈還流障害をある程度改善させなければ一般的には生着は難しく，植皮の脱落や皮弁の離開などにより，かえって苦痛を与えてしまう可能性がある．植皮・皮弁の検討は還流障害がある程度改善したことが確認され，患者自身も疾患の病態生理を理解し，挙上安静・圧迫療法などの継続が可能と見込めることを前提として，慎重に行う必要がある．

エキスパートのための奥義

■皮膚科専門医に渡すタイミング

皮膚炎症状が強く外用治療への反応が悪い場合，外用薬への接触皮膚炎が疑われパッチテストなどが必要と思われる場合，滲出液の一次刺激による増悪が疑われ外用基剤の変更や工夫が必要と思われる場合，潰瘍・びらんを伴うようになった場合などでは，皮膚科専門医への依頼が望ましい．

また静脈還流障害の程度に比して，皮膚症状が著明であったり，進行が速い場合などには，本症以外の皮膚疾患（潰瘍を伴う場合，特に壊疽性膿皮症・皮膚悪性腫瘍など）の鑑別のため，皮膚科専門医への依頼が必要となることがある．

■難治例・完治しない症例への対処

皮膚炎のコントロールや他の皮膚疾患の除外を上記のように皮膚科専門医に依頼しても，難治で完治しない場合，元の静脈還流障害が十分に改善されていない可能性が最も考えられる．還流障害の治療が不十分と考えられる場合には，すでに述べたように関係各科とのコミュニケーションをとり，十分なアプローチが行われているかよく検討する．ただし，深部静脈血栓症の後遺症として，深部静脈の還流障害により表在静脈が側副血行路として拡張・蛇行した，いわゆる二次性静脈瘤については，安易な静脈瘤手術により症状が増悪する可能性があり，保存的治療以上の確実な治療手段に乏しいのが現状である．

また，患者の職業・居住状態などを含めた生活状況を十分に問診し，還流障害の増悪因子を取り除いていく必要がある．歩行を伴わない長時間の立位を余儀なくされる職業の場合，職場との連携が必要なこともある．独居老人などの場合，ケアマネジャーと密に連携し，指示書などの記載を具体的・詳細に行い，誤解のない適切で十分な介護が行われるようにする．

■再発時など

症状の再燃をみた際，まず行うべきは本当に静脈還流障害の増悪が主因であるかどうかの見極めである．一部はすでに述べたとおり，外用薬によるアレルギー性接触皮膚炎や滲出液による一次刺激性接触皮膚炎・細菌感染（いわゆるcritical colonizationも含めて），別疾患の合併などにより，臨床像は大きく修飾される．パッチテスト，適切な外用薬や被覆材への変更，細菌培養，生検などにより，これらを除外しておく必要がある．

これらが除外され，還流障害の増悪が最も疑われる場合にも，生活習慣の変化や肥満の増悪など，還流障害を増悪させる因子の存在には留意する必要がある．入院中は挙上安静により症状が改善し，退院後再燃することはしばしば経験される．

上記を一通りチェックしたうえで，静脈還流状態の再評価や追加治療の依頼を行う．

引用文献

1）伊藤正俊．うっ滞性皮膚炎．玉置邦彦総編集．最新皮膚科学大系第3巻．湿疹 痒疹 瘙痒症 紅皮症 蕁麻疹．中山書店；2002．pp.82-7．
2）伊藤孝明ほか．創傷・熱傷ガイドライン委員会報告―5：下腿潰瘍・下肢静脈瘤診療ガイドライン．日皮会誌 2011；121：2431-48．
3）伊藤孝明．うっ滞性潰瘍・下肢静脈瘤．日本皮膚外科学会監修．皮膚外科学．秀潤社；2010．pp.540-9．

皮脂欠乏性皮膚炎

中村晃一郎

I

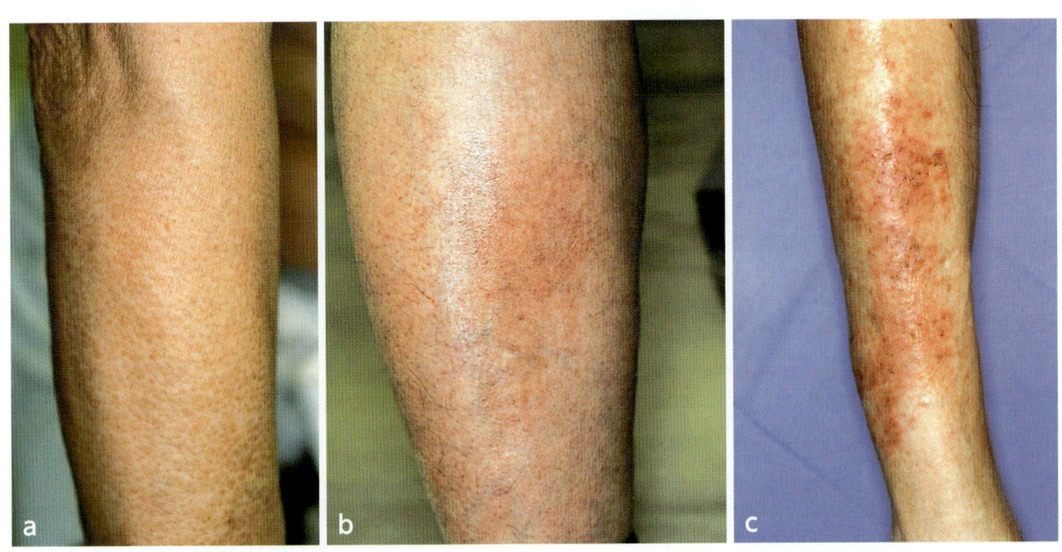

a：下腿伸側にびまん性の乾燥を認める．乾燥は敷石様であり，粃糠様落屑を認める．b：乾燥・粗造に加えて，淡紅色の紅斑，丘疹など湿疹病変を認める．c：紅斑，落屑，亀裂はより顕著である．（a～c の写真は中村晃一郎[1]より）

疾患概念

皮膚の角層の水分は皮膚表面の皮脂膜や角質細胞間脂質により保持されているが，角層の水分量が不足し，皮膚の乾燥，粗造化した状態となったものが乾皮症（皮脂欠乏症）である．この状態に炎症が加わり，痒みや掻破が加わると皮脂欠乏性皮膚炎（asteatotic dermatitis）となる．

湿疹病変は，下肢伸側，体幹背部，腰部など広範囲に生じ，特に高齢者で多い．乾皮症状では皮膚の粗造化を生じ，湿疹病変では乾燥性の落屑に亀甲紋様の湿疹症状（紅斑，丘疹）が加わる．湿疹病変では痒みがあり掻破によってびらんも混在する．湿疹は，冬季など戸外の乾燥した環境で発症するが，室内でも暖房設備の使用によって湿度の低下が進むと発症する．低湿化の傾向は都会で強い．検査上，角層からの水分蒸泄を示す経表皮水分喪失量（transepidermal water loss；TEWL）がしばしば亢進する．

確定診断を導くための考え方

■皮疹の特徴

皮脂欠乏性皮膚炎は乾燥のみの乾皮症である皮膚の粗造化（a）に加えて，丘疹，紅斑などの湿疹病変が混在する（b，c）．

高齢者の角層の水分保持量の低下を基盤として生じ，冬季に好発する．環境の影響を受けるため，高齢者以外でもしばしば発症する．

■皮疹のとらえ方

皮脂欠乏症（乾皮症）は高齢者や低湿度の状態で生じる皮膚の乾燥であり，炎症所見のない鱗屑を生じる．湿疹病変が出現する場合には，乾燥性の鱗屑の局面内に，丘疹，紅斑の炎症症状を認めるようになる．

鑑別疾患は，接触皮膚炎，アトピー性皮膚炎，貨幣状湿疹（❶），脂漏性皮膚炎などである[2]．通常，本疾患では大きな潰瘍を形成することはなく，下腿に潰瘍を生じるような場合にはうっ滞性皮膚炎，末梢循環障害などとの鑑別を考える．さらに，下肢にみられた場合は，結節性紅斑（❷），硬結性紅斑，蜂窩織炎などの感染症も鑑別にあげ，網状皮斑，紫斑がある場合には，血管炎などの膠原病類似疾患も検討する．

■鑑別ポイント

接触皮膚炎：接触歴の既往があり，接触部位に境界明瞭な紅斑，丘疹と痒みを生じる．

アトピー性皮膚炎：乾燥を基盤に湿疹病変を生じる湿疹病変で成長とともに特徴的な分布や皮疹を呈する．臨床所見から鑑別を行う．

貨幣状湿疹：類円形の漿液性丘疹の集簇した湿疹病変で下肢，体幹に生じ，痒みを伴う．

脂漏性皮膚炎：成人の顔面や頭皮などの脂漏部位に粃糠疹を付着する紅斑を生じる．

うっ滞性皮膚炎：下肢の表在性静脈瘤があり，紅斑局面を生じ，色素沈着，潰瘍を生じる．

乾皮症：全身疾患のデルマドロームとしても認められるため，血液疾患（リンパ腫など），腎疾患などを基盤に生じることがあり，これらを一般検査で除外する．

やるべきこと

問診のポイント　皮疹が存在するか，湿疹が認められるかを尋ねる．

①皮疹が季節性に生じるか（冬季に生じる，または悪化する）．

②皮疹に痒みが生じるか．好発部位は体幹（上背部，腰部），下肢（下腿伸側）であるので，この部位に痒みが生じるか．

③生活環境として，暖房の効いた低湿性の部屋に滞在するか，入浴で高温の浴槽に長時間入るかなどの生活習慣．

④ほかに乾燥を生じる疾患として内臓疾患の合併があるか．

皮膚の乾燥症状を認める場合には皮脂欠乏症（乾皮症）を考える．紅斑や丘疹，鱗屑などを認める場合に，皮脂欠乏性皮膚炎と診断する．

やってはいけないこと

- 乾燥症状の原因を本症と決めつけること．他の皮膚疾患や内臓疾患（血液疾患，腎疾患）の合併を伴うことがあり，鑑別を要する．
- 湿疹病変が継続している場合に，他の皮膚疾

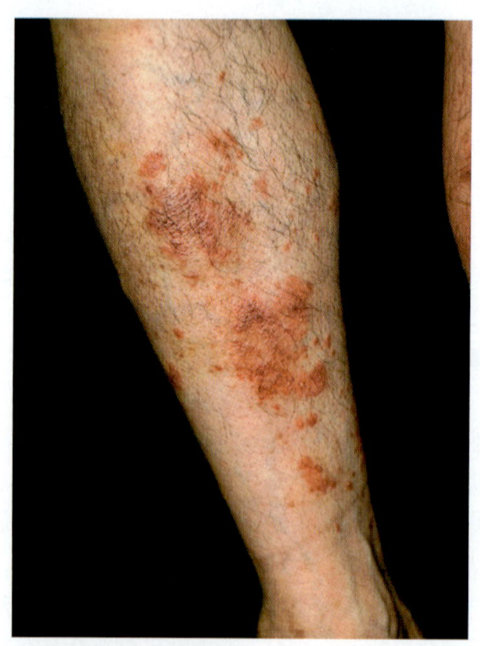

❶ **鑑別疾患：貨幣状湿疹**
類円形紅斑，丘疹

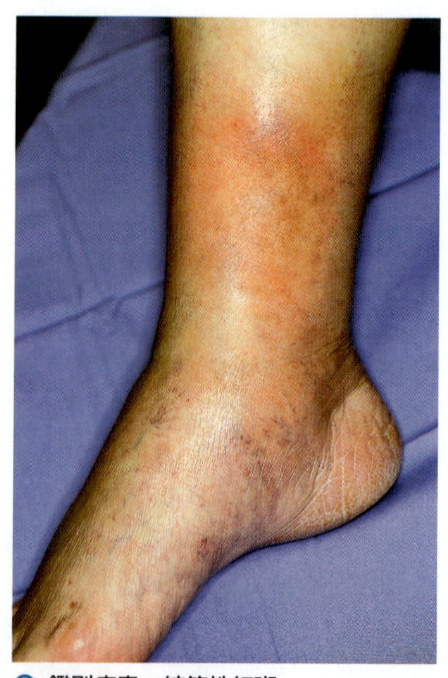

❷ **鑑別疾患：結節性紅斑**
有痛性紅斑

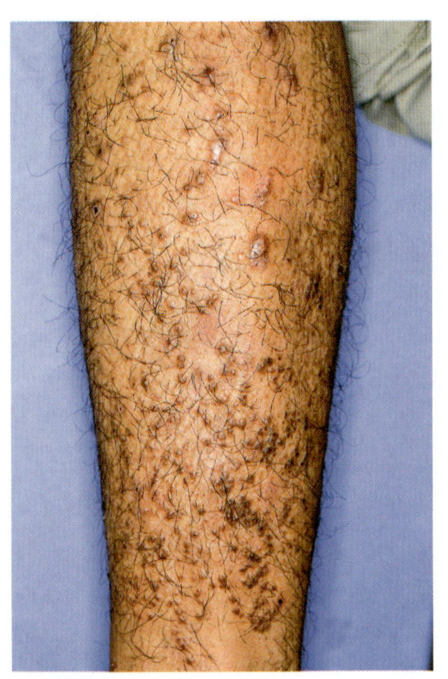

❸ **鑑別疾患：結節性痒疹**
痒疹結節

患を疑わないこと．この状態が続く場合には，全身の皮膚を観察し，ほかに痒疹結節（❸）や紅斑，苔癬化などの有無を確認し，必要に応じ皮膚生検を行う．乾癬，薬疹，疥癬，皮膚リンパ腫などの鑑別が必要になる場合がある．

治療の進め方（❹）

やるべきこと

乾皮症のみの場合には保湿剤を用いたスキンケアが中心である．皮膚の乾燥を防ぐため，過度の暖房や過度での電気毛布の使用，入浴時の熱い湯への長湯や過度の石けんの使用，ナイロンタオルによる過度の皮膚洗浄などを避ける．また，湿疹を悪化させる不眠や疲労を避け，これらの生活環境やライフスタイルの改善を促すような指導を行う．

湿疹病変を生じた場合には，ステロイド外用薬を使用する．ステロイド外用薬は保湿性のある軟膏基剤がよい．ステロイドの外用によって皮膚炎は速やかに改善することが多い．処方例を以下に示す．

①アンテベート® 軟膏1日2回 単純塗布
②リンデロン®-V 軟膏1日2回 単純塗布

皮膚炎が消退した後には，以下のような処方で保湿剤の外用を継続して行うようにする．

①ヒルドイドソフト® 軟膏1日2〜3回 単純塗布

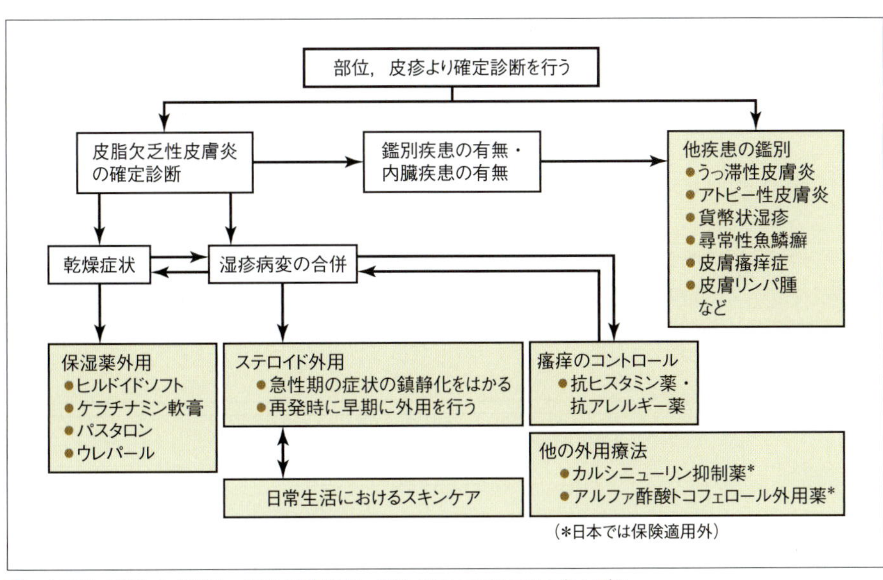

❹ **皮脂欠乏性皮膚炎における診断から治療までのアルゴリズム**
（中村晃一郎[2]より）

②ケラチナミン® 軟膏1日2〜3回 単純塗布

痒みを生じ掻破痕があるときには，抗ヒスタミン薬内服を併用すると有用であるが，抗ヒスタミン薬のうち，特に第一世代など，抗コリン作用をもつものは一部の緑内障患者や前立腺肥大症患者に禁忌となるため注意する．処方例を以下に示す．

①アレロック® (5 mg) 2錠分2 朝食後，睡眠前
②ザイザル® (5 mg) 1錠分1 睡眠前
③アレジオン® (10 mg) 1錠分1 睡眠前

やってはいけないこと

- 湿疹病変がみられるのに漫然と経過をみること．湿疹病変を生じた場合には，ステロイド外用薬を使用する．湿疹病変を放置することは皮膚炎の悪化，乾燥の悪化を招くので，早期にステロイド外用薬を使用し皮膚炎を鎮静化する．
- 掻破を放置すること．皮膚炎の再燃を招く原因となるので，掻破痕や瘙痒に対する治療を行う．

エキスパートのための奥義

■皮膚科専門医に渡すタイミング

前述の治療を4週間行っても軽快がみられない場合には，皮膚科専門医に相談する．

■保湿剤の使用法

1 FTU (finger tip unit) とは，口径5 mmのチューブ入りの軟膏を示指の指尖からDIP関節部まで押し出した量で，約0.5 g，手のひら2枚分を外用するのに適当である．これを目安に，患者への塗布の仕方を説明する．

ケラチナミン®は，尿素の作用により，角質を軟らかくし，水分の浸透性を高める．時に刺激感を生じることがあるので注意を要する．

引用文献

1) 中村晃一郎．皮脂欠乏性皮膚炎．戸倉新樹監修．今日の臨床サポート．Elsevier．https//clinicalsup.jp/contentlist/1149.html
2) 中村晃一郎．処方の実際：その他の湿疹・皮膚炎．宮地良樹ほか編．ファーマナビゲーター・13抗ヒスタミン薬編．メディカルレビュー社；2012．pp.138-45.

痒疹

佐藤貴浩

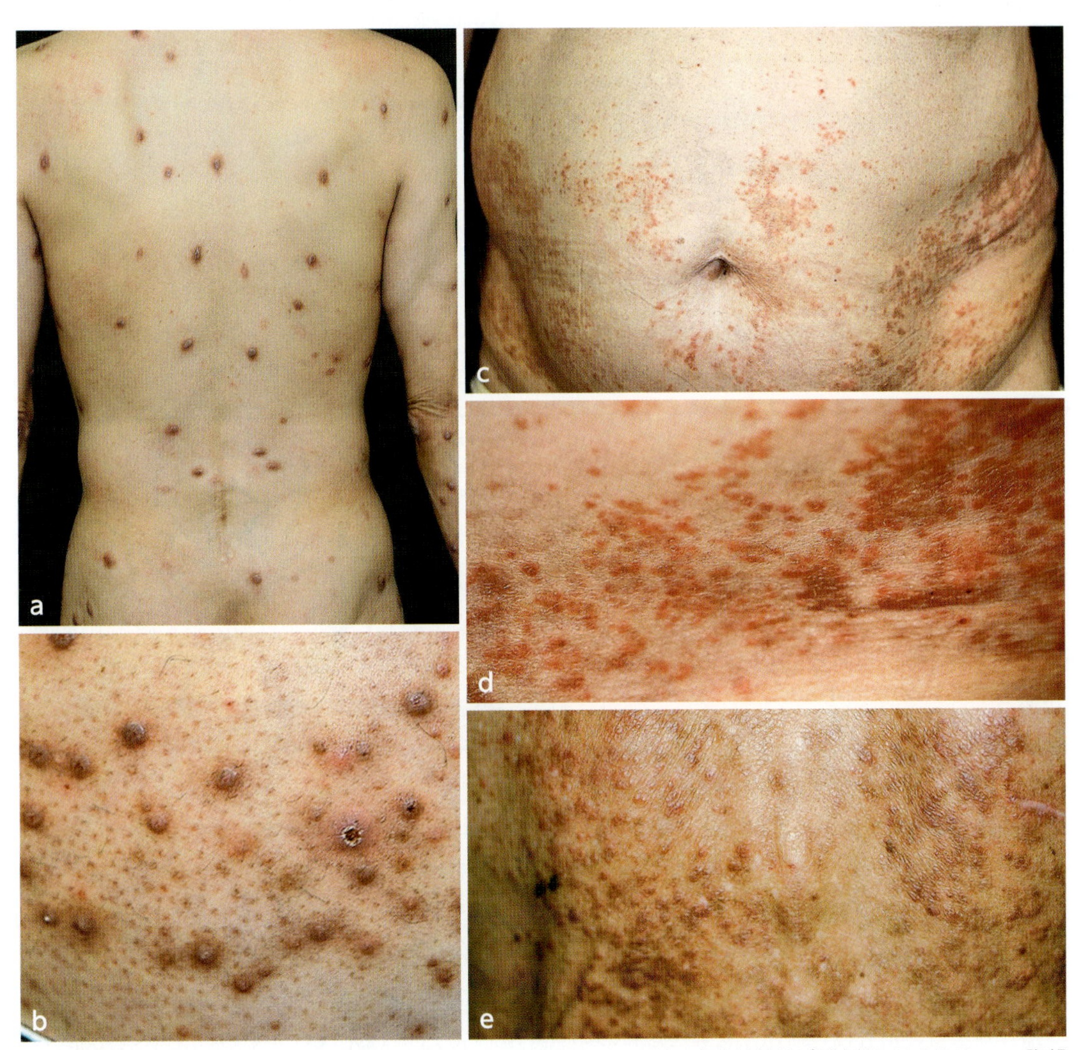

a：体幹に生じた結節性痒疹．b：結節性痒疹の病変．紅褐色のドーム状の角化性結節が孤立性にみられる．c：腹部の多形慢性痒疹．d：集簇してみられる紅色の丘疹．e：腰部の多形慢性痒疹．慢性経過により褐色充実性丘疹が密集してみられるようになっている．

疾患概説

痒疹（prurigo）は頑固な痒みを伴う丘疹に特徴づけられる疾患である．痒疹にみられる丘疹は湿疹丘疹と異なって変化に乏しく，多様性のないほぼ単一な所見を呈する．また原則として孤立性に存在する．極めて単純でわかりやすい概念に思えるが，発症病態に基づいた厳密な定義や分類を行うことは困難を極める．また国際的に統一見解を得ることも難しいのが現状である．慢性痒疹診療ガイドライン[1]では，便宜上個疹の経過から急性痒疹，亜急性痒疹，慢性痒疹に分類している．また慢性痒疹の病型として結節性痒疹と多形慢性痒疹を分類している．

確定診断を導くための考え方

■皮疹の特徴

丘疹が痒いことが原則であるが，パラパラと孤立性に存在すること，湿疹丘疹より大きい傾向があり，膿疱，鱗屑などを伴わないほぼ一様な病変からなるといった特徴が重要である．ただし多形慢性痒疹では例外的に丘疹が集簇し，さらに苔癬化を呈することが稀でない．

急性の痒疹は滲出傾向が目立ち，1週間程度で消退しうるものである．しかし，多くは虫刺症によるものと推測される．慢性の痒疹は表皮肥厚など増殖性変化を伴うもので個疹は数週間から数か月持続する．亜急性痒疹はそのどちらにも属さないものを総称している．ガイドライン[1]では prurigo simplex subacuta（亜急性単純性痒疹）や lichen urticatus（蕁麻疹様苔癬），prurigo temporanea などといわれてきたものをさしているが，現時点でもその扱いに個人差がある．

■皮疹のとらえ方

結節性痒疹　四肢伸側や体幹にみられる暗褐色で径1cmほどに及ぶドーム状の硬い結節（**a**）．孤立性に存在する（**b**）．組織では表皮の不規則な肥厚が特徴的．四肢伸側や体幹に多くみられる．背部の手の届かない部分には病変を生じないことがあり butterfly sign とも呼ばれる．皮膚瘙痒症を含めた各種の瘙痒性皮膚疾患において持続性の掻破が引き起こした単なる二次的な反応との見解もある．

多形慢性痒疹　中高年者の下腹部，腰部，殿部などにみられる（**c**）．常色，紅色，淡褐色丘疹が孤立性または集簇してみられ（**d**），しばしば苔癬化を呈する．初期に蕁麻疹様丘疹ではじまったり，また蕁麻疹様紅斑から徐々に丘疹となることもしばしばで，やがて充実性の丘疹になる（**e**）．掻破で周囲に膨疹もしくは蕁麻疹様紅斑を生じる例もある．慢性の経過をたどるが，個疹の性状や経過は亜急性病変に近い．なお，本症の病名のもととなった prurigo chronica multiformis Lutz 1957 と同一のものを指しているわけでないことに注意する．

❶ 痒疹と鑑別すべき疾患

- bullous pemphigoid（水疱性類天疱瘡）
- pemphigoid nodularis（結節性類天疱瘡）
- transient acantholytic dermatosis（一過性棘融解性皮膚症，Grover's disease）
- lymphomatoid papulosis（リンパ腫様丘疹症）
- acquired reactive perforating collagenosis（後天性反応性穿孔性膠原線維症，Kyrle's disease，perforating folliculitis〈穿孔性毛包炎〉）
- epidermolysis bullosa pruriginosa（瘙痒性表皮水疱症）

など．

やるべきこと

臨床所見が極めて重要．ただし疥癬を見落とすことがあり，指間，腋窩，陰部の病変の有無に用心し，ダーモスコピーや KOH 法などで確認する．さらに❶にあげる疾患を適宜生検や採血などで鑑別する．

治療の進め方

やるべきこと

痒疹は概して治療の反応が十分に得られにくい疾患である．また頑固な痒みをいかにコントロールできるかは治療において重要なカギとなる．瘙痒性皮膚疾患で一般的に勧められるスキンケアや皮膚刺激の回避などの指導を治療に先立って行う（❷，❸）．そのうえで病変部へのステロイド外用をまず試みる．結節性痒疹ではステロイドテープ剤の貼布も選択肢としてあげられる．痒みには抗ヒスタミン薬の内服から開始する．反応により適宜増量または変更を行う．クロタミトンなどの鎮痒性外用薬を痒みに対して適宜用いてよいが，接触皮膚炎に注意する．また保湿剤が痒疹病変に治療効果をあげる例もみられ，適宜試みるとよい．

痒疹を誘発した原因を特定することは非常に困難ではあるものの，治療抵抗性でかつ広範に

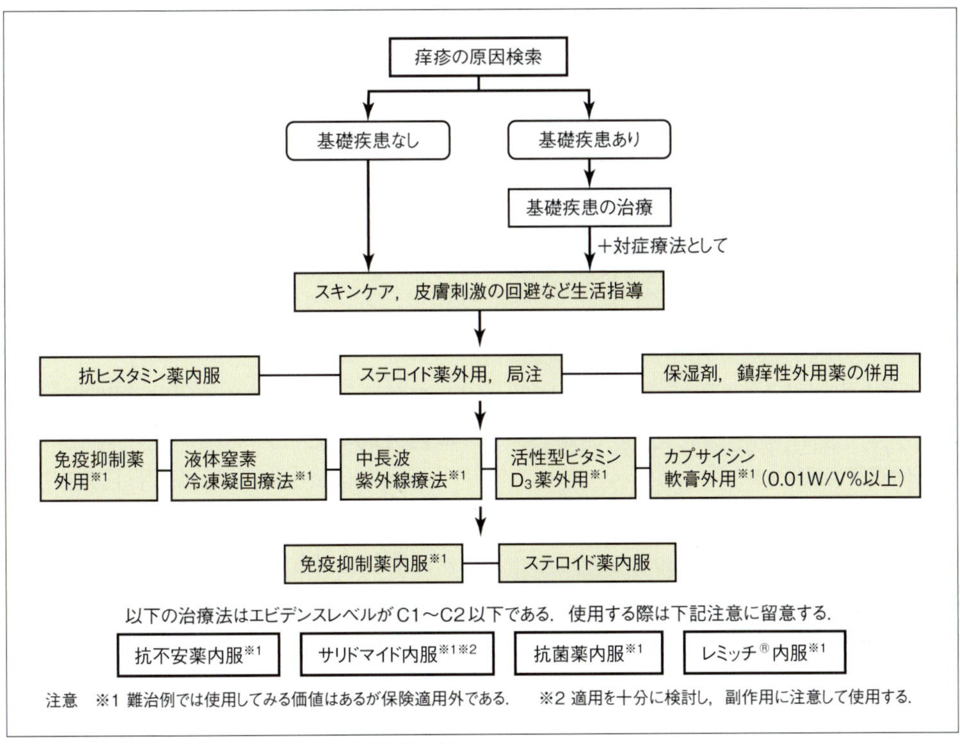

❷ 痒疹の治療アルゴリズム（日本皮膚科学会）
（佐藤貴浩ほか．日皮会誌 2012 [1] より）

拡大する場合には，薬剤，内分泌・代謝異常，腎疾患，肝・胆道疾患，血液疾患，種々の悪性腫瘍，歯性ないし副鼻腔などに潜在する感染巣，金属アレルギーなどの有無を積極的に精査する．

やってはいけないこと

- 治療が長期に及ぶ例も稀でないが，強いランクのステロイド外用を漫然と広範囲に続けること．
- ステロイド内服薬を安易に投与すること．内服ステロイドは一時的に効果をもたらす．しかし長期予後を改善するとは限らず，また短期投与でも繰り返すことで徐々に反応性が鈍ることが経験されるため，投与にあたっては極めて慎重に対応したほうがよい．

エキスパートのための奥義

■皮膚科専門医に渡すタイミング

亜急性や慢性の痒疹は症状の消長や再燃を繰り返しながら長期間続くことが多い．治療によって比較的速やかに消退する例以外では皮膚科専門医に渡すことが望ましい．

■難治例・完治しない症例への対処

ステロイド外用に抵抗する結節性痒疹のなかに，活性型ビタミン D_3 軟膏外用が奏効する例がある．ただしステロイドから急に移行すると悪化することもあり，部分的に用いて効果を評価したり，徐々に移行するなど工夫する．

病変が限局していて病変数も多くなければ液体窒素療法も適応できる．

紫外線療法の有効例は比較的多い．ナローバンドUVB療法やエキシマライト療法などが一般的である．しかし通院が頻回となるので患者の事情を考慮せざるを得ない．

痒みに対してはカプサイシン軟膏外用も選択肢にあげられる．

ロキシスロマイシンやクラリスロマイシン，ミノサイクリンなどが有効なことがある．抗炎

❸ スキンケアの一例

1. 皮膚の清潔～毎日の入浴，シャワー
●汗や汚れは速やかに落とす．しかし，強くこすらない． ●石鹸・シャンプーを使用するときは洗浄力の強いものは避ける． ●石鹸・シャンプーは残らないように十分にすすぐ． ●かゆみを生じるほどの高い温度の湯は避ける． ●入浴後のほてりを感じさせる沐浴剤・入浴剤は避ける．
2. 皮膚の保湿・保護～保湿・保護を目的とする外用薬
●保湿・保護を目的とする外用薬は皮膚の乾燥防止に有用である． ●入浴・シャワー後には必要に応じて保湿・保護を目的とする外用薬を選択する． ●使用感のよい保湿・保護を目的とする外用薬を選択する．
3. その他
●室内を清潔にし，適温・適湿を保つ． ●新しい肌着は使用前に水洗いする． ●洗剤はできれば界面活性剤の含有量の少ないものを使用する． ●爪を短く切り，なるべく掻かないようにする． ●手袋や包帯による保護が有用なことがある．

（佐藤貴浩ほか．日皮会誌 2012[1] より）

症作用，免疫調節作用に期待しているものだが，感染巣が疑われる例などではより積極的に試みてよいかもしれない．

多形慢性痒疹においてレセルピンの有効例が知られる．ただし重いうつ状態や徐脈の発症に注意する．また消化性潰瘍には禁忌である．

その他，痒みの管理としてプレガバリン，ガバペンチン，SSRI，SNRI などを試みる価値がある．

ただし上記はいずれも保険適用外となる．

■再発時など

pemphigoid nodularis など自己免疫性水疱症の見落としはないか，薬剤性の可能性はないか，そして何らかの基礎疾患を見出せないかなどあらためて診断の妥当性の評価と難治となる原因を再検索する．

引用文献

1）佐藤貴浩ほか．慢性痒疹診療ガイドライン．日皮会誌 2012；122：1-16.

コラム　痒疹診療ガイドライン改訂のポイント

2012 年に発表された「慢性痒疹診療ガイドライン」は現在改訂が進められている．変更予定のポイントとして，まず痒疹を“臨床形態による分類”と“原因による分類”に分けることがあげられる．急性痒疹，慢性痒疹，亜急性痒疹といった病名の扱い方にはいまだ個人差が大きく，この混乱を避けるため，形態による分類では，痒疹（prurigo, not otherwise specified），結節性痒疹（prurigo nodularis），多形慢性痒疹（prurigo chronica multiformis）の 3 型のみとした．痒疹（prurigo, not otherwise specified）には従来の急性痒疹，亜急性痒疹，その他多くのいずれの型とも言いがたい痒疹が含まれる．

一方，原因による分類には，各種の症候性のもの（腎性痒疹，肝性痒疹，妊娠性痒疹など）や虫刺によるもの，心因性疾患によるもの，誘因が特定できないものなどを記載している．

治療アルゴリズムの形式も新たなものになったが，大きな流れは変わらない．しかし，ノイロトロピン®，レセルピン，ガバペンチン，プレガバリンなどが追加された．

また，痒疹はステロイド外用に抵抗することが多いため，得てして長期外用になりやすい．そのため漫然と継続しないよう明記している．

これまでのガイドラインでは保湿剤の使用はスキンケアの一環として扱われてきた．しかし，改訂ガイドラインでは単なる乾燥に対するケアというよりも積極的な治療法の一つとして位置づけられているのも特徴である．

癤・癤腫症・癰・慢性膿皮症

山﨑　修

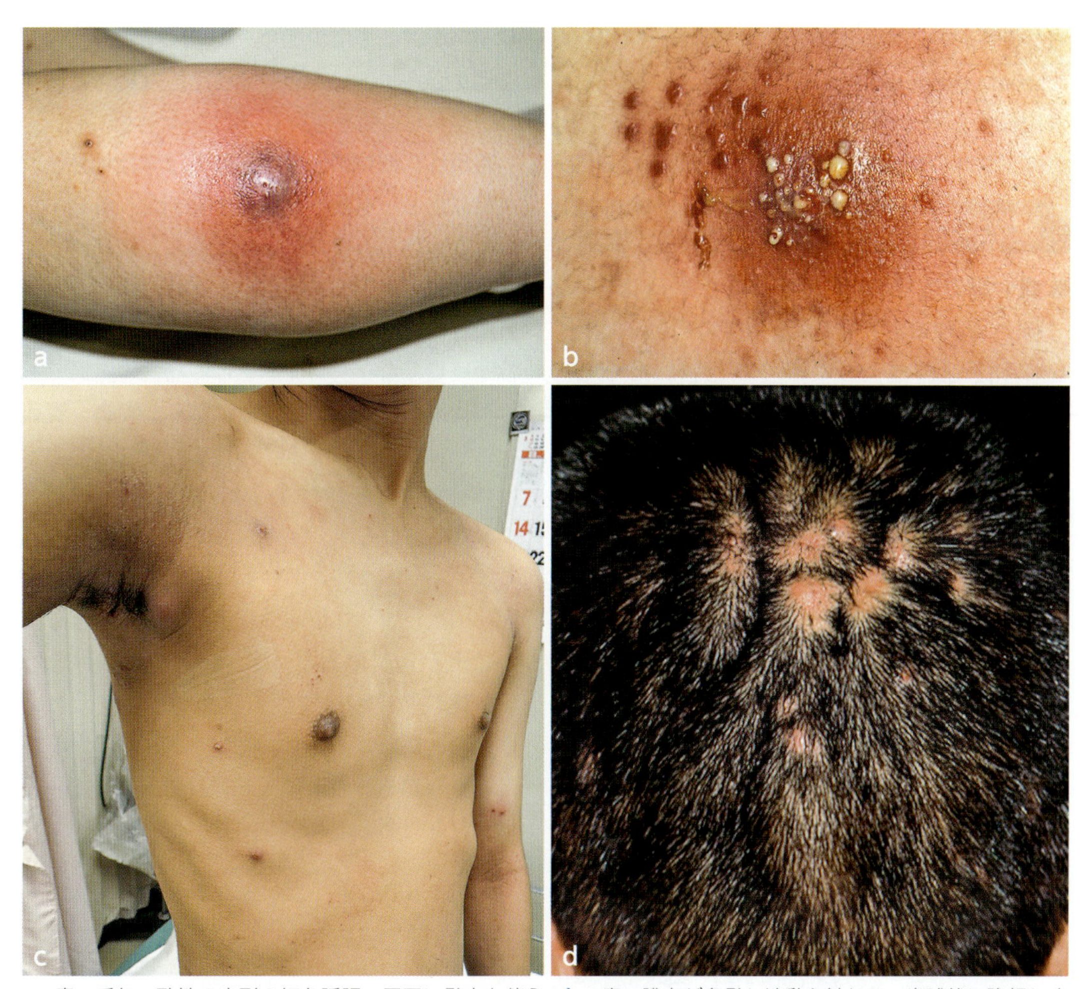

a：癤．毛包一致性の尖形の紅色腫脹，周囲に発赤を伴う．b：癰．膿点が多発し波動を触れる．半球状に隆起し疼痛の著明な紅色腫脹．c：癤腫症．小指大～胡桃大の小結節が多発する．d：頭部慢性膿皮症．有痛性結節が多発，融合する．脱毛を伴う．

疾患概念

■癤・癤腫症・癰

癤（furuncle）や癰（carbuncle）は黄色ブドウ球菌による毛包を中心とした急性深在性感染症で，膿瘍を形成する傾向が強く，炎症はしばしば皮下組織に及ぶ．小児期，青壮年期の頸部，腋窩，顔面，殿部など間擦部や発汗の多い部位に好発する．癤が多発したり，繰り返す場合は癤腫症（furunculosis）という．アトピー性皮膚炎に合併することがある．市中感染型 MRSA（CA-MRSA）の場合もある．癰は隣接した複数の毛包が侵され，複数の毛包から排膿がみられる．中年，高齢の男性に好発する．

■慢性膿皮症

多くは毛包閉塞が先行し，嚢腫病変が生じ

る．内容物に対する反応として炎症が生じ，嚢腫が破れ，さらに強い炎症反応が惹起される．嚢腫内の常在菌が真皮内に放出された時点で細菌感染が加わる．毛包炎，膿瘍などの化膿病巣を繰り返すうちに，さまざまな組織反応を生じ，慢性に経過する疾患を総称して慢性膿皮症（chronic pyoderma）という．部位や付属器との関係から多くの疾患を含む（❶を参照）．黄色ブドウ球菌や表皮ブドウ球菌が培養される．

確定診断を導くための考え方

■癤や癰の皮疹の特徴

癤（いわゆるおでき）は有痛性の毛包一致性丘疹が急速に増大し尖形の紅色腫脹となる（a）．局所熱感や圧痛がある．やがて膿瘍，壊死となり，中央の壊死物質が排出されて瘢痕を形成し治癒する．癰はより深部に病変が及び半球状に隆起し疼痛の著明な紅色腫脹であり，膿点が多発し波動をブヨブヨ触れる（b）．壊死や激しい疼痛を伴うことがある．

■慢性膿皮症の皮疹のとらえ方

頭部の慢性膿皮症はさまざまな臨床像を呈する．皮疹の好発部位や皮疹の自然経過を知っておくと診断しやすく，病態も理解しやすい．

頭部乳頭状皮膚炎は肥満傾向のある中年男性の頭部，後頭部に毛包の慢性炎症を繰り返しているうちに丘疹状あるいは局面状の肥厚性瘢痕を形成してくるものをいう．

禿髪性毛包炎は壮年の女性や青壮年以後の男性の頭部に好発し，円形から類円形の脱毛斑で病巣中心部は瘢痕治癒し，周辺に毛包一致性の膿疱が存在する．毛包一致性膿疱は次々と追発し，脱毛斑は遠心性に徐々に拡大する．

膿瘍性穿掘性頭部毛包周囲炎は青壮年男性の頭部に生じ，有痛性結節が多発（d），追発するうちに軟化し，膿瘍となりこれらが相互に皮下瘻孔で交通する．

殿部慢性膿皮症は，化膿性汗腺炎，毛巣洞などが基礎となり，初発症状は有痛性の結節である．次第に発赤を伴うようになり，膿瘍～嚢腫状に触れるようになる．慢性に経過するものでは隣接する病変が皮内～皮下で交通し，複雑な病変になる．

やるべきこと

問診のポイント　皮疹の経過をしっかりとらえることが重要である．癤・癤腫症・癰は急性で，慢性膿皮症は慢性の経過である．たとえば，癤と誤診されやすい感染粉瘤は，「以前からしこりがあった」「感染を繰り返している」がポイントである．

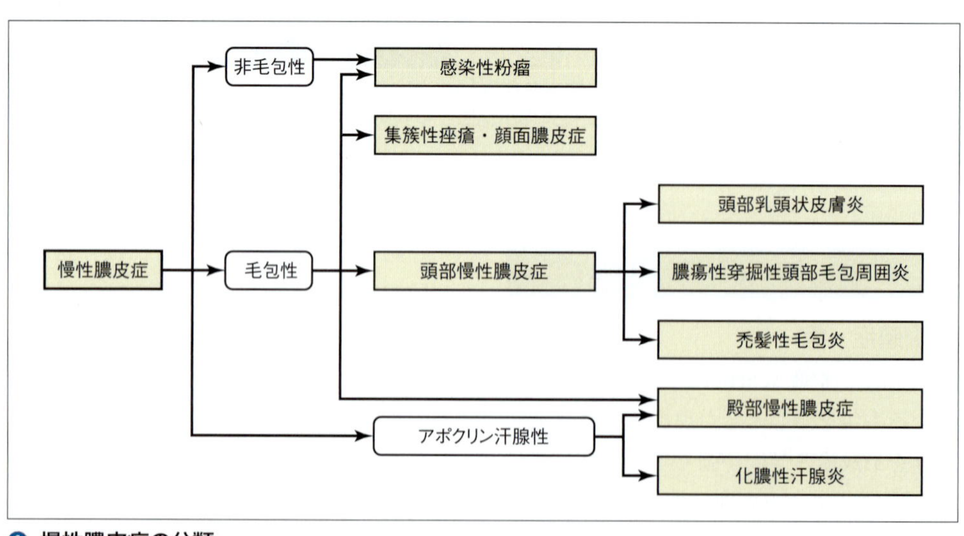

❶ 慢性膿皮症の分類

培養のポイント　皮膚細菌感染症は診断が容易であれば，起炎菌が予想されることが多く，経験的な治療が開始できる．しかし，治療前に細菌培養をしておくことが前提であり，治療に反応しない場合に診断や治療の再考に有用となる．臨床医として感染症を治療する前の培養は怠ってはいけない．癤腫症では鼻腔前庭に黄色ブドウ球菌を保有している場合があり，鼻腔の培養も行う．

合併症の検索　癤は合併症としてアトピー性皮膚炎の頻度が高いため念頭に置く．癤腫症は家族や隔離された集団では集団発生することがある．特に外傷が多いスポーツチームやアウトドアのレクリエーションチームに多い．癰は糖尿病，栄養不良，心疾患などの基礎疾患を合併することがある．

やってはいけないこと

- 培養の際に表面の常在菌を培養してしまうこと．起炎菌の検出では確実に病巣部を培養することが重要である．また，逆にCNS（コアグラーゼ陰性ブドウ球菌）などの常在菌が検出されたからといって，起炎菌でないとは言えず，皮膚細菌感染症の起炎菌となりうる．特に慢性膿皮症では検出される場合が多い．起炎菌か定着菌（保菌）かの判断は，発赤・腫脹・熱感などの感染徴候があるかどうかが重要である．

治療の進め方

癤・癤腫症

やるべきこと

小型の癤は自然に排膿され軽快するため治療を要しない．大型・多発する場合，周囲に炎症が強い場合，発熱など全身症状がある場合，抗菌薬の全身投与が必要である．原因菌は黄色ブドウ球菌であるので，βラクタム薬（セフェム系，ペニシリン系）を使用する．

炎症が強い場合，リンパ管炎を伴う場合は抗菌薬の点滴も検討する．CA-MRSAが考えられる場合は，8歳以上ではミノサイクリン，16歳以上ではキノロン系（レボフロキサシン，トスフロキサシン，ノルフロキサシン），ST合剤を用いる．

癤腫症であっても，癤に準じて治療すればよ

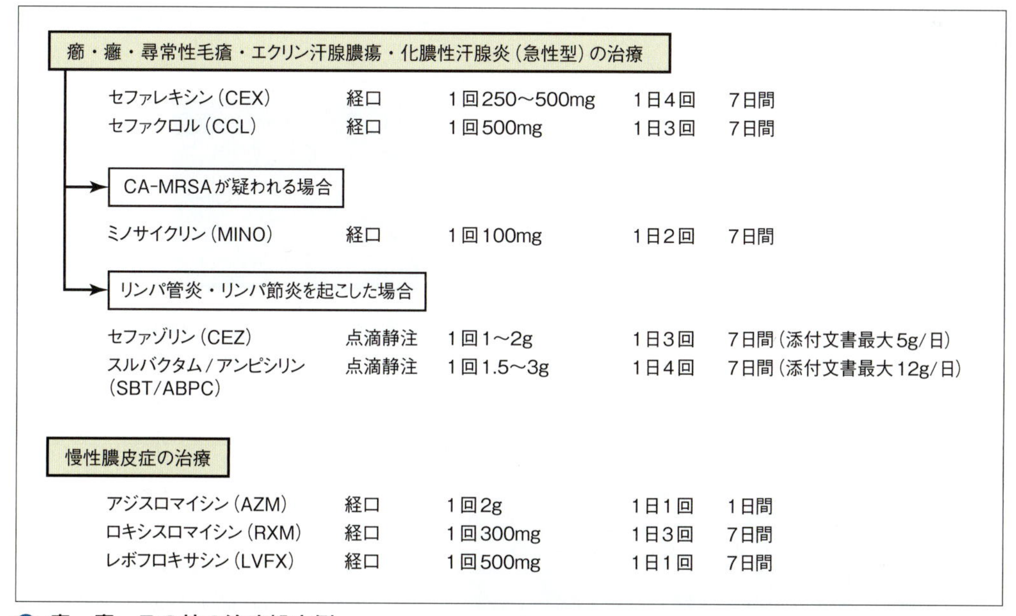

❷ 癤・癰，その他の治療処方例
（JAID/JSC 感染症治療ガイド・ガイドライン作成委員会．JAID/JSC 感染症治療ガイド 2014. 2014[1]を参考に作成）

い．米国のガイドラインでは癤腫症については黄色ブドウ球菌の除菌を重要視している．除菌の治療は，鼻腔前庭にムピロシンカルシウム軟膏の1か月中5日間の外用，もしくは少量のクリンダマイシン内服などがあげられている．

やってはいけないこと

- 診断のためだけに切開すること．しかしながら，波動が触れるようになっていれば，切開・排膿が必要となる．

■慢性膿皮症

細菌感染が存在すれば抗菌薬の全身投与（ドキシサイクリン，ミノサイクリン，クラリスロマイシン，ロキシスロマイシン）を行うことで病変の進行を減少しうる．ステロイドの局注は瘢痕，炎症を減少しうるが極めて難治である．頭毛は短くし，衣類の衿，カラーによる刺激を避ける．

JJAID/JSC感染症治療ガイドライン2014[1]に掲載されている処方例を❷で示す．

エキスパートのための奥義

■皮膚科専門医へ渡すタイミング

重症な場合，癤腫症や難治性の場合，家族性の場合には皮膚科専門医への受診を促す．

■PVL陽性の癤腫症

Panton-Valentine型ロイコシジン（PVL）は黄色ブドウ球菌が産生する白血球に対して高い特異性を示す毒素で，欧米では市中感染型のMRSAのマーカーとして，深在性皮膚感染症や致死的なブドウ球菌性壊死性肺炎で高率に検出され注目された．*PVL*遺伝子陽性の癤は基礎疾患のない若年者に多くみられ，多発しやすく，発赤が強いという特徴がある．

■慢性膿皮症の難治例・完治しない症例への対応

ステロイドの局注，isotretinoin（海外）の内服が試みられるが極めて難治である．膿瘍の外科的排膿処置も併用する．重症，難治例では広範囲な切除，植皮が行われることがある．有棘細胞癌が発症することもあるため，注意を要する．

引用文献

1) JAID/JSC感染症治療ガイド・ガイドライン作成委員会．JAID/JSC感染症治療ガイド2014．日本感染症学会・日本化学療法学会；2014．pp.184-9.

コラム　PVL産生株の検出

PVL産生株の検出は，検出された黄色ブドウ球菌からDNAを抽出してPCR法（❶）でするのが確実であるが，可能な施設が限られる．近年，市販の逆受身ラテックス凝集反応による毒素検出キットPVL-RPLA「生研」（デンカ生研）が発売されており，培養上清からより簡便な検出が可能である（❷）．

①症例1
②症例2
③症例3
④症例4
⑤陰性コントロール
⑥陽性コントロール

❶ PCR法によるPVLの検出
症例1〜4はPVL産生株をもつことが明らかとなった．

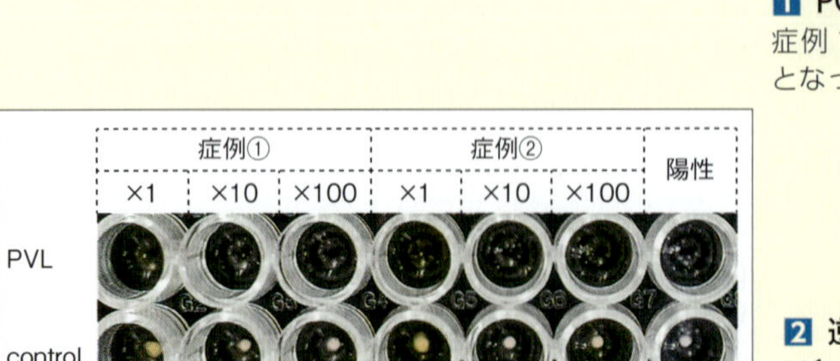

❷ 逆受身ラテックス凝集反応
×1，×10，×100は検体の希釈倍率を表す．症例①②はともにPVL陽性と判定された．

水疱性膿痂疹・SSSS

山﨑　修

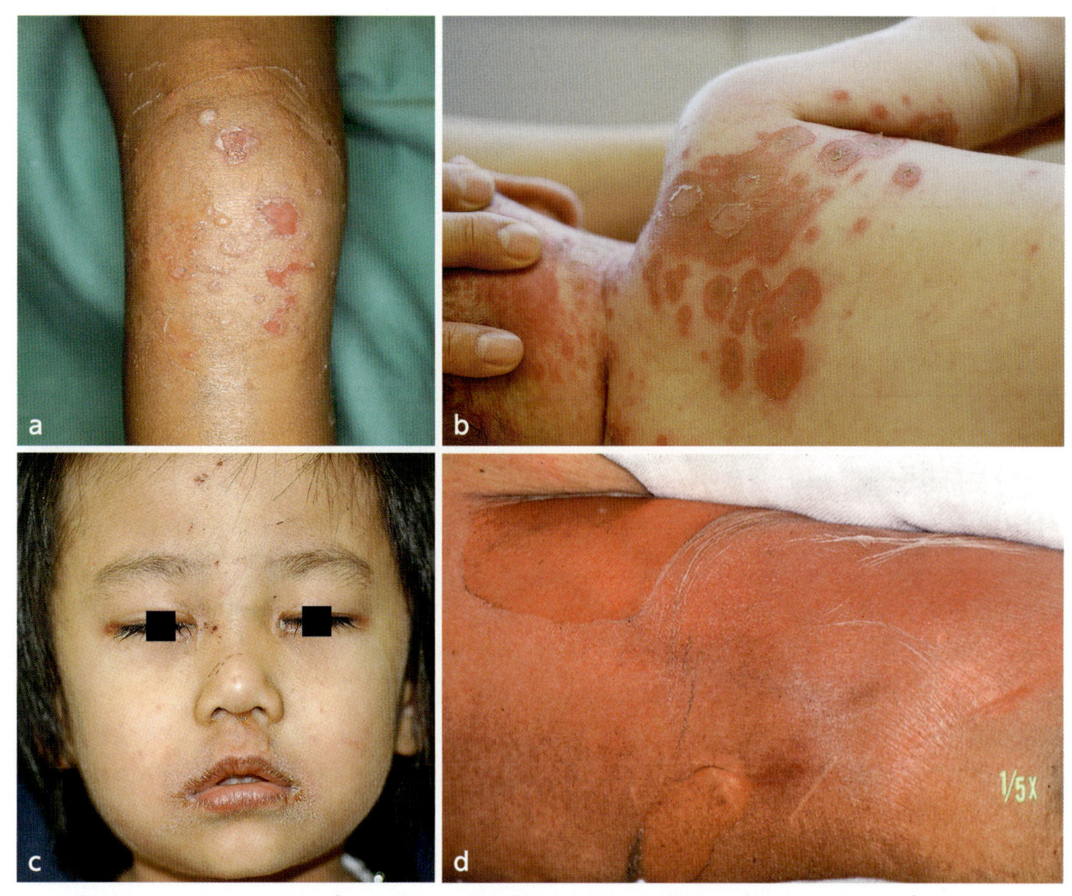

a：水疱性膿痂疹．弛緩性水疱とびらん．**b**：水疱性膿痂疹．襟飾り状鱗屑を付す紅斑，痂皮，びらん．**c**：SSSS．口囲，眼囲，鼻入口の発赤，びらん，浮腫状顔貌．**d**：SSSS．シート状の表皮剥離，Nikolsky 現象．

疾患概要

■水疱性膿痂疹 (bullous impetigo)

臨床的に伝染性膿痂疹（impetigo contagiosa，いわゆるとびひ）は水疱性膿痂疹と非水疱性膿痂疹（non-bullous impetigo）に分けられる．水疱性膿痂疹は黄色ブドウ球菌，非水疱性膿痂疹は主にレンサ球菌により生じる．水疱性膿痂疹は乳幼児～学童期に好発し，夏季に多い．四肢，顔面などの露出部に多く，小外傷や虫刺症がきっかけとなる．一方，非水疱性膿痂疹は年齢や季節を問わず発症する．どちらもアトピー性皮膚炎に合併することが多い．

■ブドウ球菌性熱傷様皮膚症候群 (staphylococcal scalded skin syndrome ; SSSS)

黄色ブドウ球菌の産生する表皮剥脱毒素による疾患である．通常，新生児・乳幼児にみられるが，稀に成人にも生じる．成人の場合には腎不全や免疫抑制患者にみられることが多い．軽い全身倦怠感，発熱，不機嫌などの全身症状を伴って，口囲，眼囲，鼻入口に発赤，びらんが出現し，その後間擦部から全身に種々の程度の潮紅，表皮剥離，落屑をきたす．

確定診断を導くための考え方

■皮疹の特徴

水疱性膿痂疹 擦り傷や虫刺され部位のびらんが拡大し，その辺縁や離れた部位に弛緩性水疱ができ，さらに拡大していく．乾燥するに従い，縁取るように鱗屑を形成する．水疱，びらん，痂皮，鱗屑といういろいろなステージの皮疹が混在するのが特徴であり，ヘルペス，虫刺症，湿疹・皮膚炎との鑑別が案外難しい場合もある．ちなみに，非水疱性膿痂疹では，周囲の発赤を伴う膿疱が出現し，急速に痂皮化する．痂皮は厚く堆積し，下床に膿汁が溜まる．発熱，咽頭痛，リンパ節腫脹などの全身症状を伴うことが多い．

SSSS 最初は口囲，眼囲，鼻入口の発赤，びらんが出現する．顔面は浮腫状となり特有な顔貌を呈する．その後，種々の程度の潮紅，表皮剥離，落屑をきたす．潮紅は頸部，腋窩，鼠径などの間擦部で赤みが強く，触ると痛がる．表皮が急速にシート状に剥離される．Nikolsky現象を呈し，かんなくず様，濡れティッシュ様の表皮剥離を起こす．最近は全身表皮剥離する重症型は少なく，軽症型が多いので，接触皮膚炎や薬疹などと誤診される場合もある．間擦部の皮疹がポイントである．

■皮疹と病態のとらえ方

水疱性膿痂疹は皮膚局所で増殖した黄色ブドウ球菌の産生する表皮剥脱毒素がデスモグレイン1を特異的に分解するため，表皮上層で棘融解を起こし，弛緩性の水疱を生じさせる（❶参照）．局所的に黄色ブドウ球菌が伝播し，その部で毒素を産生し，水疱を形成し，飛び火のように広がっていく．

一方，SSSSは咽頭，鼻腔，結膜，外耳，皮膚などに感染・定着した黄色ブドウ球菌の産生する表皮剥脱毒素が血流を介して全身の皮膚に到達し，その作用によって表皮が顆粒層レベルで広範囲に剥離する疾患である．SSSSの限局型が水疱性膿痂疹である．顆粒層レベルで裂隙を起こす機序は水疱性膿痂疹と同様にデスモグレイン1を切断することによる．理論的には皮膚の定着部以外の病変部では無菌性で黄色ブドウ球菌は検出されず，血液培養も陰性である．

やるべきこと

問診のポイント 家族歴などに水疱性膿痂疹がないか，アトピー性皮膚炎の既往や合併はない

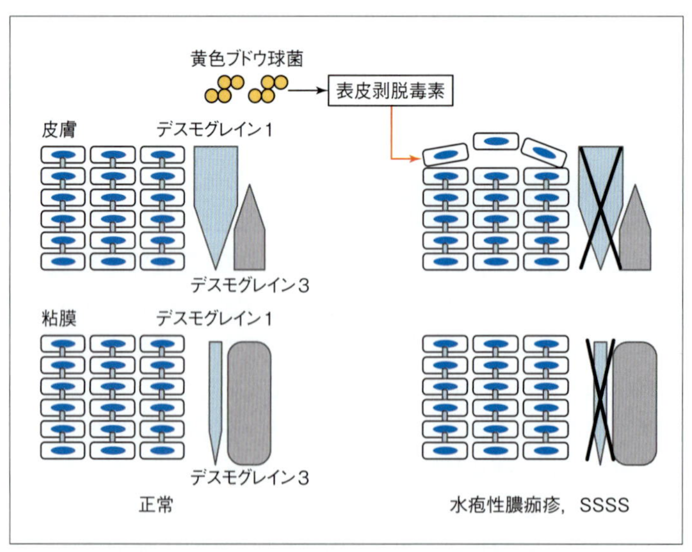

❶ 水疱性膿痂疹，SSSSの病態生理（皮膚と粘膜におけるデスモグレイン1，3の発現分布）

かを尋ねる．SSSSの場合は，他疾患の鑑別のため薬歴などもしっかり問診する．またSSSSの皮疹の経過を念頭に置きながら，皮疹の経過を問診していくことが大切である．

水疱性膿痂疹の培養のポイント　非開放性病変として弛緩性水疱を無菌的な操作で培養する．臨床診断が的確であれば，黄色ブドウ球菌が培養されるはずである．数日後に判明する培養結果の感受性を受けて，治療を再考する．通常は検索しないが黄色ブドウ球菌の10％程度しか表皮剥脱毒素（ETAまたはETB）の遺伝子を保有していない．

SSSSの検査　血液検査で全血球計算（CBC），C反応性蛋白（CRP）を指標にする．皮膚，咽頭，鼻腔などの細菌培養を施行する．

治療の進め方

やるべきこと

水疱性膿痂疹　黄色ブドウ球菌をターゲットとした抗菌薬（セフェム系，ペネム系，マクロライド系）の内服が主体である．外用薬についてはさまざまであるが，抗菌外用薬，ステロイド外用薬が使用されている．飛び火を防ぐため，可能な場所は包帯で覆う．

SSSS　原則として入院で全身管理を十分行う．抗菌薬は点滴で行うが乾燥傾向となれば内服に切り替える．MSSA（メチシリン感受性黄色ブドウ球菌）を念頭に置いて開始，MRSAが検出されれば，抗MRSA薬に変更を考慮するが，臨床的に軽快傾向であれば変更の必要はない．乳幼児の場合は生命予後が良いが，成人の場合は致死率が高い．

JAID/JSC感染症治療ガイドライン2014[1)]に掲載されている処方例を❷で示す．

やってはいけないこと

- 湿疹・皮膚炎も湿潤が強い場合をすべて水疱性膿痂疹と診断して，抗菌薬を使用すること．二次的に表面に黄色ブドウ球菌が検出されるが，定着菌であり起炎菌ではない．この場合，ステロイド外用を中心とする原疾患の湿疹・皮膚炎に対する治療をしないと軽快しない．

エキスパートのための奥義

■皮膚科専門医に渡すタイミング

稀に成人の水疱性膿痂疹もあるが，経過が長い場合や抗菌薬に反応しない場合は，落葉状天疱瘡や尋常性天疱瘡などが鑑別になり，生検や蛍光抗体法，血清検査が必要であるので，皮膚科専門医に紹介することが望ましい．

また，稀に成人のSSSSもあるが，中毒性表皮壊死症（TEN）やStevens-Johnson症候群も鑑別になるので，皮膚科専門医に紹介することが望ましい．

■水疱性膿痂疹は外用薬のみで治るか

水疱性膿痂疹の治療は軽症であれば，外用薬

❷ 皮膚軟部組織感染症処方例

疾患	抗菌薬	経路	1回投与量	回数	日数	最大
伝染性膿痂疹	CEX	経口	1回6.25～25 mg/kg	1日4回	7日間	2,000 mgまで
	CVA/AMPC	経口	1回48.2 mg/kg	1日2回	7日間	—
	MINO	経口	1回2 mg/kg	1日2回	7日間	—
SSSS	CEZ	点滴静注	1回20～40 mg/kg	1日3回	—	—
	SBT/ABPC	点滴静注	1回20～50 mg/kg	1日2回	—	12 g/日
MRSA	VCM	点滴静注	1回1 gまたは15 mg/kg	1日4回	—	—

CEX：セファレキシン，CVA/AMPC：クラブラン酸・アモキシシリン，MINO：ミノサイクリン，CEZ：セファゾリン，SBT/ABPC：スルバクタム・アンピシリン，VCM：バンコマイシン
（JAID/JSC感染症治療ガイド・ガイドライン作成委員会．JAID/JSC感染症治療ガイド2014. 2014[1)]より抜粋）

❸ 水疱性膿痂疹が治らない場合の留意点

- MRSA
- シャワーなどでの洗浄が不十分ではないか
- 湿疹の治療が不十分ではないか
- 掻破していないか
- その他に不適切な処置はしていないか

のみで治療は可能であり，必ずしも抗菌薬の内服は必要ない．海外の多くの治療研究では，ムピロシンカルシウム軟膏（バクトロバン® 軟膏）やフシジン酸ナトリウム軟膏など外用薬のみで改善することが示されている．さらに，限局した範囲の水疱性膿痂疹において，抗菌薬内服と外用薬との比較試験で有効性に差がないという報告もみられる．しかし，日本では内服薬が第一選択，外用薬だけでは不十分というエキスパートオピニオンが主流である．実際，日本でみられる水疱性膿痂疹は，アトピー性皮膚炎など湿疹病変を合併し，広範囲の場合も多く，抗菌薬外用のみでは軽快しないことも多い．

海外で水疱性膿痂疹治療に推奨されているムピロシンカルシウム軟膏は，日本では① MRSA 感染症発症の危険性の高い免疫機能の低下状態にある患者（易感染患者），②易感染患者から隔離することが困難な入院患者，③易感染患者に接する医療従事者に限って保菌する鼻腔内の MRSA の除菌について 3 日間のみ使用可能である．

難治性・完治しない症例への対処

水疱性膿痂疹が遷延する場合 十分な洗浄や湿疹の治療との併用など局所処置の工夫も必要になる．水疱性膿痂疹のジグジグした病変をそのまま密封したままにすると菌が排除されない．石けんを使い，シャワーでよく流して局所の清潔に心がける．アトピー性皮膚炎など基盤にある場合はステロイド外用薬を使用し，湿疹病変の改善に努める．水疱性膿痂疹がすぐに治らず，長引くこともあるが，そのような不適切な処置が原因の場合もある（❸参照）．

市中感染型 MRSA（CA-MRSA）による水疱性膿痂疹 20～40％にみられる．院内感染型 MRSA と異なり，種々の抗菌薬に感受性が残っている．βラクタム薬で治療を開始し，MRSA が判明すれば，ホスホマイシン（ホスミシン®）の単独内服または併用，ミノサイクリンやニューキノロン系抗菌薬の内服に変更する．患者が小児である場合には，飲みやすい副作用の少ない薬剤を選択するべきであろう．またβラクタム薬投与のままで軽快することも多く経験する．実際には MRSA による水疱性膿痂疹でも，MSSA と比較し，治療期間に有意差は認められていない．

引用文献

1）JAID/JSC 感染症治療ガイド・ガイドライン作成委員会. JAID/JSC 感染症治療ガイド 2014. pp.185-8.

丹毒・蜂窩織炎

宮城拓也・高橋健造

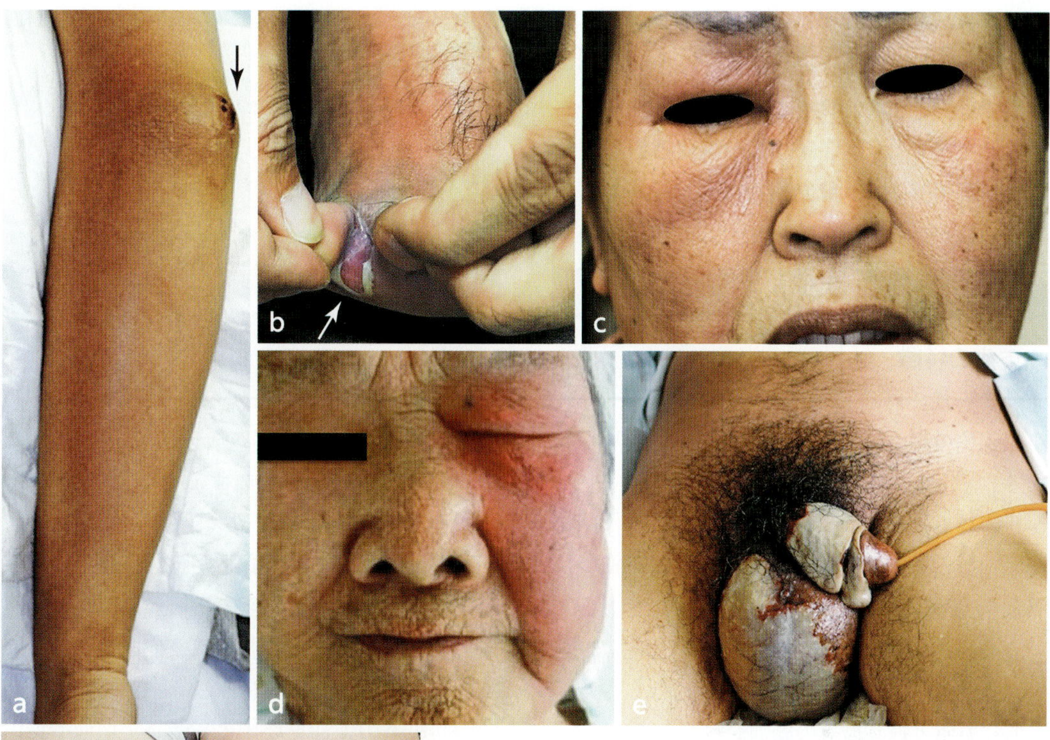

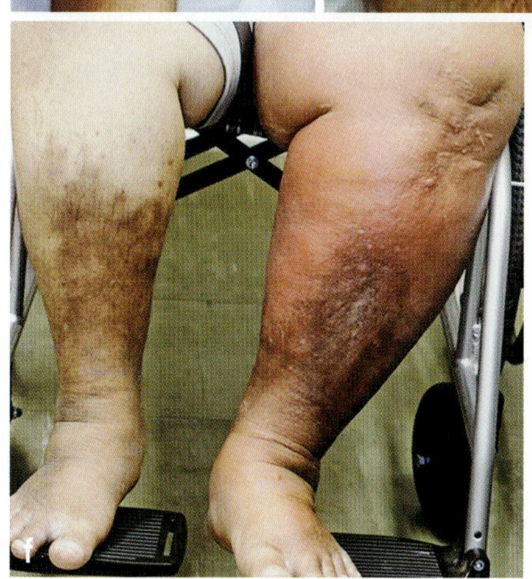

a：蜂窩織炎．肘の血痂を付す潰瘍（→）と連続して，周囲に圧痛を伴う暗赤色斑があり，暗赤色斑は境界がやや不明瞭で鱗屑・水疱を伴わない．
b：蜂窩織炎．足背部に圧痛を伴うやや境界不明瞭な紅斑がある．足白癬で第 4，5 足趾間の表皮は浸軟し，細菌の侵入部と考えた（→）．
c：丹毒．右上眼瞼部を中心に圧痛を伴う浮腫性紅斑がある．
d：丹毒．左上眼瞼から頬部にかけて境界明瞭な紅斑がある．紅斑は浮腫状で圧痛を伴う．
e：Fournier 壊疽と蜂窩織炎．陰嚢と陰茎の表皮は壊死し，辺縁に出血を伴う．陰部に連続し，恥丘から下腹部にかけて圧痛を伴う紅斑がある．
f：血流うっ滞を伴う蜂窩織炎．左下肢は右下肢と比べ腫大・発赤し，熱感，圧痛を伴う．右下腿は色素沈着があり，高度肥満による慢性のうっ滞性皮膚炎の存在を示唆する．

疾患概説

丹毒（erysipelas）と蜂窩織炎（cellulitis）は，真皮から皮下組織の細菌感染症である．ともに微小な外傷や皮膚潰瘍から細菌が侵入し生じる．局所の発赤，熱感，腫脹，圧痛が主な症状で，時に発熱，悪寒といった全身症状や所属リンパ節腫脹，リンパ管炎を伴う．癤（furuncles）や皮膚膿瘍（skin abscess）に連続する真皮の炎症は丹毒・蜂窩織炎に含めない．

丹毒は顔面，下腿に好発し，溶連菌（*Streptococcus pyogenes*）が原因菌となることが多い．一方，蜂窩織炎は四肢に好発し，黄色ブドウ球菌（*Staphylococcus aureus*）が原因菌となることが多い（❶）[1]．

丹毒という診断名は皮膚の深さによらず，顔面に限定した病変のみに使用されることもある．欧州では丹毒と蜂窩織炎を区別せず，同一の疾患として扱う[2]．本稿は丹毒が真皮浅層を主体とする細菌感染症，蜂窩織炎は真皮深層から皮下脂肪織が主体の細菌感染症として区別する．

❶ 丹毒と蜂窩織炎の鑑別点と類似点

	丹毒	蜂窩織炎
主因菌	*Streptococcus pyogenes*	*Staphylococcus aureus*
好発部位	下腿や顔面	四肢
病変部位	真皮主体	真皮深層から皮下組織
皮疹の境界	明瞭	不明瞭
ASO・ASK	上昇することが多い	正常値のことが多い
病変の進行方向	水平	
リンパ管炎の合併	あり	

（檜垣修一ほか．最新皮膚科学大系 14 細菌・真菌性疾患．2003[1] より）

確定診断を導くための考え方

■皮疹の特徴

びまん性の紅斑で腫脹，熱感，圧痛を伴う．感染部位の深さで皮疹の境界と表皮の所見が異なる．

丹毒は感染部位が比較的浅いので境界は明瞭で，浮腫が強く，時に水疱を伴う．蜂窩織炎は真皮の深層から皮下組織が感染部位であるため，皮疹の境界は不明瞭で，表皮の変化は少ない．

時に丹毒と蜂窩織炎の鑑別が難しい例もある．

■皮疹のとらえ方

腫脹・熱感・圧痛を伴う紅斑を診た際，丹毒・蜂窩織炎といった細菌感染症とウイルス性感染症，非感染性疾患を鑑別しなければならない．まず個疹の大きさ・分布を観察し，ついで細菌侵入部（表皮剥離・潰瘍・外科手術部）の有無を観察する（**a**）．特に下腿の病変は足白癬が起因になることが多いので，病変部に加えて足趾間の診察が必須である（**b**）．

個疹が比較的小さく多発する

結節性紅斑を中心とした鑑別を行う（p.186参照）．

個疹が大きく，単発で連続性がある

細菌侵入部がある：細菌感染症（丹毒・蜂窩織炎）として治療してよい．

細菌侵入部がない，境界明瞭な浮腫状の紅斑：炎症部が浅いため炎症が表皮に波及し，経過中，鱗屑や水疱を伴うことがある．丹毒と湿疹・皮膚炎，水疱を形成するウイルス感染症，膠原病の鑑別を要する．

細菌侵入部がない，境界不明瞭な紅斑：真皮深層より下層が炎症の主座である．血液・リンパ液の循環障害も皮下脂肪織に炎症を生じる．蜂窩織炎，深部静脈血栓症，リンパ浮腫，うっ滞性脂肪織炎の鑑別を要する．紫斑・血疱や握雪感の存在は，壊死性筋膜炎やガス壊疽を強く疑う．時に痛風や偽痛風も関節周囲に淡い境界不明瞭な紅斑を生じる．これらは関節腔の炎症の波及が原因であり，皮膚のつまみあげで疼痛が誘発されず，関節腔を押すと疼痛が誘発される．

やるべきこと

問診のポイント　動物咬傷の有無，海水・淡水曝露の有無，先行する瘙痒の有無，疼痛と皮疹の出現時期，職歴と既往歴，内服薬，手術歴を確認する．

培養検査のポイント　治療を開始する前に各種培養検査を行う．細菌侵入部（表皮剥離・潰瘍・外科手術部）のグラム染色・培養検査を行う．水疱があれば，内容物のグラム染色，細菌培養，ギムザ染色を行う．A 型β溶連菌迅速診断キットは溶連菌の検出に有用である．

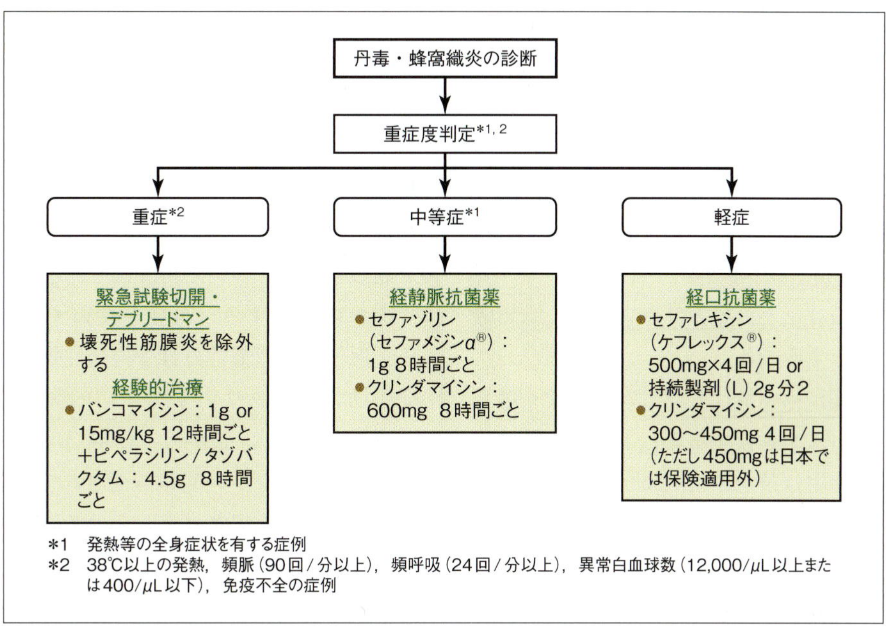

❷ 蜂窩織炎の治療アルゴリズム
（Stevens DL, et al. Clin Infec Dis 2014[2] より）

血液培養は陽性率が5％未満であり，ルーチンに行う検査ではない．発熱など全身症状を有する症例や中等症以上（❷）の症例，ハイリスク症例（好中球減少症や免疫抑制薬使用中の症例など），後にあげる海水・淡水曝露が感染の契機と考えられる症例は血液培養を採取する．

血液検査のポイント　軽症例では必要ない．ただし，血液検査は重症度判定に使用でき，壊死性筋膜炎との鑑別に有用であるため，少しでも軽症に矛盾する所見を有する症例は積極的に検査する．前述した血液培養の適応となる症例は血液検査を行う．検査項目は壊死性筋膜炎の診断指標の一つであるLRINEC scoreの該当項目（CRP〈C反応性蛋白〉，白血球数，ヘモグロビン，ナトリウム，クレアチニン，グルコース）や，溶連菌感染を疑う際はASO（antistreptolysin O）やASK（antistreptokinase）を測定する．

画像検査のポイント　壊死性筋膜炎を疑う際は緊急の造影CT検査，MRI検査を行う．原因菌がガス産生菌の場合は単純X線も有用である．深部静脈血栓症やリンパ浮腫，うっ滞性脂肪織炎を鑑別に考える際は超音波検査で血管内の血栓や静脈弁不全を評価する．

やってはいけないこと

- 安易に診断し，病歴や既往歴，皮疹およびバイタルサインの評価を怠ること．
- 致死率が高い壊死性筋膜炎，海水・淡水曝露に起因する軟部組織感染症を見逃すこと．

治療の進め方

やるべきこと

溶連菌（*S. pyogenes*）と黄色ブドウ球菌（*S. aureus*）を対象とした第一世代セフェム系抗菌薬の経験的治療を行う（❷）．

第一世代セフェム系抗菌薬のアレルギー患者はクリンダマイシンを使用する．穿孔性の外傷やMRSAの保菌者は抗MRSA薬を使用する（❷）[2,3]．

病変部の安静と挙上，原因となる足白癬，外傷，うっ滞性皮膚炎といった先行疾患の治療も併せて行う．

第一世代セフェム系抗菌薬を5日間を目標に使用する．症状の改善が乏しければ，改善が得られるまで延長する．

軽症例は内服で加療し，中等症以上は経静脈投与を行う．

重症例では抗MRSA薬に加えて，グラム陰性菌や嫌気性菌をカバーする抗菌薬も併用し，壊死性筋膜炎の除外と原因菌同定のために，試験切開，生検組織の培養や穿刺培養を検討する．

やってはいけないこと

- 先行病変の評価と治療方針を立てずに蜂窩織炎の治療をすること．
- 内服抗菌薬に第一世代セフェムではなく第三世代セフェムを選択すること．グラム陽性菌に対する作用は第一世代が第三世代より優れているうえ，バイオアベイラビリティも第一世代が優れている．
- 治療前の重症度判定に固執すること．壊死性筋膜炎の初期は蜂窩織炎と鑑別が難しく，治療開始後に特異的な所見が明らかになることもある（**d**）．
- 難治例に対し，原因菌の同定や他疾患の鑑別の努力をせずに抗菌薬の変更のみを行うこと．

エキスパートのための奥義

■皮膚科専門医に渡すタイミング

中等症までは点滴加療が可能な施設であれば紹介する必要はない．重症例は緊急のデブリードマンが可能な施設に紹介する．クリニックでは不可能な施術であり，複数の皮膚科医が勤務する病院皮膚科へ紹介しなければ時間の無駄である．

■難治例・完治しない症例への対処

重症例は常に壊死性筋膜炎を念頭に画像検査や試験切開の必要性を検討する．難治例や完治しない症例は合併する足白癬や血流やリンパ流うっ滞の有無，膿瘍の有無を視診，画像検査で評価し治療する（**b**，**e**）．

重症度の判定と合併症の加療が適切で，MRSAと緑膿菌，嫌気性菌をカバーする抗菌薬を使用しても改善しない場合，蜂窩織炎以外の疾患の鑑別を要する．脂肪織を含めた皮膚生検を行い，病理組織検査および組織培養検査を行う．スポロトリコーシスやプロトテコーシスのような真菌や藻類の感染症や，抗酸菌感染症，リンパ腫，あるいは非感染性の脂肪織炎などを鑑別する．

■再発時

足白癬や血流・リンパ流のうっ滞など，再発を起こす要因について再評価し，治療が不十分であれば治療する．再発を反復する症例も多く，海外では習慣性丹毒や再発性蜂窩織炎の再発予防にペニシリンVの予防内服が有用とする報告がある[4]．しかし，日本では消化管吸収に優れたペニシリンVは販売されておらず，合併症の治療以上にエビデンスのある再発予防策はない．

■重症度以外に基づく抗菌薬の選択

セファクロル（ケフラール®）は日本では第一世代セフェム系抗菌薬と誤解され，皮膚・軟部組織感染症で頻用されている．しかし，実際は第二世代セフェム系抗菌薬に分類されるため，丹毒・蜂窩織炎にはセファレキシン（ケフレックス®）を使用したほうがよい[3]．

また，動物咬傷（イヌ，ネコ，ヒト）が原因の場合はアモキシシリン/クラブラン酸が第一選択となり，海水・淡水曝露が原因の場合は *Vibrio vulnificus* や *Aeromonas hydrophila* が原因菌である可能性があり，ST合剤やドキシサイクリンを選択する[3]．このような症例を見逃さないために，問診で動物咬傷や海水・淡水曝露の有無を聴取する．

引用文献

1) 檜垣修一ほか．丹毒，蜂窩織炎．玉置邦彦（編）．最新皮膚科学大系14 細菌・真菌性疾患．中山書店；2003．pp.79-82．
2) Stevens DL, et al. Practice guidelines for the diagnosis and management of skin and soft tissue infections : 2014 update by the Infectious Diseases Society of America. Clin Infect Dis 2014 ; 59 : e10-52.
3) 青木 眞．皮膚・軟部組織感染症．レジデントのための感染症診療マニュアル，第2版．医学書院；2009．pp.757-90．
4) Thomas KS, et al. Penicillin to prevent recurrent leg cellulitis. N Engl J Med 2013 ; 368 : 1695-703.

壊死性筋膜炎

中村哲史・出光俊郎

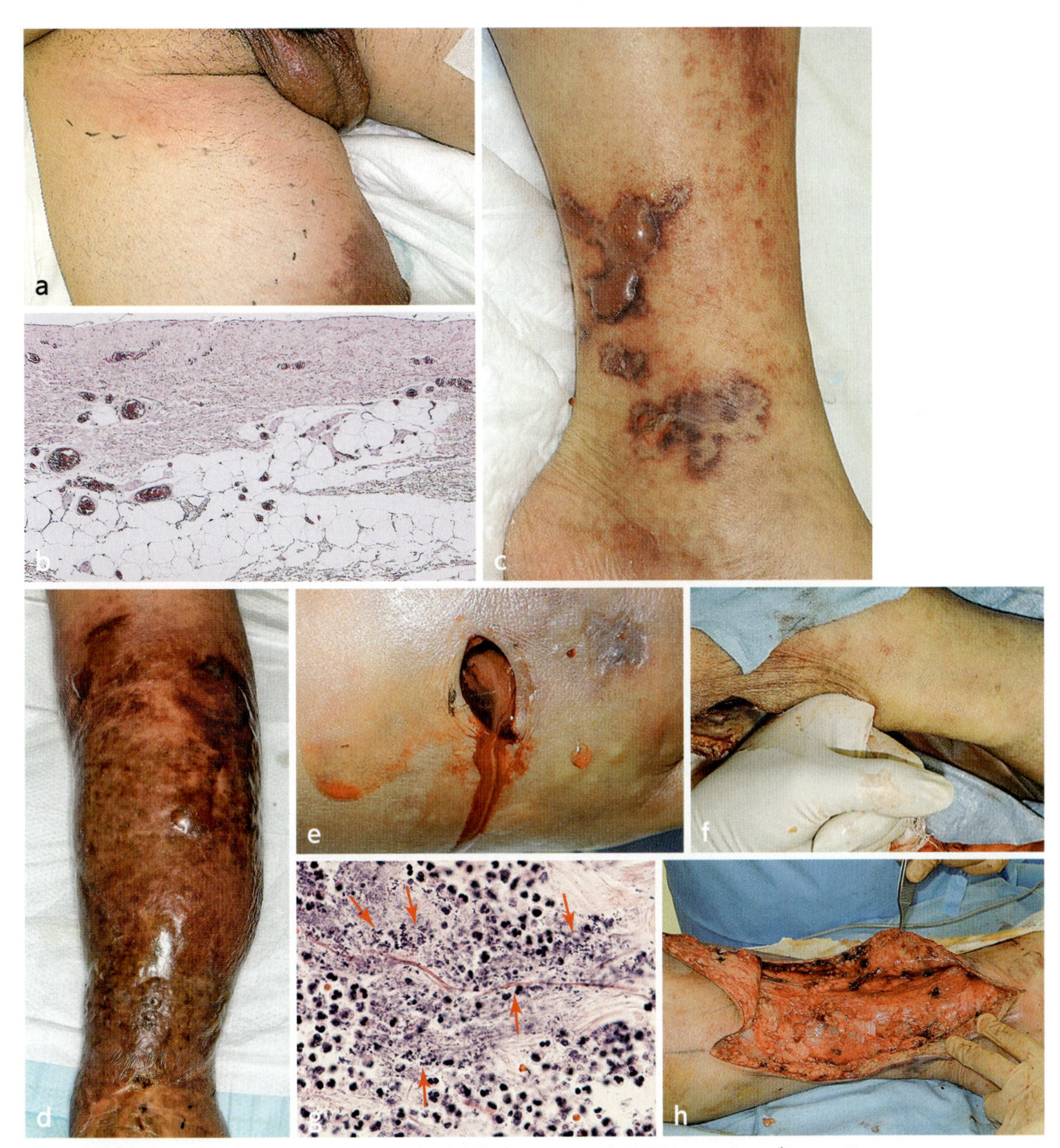

a：壊死性筋膜炎．右下肢に蜂窩織炎様の紅斑と浮腫がみられる．紅斑部をマーキングしている．
b：病理組織学的所見．HE 染色（×40）．真皮浅層から脂肪織にかけて大小の静脈の血管内に血栓が存在する．
c：壊死性筋膜炎．左下肢内側に紅斑，浮腫，水疱に加え，灰白色壊死組織を認める．水疱周囲と壊死組織周囲に紫斑を認める．
d：壊死性筋膜炎．左下肢全体に著明な浮腫と紅斑，紫斑を認め，一部に黒色壊死を付す．
e：試験切開．切開時の血液とともに米のとぎ汁様漿液性膿をみる．
f：切開時のフィンガーテスト．皮下脂肪組織と筋膜が抵抗なく，鈍的に剥離できる．
g：病理組織学的所見．HE 染色（×200）．浅筋膜部に好中球と，好塩基性の菌塊を多数認める（赤矢印）．
h：デブリードマン時，皮下脂肪組織から浅筋膜の壊死を確認した．

疾患概要

壊死性筋膜炎（necrotizing fasciitis）とは，浅層筋膜を細菌感染の主座として急速に壊死が拡大する重症・致死性の軟部組織感染症であり，二次的に周囲の脂肪組織，皮膚，筋肉などにも感染が波及する．

臨床的には皮膚の紅斑，浮腫に加え，灰白色に変色した壊死や水疱，血疱，紫斑などの所見があれば，進行した壊死性筋膜炎を疑う．症状は極めて急速に進行するため，早期診断，早期治療が重要である．

世界緊急手術学会（2014 年）は，壊死性蜂窩織炎・壊死性筋膜炎・壊死性筋炎・Fournier 壊疽を壊死性軟部感染症（necrotizing soft tissue infection）と一括し，それぞれの診断，治療，予後を提唱した[1]．

確定診断を導くための考え方

■皮疹の特徴

壊死性筋膜炎では組織学的に局所の血栓がみられることから，痛み，熱感，発赤，腫脹に加え，皮膚への血流障害による皮膚の水疱，紫斑を形成し，さらに皮膚の壊死へ向かう．水平方向への進行は初期には急速であり，初診時に潮紅・紅斑部位と圧痛部位をマーキングして進展を把握する（**a**）．

■皮疹のとらえ方

疼痛のある部位から，周辺全体を観察し，紅斑，痛みの範囲を確認し，水疱，紫斑，壊死の有無を確認する．

水疱　蜂窩織炎にみえる浮腫性紅斑でも，水疱を伴う場合は皮膚への血流障害を考え，本疾患を念頭に置く（**a**）．

紫斑　病理組織学的に壊死性筋膜炎の皮膚では病理組織学的に血栓を形成しており（**b**），水疱周囲に紫斑がないかどうか確認する（**c**）．

壊死　皮膚での血栓の結果，血流が途絶し，紫斑部に壊死組織を伴う（**d**）．

やるべきこと

問診のポイント　痛みの出現時期と程度を正確に確認する．壊死性筋膜炎では，当初から激烈な痛みが起こることが多い．病初期では，時間単位で紅斑の進行や水疱形成がみられることがあるため，紅斑部位と圧痛部位のマーキングを行い，経時的に観察する．また，ガス壊疽の可能性も考えて握雪感の有無を確認する．

糖尿病や免疫抑制薬の内服，ステロイド内服，食事歴などの生活歴を確認し，その時期を把握する．近年肝硬変患者に魚介類の生食後，*Vibrio vulnificus* 敗血症に伴う本症がみられるのでチェックしておく．

バイタルサインチェックのポイント　全身症状として，発熱，意識障害の程度，血圧低下のほか，酸素飽和度，心電図モニター，尿量などをチェックし，時間経過で確認する．

血液・培養検査のポイント　WBC 数，WBC 分画，ヘモグロビン量，BUN，Cr，血糖，電解質，凝固系，ASO，ASK，CPK，プロカルシトニンを測定する．レンサ球菌以外の嫌気性菌や *Vibrio vulnificus* による本症も念頭に局所，咽頭，血液培養を行う．

画像検査のポイント　X 線，CT，MRI などの画像検査を行い，ガス像の有無，異物の有無，骨折の有無，軟部組織の浮腫の程度，筋膜の肥厚や膿の貯留，筋肉内膿瘍，他の部位の膿瘍（化膿性脊椎炎など）の有無を確認する．

生検のポイント　壊死部，水疱部または痛みの強い部位を試験切開する．滲出液があれば切開前に，水疱・壊死部の溶連菌スメアや，溶連菌迅速キットで細菌検査も行う．試験切開で「米のとぎ汁」様の漿液性膿の排出があれば，本疾患を強く疑う（**e**）．排膿時には，さらに周囲に麻酔を追加し，筋膜と皮下脂肪組織が鈍的に容易に剥離できるかどうか（フィンガーテスト）を行う（**f**）．容易に剥離できれば，壊死性筋膜炎である可能性が高い．膿の細菌検査と組織の病理組織・細菌検査を提出する．壊死組織の一部を直接スライドグラスに塗布してグラム染色を行うと，起炎菌推定に役立つ．病理組織では，皮膚の微小血管の血栓像がみられ（**b**），筋膜周囲では多数の白血球のなかに好塩基性の菌塊がみられる（**g**）．

やってはいけないこと

- 病変の弱い場所の生検や浅い生検をすること．
- 局所，咽頭，血液培養（好気性・嫌気性）を行わないこと．
- 筋膜と皮下脂肪組織の剥離を鋭利な剪刀などで行うこと．
- マーキングをせずに観察すること．
- 画像所見のみから壊死性筋膜炎を否定すること．
- ガス壊疽を疑いながら，経過観察をすること．

治療の進め方

やるべきこと

痛みの出現時期と程度を確認する．時間単位で紅斑の進行や，水疱形成の確認のため，紅斑部位のマーキングを行う．

ステロイド内服や糖尿病の有無，抗凝固薬を含むすべての内服薬をチェックする．

血液培養を2か所の異なる部位（鼠径と腕など）から1セットずつ行う．

採血結果から Laboratory Risk Indicator for Necrotizing Fasciitis（LRINEC）score（❶）を計算する．発症初期の壊死性筋膜炎を，血液生化学検査データから評価する補助的診断ツールであり，診断の参考にする．

局所麻酔での皮下脂肪組織から筋膜の色調が確認できる範囲の紡錘形部分生検を行い，筋膜も一部生検する．

初期には血管内脱水をきたしており，尿量，腎機能を確認しながら，細胞外液の補液を行い尿量が確保されれば維持液に変更する．

ガス像の有無を確認するため，病変部位CTを撮影する．

抗菌薬は基本的にグラム陽性菌に対するエンピリックな薬剤を選択する[2]．

初期治療は

①メロペネム1g　1日3回　点滴静注

②イミペネム・シラスタチン1g　1日3回　点滴静注

③ドリペネム1g　1日3回　点滴静注

上記①～③に加え，クリンダマイシン900 mg 1日3～4回　点滴静注

④タゾバクタム・ピペラシリン4.5 g　1日3～4回　点滴静注

⑤上記①～④にバンコマイシン点滴静注を追加．

とにかく「外さない」ように広域かつ数種類の抗菌薬を組み合わせる．

壊死性筋膜炎は起因菌と患者背景により，2群に分類される（❷）．非レンサ球菌の2種類以上の混合感染によるI型，レンサ球菌によるII型に分類され，I型は糖尿病その他の個体の免疫力低下などの宿主の影響が強く，II型は細菌毒素の影響が強いとされている[3]．糖尿病，ステロイド投与，免疫抑制薬投与を受けている

❶ Laboratory Risk Indicator for Necrotizing Fasciitis (LRINEC) score

	測定値	スコア
CRP (mg/dL)	<15	0
	≧15	4
WBC (/μL)	<15,000	0
	15,000～25,000	1
	>25,000	2
Hb (g/dL)	>13.5	0
	11～13.5	1
	<11	2
Na (mEq/L)	≧135	0
	<135	2
Cr (mg/dL)	≦1.59	0
	>1.59	2
Glu (mg/dL)	≦180	0
	>180	1

6以上で壊死性筋膜炎を疑い，8以上で壊死性筋膜炎の可能性が非常に高くなる．

（Wong CH et al. The LRINEC〈Laboratory Risk Indicator fo Necrotizing Fasciitis〉score : a tool for distinguishing negrotizing fasciitis from other soft tissue infections. Crit Care Med 2004 ; 32 : 1535-41 より）

など，免疫抑制状態の患者では，培養菌に感受性の高い抗菌薬の投与を行う．

化膿性レンサ球菌が培養されたら，ペニシリンGにデエスカレーションする．

壊死性筋膜炎は外科緊急症であるため，時間単位での紅斑の進行がある場合は，迅速に手術室での感染部位の広範囲な外科的切開とデブリードマンおよび局所洗浄を行う．デブリードマンでは切開と開放を目標とし，壊死部分はできるだけ切除するが，剥離できた皮膚をすべて切除する必要はなく切開を加えて開放しておくことが重要である（**h**）．

❷ 起炎菌と特徴

分類	特徴	起炎菌
I型	・嫌気性菌を代表とした混合感染が主体 ・リスクとして，糖尿病，末梢動脈疾患，免疫不全，手術歴，肝硬変などがある ・糖尿病その他の個体の免疫力低下などの宿主の影響を強く受ける ・好発部位は腹壁，会陰部，鼠径部など	グラム陰性嫌気性菌 ・*Bacteroides* 属 グラム陽性嫌気性菌 ・*Peptostreptococcus* 属 ・*Clostridium* 属 腸内細菌 ・*Escherichia coli* ・*Enterococci* ・*Klebsiella* 属 ・*Proteus mirabilis* ・*Enterobacter* 属 その他 ・*Vibrio vulnificus* ・*Acinetobactor baumannii* ・*Pseudomonas aeruginosa* ・*Candida* 属
II型	・A群溶血性レンサ球菌が主 ・A群溶連菌以外のB，C，G群レンサ球菌でも起こりうる ・細菌毒素の影響が強い ・健常者にも起こる ・好発部位は下肢	・*Group A streptococci* ・*Group B,C,G streptococci* ・*Staphylococcus aureus*

（Giuliano A, et al. Am J Surg 1977[3] より）

やってはいけないこと

- LRINEC scoreのみで壊死性筋膜炎と診断すること．肺炎や尿路感染症などあらゆる感染症において異常値となりうる項目であり，他の疾患を除外する．
- バイタルサインの急変を見逃すこと．
- 生検，または手術施行へのタイミングを躊躇すること．

エキスパートのための奥義

■専門医に渡すタイミング

- バイタルサインの異常（ショックバイタル）．
- 見た目と不釣り合いな頻呼吸，頻脈，血圧低下など．
- 臨床症状から予想される以上の皮膚の圧迫したときの強い痛み．
- 急速に拡大する病変の範囲（マジックで痛みの範囲をマーキングし，時間単位で診察）．

■難治例・完治しない症例への対処

- 試験切開後，エンピリックな治療で解熱しない場合は培養結果を待たずに，早期にデブリードマンへ移行する（**f**）．
- 壊死性筋炎や，筋層内膿瘍の発症も考え，腎機能を考慮しながら，造影CTを行い確認する．
- 局所，血液，咽頭などの培養で菌が検出されれば，デフィニティブセラピー（根治治療）を開始する．このとき，クリンダマイシンは毒素産生抑制のため継続することが推奨される．

■治療にまったく反応しない症例への対処

- 骨髄炎，筋層内膿瘍，関節内感染がコントロールできない四肢の壊死性筋膜炎は切断を考慮する．

引用文献

1）Sartelli M, et al. World Society of Emergency Surgery (WSES) guidelines for management of skin and soft tissue infections. World J of Emerg Surg 2014；9：57.
2）JAID/JSC 感染症治療ガイド・ガイドライン作成委員会. JAID/JSC 感染症治療ガイド 2014，第2版．日本感染症学会・日本化学療法学会；2014.
3）Giuliano A, et al. Bacteriology of necrotizing fasciitis. Am J Surg 1977；134：52-7.

皮膚真菌症（爪白癬）

望月　隆

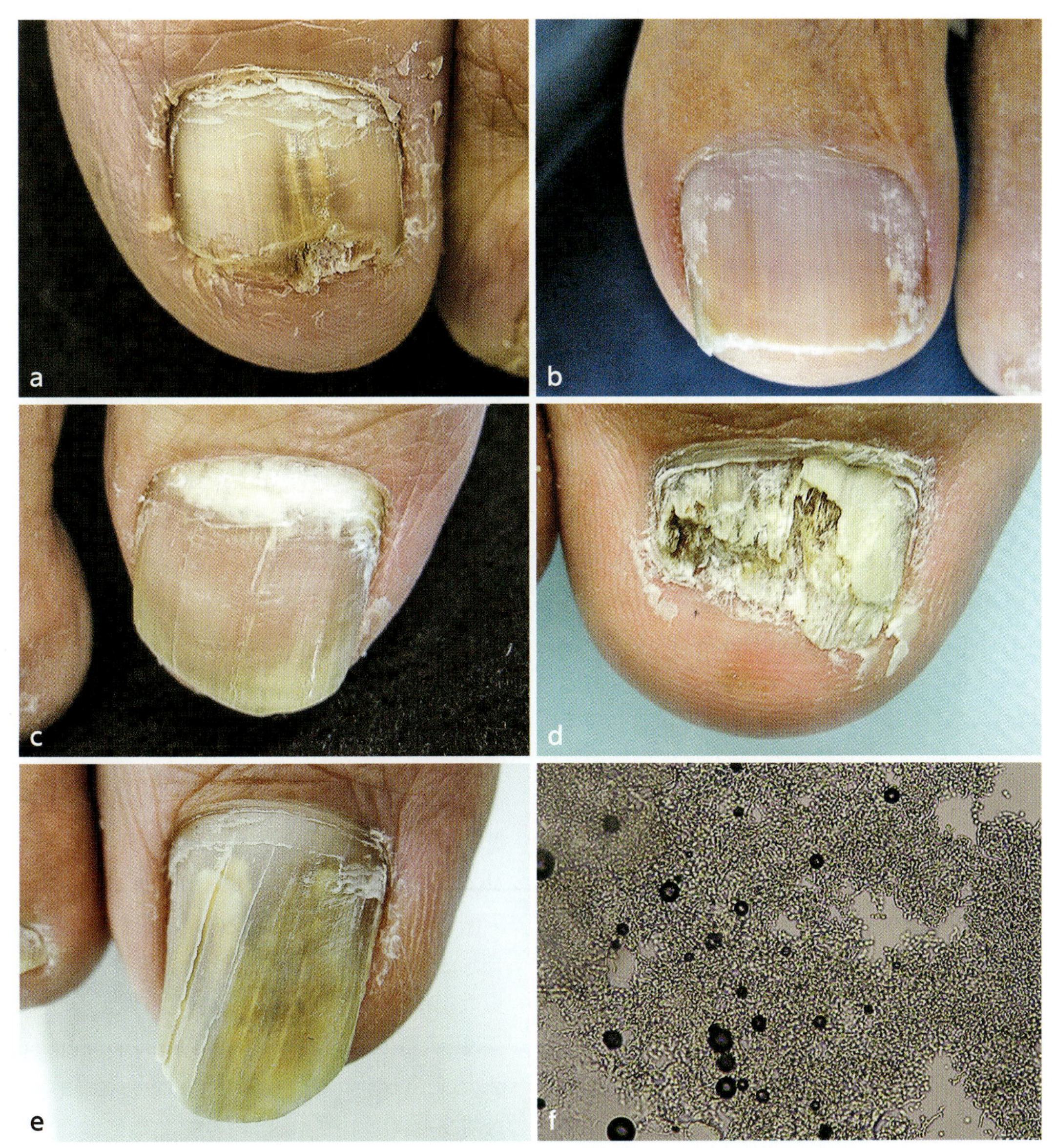

a：遠位側縁爪甲下爪真菌症（DLSO）．爪の遠位，側縁から菌が侵入する．硬い背爪の部分は侵されないので，爪の光沢が保たれる．頻度は最も高い．
b：表在性白色爪真菌症（SWO）．爪の表面から菌が侵入し，爪の表面は白色，粗造になる．
c：近位爪甲下爪真菌症（PSO）．爪の後爪郭から菌が侵入し，爪の実質が侵される．光沢は維持される．
d：全異栄養性爪真菌症（TDO）．病変が爪甲全体に及び，患者が削り取るなどして爪甲が崩壊，脱落した状態となる．
e：dermatophytoma．帯状，スパイク状の黄色，白色の爪甲混濁を示す．DLSOとの鑑別がしばしば困難である．病変は爪実質にあり，背爪は硬く保たれ，光沢がある．
f：dermatophytomaのKOH直接検鏡法所見．爪甲内の空洞内を占める菌塊は大量の短い菌糸や分生子（胞子）よりなる．内服治療にしばしば抵抗し，治癒には病巣の物理的除去が必要[1]とされる．

疾患概要

爪は四肢先端を保護するとともに，手では把握や細かい作業を行ったり，足では体の支持や移動に際して筋力の伝達にかかわるなど，日常の動作に深いかかわりをもつ．爪はひとたび爪母で形成されると途中で修復されることはない．このため，爪には感染症をはじめ，物理的刺激，炎症，血行障害など多くの要素による変形が時間軸に沿って集積する．

爪に変形をきたす疾患のうち爪真菌症（onychomycosis）は大きな割合を占め，このうち大多数が白癬菌に起因する爪白癬（tinea unguium）である．

爪真菌症の病型は英国皮膚科学会の病型分類に準拠して記載されることが多く，日本のガイドライン[2]でもこれが用いられている．ただし，すべての病爪がこれに従って分類できるわけではない．特に遠位側縁爪甲下爪真菌症（DLSO：distal and lateral subungual onychomycosis，**a**）と dermatophytoma（**e**）の鑑別が困難であることも少なくないし，一人の患者に複数の病型が認められることもしばしばである．

爪白癬に対しては有効な抗真菌薬が発売されており，治癒が期待できる疾患である．

確定診断を導くための考え方

■爪白癬はどうとらえられているか

軽症例は自覚症状もなく，多くは無視されている．高度の爪甲肥厚や爪甲鉤彎症を合併すると履物の圧迫で痛みが生じたり，爪が崩壊，脱落すると歩行の際に踏ん張りがきかない，手では細かい作業ができないなど ADL が低下し，ようやく疾患として認識される．また，自分で爪が切れなくなる，人前に手を出すのがはばかられるなど QOL も低下し[3]，ようやく医療機関を訪れることも多い．感染症としては爪白癬が菌のリザーバーとなって足白癬の再発に関与し，手では他の部位への白癬の拡散に関与する．特に糖尿病患者では蜂窩織炎や壊疽の要因になる．

■症状のとらえ方

爪の光沢を観察する．表在性白色爪真菌症（SWO：superficial white onychomycosis），全異栄養性爪真菌症（TDO：total dystrophic onychomycosis）以外の爪真菌症は硬い背爪が侵されずに残存する．このため，爪には光沢がある．乾癬や扁平苔癬，爪異栄養症，twenty nail dystrophy では初期から背爪も侵される．

爪囲の炎症，発赤を観察する．これらの変化は糖尿病，乾癬や掌蹠膿疱症などの合併症の存在を示唆するが，白癬で爪囲炎を伴うことは稀である．KOH 直接検鏡法（KOH 法）で爪甲からの真菌が陽性で，かつ爪囲炎がある場合は，カンジダ性爪囲爪炎や *Aspergillus* 属，*Fusarium* 属による爪真菌症を疑う．

左右非対称であることを確認する．爪真菌症が左右対称性に生じることは稀である．

外傷による変形，爪硬化症，爪甲鉤彎症や爪甲下腫瘍，動脈硬化や糖尿病，浮腫，抗リウマチ薬内服などのために爪の伸びが悪くはないか観察する．

やるべきこと

問診のポイント　足白癬の有無，家族歴，生活歴，服薬歴，合併症の有無を聴取する．爪が伸びているか，爪をいつ切ったか確認しておく．

真菌検査のポイント　活性の高い菌が豊富に含まれる検体を用いる．このため，病型に応じて採取部位，方法を工夫する．DLSO（**a**），近位爪甲下爪真菌症（PSO：proximal subungual onychomycosis，**c**）や dermatophytoma（**e**）の遊離端では菌の活きが悪いので，できるだけ健常部に近い部分から検体を採取する[2]．先端がカップ状になったピンセットや小さな鋭匙が便利である．あるいは背爪をドリルなどで除去，開窓し，変性した爪実質を採取する．SWO（**b**）では白色に変色した爪を表面からメスで薄く剥ぐように削る．顕微鏡の操作に習熟しておく．特に顕微鏡のコンデンサーの調節が重要で，低倍率では絞りを絞り込み，倍率を上げるに従って絞りを開き，光量を増やす．KOH法の判定では，菌要素は菌糸型を示すとは限らない．SWOでは胞子連鎖のみがみられたり，dermatophytomaでは短い菌糸と胞子が変性した爪の組織とともに塊となって認められる（**f**）．

診断のポイント　正確な真菌検査に加えて，治療への反応を予測することが重要である．爪真菌症らしくない爪の変形については❶に示したが，爪真菌症を否定するにも真菌検査が必要である．爪の成長が悪い例では真菌検査により菌が検出され，抗真菌薬が使用されても難治である．難治が予測される要因を❷に示したが，このような例では治療法の選択やゴールについてあらかじめ患者と意思を統一しておきたい．

やってはいけないこと

- 視診のみで爪真菌症と診断すること．確定診断には病原菌の検出が必須である．
- 大きな爪検体をそのまま真菌検査に用いること．できる限り健常な，透明な部分を取り除き，病変部のみを細かく砕いて検査に供する．

❶ 爪真菌症（爪白癬）らしくない爪病巣

左右対称に分布する例	爪真菌症ならば片側性に感染・発症し，個々の病爪も非対称性に病変を示す
手足の爪すべてに病変を認める例	twenty nail dystrophyや抗がん剤使用などを考える 慢性皮膚粘膜カンジダ症ではすべての手爪が侵されることがある
爪甲の表面に光沢がなく，粗造な例	爪白癬の多くは背爪（硬い爪の表面）が最後まで侵されずに残り，光沢がある
足に白癬病巣や白癬の既往のない例	爪白癬の多くは足白癬に続発する．高齢者では爪白癬のみの例も稀ではない
爪囲に炎症，発赤のある例	爪白癬で爪周囲に炎症を伴う例は少ない *Candida*属，*Aspergillus*属による爪真菌症，乾癬，掌蹠膿疱症では後爪郭に炎症を伴う

❷ 爪真菌症で難治が予想される要素

爪の性状	●爪母，爪の側縁に至る病巣 ●肥厚した爪 ●dermatophytoma
患者背景	●65歳を越える年齢 ●以前の治療後の再発例 ●糖尿病 ●末梢循環障害，浮腫 ●免疫抑制状態 ●他の爪疾患に合併した例
菌学	●白癬菌，*Candida*属以外による爪真菌症 ●混合感染例

治療の進め方

やるべきこと

内服療法，外用療法，局所療法があり，アドヒアランス，症状，合併症，検査所見によって治療法を考慮する．基礎疾患や他の爪病変が合併した例（❷）では，抗真菌薬による治療が適切に行われても健康な爪が回復しない可能性があることを患者に説明しておく．

内服療法では血液検査を行って内服が可能かどうかを判断したのち，テルビナフィンならば125 mg/日を食後4〜6か月連日内服，イトラコナゾールならば400 mg/日を1日1回食後7日間，その後3週間休薬，これを1パルスとして3パルス行う．基部から改善がみられれば内服を終了しても改善が続く．開始後2〜3か月で効果を確認し，効果が弱ければテルビナフィンをイトラコナゾールに変更する（その逆も）．ホスラブコナゾール（ネイリン®，ヒトの体内で速やかに活性本体であるラブコナゾールに代謝され，強い抗菌活性を示す）ならば100 mg/日を食後12週間連日内服する．ホスラブコナゾールのCYP3A4阻害作用は他のアゾール系薬剤ほど強力でなく，CYP3A4による代謝を受けないことから薬物相互作用の懸念が少ないと予想される[4]．

治療開始3〜6か月でまったく改善しなければ無効であるので内服を終了し，診断を見直す．内服ができない・希望しない場合，あるいはdermatophytomaでは，エフィナコナゾール（クレナフィン®）またはルリコナゾール（ルコナック®）爪外用液を1日1回1年間，爪のみに外用する．その際には足白癬も別途外用抗真菌薬で治療する．

dermatophytomaやSWOでは，物理的にニッパー型爪切り鉗子や電気ドリルによる病巣の削り取りが行われている．

やってはいけないこと

- 視診のみで爪真菌症としての治療を開始すること．
- 外用，内服とも漫然と治療を継続すること．
- 再診時，爪を観察しないこと．

エキスパートのための奥義

■KOH法が陰性の場合の策を考えておく

視診で爪真菌症が強く疑われてもKOH法が陰性の場合は，検体を十分溶解したのちに今一度観察する．溶解を速めるためにも，できる限り健常な爪の組織は除き，変性した部分のみを検査に用いる．SWOやdermatophytomaでは見慣れた細長い菌糸はみられないことを考慮しつつ観察する．それでもKOH法が陰性ならば以下の真菌培養を行い，2〜4週間（培養期間に相当）後の再診を指示する．再診時に再度KOH法を実施する．

■真菌培養が可能な体制を整える

Mycosel培地（クロラムフェニコールと抗菌剤シクロヘキシミドを含有したSabouraud培地．調整された斜面培地や平板培地の市販品がある）に滅菌綿棒があれば真菌培養が可能である．保温器は必須ではなく，暖かい室内に置いておいても発育する．Mycosel培地では白癬菌，*Candida*属真菌の発育は良いが黒色真菌の一部，*Aspergillus*属，*Fusarium*属の菌は発育しない．これらの菌の感染が疑われる例では，シクロヘキシミドを含まないSabouraud培地を用いる．

■菌種に応じた治療法を考慮する

*Candida*属ではテルビナフィンよりイトラコナゾールなどアゾール系が有効である．*Aspergillus*属，*Fusarium*属ではアゾール系抗真菌薬使用に加え，できるだけ物理的に混濁部を除去する．

■物理的治療を併用する

爪切り鉗子，グラインダーやルーターで白濁した爪，肥厚した爪，あるいは混濁部分の表層に残る硬い背爪部分を削り落とす．尿素製剤でODT（occlusive dressing therapy）を行い，軟化させたのち爪を除去してもよい．特にSWOの削除やdermatophytomaの開窓は大切な処置であり，医師が患者の爪に積極的に介入することでアドヒアランスの向上にもつながる．

ロングパルスNd：YAGレーザー照射[5]が試みられている（保険未収載）．

引用文献

1) Roberts DT et al. Subungual dermatophytoma complicating dermatophyte onychomycosis. Br J Dermatol 1998；138：189-90.
2) 渡辺晋一ほか．皮膚真菌症診断・治療ガイドライン．日皮会誌 2009；119：851-62.
3) 原田敬之．教育シリーズ　Superficial mycosis 爪白癬．Med Mycol J 2011；52：77-95.
4) Yamaguchi H. Potential of ravuconazole and its prodrugs as the new oral therapeutecus of onychomycosis. Med Mycol J 2016；57：E93-E110.
5) 須賀　康ほか．ロングパルスNd：YAGレーザーを使った爪白癬の治療　てこずる爪水虫をレーザーで治せるのか．Med Mycol J 2014；55：J65-71.

皮膚真菌症（爪以外の浅在性皮膚真菌症）

望月　隆

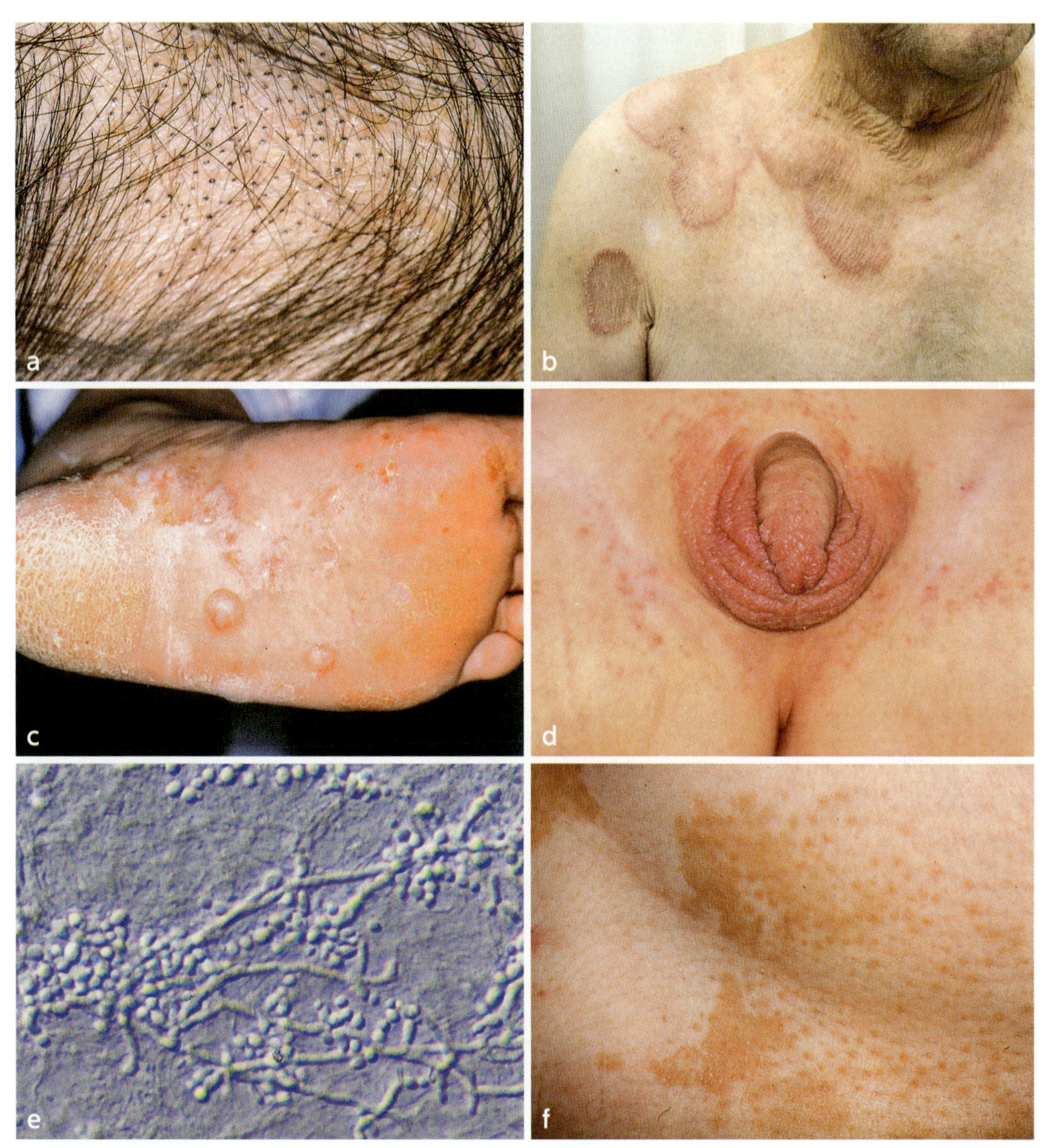

a：頭部白癬（black dot ringworm）．毛包内に菌の寄生により変性した毛が充満し，黒点にみえる．痒みはほとんどない．集簇すると脱毛斑として気づかれる．
b：体部白癬．境界明瞭な紅斑で鱗屑が付着する．中心部は若干炎症が改善して，軽度の色素沈着を伴う（中心治癒傾向）．痒みが強い．
c：足白癬．軽度の角質増生があり，小水疱が混在する．小水疱出現時に痒みがある．
d：皮膚カンジダ症．陰囊に紅斑がみられるが中心治癒傾向はない．周囲に丘疹が点在する（衛星病巣）．おむつかぶれはおむつに擦れる部分に症状が強いが，カンジダ症では皮膚の襞にも皮疹が分布する（北村清隆博士原図）．
e：KOH 直接検鏡法所見．カンジダ症．菌糸状の菌要素から分芽する酵母状菌要素が認められる（北村清隆博士原図）．
f：癜風．毛孔から色素斑が拡大する．この色素斑をメスなどで擦ると意外に大量の落屑が認められる（カンナ屑現象）．

疾患概要

表在性皮膚真菌症は皮膚・粘膜の表面に生じる真菌症で，最も有病率の高い皮膚感染症である．白癬（tinea）は皮膚真菌症（dermatomycosis）全体の約9割を占め，人口の18.6～24.7%が足白癬ないし爪白癬に罹患していると推計されている[1]．白癬は罹患部位により，頭部白癬（毛髪への感染をみる白癬，広くは頭部に生じた白癬をさす），体部白癬，股部白癬，手・足白癬（厳密には掌蹠の白癬），爪白癬と診断される．皮疹は，①角質の劣化の程度，②宿主（患者）の免疫反応，炎症反応，③掻破，感染，外用薬の刺激などの二次的変化，④寄生部位の解剖学的特徴，⑤菌種の特徴などが種々の程度に関与して出現したもので，多彩である．痒みは必発でなく，その程度もさまざまである．

皮膚・粘膜カンジダ症は皮膚真菌症の約1割を占める．おむつの使用，水仕事や肥満などで生じた皮膚の擦過や湿潤状態，ステロイド外用薬の使用による局所の免疫能の低下が誘因になる．糖尿病，AIDS，免疫抑制薬や抗がん剤の使用による全身性の免疫抑制，粘膜では抗生物質の使用に伴う菌交代現象で生じることがある．

マラセチア症には毛包の常在菌が角層で増殖して境界明瞭な色素斑，脱色素斑を生じる癜風（pityriasis versicolor/tinea versicolor），菌が毛包で増殖し炎症を生じるマラセチア毛包炎（*Malassezia* folliculitis）がある．前者に自覚症状はないが，後者は瘙痒を伴う．ともに夏季に，青壮年の体幹，頸部に好発する．多汗，高温環境，ステロイド外用薬使用が発症の誘因になることがある．

確定診断を導くための考え方

■自覚症状は診断の根拠にならない

一般に足や股部に痒みが生じるとまず皮膚真菌症が疑われるが，痒みは皮膚真菌症の診断の根拠にならない．繰り返しいわれることだが，真菌検査で菌の存在を確認して初めて診断が確定する[2]．真菌検査はKOH直接検鏡法（KOH法）が重要である．ほとんどの病型がこの検査で確定診断できる．真菌培養法も有用な手段である．特に頭部白癬ではKOH法に適する検体が採取しにくいが，培養で診断が確定できる例が多い．皮膚・粘膜カンジダ症やマラセチア症は常在菌であり培養陽性でも確定診断には至らない．

■症状のとらえ方

白癬は体表からの感染症であり，爪を含めて病巣が左右対称に分布することは稀である．手白癬は足に比較して発症頻度が低く，両側の掌蹠に同時期に同程度の病巣を認めることは極めて稀である．体部，股部白癬では中心治癒傾向（**b**）を示し，緩徐に外方に拡大する．

内因性の感染症である皮膚・粘膜カンジダ症やマラセチア症では左右対称性に皮疹が分布しうる．皮膚・粘膜カンジダ症は主に *Candida albicans* で生じ，皮膚では局所の乾燥や清潔が保たれていない部位に好発する．比較的急性に発症，拡大し，中心治癒傾向はなく，しばしば膿疱や衛星病巣を伴う．痒み，灼熱感，違和感がある．癜風は *Malassezia globosa* で生じる．毛包一致性に境界明瞭な色素斑，脱色素斑を生じ，やがて融合する．マラセチア毛包炎も *M. globosa* で生じる．大きさのそろった光沢のある赤色丘疹が体幹に多発し，痒みがある．

やるべきこと

問診のポイント　白癬では水虫薬（抗真菌薬），ステロイド，パップ剤など外用薬の使用歴，家族歴，生活歴，ペットの有無（ペット由来の糸状菌による頭部・体部・手白癬が知られている），格闘技系競技スポーツの経験（体部白癬では格闘技競技者間に *Trichophyton tonsurans* 感染症が多発する）など．皮膚・粘膜カンジダ症では家族歴，職業歴，既往歴，合併症では特に糖尿病，HIV感染症，ステロイドや免疫抑制薬の使用の有無，マラセチア症では労働環境（高温，多湿，時間，着装），外用薬の使用を聴く．

❶ KOH 直接検鏡法のコツ

検体採取・検体処理	●菌が多くいそうな場所から採取する ・病巣の辺縁に付着した鱗屑，水疱や膿疱があれば蓋を用いる ・出血させるような採取は弾力線維が混入し不適切 ・体部白癬・癜風はセロファンテープを圧着して鱗屑を採取できる ●KOH 液で充分溶かしてから観察する ・充分に溶かす前に検体を細かくしておく ・ただし，毛髪では，溶けきらないうちに菌の寄生部位を確認する ●KOH 液はより少量で処理し，薄い標本作製を心がける ●自作の KOH 液は沈殿ができれば作りかえる
顕微鏡	●視野が広くて明るく，ステージの操作性のよいものを用意する ●コンデンサーの絞りを調節する ・100 倍では絞り込み，焦点深度を深くする ・200～400 倍で確認するときは絞りを開いて視野を明るくする ・ただし *Malassezia* は 400 倍で，絞りを開いて観察する ●焦点をわずかに上下させながら菌要素を探す
診断	●100 倍で菌を探し，200～400 倍で確認する ・400 倍にすると菌様モザイクは真菌と明瞭に区別できる ・高倍率で探すと視野が狭くなり見落としが増える ●*Malassezia* の酵母はズームブルー液（市販）やクロラゾール黒などで染色する ●一度陰性と判定しても，少し時間がたって溶解が進むと菌がみえてくることがある

真菌検査のポイント（❶） 菌が豊富に含まれると予想される検体を用いる．このため病型に応じた検体採取法の習熟，採取部位への洞察が必要で，臨床力を問われる．顕微鏡ではコンデンサーの絞りの調節が極めて重要である．

診断のポイント 正確な真菌検査に加えて，合併する疾患の有無，治療法の選択，患者のアドヒアランスも考慮する．真菌症を否定し，ステロイド外用薬の適応を判断するにも真菌検査が必要である．

やってはいけないこと

- 視診のみで真菌症と診断すること．
- 疑診の状態で試しに抗真菌薬を処方すること．ひとたび抗真菌薬が使用されると菌の検出が困難になり，確定診断が不可能になる．

❷ 内服抗真菌薬が使用される表在性皮膚真菌症

白癬（テルビナフィン，イトラコナゾール）
頭部白癬，Celsus 禿瘡 *Trichophyton tonsurans* 感染症 角質増殖型足白癬 手白癬 爪白癬 十分に外用ができない例 　広範囲，高齢やハンディキャップのある患者
皮膚・粘膜カンジダ症（イトラコナゾール）
繰り返す口腔カンジダ症 慢性皮膚粘膜カンジダ症 爪カンジダ症
マラセチア症（イトラコナゾール）
十分に外用ができない例 外用治療に抵抗する癜風，マラセチア毛包炎

（ ）推奨される抗真菌薬
ともに内服開始前に採血し，貧血，肝機能の検査を行う．イトラコナゾールを使用する際には心血管系の合併症，併用禁忌薬，併用注意薬使用の有無を確認する．

治療の進め方

やるべきこと

ほとんどの例で外用療法が合理的で有効である．

内服療法の適応があるか考慮する（❷）．頭部白癬，Celsus 禿瘡，足の角質増殖型白癬や手白癬は，テルビナフィン 125 mg/日，あるいはイトラコナゾール 100 mg/日を連日 2～3 か月内服，広範囲の体部白癬，*T. tonsurans* による体部白癬ならばテルビナフィン 125 mg/日，あるいはイトラコナゾール 100 mg/日を連日 2～4 週間内服する．カンジダ症，マラセチア症はイトラコナゾールが適応になる．カンジダ症は 100 mg/日を連日投与するが，経過を観察しつつ期間を定める．マラセチア症は 100 mg/日を 2 週間程度で改善が見込まれる．

患者に治療法，見込みを提示し，アドヒアランスの向上に努める．

十分な薬剤の量を処方し，外用法を具体的に説明する．

治療中，副作用，難治例の早期発見に努める．

やってはいけないこと

- 視診のみで治療を開始すること.
- 十分量の外用薬を処方しないこと.
- 外用指導を行わないこと.
- 内服薬の適応疾患, 適応例を外用のみで治療すること.
- *T. tonsurans* 感染症(疑い例を含む)の受診者だけに外用治療を行い, 患者の背景をかえりみないこと.

エキスパートのための奥義

原因菌種への洞察が求められる

菌が陽性, というだけではなく, 原因菌種を確かめながら(少なくとも推測しながら)診療にあたる. 動物由来の糸状菌(好獣性菌)による白癬は, 発症部位がどこであっても抗真菌薬による治療によって炎症反応が一時的に増悪しうる. ステロイド外用薬が使用されていた例では, 好ヒト性菌であってもステロイド薬の外用を止めると炎症反応が一時的に増悪しうる. ともに診断は正しくても患者の信頼を損なうことになるのであらかじめ説明を行う.

菌種の確定のため, 真菌培養が可能な体制を整える. Mycosel培地(クロラムフェニコールと抗菌剤シクロヘキシミドを含有したSabouraud培地. 調整された斜面培地や平板培地の市販品がある)に滅菌綿棒があればほとんどの皮膚真菌症の原因菌が培養できる. 保温器は必須ではなく, 暖かい室内に置いておいても発育する. 頭部白癬, 露出部の体部白癬, 手白癬, 集団発生例, 好獣性菌の関与が疑われる例では菌種確定が勧められる[2].

引用文献

1) 岩永知幸ほか. レセプトデータベースを用いた皮膚糸状菌症診療の実態の解析. 日皮会誌 2015；125：2289-99.
2) 望月 隆. 皮膚科診断技法(あなたのその手技は間違ってませんか!)その真菌検査法 間違ってませんか! 日皮会誌 2014；124：2777-9.

コラム ***Trichophyton tonsurans* 感染症への対応**

2000年頃から *T. tonsurans* による白癬が高校, 大学の柔道部員やレスリングチームなど格闘技競技者間に多発している. 本菌による体部白癬は顔, 耳, 項, 腕などスポーツ活動中に小外傷を受けやすい部分に好発する(**1**). 頭部白癬は側頭部, 前額部に好発し, black dot ringwormとなるが, 時にCelsus禿瘡に移行する.

特に本菌は頭髪や体毛など毛への親和性が高く, 一部の例では治療によって症状が改善したのちも頭髪での除菌が十分でなく, あるいは容易に再感染し, 結果として頭部に感染が持続することが知られている. このような無症候性キャリアは他者への感染源になりうる. ブラシ培養法などで頭部から菌が検出された場合はキャリアであっても, テルビナフィン125 mg/日, あるいはイトラコナゾール100 mg/日を連日6週間内服することが推奨されている[1]. また体部白癬であっても体毛に感染すれば内服抗真菌薬が必要であり, この際は外用に加えテルビナフィン125 mg/日, あるいはイトラコナゾール100 mg/日を連日2～4週間内服する.

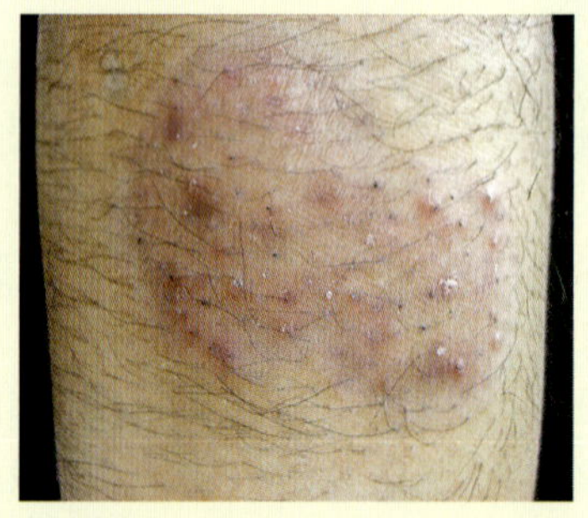

1 ***Trichophyton tonsurans*感染症**

15歳柔道部員の右前腕に生じた例. 体毛への侵入によりblack dot ringwormとして認められた(extra-scalp black dot ringworm).

また, 競技団体の集団検診や, 予防のための啓発活動が必要である. 集団検診では単に診察にとどまらずブラシ培養法など真菌培養を合わせて行うことになる. このように *T. tonsurans* による感染症は, 従来の白癬の治療や予防策と異なった対応が求められる.

◎引用文献

1) Shiraki Y, et al. Assessment of the treatment protocol described in the guidelines for *Trichophyton tonsurans* infection. Jpn J Med Mycol 2008；49：27-31.

尋常性疣贅・尖圭コンジローマ・伝染性軟属腫

今福信一

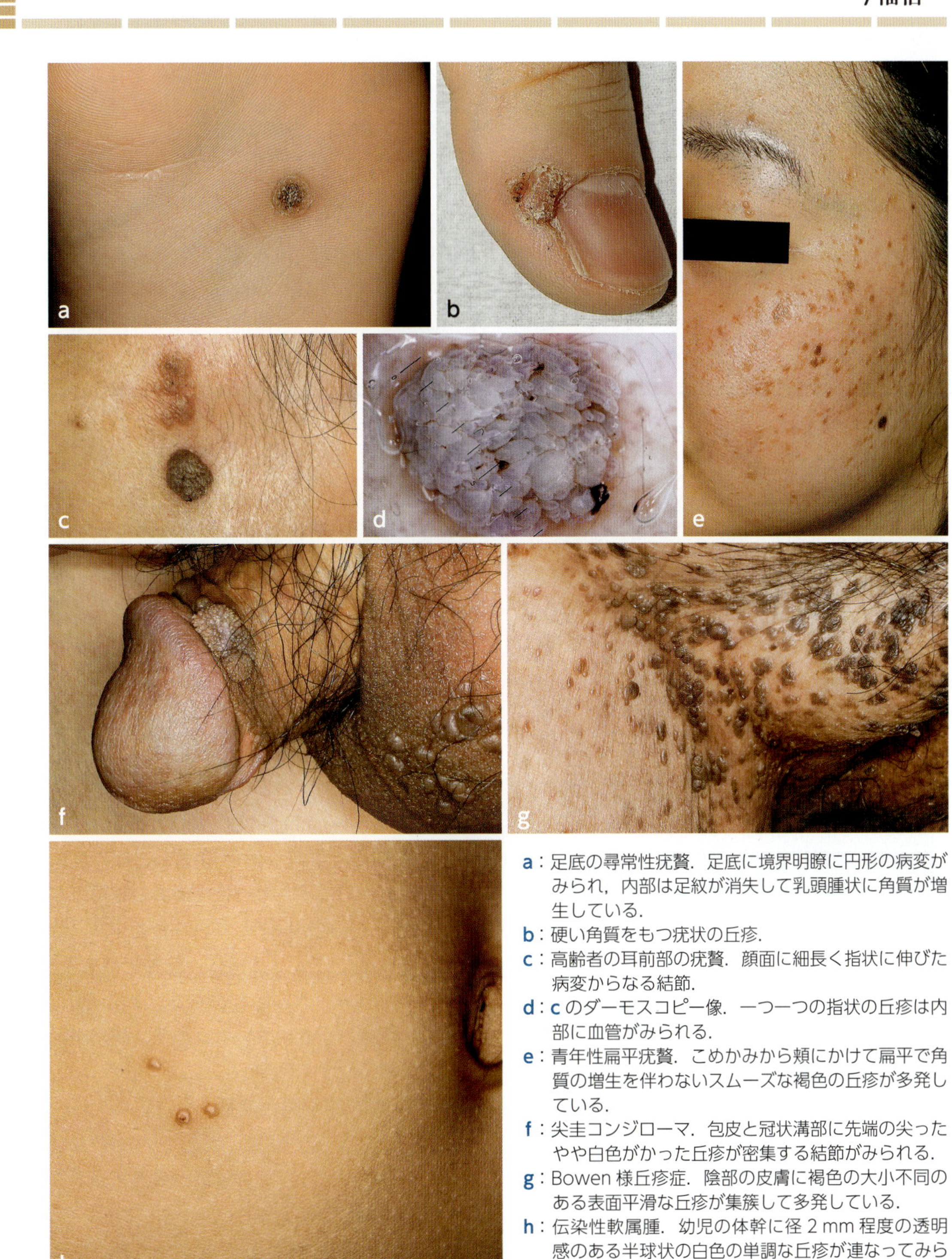

a：足底の尋常性疣贅．足底に境界明瞭に円形の病変がみられ，内部は足紋が消失して乳頭腫状に角質が増生している．
b：硬い角質をもつ疣状の丘疹．
c：高齢者の耳前部の疣贅．顔面に細長く指状に伸びた病変からなる結節．
d：c のダーモスコピー像．一つ一つの指状の丘疹は内部に血管がみられる．
e：青年性扁平疣贅．こめかみから頬にかけて扁平で角質の増生を伴わないスムーズな褐色の丘疹が多発している．
f：尖圭コンジローマ．包皮と冠状溝部に先端の尖ったやや白色がかった丘疹が密集する結節がみられる．
g：Bowen 様丘疹症．陰部の皮膚に褐色の大小不同のある表面平滑な丘疹が集簇して多発している．
h：伝染性軟属腫．幼児の体幹に径 2 mm 程度の透明感のある半球状の白色の単調な丘疹が連なってみられる．

疾患概要

尋常性疣贅（common wart, verruca vulgaris）はヒトパピローマウイルス（human papillomavirus；HPV）の表皮または粘膜上皮への感染による乳頭腫状，あるいは疣状の丘疹，結節ができる疾患である．尋常性疣贅はありふれた疾患で，小児に多発する場合が多いが，成人にも生じる．自然に軽快する場合も多いが，しばしば難治である．

尖圭コンジローマ（condyloma acuminatum）もHPVの感染症で，主に男性の亀頭，陰茎，女性の陰唇などに小型の丘疹が多発する．主に性行為やその類似行為で感染する．感染症法の5類感染症（定点観測）に指定され，報告数は2005年をピークに減少してきたが，2009年から再び増加している．

伝染性軟属腫（molluscum contagiosum，伝染性軟疣）は別名「ミズイボ」とも呼ばれ，伝染性軟属腫ウイルス（molluscum contagiosum virus；MCV）が表皮に感染してできる疾患である．通常乳児，小児の四肢，躯幹に散在性に白色の単調な丘疹が多発する．接触感染し，水泳プールでの感染が多い．稀に成人の外陰部，下肢に性感染症としてみられる．また，免疫不全者では巨大化，難治化し，近年はAIDS患者などでそのような例がみられる．

❶ 臨床型とヒトパピローマウイルスの型

	臨床型	ウイルス型
主に皮膚に感染	ミルメシア 尋常性疣贅 扁平疣贅 疣贅状表皮発育異常症	HPV 1 HPV 2/4 など HPV 3/10/28 HPV 5/8
主に粘膜に感染	尖圭コンジローマ 子宮頸癌・Bowen様丘疹症，高齢者の指・陰部のBowen病	HPV 6/11 HPV 16/31/33

確定診断を導くための考え方

■皮疹の特徴

尋常性疣贅　いくつかの特徴的な臨床型がみられる．蟻塚のような病変を手足につくるミルメシア（**a**），顔面に平坦な小型の丘疹をつくる青年性扁平疣贅（**e**），顔面に細長い突起状の病変をつくる指状疣贅（**c**，**d**）などの臨床型があり，それぞれに特異的なウイルス型がある（❶）．鑑別診断としては尋常性疣贅は手足の場合，特徴的な臨床型から診断は容易であるが，足底では鶏眼，胼胝との鑑別を要する．また糖尿病性の足病変で角化が著しい病変も鑑別を要する．成人の躯幹や顔面，頭部に発症した場合は鑑別としては脂漏性角化症が最も重要となる．

尖圭コンジローマ　外陰部に生じる表面が常色からやや白色の尖った疣状，乳頭腫状，あるいは鶏冠状の丘疹の集合で，集簇して結節状になる場合もある（**f**）．診断は難しくないが，男性の冠状溝部に生じた場合は，陰茎真珠様丘疹（pearly penile papule；PPP）との鑑別診断が重要になる．PPPは通常冠状溝部に限局して列序性に多発し，尖圭コンジローマのように非対称な形をとらないことで鑑別する．また，疣贅様，あるいは脂漏性角化症様にみえてBowen病の病理所見を呈するBowen様丘疹症（bowenoid papulosis，**g**）も鑑別が必要である．鑑別には生検を要する．

伝染性軟属腫　臨床的には透明感のある軟らかい白色の径1〜3 mm程度の半球状の丘疹で，大きさが揃った単調な形態（**h**）をとるのが最大の特徴である．アトピー性皮膚炎の患児など表皮のバリア機能が低下している患者では，数が増えやすい．成人では稀に性行為で感染し，外陰部周囲にみられる場合がある．またAIDS患者など免疫不全者においては多発，個疹が巨大化し，難治化する例がある．

■病理組織学的所見と病態

HPVもMCVも，感染した細胞の中で自己複製を行い増殖する．この現象が病理組織学的に際立った特徴を呈する．

HPVは小型のDNAウイルスで，その塩基配列によって100以上の型に分類されている．

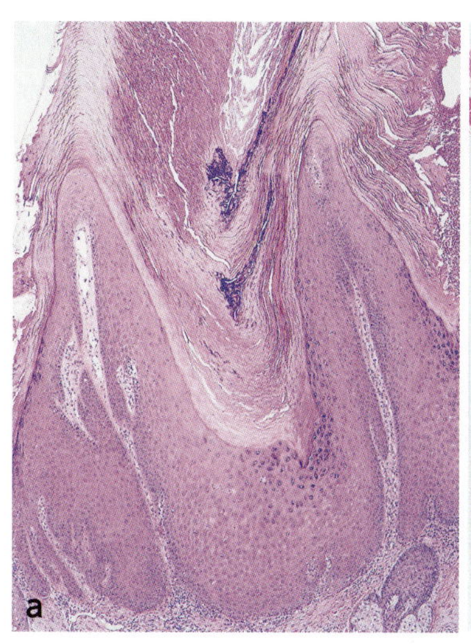

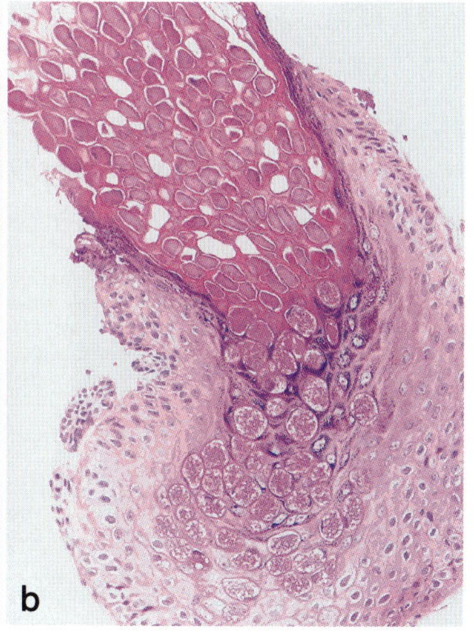

❷ **病理組織像**
a：尋常性疣贅．著しい角質の増生と表皮の剣状の突出がみられ，その下には真皮乳頭も延長している．突起の先端はparakeratosisがみられ，逆に溝の部分では厚いgranular layerがみられる．
b：伝染性軟属腫．表皮角化細胞は角層に近づくにつれて均一に好酸性の小体（molluscum body）で占拠される．

大別すると皮膚に感染する群と粘膜に感染する群，さらに良性の疣をつくる群と悪性の腫瘍をきたす群がある．❶にウイルスの型と臨床型を示す．

HPV感染の病態は病理組織に特徴的に反映される．尋常性疣贅では外方に向かって著しい乳頭腫状の増殖性の変化がみられる（❷a）．表皮は肥厚し，角層が著しく厚くなり，真皮乳頭も著明に上方へと延長する．顆粒層も厚くなるが，ここに特徴的な大小不同のケラトヒアリン顆粒と空胞化細胞がみられる．これらの変化はHPVが引き起こす細胞変性効果（CPE）と呼ばれ，疣贅に特徴的な所見である．古い病変ではこのCPEはみられにくくなる．尖圭コンジローマでも同様で上皮の外方の細胞の核に同様の変化がみられる．ウイルスの存在を確認するには，免疫組織化学的には抗HPV抗体を用いてウイルス粒子を染色することが可能で，上層の細胞の核に綺麗に染色される．前述したBowen様丘疹症では，HPVのDNAは宿主細胞に取り込まれており，ウイルス粒子も形成されなくなるため，病理切片上でのウイルスDNAの複製やウイルス外套蛋白の検出はできなくなる．

伝染性軟属腫でも病理組織学的特徴はウイルスの特性をよく表していて，表皮が角層へと分化するに従って，molluscum bodyと呼ばれる好酸性の小体が細胞質を占拠するようになり，ここに感染性のウイルス粒子が充満している（❷b）．

尋常性疣贅の治療の前にやるべきこと

- 鶏眼や胼胝との鑑別を正しく行う．特に成人の足底の荷重部，中でも中足骨頭の部分にある小さな病変は多くの場合鶏眼である．
- すべての疣贅を見つけておくこと．初回の治療前に小さなものもしっかりと記録する．その後の治療効果の判断に必要である．
- あまりに角質が多いときは適宜角質を除去する．厚い角質の上から凍結や外用療法を行っても下の細胞まで到達しないことがある．
- 治療に否定的な感情を抱かせず，希望を持たせる．疣の治癒には精神的な影響やプラセボ効果も知られている．

治療の進め方

■尋常性疣贅の治療手段

尋常性疣贅には非常に数多くの治療が存在するが，それは一つの万全な方法がないことの裏返しでもある．また，多くの臨床試験でプラセボでも疣が治っていることを考えると，自然治癒は相当数生じていると考えられwait and seeポリシーも一つの選択肢であろう．しかし，足底や指先で歩行や手作業，見た目に問題がある場合は何らかの治療が必要となる．現在，日本皮膚科学会で治療のガイドラインが作成されつつあるが未発表で，イギリスのシステマティックレビューによると，高濃度のサリチル酸外用，凍結療法がそれぞれグレードA，Bの推奨となっている．サリチル酸は日本では主に硬膏の剤形のもの（スピール膏）を貼布することになるが，保険適用されていない．

凍結療法は液体窒素（－196℃）に浸した綿棒を疣に圧抵して行うことが多く，細胞内の水が凍結されて生組織が破壊されること，それによって生じる炎症が排除に働くと考えられている．保険適用されている（いぼ冷凍凝固法，3箇所以下210点，4箇所以上270点）．強く凍結しすぎると非常に痛みの強い血疱をきたし，日常生活に困る場合があるので，力加減に注意が必要である．

パルス色素レーザー，5-FUの外用，ブレオマイシンの局注，接触免疫療法はグレードC（用いてもよい）とされている．パルス色素レーザーは血管腫治療用のレーザーで，疣の拡張した表層の血管を破壊することで治療効果を得ると考えられる．保険適用はなく，自費診療で行われている例が多い．ブレオマイシン局注はかつて日本の皮膚科では稀ならず行われていて効果も高く安全と考えられるが，5-FUと同様抗がん剤の部類であり，良性腫瘍に用いるのは現在では難しい．治験も行われていないので，用いないほうが無難だろう．それ以外の多くの治療，主に破壊的な薬剤の外用（ポドフィリン，フェノール，硝酸銀，グルタルアルデヒドなど）はグレードD（行わないことを推奨する）とされている．

■尋常性疣贅の治療方法の選択

治療方法の選択は，まず患者の年齢と疣の種類によって大きく分かれる．頻度的に小児に多く，選択肢は外用でスピール膏の貼布，凍結療法，グルタルアルデヒド外用などに絞られるだろう．凍結療法は効果が早くみられるが，疼痛が強い．外用療法は時間がかかるものの，疼痛も少なくクリニックなどに頻回の通院が可能な場合はよい選択肢と言える．

■尖圭コンジローマの治療

尖圭コンジローマには効果が実証され，保険適用されているイミキモド（imiquimod，ベセルナ®クリーム）がある．1日1回，週3回，寝る前に外用して，起床時に洗い流す．4週間外用し，4週間休薬，残存，再発の場合は再度4週間外用する．性感染症であるので，必ずパートナーが同症をもっているかを問診で確認し，同時に治療を行うことが重要である．

■伝染性軟属腫の治療

患者のほとんどは小児で，自然治癒する疾患であることを考えると，経過観察も一つの方法である．しかし，著しく増数して見た目に困る場合があり，また他人への感染源となるという公衆衛生的な観点から，日本の皮膚科では治療する場合が多い．治療は，鑷子を用いて用手的にミズイボを摘み取る方法が一般的で，保険適用されている（軟属腫摘除，10箇所未満120点，10箇所以上30箇所未満220点，30箇所以上350点）．軟属腫摘除用に先端が環状になった鑷子が発売されており，容易に白色の丘疹だけを摘み取れるので，非常に便利である．そのまま摘むと痛いので，リドカインテープ（ペンレス®）などを処置前1時間から貼布して局所麻酔を行うとよい．ペンレス®は軟属腫摘除に保険適用されている．

やってはいけないこと

尋常性疣贅

- 凍結療法時に液体窒素や綿棒の使い回しをすること．綿棒の使い回しで疣贅がうつるというエビデンスはないが，感染性のものなので1回使用にしたほうがよい．
- 過度な凍結療法．手掌や足底の疣贅に対して血疱ができるように強力に液体窒素綿棒を圧抵すると，治癒も早いが術後に瘢痕を残して治癒後にも胼胝や疼痛が残ったりする．また，顔面頸部では押しつけると色素沈着を残しやすいので注意する．

- 深追いすること．疣贅は治療を継続することで平坦になってくる．角質の増生もみられにくくなり，治癒の判定が難しい場合がある．肉眼的に略治した場合はいったん治療を終了して1か月程度経過を観察し，再発がないかを確認する．

尖圭コンジローマ

- 過度な凍結療法．包皮は薄く，また，最後は小型の扁平な丘疹が残りやすいので凍結療法の場合はピンポイントに細かく行う．

伝染性軟属腫

- 前医が処置をしなかったことを患者の前で批判すること．軟属腫の摘除は，現在では痛み止めの貼布麻酔が保険で認められ，少ない痛みで安全に確実にできるようになった．病悩期間の短縮や見た目，また感染機会の減少など摘除の効果は大きいが，世界的には経過観察が一般的であることも知っておく．

エキスパートのための奥義

■凍結療法用の綿棒（尋常性疣贅）

凍結療法に用いる綿棒は，通常の楕円体の綿棒よりも先端を細くして，かつ後端を大きく丸くやや緩めにしておくと，細かい圧抵が可能でなおかつ液体窒素の含みがよく一度で長い時間の治療ができて効率がよい．手作りの場合はそのような形にすることで処置の効率を上げることができる．手作りが面倒な場合には，既製品にもその形のもの（例：N綿棒，大小あり〈白十字〉）があり，ディスポーザブルで使いやすい．

■尖圭コンジローマの予防

❶に表したとおり子宮頸癌もHPVの感染症であり，現在はワクチンで予防可能である．子宮頸癌ワクチンのうち，ガーダシル® は子宮頸癌の原因となるHPV16, 18のみならず，尖圭コンジローマの原因となるHPV6, 11に対する免疫も誘導し，尖圭コンジローマの感染もほぼ完全に予防することができる．しかし，日本では定期接種者に複合性局所疼痛症候群と呼ばれる現象が生じ，2013年から厚生労働省が積極的な接種の勧告を中止している（この事実に対してWHOなどから非難を受けている）．しかし，現在でも希望者は接種が可能で，定期接種の場合（女子中学生）は公費負担が可能である．

■伝染性軟属腫患児のプール水泳について

ミズイボはプールでの感染が多いが，患児の水泳を禁止する必要はない．日本臨床皮膚科医会では，プールの水を介しては感染しないが，タオル，浮き輪，ビート板などを介して感染することがあるので，できるだけ共用しないように指導している．

水痘・帯状疱疹

浅田秀夫

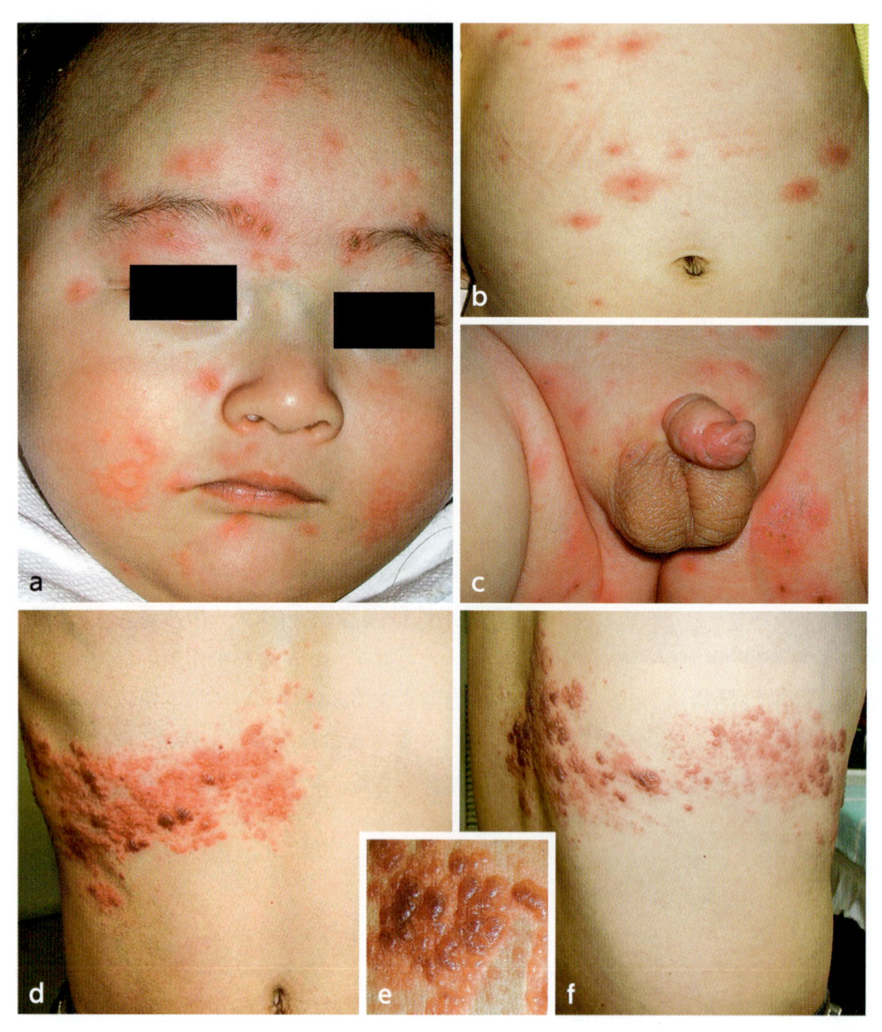

a，b：水痘．顔面と体幹に，紅暈を伴う小丘疹，小水疱，小膿疱，痂皮がみられ，新旧の皮疹が混在している．c：水痘．皮疹が陰部に密集してみられる．d，e，f：帯状疱疹．皮疹は神経分布に一致して片側性，帯状にみられる．

疾患概要

水痘（varicella，chickenpox）と帯状疱疹（herpes zoster）は，ヘルペスウイルス科に属する水痘・帯状疱疹ウイルス（varicella zoster virus：VZV）によって生じる．

水痘は，VZV の初感染によって主に小児が罹患する急性発疹症である．感冒様症状に続いて，顔面・被髪部から始まりほぼ全身に紅色丘疹～紅暈を伴う小水疱が多発する．水痘ワクチン定期接種化（2014 年 10 月）以降，患者数が激減している．

帯状疱疹は，水痘罹患後に神経節に潜伏感染していた VZV が再活性化して生じる．神経痛様の疼痛が先行し，ついで多数の小水疱を伴った浮腫性紅斑が，片側性に知覚神経分布に一致し

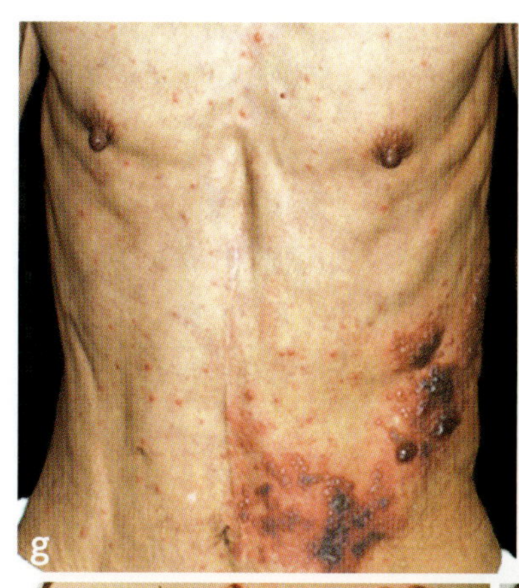
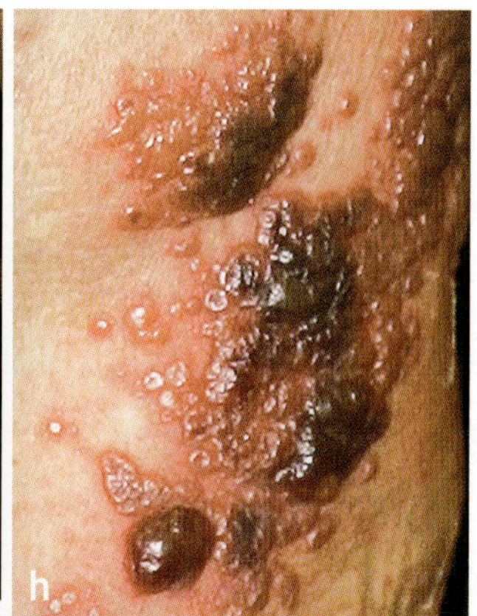
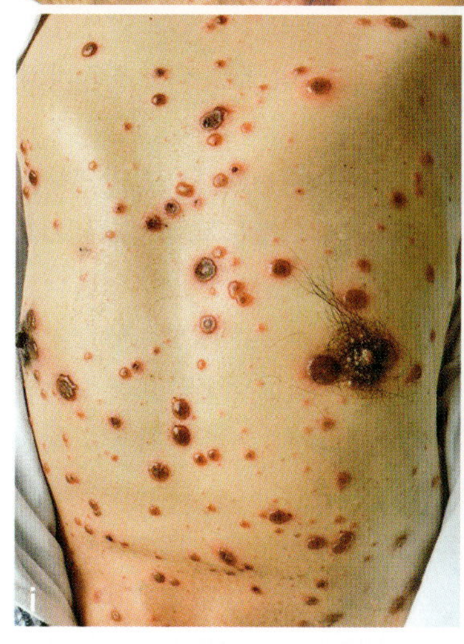
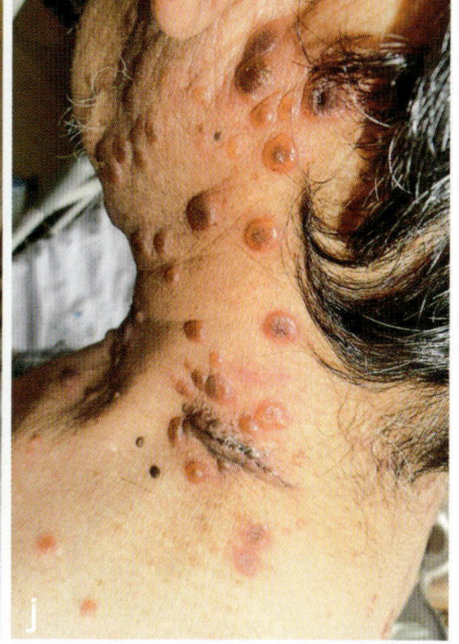

g，h：汎発性帯状疱疹．胃癌の手術後，左側腹部の血疱を伴う帯状疱疹に加え，汎発疹がみられる．i，j：成人T細胞白血病の化学療法中に発症した水痘．中心臍窩を有する大型の水疱，血疱が全身に多発している．

て出現する．皮疹治癒後も長期にわたり頑固な疼痛が残ることがある（PHN：帯状疱疹後神経痛）．年間の罹患率は1,000人あたり5人程度とされているが，加齢とともに増加がみられる．

確定診断を導くための考え方

■皮疹の特徴

水痘　通常発熱とともに発疹が出現する．全身に小紅斑が出現し，速やかに小丘疹，小水疱，小膿疱と変化して痂皮化する（**a**～**c**）．数日にわたり新しい発疹が次々と発生するため，新旧さまざまなステージの皮疹が混在する．しばしば痒みを伴う．発疹は顔面や体幹に多く，頭皮や，口腔粘膜，外陰部などにもみられる．

帯状疱疹　神経痛様の痛みが先行し，ついで多数の小水疱を伴った浮腫性紅斑が，通常片側性に知覚神経の分布に一致して出現する（**d**～**f**）．膿疱化やびらん形成の後，痂皮化して約3週間で治癒する．免疫能が低下している患者では，神経分布に一致した皮疹に加え，水痘様の散布疹がみられることがある（汎発性帯状疱疹，**g**，**h**）．高齢者や重症化例では，電気が走るような疼痛や感覚異常が長期間残ることがある（PHN）．

免疫抑制状態では，水痘，帯状疱疹のいずれでも，通常と比べて，大型の水疱が多発する傾向があり，しばしば血疱や壊死も伴う（**g**～**j**）．

■皮疹（水疱）のとらえ方

水痘や帯状疱疹では，VZVの感染の結果，表皮ケラチノサイトに，球状変性，多核巨細胞形成などの形態変化が起こり，表皮内水疱が形成される（❶）．また，この水疱には，中心臍窩をしばしば認める（**g**～**j**）．これは膿痂疹，手足口病の水疱，虫さされなどとの鑑別のポイントとなる．

■皮疹の分布

水痘　顔面・被髪部から始まり体幹，四肢へと拡大することが多い（**a**，**b**）．口腔粘膜や鼻の粘膜にもしばしば出現し，また，陰部，肛門などの間擦部位に密集する傾向がある（**c**）．

帯状疱疹　片側性に神経の分布に一致して出現するのが特徴であるが，神経支配領域に連続して皮疹が出現するとは限らない点に注意する必要がある．たとえば，足に皮疹を認めるときは殿部に，胸に皮疹を認めるときは指先など，離

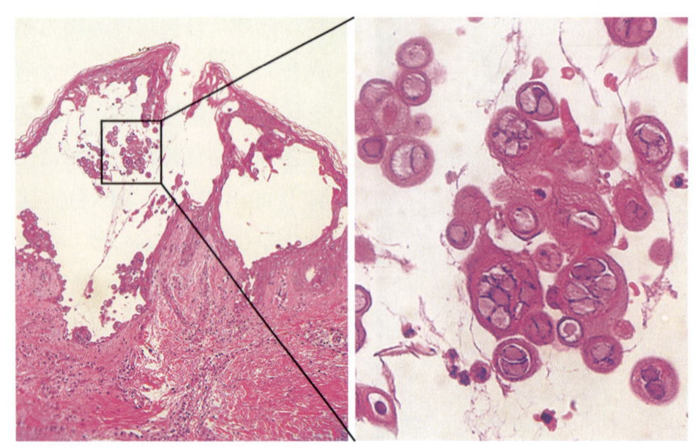

❶ **帯状疱疹の水疱の病理組織所見**
表皮内水疱の形成がみられ，水疱内に，VZV の表皮ケラチノサイトへの感染の結果生じた球状細胞，ウイルス性多核巨細胞がみられる．

れた部位に皮疹が出現する場合がある（❷）．また，三叉神経第 1 枝領域，特に鼻尖部・鼻背部に皮疹を認めた場合には，眼病変の合併頻度が高いこと（❸）や，耳介部では顔面神経麻痺や内耳障害を起こしやすいこと（Hunt 症候群，❹）なども知っておく必要がある．一方，汎発性帯状疱疹の場合は，局所で増殖したウイルスが血液中に流れ，ウイルス血症をきたした結果，水痘と同様の散布疹を生じたものと考えられる（**g**，**h**）．

やるべきこと

水痘の診断のポイント 特徴的な皮疹と発熱，水痘患者との接触歴，既往歴，ワクチン接種歴などの問診から診断を行う．時に虫刺症や単純ヘルペスウイルス（HSV）による Kaposi 水痘様発疹症との鑑別を要する．臨床の場で最も役立つ検査は Tzanck 試験で，これは水疱内の細胞の塗沫標本をギムザ染色し，球状細胞やウイルス性多核巨細胞を確認する迅速診断法である（p.138 参照）．ただし単純疱疹との鑑別はできないため，確定診断が必要な場合には，抗 VZV モノクローナル抗体を用いた蛍光抗体法あるいはイムノクロマト法（デルマクイック®VZV，❺）によりウイルス抗原を検出する．

帯状疱疹の診断のポイント 小水疱の集簇，皮疹の分布，疼痛などの特徴的な臨床症状から診断する．しかし，疼痛のみで皮疹がない場合の

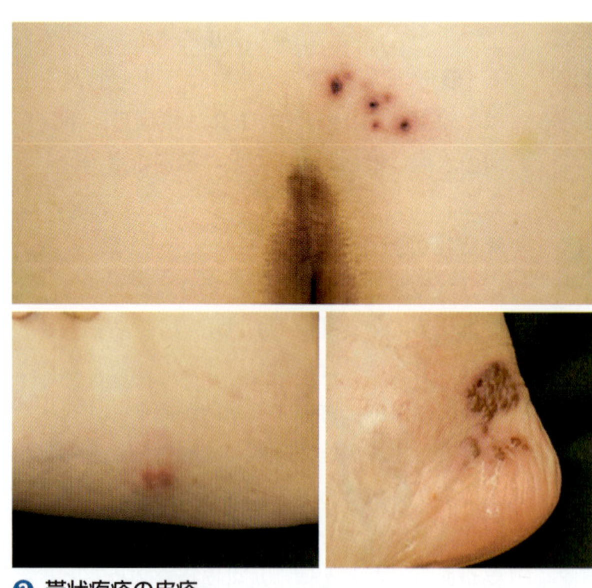

❷ **帯状疱疹の皮疹**
殿部，大腿，足に非連続性に離れて出現．

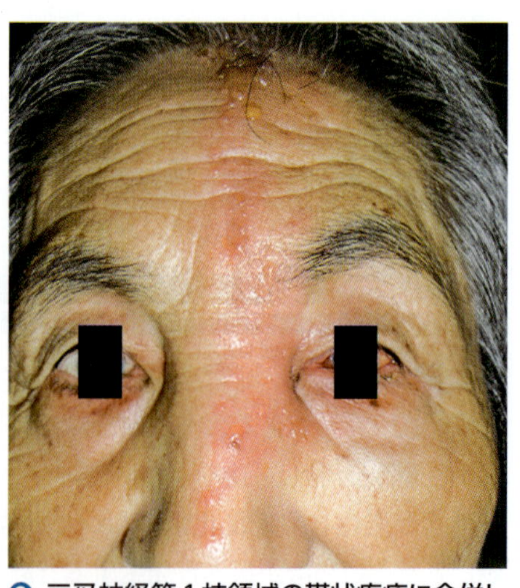

❸ **三叉神経第 1 枝領域の帯状疱疹に合併した結膜炎**
特に鼻部に皮疹がみられると眼合併症をきたしやすい．

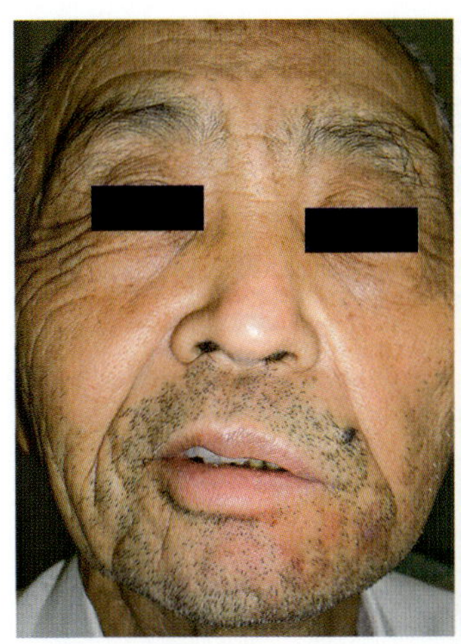
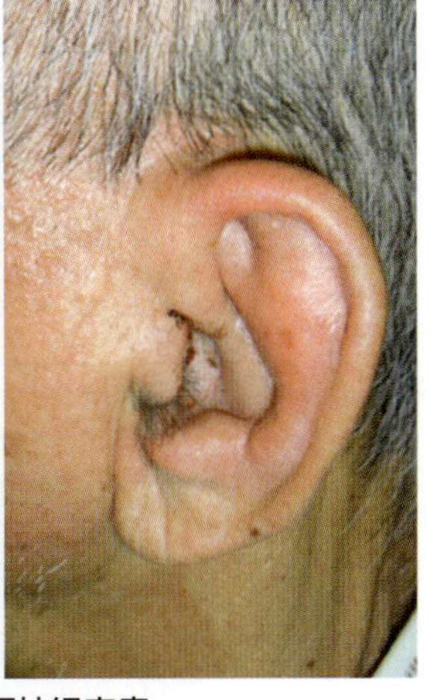

❹ 耳介の帯状疱疹に合併した顔面神経麻痺
口唇の偏位，左口角下垂を認める．

診断は困難であり，紅斑，小水疱の出現を待って診断を確定する．時に単純疱疹との鑑別を要するが，口唇や陰部に再発を繰り返している場合には鑑別可能である．非典型例の診断には，水痘の場合と同様に Tzanck 試験を行うが，単純疱疹との鑑別には，抗 VZV モノクローナル抗体を用いた免疫染色あるいはイムノクロマト法（デルマクイック®VZV，❺）を行う．

その他の検査　高齢者や腎障害が疑われる患者に対して，抗ウイルス薬の用量を決めるために，血清クレアチニン値を測定し，クレアチニンクリアランスや推定糸球体濾過量を算出する．

発熱や頭痛を訴える患者では，項部硬直や Kernig 徴候などの髄膜刺激症状の確認ならびに髄液検査を行う．

汎発性帯状疱疹，多神経皮膚分節にまたがって広範囲に皮疹がみられる症例，個疹が大きく血疱を形成している症例など重症化している場合には，糖尿病，悪性腫瘍などの背景因子の検索を行う．

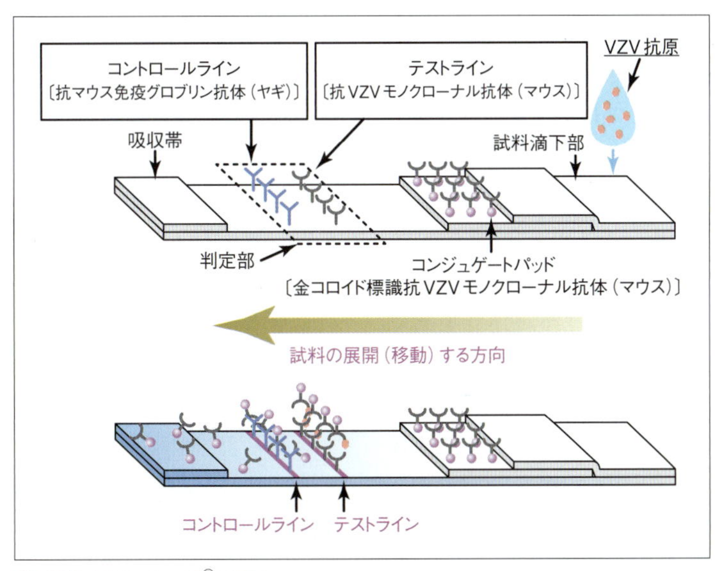

❺ デルマクイック®VZV
帯状疱疹の水疱内容液を含んだ試料を滴下すると，試料中の VZV 抗原がコンジュゲートパッド中の金コロイド標識抗 VZV モノクローナル抗体と反応して免疫複合体を形成する．この免疫複合体がメンブレン上を移動し，テストライン上に固相化された抗 VZV モノクローナル抗体に捕捉され，赤紫色のラインを形成する．したがってテストライン上に赤紫色のラインが出現すれば VZV 抗原を証明できる．
（図はデルマクイック®VZV パンフレット，マルホ株式会社より）

治療の進め方

やるべきこと

水痘の治療のポイント 健康小児に生じた場合は，解熱薬や抗ヒスタミン薬の内服などの対症療法で治療することも多いが，経口抗ヘルペスウイルス薬（アシクロビルまたはバラシクロビル）を発症早期から投与することにより，症状の軽減や罹病期間の短縮が図れるため，積極的に使用される傾向にある．重症例や免疫不全患者では，個室（空気感染予防のため陰圧個室）に入院のうえ，アシクロビルを点滴静注する．

脱水は抗ヘルペスウイルス薬による腎障害のリスクを助長するため，飲水や補液により予防する．発熱に対しては比較的安全性の高いアセトアミノフェンを使用する．痒みが強い場合には，抗ヒスタミン薬の内服を行う．

帯状疱疹の治療のポイント 治療目標として，皮疹や急性期疼痛を速やかに治癒させること，運動麻痺，眼病変，髄膜炎などの合併症を予防すること，PHN をなるべく残さないようにすることなどがあげられる．

実際には，まず原因ウイルスの活動を抑制するために，できるだけ早期に抗ヘルペスウイルス薬の全身投与を開始する．免疫能低下や合併症がない患者の場合は，内服薬（バラシクロビル，ファムシクロビル，アメナメビル）を使用する．一方，免疫能低下例，汎発化例，高熱，頭痛，眼合併症，顔面神経麻痺を伴う症例では，原則として入院のうえ，アシクロビルの点滴静注を行う．抗ヘルペスウイルス薬は腎排泄性の薬剤であるため，腎機能の程度に応じて投与量を減量する（添付文書を参照）．

急性期疼痛に対しては，アセトアミノフェンや NSAIDs，疼痛が激しい場合にはステロイドや神経ブロックを併用する．ただし，NSAIDs と抗ヘルペスウイルス薬との併用は抗ヘルペスウイルス薬の排泄遅延をきたすため，高齢者や腎機能低下患者では NSAIDs の代わりにアセトアミノフェンの使用が推奨されている．PHN に NSAIDs は無効で，プレガバリン，三環系抗うつ薬，オピオイドなどを使用する．

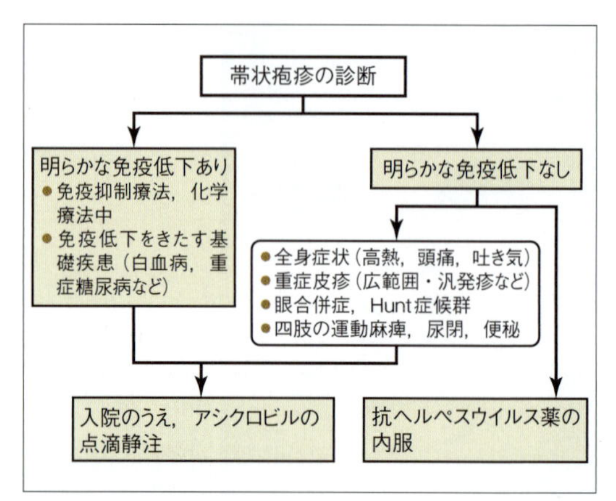

❻ 帯状疱疹における抗ヘルペスウイルス薬の使い分け

治療のためのアルゴリズム 帯状疱疹に対する抗ヘルペスウイルス薬の使い分けについて，アルゴリズムを示す（❻）．

やってはいけないこと

- 抗ヘルペスウイルス薬を単純疱疹の用量で使用すること．VZV は HSV よりも抗ヘルペスウイルス薬に対する感受性が低いため，単純疱疹の用量では効果が期待できない．
- 抗ヘルペスウイルス外用薬のみで治療すること．注射薬，内服薬以外に，ビダラビン含有軟膏も帯状疱疹への使用が認められているが，外用のみでは神経節でのウイルス増殖抑制効果は期待できないため，全身療法が基本となる．
- 腎機能低下患者に抗ヘルペスウイルス薬を通常量で使用する，あるいは抗ヘルペスウイルス薬と NSAIDs を併用すること．抗ヘルペスウイルス薬の排泄遅延の結果，精神神経症状を引き起こすことがある．ただし，アメナメビルは主に糞中に排泄されるため，腎機能に応じた投与量の調節は不要である．
- PHN に対し，NSAIDs 投与を長期間続けること．PHN の本態は神経障害性疼痛であるため，NSAIDs は無効であり，長期間の使用は胃腸障害や腎機能障害のリスクを高める．

● 感染のリスクを説明しないこと．水痘は感染力が強いため，すべての水疱が痂皮化するまで登園登校，外出を控える必要がある．帯状疱疹では皮膚病巣が水痘の感染源となりうるため，水痘の既往のない小児への接触に気をつける．

エキスパートのための奥義

■ 皮膚科専門医に渡すタイミング

下記①～⑤の所見があれば重症化が疑われるため，速やかに皮膚科専門医のいる入院設備のある病院へ紹介する．また，疼痛や感覚異常，眼症状，顔面神経麻痺や内耳障害，髄膜炎などの症状に応じて，ペインクリニック，眼科，耳鼻咽喉科，神経内科などの各専門医と密に連携して治療にあたることになる．

①免疫抑制療法や化学療法中の患者．
②汎発疹や広範囲の皮疹がみられる場合．
③発熱，頭痛，吐き気などの全身症状を伴う場合．
④四肢の運動麻痺がある場合，仙骨部の帯状疱疹で尿閉を伴う場合，腹部の帯状疱疹で便秘を伴う場合．
⑤三叉神経領域の帯状疱疹で，眼合併症，あるいは顔面神経麻痺や内耳障害を伴う場合．

■ 難治例・完治しない症例への対処法

帯状疱疹が思うように軽快しない場合，①免疫抑制状態などのため通常の治療では効果不十分，②帯状疱疹に続発した他の皮膚症状（病巣部への細菌二次感染，消毒液や外用薬による接触皮膚炎，帯状疱疹後肉芽腫など），③診断が間違っていた，などの可能性が考えられる．①の場合，抗ヘルペスウイルス薬を内服から点滴静注に切り替え，入院治療を行う．アシクロビル点滴静注は通常7日間行うが，症状に応じて増量や投与期間の延長を考慮する．また，稀ではあるがアシクロビル耐性ウイルスによる難治化が疑われれば，アシクロビルからビダラビン点滴静注薬に変更する．一方，②③の場合は診断を見直し，治療方針を変更することになる．

単純疱疹（口唇/陰部）・Kaposi 水痘様発疹症

渡辺大輔

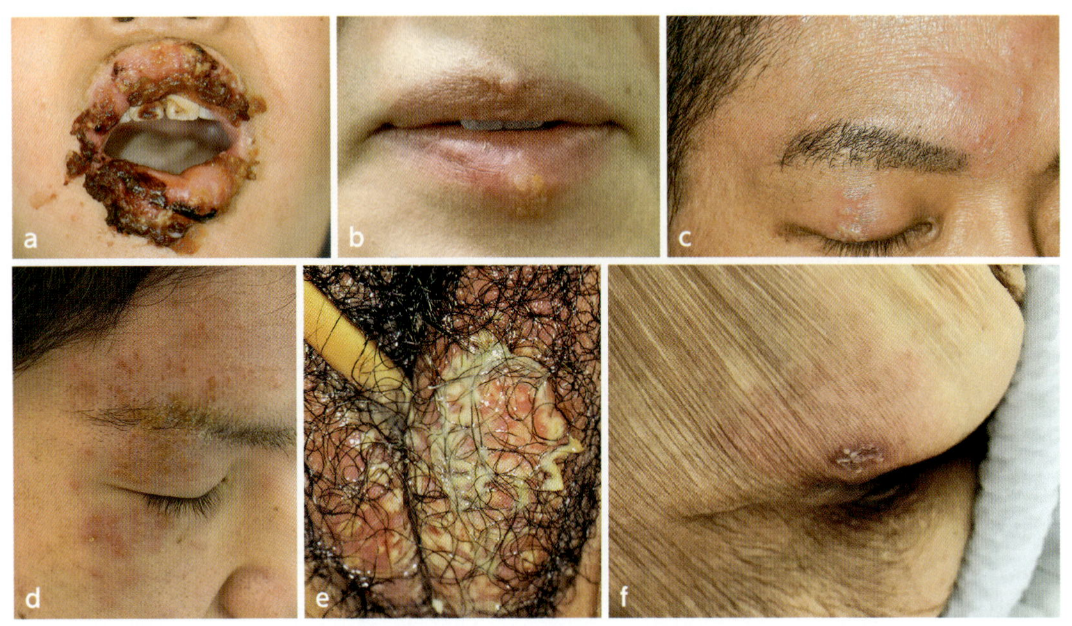

a：ヘルペス性歯肉口内炎．口唇には厚い痂皮を伴うびらんが多発．口腔内にもびらんが存在する．b：再発性口唇ヘルペス．赤唇と白唇の辺縁部に小水疱が集簇している．c：眼瞼ヘルペス．右眼瞼に中心臍窩を有する小膿疱が集簇している．d：Kaposi 水痘様発疹症．アトピー性皮膚炎病変部に円形痂皮が多数認められる．e：初発型性器ヘルペス．膿汁を伴う円形びらんが多発．疼痛のためバルーン管理．f：殿部ヘルペス．紅暈を伴う小膿疱が集簇．

疾患概要

皮膚単純ヘルペスウイルス（herpes simplex virus；HSV）感染症は HSV の感染および再活性化により皮膚や粘膜に疼痛を伴う小水疱およびびらん性の病変が形成される疾患である．初感染は不顕性感染のことが多い．初感染後，HSV は三叉神経や仙髄神経の後根神経節に潜伏感染し，紫外線，精神的ストレス，疲労，外傷，手術などの誘因によって再活性化すると再発病変を形成する．

HSV-1 は主として口唇ヘルペスの，HSV-2 は主として性器ヘルペスの原因となる．アトピー性皮膚炎など皮膚のバリア機能が低下している基礎皮膚疾患をもつ患者に HSV が播種状に感染したものを Kaposi 水痘様発疹症と呼び，全身症状を伴い，重症化する場合もある．

日本での HSV-1 の抗体保有率は 50～73％，HSV-2 の抗体保有率は 7～17％であり，地域差はほとんどなく加齢とともに上昇する傾向がみられる．また他の先進国と同様近年 HSV の抗体保有率は低下する傾向にある．一方，感染症発症動向調査（サーベイランス）による性器ヘルペス発症の年次推移をみると，女性において微増傾向がみられる．

確定診断を導くための考え方

■単純疱疹の皮疹の特徴

単純疱疹は，HSV が表皮の角化細胞に感染，網状変性，空胞変性をきたすことで棘融解を生じて小水疱を形成する．水疱は容易にびらん化し，痂皮を生じる．水痘や帯状疱疹と異なり，単純疱疹では新旧の皮疹が混在することなく，同時にびらん，痂皮化する（皮疹が同期する）のが特徴である．

■ 皮疹のとらえ方

皮膚 HSV 感染症の皮疹を代表的な疾患ごとに解説する．

ヘルペス性歯肉口内炎 HSV-1 の初感染として 6 か月～6 歳頃までの小児に発症するものが典型的である．臨床症状としては口唇部や口腔粘膜に小水疱，びらんが出現し，舌・咽頭・頬粘膜などに白苔がみられる．歯肉は腫脹し，易出血性となる（**a**）．

口唇ヘルペス，顔面ヘルペス 中心臍窩を有する小水疱の集簇が特徴である．再発性口唇ヘルペスでは，病変は赤唇と白唇の辺縁部に出ることが多い（**b**）．また，眼瞼や耳介などに小水疱の集簇をみた場合には，顔面ヘルペスを疑う（**c**）．

Kaposi 水痘様発疹症 顔面，頸部を主体として多発性の小水疱が出現し，播種状に拡大し膿疱，びらんとなった後，痂皮を形成する（**d**）．びらん病変は黄色ブドウ球菌などによる二次感染を生じ，伝染性膿痂疹との鑑別が必要な場合もある．HSV 初感染の場合は，全身症状が強く，またびらん形成による局所の疼痛も強い．一方，再発の場合は初感染に比べ軽症となるのが一般的である．

性器ヘルペス 大陰唇，小陰唇から腟前庭部，会陰部にかけて，浅い潰瘍や小水疱が多発する．病変は数個から無数のものまである．一般に小水疱が生じ，破れてびらんが形成されるが，粘膜面では最初からびらんや潰瘍となることが多い．病変は両側性のことが多いが，片側性のこともある（**e**）．また，再発を重ねるうちに殿部に皮疹が移動することがあり（殿部ヘルペス），時に帯状疱疹との鑑別が必要な場合がある（**f**）．

やるべきこと

問診のポイント（❶） 小水疱の集簇をみた場合，本症を疑う．前述のように HSV 感染症は初発例が再発例に比べ重症である傾向がある．そのため，問診では今回の発症と同様のエピ

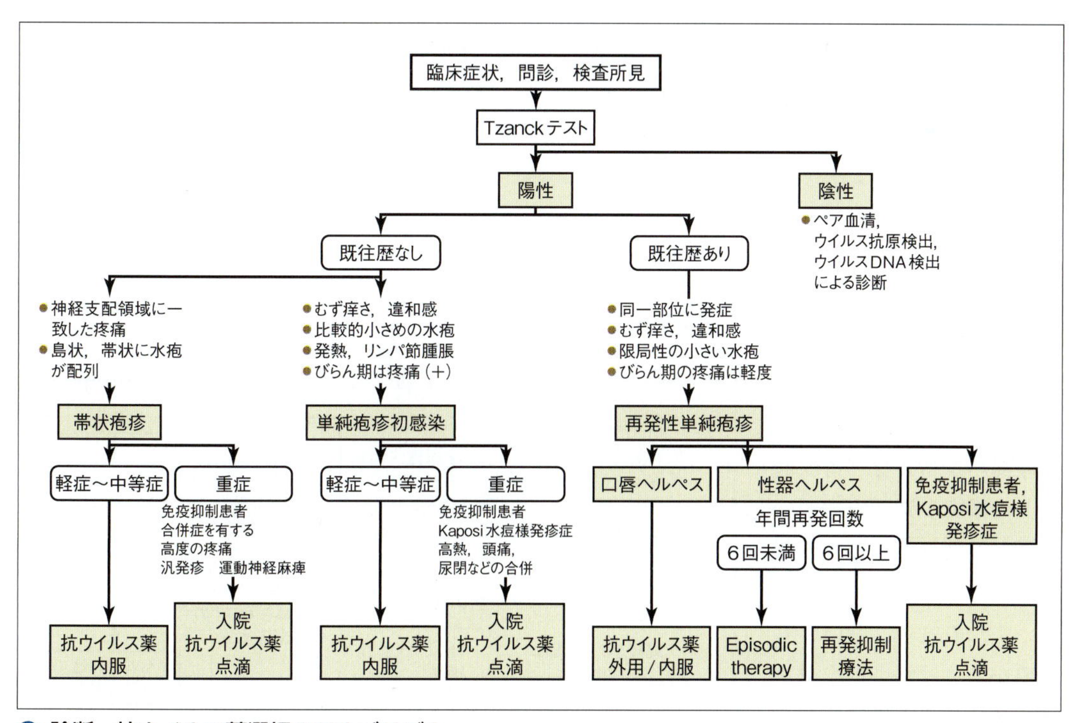

❶ 診断～抗ウイルス薬選択のアルゴリズム
（門脇 孝ほか監修．診療ガイドライン UP-TO-DATE 2012-2013．2012[1] より）

ソードがあったかどうかを確認する．また，性器ヘルペスを疑った場合は，最近の性交渉について問診する必要がある．

合併症の評価 初発例の場合は発熱，鼠径リンパ節腫脹など全身症状の有無を確認する．性器ヘルペス初発例の場合は排尿障害（Elsberg 症候群）の有無もあわせて確認する．眼周囲に皮疹がある場合で，眼瞼腫脹や眼の充血があれば，角膜ヘルペスの合併を考える．膿汁の付着が多い場合には，細菌の二次感染の有無を評価する．

Tzanck 試験，抗原検査のポイント（❷） Tzanck 試験，蛍光抗体法，イムノクロマト法はいずれも病変部位を用いて組織学的あるいは免疫学的にウイルス感染を証明する方法である．

Tzanck 試験，蛍光抗体法では水疱蓋，びらんから検体を採取し，スライドグラスに塗沫後，検査を行う．ただし Tzanck 試験では HSV 感染症と水痘帯状疱疹ウイルス（VZV）感染症の鑑別はできない．鑑別が必要な場合は蛍光抗体法を用いてウイルス抗原を同定する．保険適用もあり検査受託会社への外注が可能であるが，検査結果の報告までには 2～3 日ほど必要である．また，検査の感度があまり高くないことに注意が必要である．

免疫クロマトグラフィー法による HSV 抗原の迅速検出キットは，現在眼科領域での角膜ヘルペスおよび性器ヘルペスの診断に保険適用となっている．検査は 10～15 分ほどで完了し，感度，特異度とも高いが，HSV-1, 2 の型判別はできない．皮膚科領域では殿部ヘルペスなど帯状疱疹との鑑別が難しい病変の診断にも効果を発揮することも考えられる．

いずれの試験においても重要なことは感染細胞やウイルス抗原を十分に採取することである．古い病変や痂皮部分ではウイルス感染細胞や抗原量が少ないため，できるだけ新鮮な病変を用いて検査を行うことがポイントとなる．

ウイルス抗体価測定のポイント ウイルス感染症にはよく行われる検査だが，HSV は宿主に潜伏感染するウイルスであり，抗体価による診断は慎重に判断する必要がある．再発性単純疱疹は HSV の再活性化による病変であるため，抗体価が陽性であったからといっても，それは単に過去に感染の既往があったことを証明するだけに過ぎず，単純に現在の感染を示すものではない．つまり HSV の再活性化病変においては，1 回の抗体価測定のみで現在の感染を証明することは困難である．また，HSV と VZV には交差反応があり，HSV 初感染の場合，VZV 既感染患者において VZV 抗体が先に上昇を示すことがあったり，VZV 初感染の場合に，HSV 既感染者では HSV 抗体価が上昇したりすることがある．さらに，再活性化の場合，血清抗体価が早期に上昇するためペア血清での有意な上昇が確認できないこともある．

やってはいけないこと

- 明らかな水疱病変がなく，局所の痛みのみで単純疱疹と診断すること．
- HSV 抗体価陽性所見のみで確定診断すること．

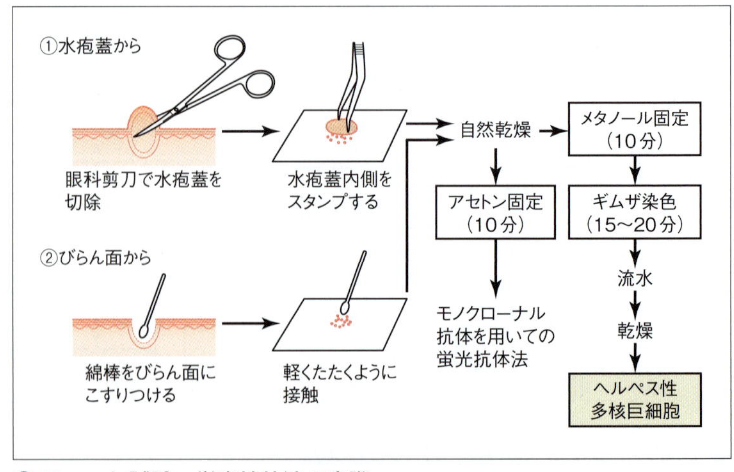

❷ Tzanck 試験，蛍光抗体法の実際

❸ 皮膚 HSV 感染症に対する抗ヘルペスウイルス薬の使用法

	用法
内服療法（小児）	●アシクロビル顆粒（40%）20 mg/kg/1日4回，5日間 ●バラシクロビル顆粒（50%）体重10 g 未満の小児には体重1 kg あたりバラシクロビルとして1回25 mg を1日3回，体重10 kg 以上の小児には体重1 kg あたりバラシクロビルとして1回25 mg を1日2回経口投与．ただし，1回最高用量は500 mg
内服療法（成人）	●アシクロビル 1,000 mg/分5　5〜10日間 ●バラシクロビル 1,000 mg/分2　5〜10日間 ●ファムシクロビル 750 mg/分3　5日間
点滴療法	●アシクロビル 5 mg/kg を1日3回点滴静注，7日間
局所療法	●アシクロビル軟膏　1日5回 ●ビダラビン軟膏　1日5回

治療の進め方（❶，❸）

やるべきこと

初発，再発例，また重症度を見極めたうえで，抗ヘルペスウイルス薬の外用，内服，点滴治療を選択する．初発例では入院して点滴による治療を行う．口唇ヘルペス再発例では外用治療でも十分のことが多い．性器ヘルペスでは再発例でも，腟内や子宮頸部に病変がある可能性もあり，内服治療を選択する．

初発型の単純疱疹や Kaposi 水痘様発疹症重症例で発熱，リンパ節腫脹や最近の二次感染を合併している場合，それぞれ解熱鎮痛薬，抗菌薬の投与を行う．眼周囲に病変のある場合には眼科にコンサルトを行う．

やってはいけないこと

- 抗ヘルペスウイルス薬を腎機能を評価することなく投与（特に点滴）すること．腎排泄性の薬剤であるため過量投与になりかねない．
- アトピー性皮膚炎患者の場合に，Kaposi 水痘様発疹症病変部にタクロリムスやステロイド外用薬を用いること．増悪の危険性があるため，保湿剤などでの治療に止め，シクロスポリンやステロイド内服も避けたほうが良い．

エキスパートのための奥義

■皮膚科専門医に渡すタイミング

初発例と診断した場合は皮膚科専門医での治療が望ましい．また Kaposi 水痘様発疹症の場合は，再発の軽症例でも基礎疾患であるアトピー性皮膚炎のコントロールも必要なため，皮膚科専門医へコンサルトする．

■再発を繰り返す例への対処

再発性性器ヘルペスの場合，あらかじめ内服薬を渡しておき，前駆症状出現時に内服を開始する “patient-initiated therapy” は効果的な治療法であるが，保険適用外であることに注意する．また，再発頻度が高い（概ね年6回以上）場合は，バラシクロビル 500 mg を連日内服する再発抑制療法を考慮する．

Kaposi 水痘様発疹症で再発を繰り返す場合，アトピー性皮膚炎のコントロールが悪いことが多いので，普段からのスキンケア，外用薬の使用をきめ細かく指導することが再発防止にもつながる．

■単純疱疹診療で大切なこと

筆者のところに紹介される患者さんたちを診て感じるのは，実は単純疱疹の臨床診断の正診率はかなり低いのではないかということである．特に，性器ヘルペスの診断を安易にしてしまうことは，患者に精神的ダメージを与えるばかりではなく，パートナーとの関係も破綻させてしまう原因となる可能性もある．そのため，診断には慎重を期する．確たる証拠なしの安易な臨床診断や，不用意な一言（「性病」，「一生治らない」）などは，患者に深刻なダメージを与える場合があることを肝に銘じてほしい．

引用文献

1）門脇 孝ほか監修．診療ガイドライン UP-TO-DATE 2012-2013．メディカルレビュー社；2012．p.181.

麻疹・風疹・伝染性紅斑

馬場直子

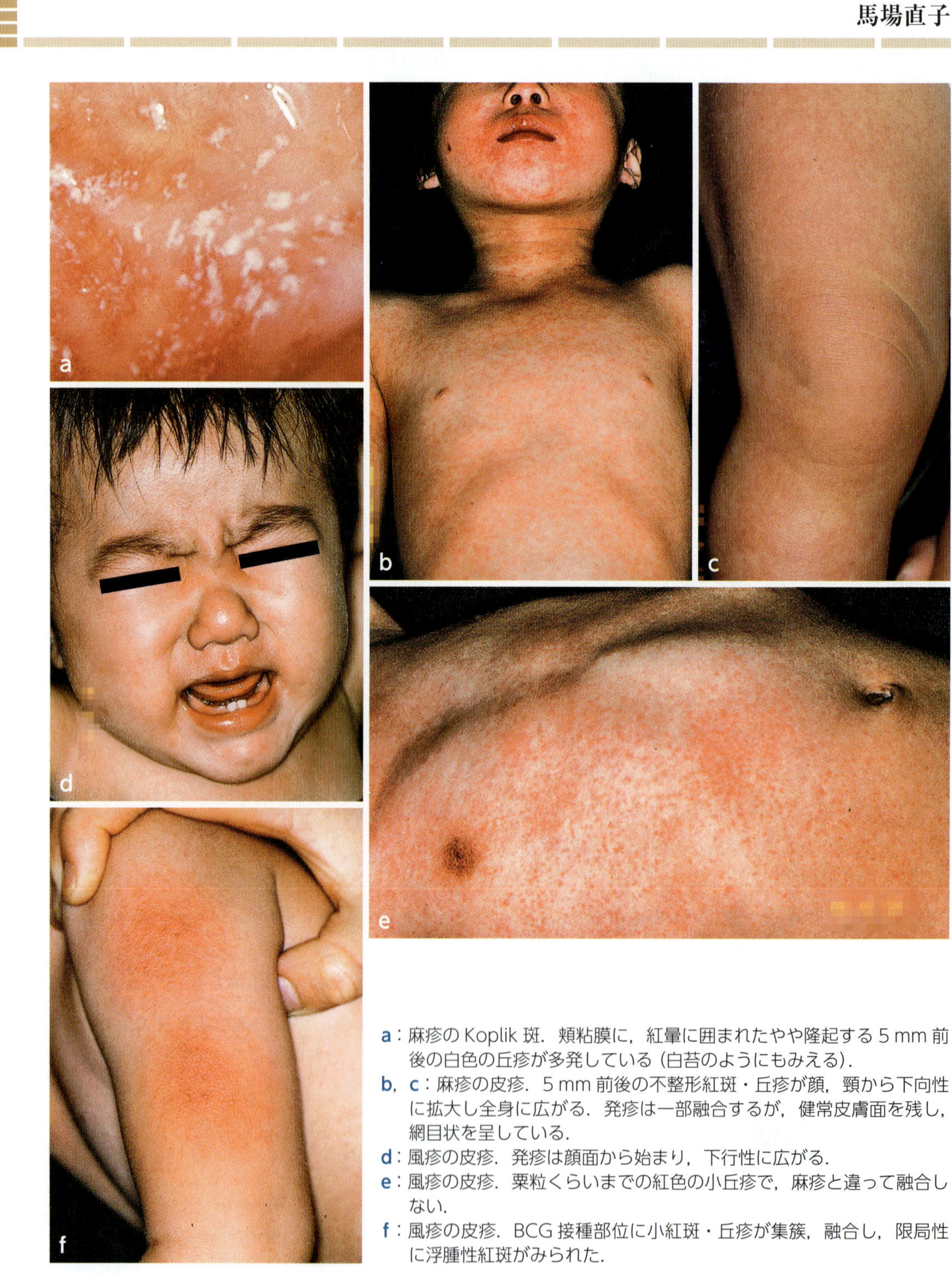

a：麻疹の Koplik 斑．頬粘膜に，紅暈に囲まれたやや隆起する 5 mm 前後の白色の丘疹が多発している（白苔のようにもみえる）．
b，c：麻疹の皮疹．5 mm 前後の不整形紅斑・丘疹が顔，頸から下向性に拡大し全身に広がる．発疹は一部融合するが，健常皮膚面を残し，網目状を呈している．
d：風疹の皮疹．発疹は顔面から始まり，下行性に広がる．
e：風疹の皮疹．粟粒くらいまでの紅色の小丘疹で，麻疹と違って融合しない．
f：風疹の皮疹．BCG 接種部位に小紅斑・丘疹が集簇，融合し，限局性に浮腫性紅斑がみられた．

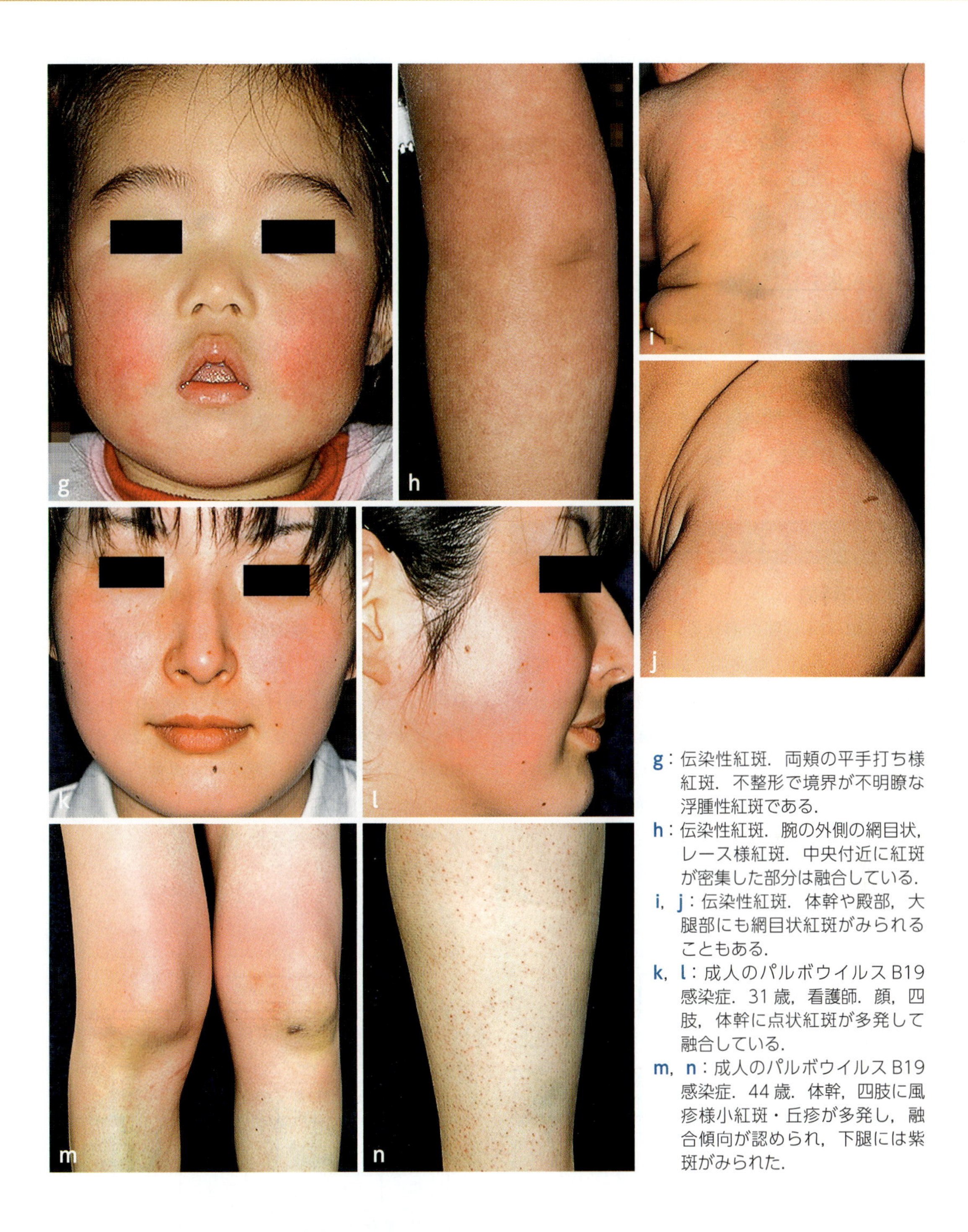

g：伝染性紅斑．両頬の平手打ち様紅斑．不整形で境界が不明瞭な浮腫性紅斑である．
h：伝染性紅斑．腕の外側の網目状，レース様紅斑．中央付近に紅斑が密集した部分は融合している．
i，j：伝染性紅斑．体幹や殿部，大腿部にも網目状紅斑がみられることもある．
k，l：成人のパルボウイルスB19感染症．31歳，看護師．顔，四肢，体幹に点状紅斑が多発して融合している．
m，n：成人のパルボウイルスB19感染症．44歳．体幹，四肢に風疹様小紅斑・丘疹が多発し，融合傾向が認められ，下腿には紫斑がみられた．

疾患概説

麻疹（measles, rubeola），風疹（rubella），伝染性紅斑（erythema infectiosum）は，それぞれのウイルスが主に飛沫感染（鼻咽頭粘膜に吸着）し，所属リンパ節に移行して増殖，さらに血行性に全身臓器に広がって再増殖する．ウイルス感染細胞は変性・脱落し，一方で免疫細胞による炎症反応が起こり，それぞれの臨床像を呈する．

麻疹ウイルスの感染力は極めて強く，麻疹ウイルスに対する免疫をもたない者が感染した場合，ほぼ100％が発病し，一度罹患すると終生免疫が獲得される．麻疹に対する特異的な治療法はない．先進国においては栄養状態の改善，対症療法の発達などにより，死亡率は0.1〜0.2%にまで低下しているが，合併症率約30%，平均入院率40%であり，重篤な疾患であることに変わりはない．

風疹抗体をもたない妊娠20週頃までの妊婦が風疹ウイルスに感染すると，出生児が先天性風疹症候群を発症する可能性がある．

伝染性紅斑はヒトパルボウイルスB19（PVB19）による感染で，他にも多彩な臨床症状があり，妊娠20週までの妊婦が感染すると，胎児水腫，胎児死亡などをきたす可能性がある．

確定診断を導くための考え方

■皮疹の特徴

麻疹 10〜14日間の潜伏期の後に，38〜9℃台の発熱，倦怠感，咽頭痛，結膜炎，鼻汁，咳嗽などのカタル症状を呈した後，第3〜4病日頃に，頬粘膜〜口蓋のKoplik斑（**a**）が現れる（出現率90%以上，発疹出現から2日以内に消失）．カタル症状が増強し，嘔吐，下痢，粘血便などの消化器症状を伴うことがある．第4病日頃に，いったん解熱した後，39〜40℃台の発熱とともに発疹が顔，頸，耳後部に始まり，体幹，四肢に急速に拡大・増加する（**b**，**c**）．発疹は小豆大までの浮腫性紅斑・丘疹で，融合傾向が強く，残った正常皮膚が網目状にみえる．4〜5日で暗紫褐色調になり，7〜10日で解熱し，粘膜疹や皮疹も消退するが，軽く落屑し，しばらく色素沈着を残す．

風疹 2〜3週間の潜伏期の後，軽い発熱とともに，粟粒大までの紅色小丘疹が顔，耳後部，頸部，体幹，四肢の順に広がる（**d**〜**f**）．3〜4日のうちに，発疹が出現した順に消退していき，麻疹のように色素沈着や落屑を残さない．眼球結膜の充血と耳後部リンパ節腫脹が高率にみられる．口腔粘膜に小水疱Forschheimer's spotsがみられることがある．

伝染性紅斑 約2週間の潜伏期の後，両頬に蝶形ないし平手打ち様の紅斑が出現する（**g**）．1〜2日後，上肢伸側，大腿，体幹に浮腫性紅斑が出現し，融合して網目状を呈する（**h**〜**j**）．5〜7日で色素沈着を残さず消退する．皮疹が消退した後1か月以内に日光照射，興奮，入浴などにより，再び皮疹が出てくることがあるが，再発ではなく，皮疹の再燃である．

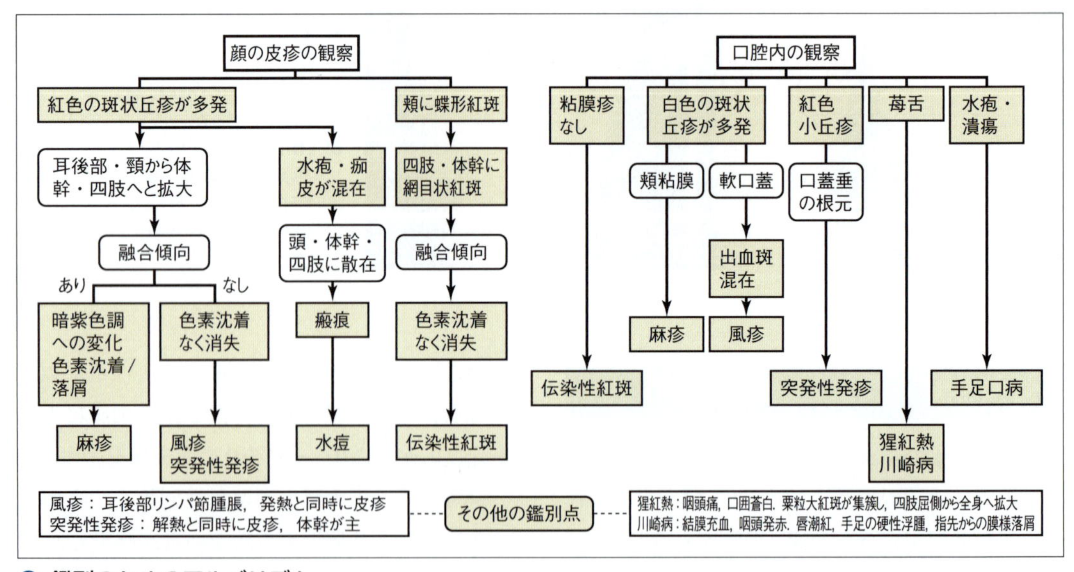

❶ 鑑別のためのアルゴリズム

■皮疹のとらえ方（❶）

顔，体幹，四肢の個疹の性状や分布，出現する順番をみて判断する

斑状丘疹　麻疹・風疹では耳後部に始まり，頸，顔，体幹，四肢へと下向性に拡大，伝染性紅斑では頬に始まり，四肢に広がり，時に体幹にも出ることがある．麻疹の紅斑は，赤い色調が濃く，2〜10 mm と大小の幅が広く，融合傾向があり，かつ正常皮膚面も残す（a〜c）．消退後，落屑や色素沈着を残す．風疹では 2〜5 mm 大と小さめで，散在性で融合せず，色素沈着を残さない（d〜f）．伝染性紅斑は両頬に不整形の大きな浮腫性紅斑を呈しリンゴ病といわれる（g）．遅れて，四肢や体幹に網目状・レース様と表現される浮腫性紅斑が出る（h〜j）．PVB19 感染症は小児では伝染性紅斑の臨床像をとるが，成人が感染すると発熱，咽頭痛，全身倦怠感が 1 週間程度続き，その後，顔や四肢，体幹に点状紅斑が多発して融合する，風疹様・麻疹様の皮疹を呈し，一部紫斑がみられることもある（k〜n）．成人では関節の腫脹や腎炎の合併も多い．

口腔粘膜疹　麻疹では，臼歯に接する部分〜口蓋の頬粘膜に，紅暈に囲まれたやや隆起する 5 mm 前後の白色の丘疹が多発する Koplik 斑（a）がみられる．みられれば診断的価値は高いが，皮疹が出る前に出現し，皮疹が出てから 2 日以内に消退するため，受診時にみられる確率は低い．風疹では，皮疹とほぼ同時に軟口蓋に，点状の丘疹，出血斑がみられることがある．風疹以外の他のウイルス性疾患でもみられることがあるが，風疹の際に最も出現率が高い．突発性発疹で有熱期にみられる永山斑は，口蓋垂の付け根の両側に粟粒大の紅色隆起として認められる．

眼球結膜の充血　麻疹のカタル期，風疹でほとんどの例にみられるカタル性結膜炎である．特に風疹の診断に有用で 3 主徴の一つとされている．ほかに川崎病でも頻度が高い．

やるべきこと

問診のポイント　麻疹・風疹混合（MR）ワクチン接種の有無，接種時期と回数，家族，保育園，近隣での罹患者との接触状況，ウイルス性疾患の流行状況，2 週間前からの，発熱，咽頭痛，風邪症状，倦怠感，食欲不振など前駆症状の有無を尋ねる．

検査のポイント　皮疹から疑い，確定診断のために以下を行う．

麻疹・風疹ではウイルス抗体価（HI，CF，NT，EIA）の測定．血清の麻疹・風疹特異的 IgM 抗体価の上昇，急性期と回復期のペア血清で IgG 抗体価の 4 倍以上の有為な上昇をみれば診断できる（ただし麻疹 IgM 抗体陽性で，PVB19 に感染した風疹の報告例があり注意を要する）．また，麻疹ウイルスを咽頭粘膜，Koplik 斑周辺の口腔粘膜の擦過スワブから分離できれば確定診断できる．

伝染性紅斑疑いの抗体価検査は，紅斑が出ている妊婦にのみ保険適用がある．EIA で IgM 抗体陽性，または，2〜3 週間でのペア血清の EIA で IgG 抗体の有意な上昇で確定診断となる．

治療の進め方

やるべきこと

いずれも抗ウイルス薬はなく，脱水を防ぐ対症療法が主となる．特に麻疹では高熱，粘膜症状のために経口摂取が不足することが多く，補液を十分に行う．

角結膜炎，気管支炎，肺炎，肝脾腫，脳炎・脳症，脳脊髄炎，心筋炎などを起こしうることを念頭に合併症の有無を検索する．

1 歳未満の乳児，免疫不全児が患者と接触した場合，3 日以内であれば，ヒト免疫グロブリン 50 mg/kg を筋注または静注すると発症を予防できる可能性がある．

伝染性紅斑は予後の良い疾患で，痒みに対する抗ヒスタミン薬，関節痛に対する NSAIDs などの対症療法のみでよい．免疫不全患者や胎内感染例における PVB19 持続感染による遷延性貧血

に対して，免疫グロブリン療法，400 mg/kg/日（5日間）や1 g/kg/日（2～3日）が行われる．

やってはいけないこと

- 風疹・伝染性紅斑患者を妊婦に近づけること．
- 伝染性紅斑の治癒後2～3か月以内に，他児童との舐めるおもちゃ・口拭きタオルの共有や，おむつ替えの後に手洗いしないこと．
- 伝染性紅斑の治癒後の皮疹の再燃を，再発と診断して隔離すること．
- 小児の伝染性紅斑から感染した成人の症状を見逃し，特に腎炎の合併症に気づかないこと．

エキスパートのための奥義

■難治例・非典型例で専門医に渡すタイミング

- 麻疹で角結膜炎，気管支炎，肺炎，肝脾腫，脳炎・脳症，脳脊髄炎，心筋炎などの合併を疑う所見がみられたとき．
- 麻疹ウイルスの持続性脳感染症である亜急性硬化性全脳炎（SSPE）が疑われたとき．SSPEは，麻疹罹患後，数か月～数年後に痙攣（ミオクローヌス発作）や知能低下などから始まり，進行性で死に至る疾患である．
- 急激に発症し，40℃以上の高熱を伴い，血液凝固異常（DIC），血小板減少により発疹部に紫斑，出血斑を広範囲に認める「出血性麻疹」を疑ったとき．
- 修飾麻疹（secondary vaccine failureで感染した場合，母体由来の麻疹ウイルスIgG抗体を有する乳幼児がウイルスに感染した場合，麻疹潜伏期に免疫グロブリン製剤の投与を受けた場合）が疑われたとき．血清IgG抗体価やHIペア血清での確定診断を行う．
- 妊婦にPVB19の感染が疑われたとき．早期を含めて妊娠の全期間を通じて胎児感染につながる可能性がある．胎児死亡のリスクは妊娠20週までの感染で最も高い．
- PVB19に溶血性貧血患者が感染して一過性骨髄無形成発作（aplastic crisis）を，免疫不全患者が感染して慢性赤芽球癆や心筋炎，肝炎，血管炎などをきたす可能性があるとき．

■感染の拡大を防ぐ指導・処置

予防接種　MRワクチンの接種を推奨する．特に風疹は平成24～25（2012～2013）年に日本で大流行し，感染した妊婦から先天性風疹症候群が近年になく多く生まれた．これは，かつて女子中学生のみのワクチン接種であったり，小児でも任意接種でしかなかったことにより，抗体をもたない成人が増えたことに起因すると考えられた．そのため，今では男性にも接種を推奨している．

さらに小児では定期接種（1歳，小学校就学前1年間）対象者におけるMRワクチン接種の徹底を推奨し，2回のMRワクチン接種を受けていない医療従事者や教育・福祉関係者は，任意接種でもワクチン接種の実施を推奨する．ちなみに伝染性紅斑にはワクチンはない．

届出・出席停止期間　麻疹・風疹は学校感染症（第二種）に指定されており，麻疹は，熱が下がってから3日間出席停止，風疹は，発疹が消えるまで出席停止と定められている．さらに，感染症法により，平成20（2008）年から7日以内に全数を保健所に報告することが義務化されている．

伝染性紅斑は，発疹がみられたときには感染力はなく，隔離する必要がないため，学校に行ってもよい（第三種の学校感染症）．

予防　近隣で流行していたらマスク，うがい，感染者に近づかないこと（隔離）を徹底させる．

参考文献

1）国立感染症研究所．感染症疫学センターIDSCホームページ．https://www.niid.go.jp/niid/ja/from-idsc.html

疥癬

和田康夫

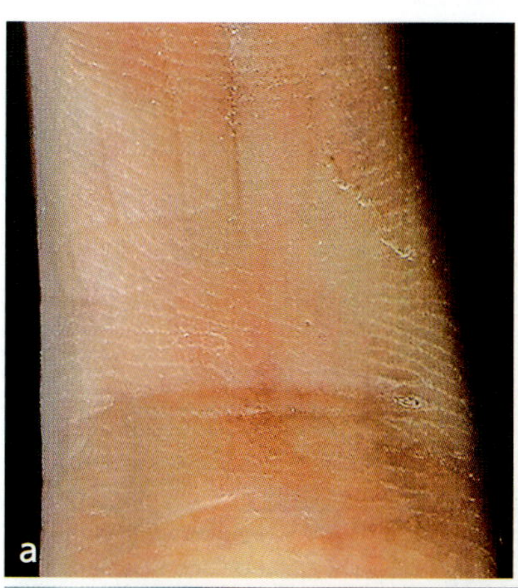
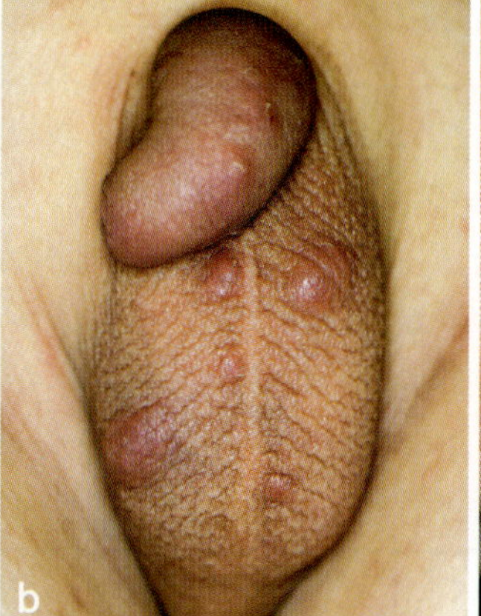
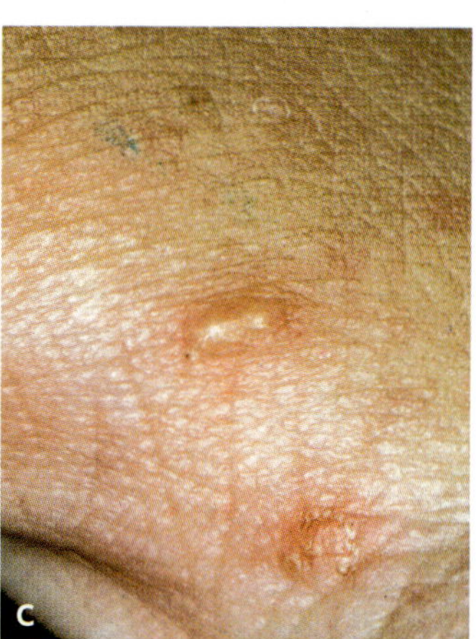
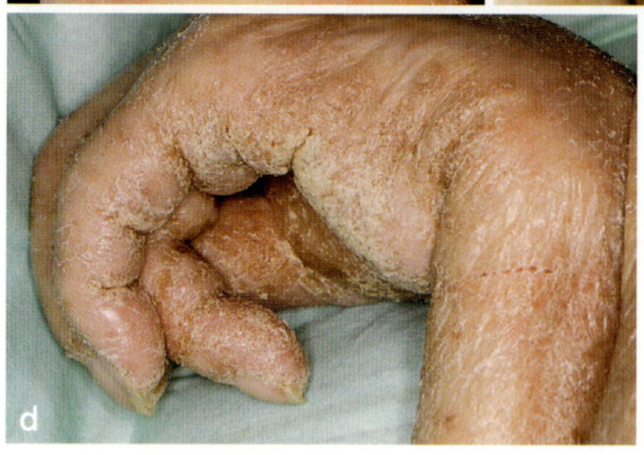

a：手の疥癬トンネル．白くささくれだった線状皮疹を認める．先端の黒点が，ヒゼンダニである．
b：陰嚢の結節．陰茎部，陰嚢部に結節があり，その表面にヒゼンダニ虫体がいる．
c：小水疱．手指に小水疱があり，その辺縁に虫体がいる．小水疱は疥癬トンネル上に生じた炎症である．
d：角化型疥癬．手掌の角化が著明で垢がこびりついたように見える．角化部位に多数の虫体がいる．

疾患概要

疥癬（scabies）は，ヒゼンダニ（*Sarcoptes scabiei*）が皮膚角層に寄生して生じる感染性皮膚疾患である．軽症の通常疥癬と，重症の角化型疥癬（hyperkeratotic scabies，別名：ノルウェー疥癬）の2つに大別される．

乳幼児から高齢者まで誰にでも発症しうる．近年，高齢者施設や老人病院を中心に流行している．

疥癬の症状は，激しい痒みを伴う湿疹病変である．特徴的な皮疹は手足の疥癬トンネル，男性の場合には陰部の結節がある．角化型疥癬では，垢のような厚い痂皮が付着する．

病因はヒゼンダニである．予後は角化型疥癬でなければ良好である．

確定診断を導くための考え方

■皮疹の特徴

ヒゼンダニを見つければ疥癬と診断できる．それには疥癬トンネルを探すとよい．

ヒゼンダニは大きさが約0.4mmと微細である．直接見つけることは難しい．そのため，住処である疥癬トンネルをまず探す．疥癬トンネルは長さが約5mm前後あり，肉眼で見える．疥癬トンネルは手足に好発する．疥癬トンネルが見つかれば，その盲端にヒゼンダニが見つかる．

■皮疹のとらえ方

線状皮疹（疥癬トンネル） 診断的価値が一番高いのが，手足の疥癬トンネル（a）である．ヒゼンダニの生涯の住処であり，疥癬トンネルが見つかると，その先端部に虫体が見える．ヒゼンダニは，皮膚角層の中を水平に掘り進みながら産卵する．表面からみると，疥癬トンネルは，幅が指紋一つ分くらい，長さ5 mm前後の線状皮疹として見える．長いものは10 mmを超える．

結節 男性の場合，陰部の結節（b）は有用な手がかりとなる．男性の陰部結節は，疥癬患者によくみられ，逆に，陰部結節がないと疥癬の可能性は低くなる．結節は，陰茎部，亀頭部，陰囊部いずれにも生じる．新鮮な結節の表面をみると，表面には疥癬トンネルが通常1本ある．陰部結節の本体は，疥癬トンネルとその周囲の炎症である．手足は疥癬トンネル周囲に炎症が起きても小水疱程度であるが，陰部は炎症がしこりとなるため結節として認められる．

水疱・膿疱 疥癬患者の手足に小水疱（c）が生じることがある．小水疱の中にはダニはおらず，その近傍に虫体が見つかることがある．ダーモスコピーでみると，小水疱は疥癬トンネルの途中に生じた炎症として認める．ダニは炎症を避けるかのように，小水疱部より先のほうにいる．小児疥癬患者の手足に，手足口病のような小水疱や小膿疱が生じることがある．罹患中にも生じ，治った後も頑固に持続する．これは小児肢端膿疱症（infantile acropustulosis）と呼ばれている．

掻破痕 疥癬で目立つのが，体幹などに生じるおびただしい数の数mm台の掻破痕である．痒みを裏付けるかのように，小さい丘疹が何度も掻き壊されている．掻破痕は疥癬を疑うきっかけにはなるが，診断的価値は乏しい．これらの掻破痕に，ダニがいることは少ないからである．新鮮な丘疹や結節からは，虫体が見つかることもある．

痂皮 角化型疥癬（d）では，厚い痂皮を生じることがある．垢が固着しているように見えたり，乾癬性紅皮症のような皮疹を呈したりする．これら痂皮の中には，おびただしい数のダニがいる．

やるべきこと

問診のポイント 疥癬を疑う状況にあるかを問診する．激しい痒みがあるかどうか．疥癬は湿疹と誤診されがちであるが，ステロイド外用薬を使ったときに効果がなかったかどうか．家族に同様の症状の人がいないかどうか．職業が介護・看護など医療福祉系でないか．いずれかがイエスなら，疥癬の可能性も念頭にヒゼンダニを探す．

検査のポイント ダーモスコピー検査が簡便である．ヒゼンダニが皮膚に寄生した状態でそのまま見える（❶）からである．

疥癬トンネルの好発部位である手，手首，足を探し，疥癬トンネルらしい線状皮疹が見つかったら，その先端をダーモスコピーで観察する．線状皮疹の両端を注意深く観察し，微細な黒点がないかどうかを探す．ヒゼンダニは，口器と前脚が黒褐色をしている．そのため，それらが一塊となって微細な黒点として見える．ダーモスコピーを用いると，二等辺三角形の黒点として見える．黒点がヒゼンダニと確信が持てない場合には，注射針を用いてヒゼンダニを掘り出してもよい．掘り出したダニをKOH法で確認すれば，ヒゼンダニかどうかがわかる．

角化型疥癬の場合には，落屑を採取し，KOH法で観察するとよい．落屑の中にはヒゼンダニが多数いるため，KOH法で容易に診断がつく．垢が固着していたり，厚い痂皮や角化があったりしたら，角化型疥癬の可能性を疑い，ダーモスコピー検査あるいはKOH法を行う．

やってはいけないこと

- 角化型疥癬の疑いがあるのに検査をしないこと．診断が遅れると集団発生を引き起こす．

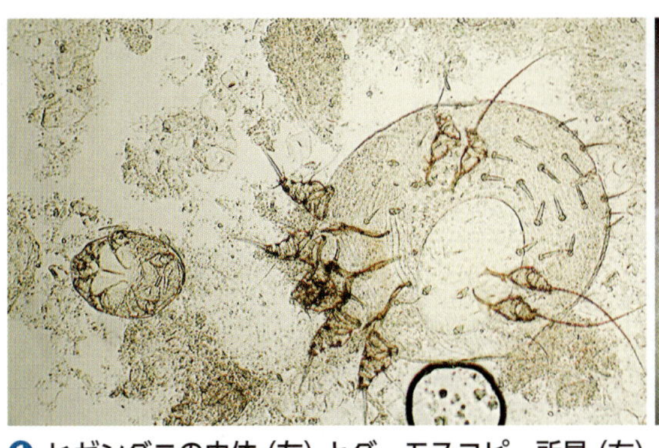
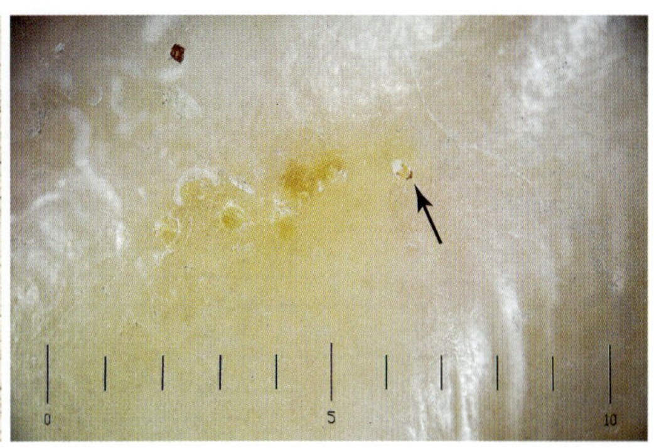

❶ ヒゼンダニの虫体（左）とダーモスコピー所見（右）
左：ヒゼンダニはほぼ正円形で短い脚が8本ある．右：ヒゼンダニの口器・前脚部が黒褐色をしており，これらが一塊となり黒色の二等辺三角形として見える（矢印）．

治療のすすめ方

やるべきこと

治療は，イベルメクチン内服あるいはフェノトリンローションを外用する．

通常の疥癬

外用治療　フェノトリンを第一選択薬とし，1週間間隔で少なくとも2回外用する．外用薬は塗布後12時間以上経過してから入浴，シャワーなどで洗浄する．

内服治療　イベルメクチンを空腹時に200 μg/kg投与し，1週間後に再診させ，KOH法かダーモスコピー検査でヒゼンダニを検出するか，疥癬トンネルなど疥癬に特徴的な皮疹の新生が認められる場合には，再度イベルメクチンを投与する．

角化型疥癬

治療の基本は，①過剰角層の除去，②外用か内服，あるいは外用と内服の併用治療である．

疥癬治療のアルゴリズム　❷を参照．

やってはいけないこと

- ステロイド外用薬を使用すること．ステロイド外用薬は，感染を増悪させるため，虫体が死滅するまでは使用してはならない．
- 免疫抑制薬を内服させること．角化型疥癬を尋常性乾癬と誤診し，免疫抑制薬（シクロスポリン）内服を処方してしまうことは避ける．皮膚症状の増悪につながるばかりか，周囲の人々への感染源となり，集団感染をきたす．
- 診断がつかないまま，疥癬の治療を始めること．見切り発車で治療を開始すると，治らなかった場合，疥癬でなかったのか，違う疾患だったのか判別が困難となる．

エキスパートのための奥義

■皮膚科専門医に渡すタイミング

集団発生があった場合や，疥癬患者で治療をしても治らない場合である．集団発生した際は，感染源となる角化型疥癬患者がいないかどうかをまず調べる．見つかったら隔離して治療を行う．次に，感染がどの範囲に及んでいるかのスクリーニングを行う．接触者をリストアップし診察を行うが，一度の検査では見つからないこともある．大勢の患者を複数回診察する必要があり人手がいる．その際には専門医に診察を依頼する．

■難治性・完治しない症例への対処

治らないとき，それが本当に疥癬かどうかの判断が必要となる．疥癬なら疥癬の治療，疥癬でないなら別の治療となる．

疥癬の場合，治った後に頑固な湿疹病変が続くことがある．この場合の治療はステロイド外用薬である．疥癬の治療をしても治らない．小児では小児肢端膿疱症が続発することがある．疥癬罹患時にも手足に膿疱が生じうるが，虫体が死滅した後も，手足に膿疱が残存することが

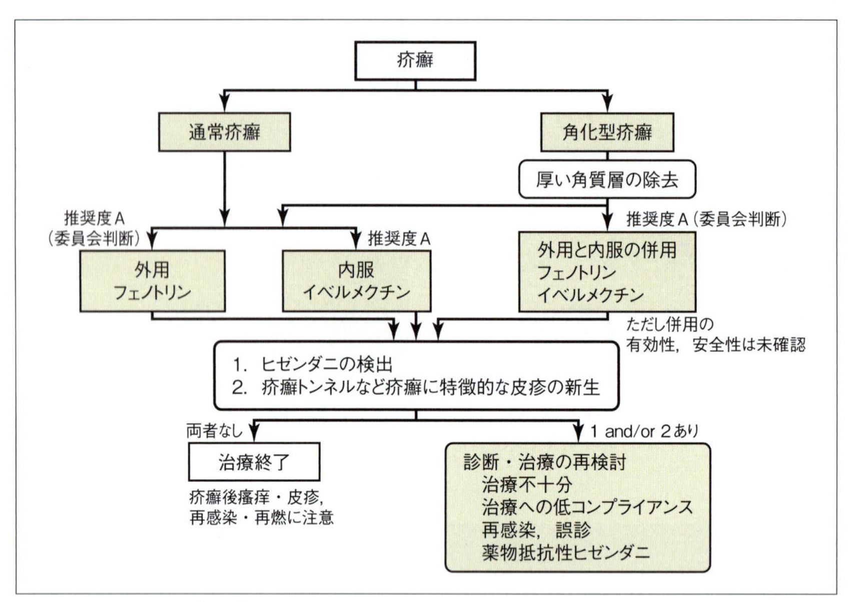

❷ 疥癬治療アルゴリズム（日本皮膚科学会）

推奨度Aの治療のみを記載した．各薬剤の使用法はガイドライン[1]参照．他の抗疥癬薬の使用を妨げるものではない．（日本皮膚科学会疥癬診療ガイドライン策定委員会．日皮会誌 2015[1] より）

ある．この状態で疥癬の治療をしても無益である．治療方針の判断は，虫体がいるかどうかで異なる．

引用文献

1）日本皮膚科学会疥癬診療ガイドライン策定委員会．疥癬診療ガイドライン（第3版）．日皮会誌 2015；125：2023-48.

コラム 院内で患者が見つかったときの対応

院内で患者が見つかったとき，考えるべきことが2つある．その患者が，①角化型疥癬（ノルウェー疥癬）かどうか，②どこで疥癬に感染したかである．

①角化型疥癬の場合は，直ちに隔離し，集団発生の有無に注意を払う．角化型疥癬を疑う所見としては，手掌や足底の角化である．乾皮症や垢がついているだけのように見えることもある．これらの所見を見過ごさないようにする．感染力が強いため，虫体がいなくなるまで隔離し，入室時にはガウンテクニックを行う．入院してから角化型疥癬と診断するまでの日数が長ければ長いほど，集団発生のリスクは高くなる．スタッフや病棟入院患者で疥癬患者がいないか定期的にチェックを行う．発症までの潜伏期間が1か月ほどあるため，接触した可能性のある対象者は，1～2か月の間，発疹が出ないかどうかに注意する．通常疥癬の場合は，濃厚接触者，たとえば受け持ち看護師やリハビリ担当者に感染がないか調べる．通常疥癬では，個別にイベルメクチン内服あるいはフェノトリン外用治療を行いさえすれば，たいてい1か月以内に治癒する．

②どこで感染したかについては，入院時から痒みや発疹がある“持ち込み患者”の場合には，それまで暮らしていた環境での感染経路について可能性を探る．疥癬患者の治療が終わり，在宅や施設に退院しても，家族内や施設内に感染源があればまた罹患する恐れがあるからである．入院後に疥癬を発症すれば，感染源は院内の可能性がある．ただし，疥癬には潜伏期間があるため，直ちに院内感染とは断定できない．院内感染が疑われたなら，病棟内の感染源を探す．一番懸念されるのは，角化型疥癬患者の有無である．角化型疥癬患者がいると，その患者を治療しない限り，集団発生は収まらない．

まとめると，角化型疥癬か否か，患者は一人か周りにもいるのか，これらを念頭に置きながら対応する．

梅毒

斎藤万寿吉

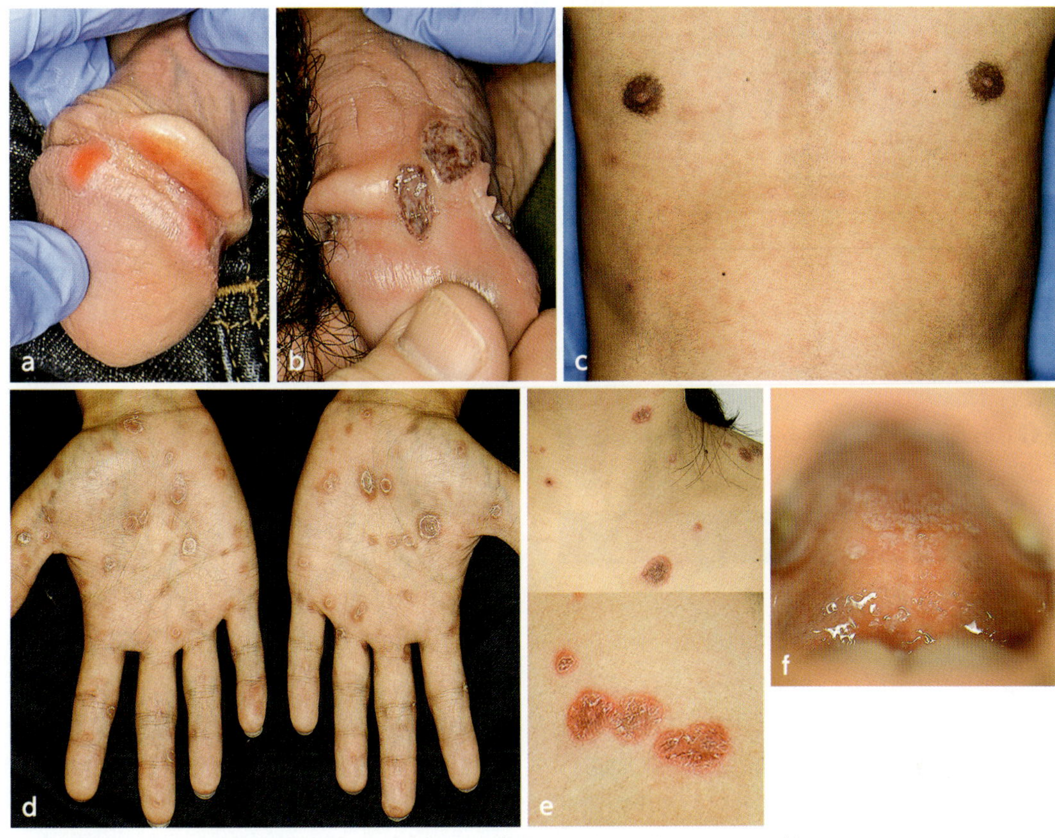

a：初期硬結．男性では冠状溝に多い．軟骨様の硬さが特徴的．疼痛は伴わないことが多い．
b：硬性下疳．初期硬結が自壊して潰瘍化したもの．無痛性のことが多い．
c：梅毒性ばら疹．二期疹では早期に出現する．淡い紅斑で鱗屑は付さないかもしくはわずかに付す程度．無治療でも自然消退することが多く，もしくは一部は丘疹性梅毒に移行する．
d：丘疹性梅毒．手掌および足底の丘疹性梅毒はさまざまな梅毒疹の中で最も特徴的な症状である．大豆大程度の丘疹に環状の鱗屑を付す．
e：梅毒性乾癬．古くは梅毒性鱗屑疹という言葉が用いられた．
f：梅毒アンギーナ．硬口蓋の乳白色斑．典型例では乳白色斑が蝶形となり butterfly appearance と呼ばれる．

疾患概説

梅毒（syphilis）は性感染症（sexually transmitted infection）の代表的疾患である．ペニシリンの普及によって激減したが根絶には至っていない．日本では2013年頃から増加傾向にあり，2017年は5,829例と近年稀にみる大流行となった．

梅毒は性行為やその類似行為によって感染が成立する．感染後数週間の潜伏期間を経て，局所症状（第1期梅毒）から始まり，数か月の潜伏期間を経て多彩な全身症状（第2期梅毒）を呈するようになる．さらに数年の経過で晩期症状（晩期梅毒）となるが，現在は晩期梅毒まで進行する例は稀である．梅毒の臨床症状は多彩であり，成書に示されるような典型的な経過

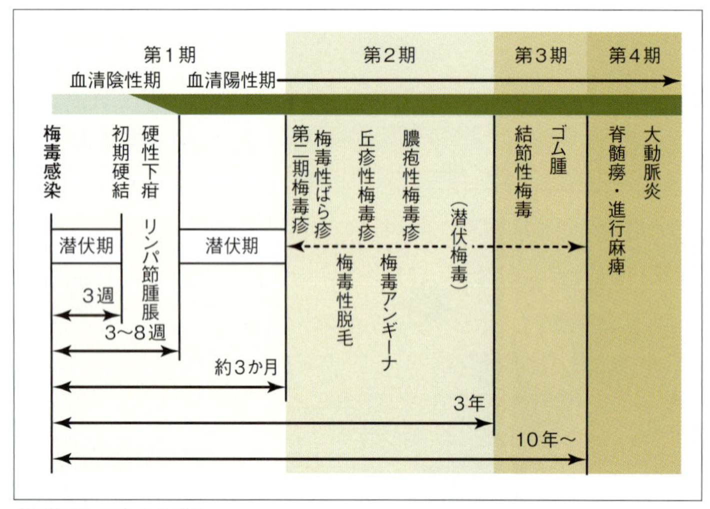

❶ 梅毒の臨床経過

（❶）をとらないことがあるため，診断・治療に苦慮することもある．

確定診断を導くための考え方

■皮疹のとらえ方

梅毒の症状は病期によって異なる．一期疹は *Treponema pallidum*（TP）の感染が成立する部位に生じるため，陰部に多く，稀に口唇や口腔内にも生じる．二期疹は全身性に認められる．

一期疹 感染機会から3〜6週間の潜伏期間を経て初期硬結（**a**）が生じる．接触部位である陰部，特に男性では冠状溝に多い．初期硬結はやがて自壊して硬性下疳（**b**）となる．初期硬結および硬性下疳は痛みを伴わないことが多く，女性では自覚しないこともある．硬性下疳は無治療でも数週間で自然に消退し瘢痕となる．硬性下疳と同時期に所属リンパ節腫脹（梅毒性横痃）を伴うこともあるが，これも通常は無痛性である．

二期疹 感染後数か月を経て，TPが血行性に全身に播種され，梅毒性ばら疹（**c**），丘疹性梅毒（**d**），梅毒性乾癬（**e**），扁平コンジローマ，膿疱性梅毒，梅毒性脱毛，梅毒アンギーナ（**f**）などの症状を呈する．二期疹のなかでは梅毒性ばら疹が比較的早期に出現する．ばら疹は隆起のない爪甲大までの紅斑で，初期は鱗屑も少ない．やがて丘疹性変化を伴うと大きな鱗屑を付することが多く（丘疹性梅毒），尋常性乾癬と類似することもある（梅毒性乾癬）．丘疹性梅毒はさらに進展すると膿疱性梅毒になるとされるが，膿疱性梅毒と丘疹性梅毒が混在することも稀ではない．口腔内の病変は扁桃の発赤や硬口蓋の乳白色斑として認められる．典型例では乳白色斑が蝶形となり butterfly appearance と呼ばれる．

やるべきこと

問診のポイント 本症は性感染症であるため，リスクのある性行為の有無を確認することが重要である．オーラルセックスはリスクがない（低い）と勘違いしている者も少なからずおり，また日本の性風俗の特徴として性交そのものよりオーラルセックスが多いため，問診の際にはオーラルセックスを強調して問診することが肝要である．不特定多数との性行為や性風俗産業の利用を漠然と聞くだけでは正しい問診はとれない．皮疹の特徴から感染の時期がある程度推測されるため，その時期を提示して問診を行うとよい．感染経路や感染時期の問診は感染症発生届の記載にも必要である．

検査のポイント TPの直接検出と血清反応が検査の基本である．TPは人工培地では培養できないため培養検査は意味を成さない．TPの直接検出に関し，成書などでは「病変部からの漿液をスライドガラスに擦過し，墨汁などを添加して暗視野顕微鏡で確認する」とされているが，実臨床では手技の難しさや設備の問題からなかなか困難なのが実情である．なお，一期疹の時期は梅毒血清反応が陰性のこともあり，血清反応が陰性だからといって梅毒の否定にはならない．

梅毒血清反応は，カルジオリピンを抗原とす

❷ 旧来のよくある脂質抗原法（STS）および TP 抗原法の定性結果の解釈

脂質抗原法	TP 抗原法	結果の解釈
−	−	非梅毒 梅毒感染の初期
＋	−	生物学的偽陽性 梅毒感染の初期
＋	＋	梅毒 梅毒治療後
−	＋	梅毒治療後

❸ 自動化法時代の脂質抗原法（STS）および TP 抗原法の定量結果の解釈

脂質抗原法	TP 抗原法	結果の解釈
−	−	非梅毒 梅毒感染の初期
＋	−	生物学的偽陽性
＋	＋	梅毒 梅毒治療後
−	＋	梅毒治療後 梅毒感染の初期

る脂質抗原法（STS）とTPを抗原とするTP抗原法があり，両者を組み合わせて感染力や治療効果を判断する（❷）．臨床的に梅毒を疑ったときは必ずSTSとTP抗原法の定量検査（もしくは半定量検査）を同時にオーダーする．このとき定性検査は用いるべきではない．近年，STSもTP抗原法とともに自動化法が普及しつつある．自動化法の場合（特にTPLA法）はSTSより先に陽転化することがあるため，既感染パターンと混同しやすく注意が必要である（❸）．なお，日本性感染症学会のガイドラインではSTSの陽性を確認した後にTP抗原法で確認することがあるが，同時に検査を行ったほうが診断までの時間が短縮でき，また保険診療的にも何ら問題はない．

感染症法による医師の届出　梅毒は感染症法で5類感染症に指定されており，診断した医師は7日以内に保健所に届け出ることが義務づけられている．

やってはいけないこと

- 性行動歴や性嗜好を批判すること．
- （既婚者や特定のパートナーがいる場合）パートナーに検査を勧めないこと．
- 梅毒を疑っているのに，梅毒血清反応（STSおよびTP抗原法）の定性検査をオーダーすること．
- 感染症発生届を提出しないこと．
- 梅毒を診断したにもかかわらずHIV検査を行っていないこと．

治療の進め方

やるべきこと

適切な薬剤の選択　著効が認められるペニシリン系抗菌薬が第一選択である．ペニシリン系抗菌薬はTPに対して殺菌的に働き，耐性化の報告はない．CDCのガイドラインではペニシリンGの筋注が勧められ，経口ペニシリン製剤は推奨されないとされている．しかし，日本ではペニシリンショックによる死亡例が多発したため，現在でもペニシリンGの筋注は行われず，バイシリンG120万単位もしくはアモキシシリン1,500 mgの内服加療が行われている．

ペニシリンアレルギーの場合は，ドキシサイクリンまたはテトラサイクリン系抗菌薬を選択する．内服期間に関して，日本性感染症学会のガイドラインでは，第1期には2～4週間，第2期には4～8週間，第3期以降には8～12週間となっている．

投薬開始後の身体反応についての説明　抗菌薬投与開始後，数時間～数日で発熱や倦怠感などの一過性の感冒様症状や皮疹の増悪を認めることがある．これはJarisch-Herxheimer反応と呼ばれ，抗菌薬によるTP破壊に伴うサイトカインを介した反応である．治療開始前に，薬疹や梅毒の急性増悪ではないことを患者に説明しておくと無用な混乱が避けられる．感冒様症状は通常1日程度で自然軽快する．

治療目標の理解と患者への啓発　梅毒治療の目

標は「TPを死滅させることであり，STSを陰転化させることではないこと」をしっかり理解して欲しい．梅毒を繰り返している症例ではSTSの低下が遅れることが経験的に知られており，治療終了後もSTSはゆっくり低下していく．そのため抗菌薬を不必要に長期投与する必要はなく，慎重な定期観察を行いSTSの低下を確認すればよい．なお梅毒は終生免疫が成立せず，いったん治癒した後も再感染することがあるので患者には十分な啓発が必要である．

やってはいけないこと

- 抗菌薬に対するアレルギーを確認しないこと．薬剤アレルギーの有無を確認するのは原則である．
- Jarisch-Herxheimer反応を説明しないこと．
- STSの陰転化に固執し，抗菌薬を不必要に長期投与すること．

エキスパートのための奥義

■血清反応をよく理解しよう

梅毒血清反応の検査，ここでは特によく使用されるRPR法（rapid plasma regain test）とTP抗原法について改めて説明する．

梅毒血清反応の検査の目的は大きくわけて3つあり，まず，①術前や入院前に行われるスクリーニング検査（スクリーニング検査に梅毒検査が必要かどうかの議論はここではしない），②梅毒かどうかを確定診断するための検査，③梅毒の治療効果判定としての検査である．

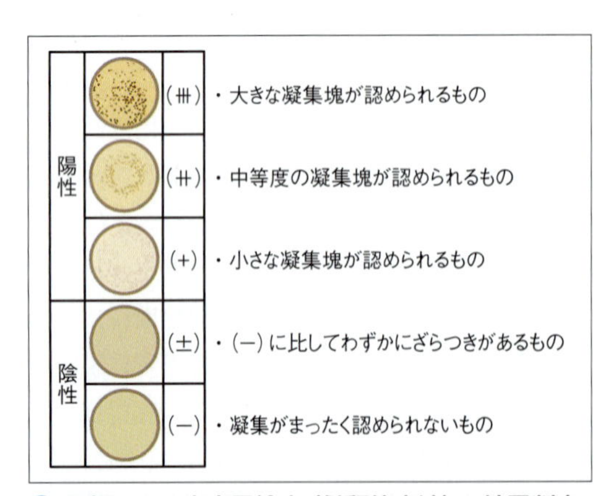

❹ 目視による半定量検査（希釈倍率法）の結果判定

RPR法とTP抗原法にはそれぞれ定性検査と定量検査があるが，定性検査はスクリーニング検査においてのみ使用するほうがよく，臨床的に梅毒を疑っている場合や，スクリーニングで陽性が認められた場合には定量検査を行う（ただし，同一月内に定性検査と定量検査を施行すると診療報酬が減額査定されることがあるので注意が必要）．定量検査は希釈倍率でみる半定量検査と自動化法がある．診断確定のための検査であれば半定量検査（希釈倍率法）でも大きな問題は生じないが，治療効果判定に用いるときは，検査の特性をよく理解しなければならない．特に半定量検査（希釈倍率法）は抗体の凝集具合をヒトの目で見て確認するためどうしても誤差が生じ，「2倍は誤差の範囲であり4倍以上を有意な変化とする」ということを理解しなければならない（❹）．つまり治療経過において半定量検査の抗体価が2倍になったとしても治療失敗なのか誤差なのかを臨床症状とあわせてよく吟味する必要がある（多くの場合は誤差）．治療効果判定を経時的にみるのであれば，近年普及しつつある自動化法が優れる．ただし現在自動化法の試薬は6，7種類が販売されており，試薬間である程度の相関はあるものの直接比較はできないので転院時などには注意が必要である．

■梅毒の診療に皮膚科医がかかわること

近年，感染症科を標榜する病院が増えており，そこで梅毒の診断・治療が行われる場合もあるかもしれない．しかし，梅毒の診断・治療に関しては常に皮膚科が担ってきた．皮膚科医が皮疹を正確にとらえる重要さは今も変わっていない．

引用文献

1）性感染症 診断・治療 ガイドライン2016．日性感染症会誌 2016；27（S1）：1-170．
2）Workowski KA, et al. Centers for Disease Control and Prevention. Sexually transmitted diseases treatment guidelines, 2015. MMWR Recomm Rep 2015；64（RR-03）：1-137.

褥瘡

尹　浩信

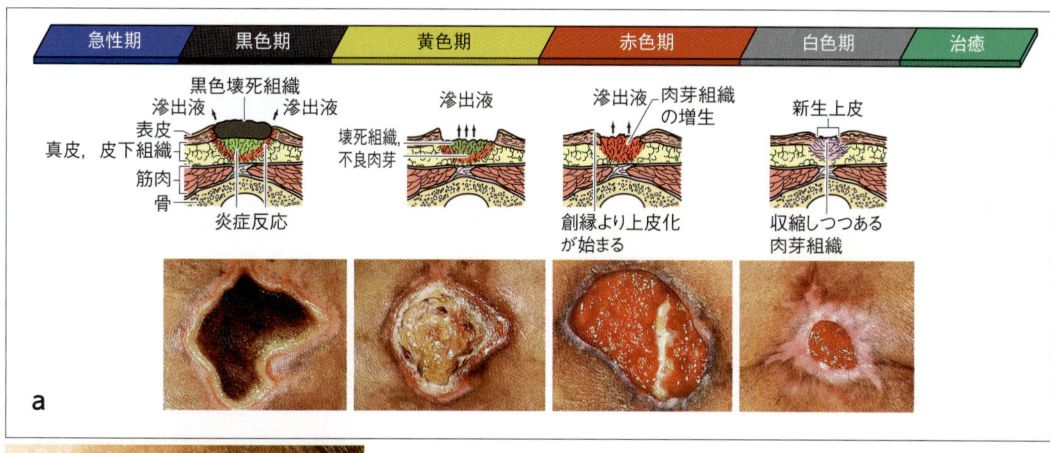

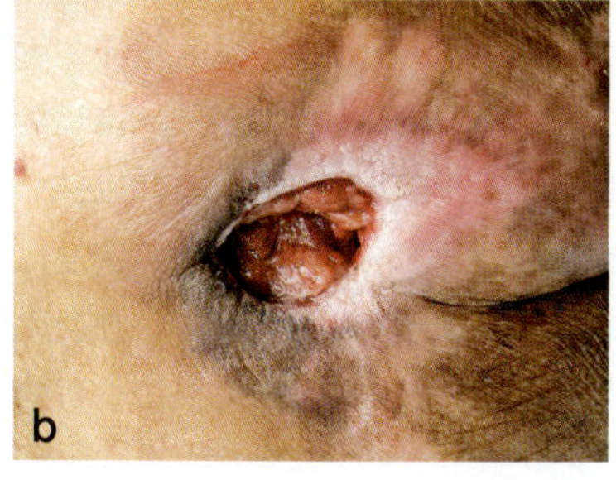

a：深達度の深い褥瘡に関しての，治癒過程における創面の色調による分類．深い褥瘡が黒色壊死組織を有する状態（黒色期）から黄色壊死組織を有する状態（黄色期）を経て，赤色の肉芽形成期（赤色期）へ移行し，白色の上皮が伸張する過程（白色期）に分けている．
b：白色期の臨床像．

疾患概要

褥瘡は，ある一定時間持続する圧迫により皮膚の阻血性壊死が生じることによってできる皮膚潰瘍である．decubitus, decubital ulcer などと表記されてきたが，近年 pressure ulcer（圧迫創傷）が頻用されるようになった．具体的には，体圧が集中しやすい骨突起部などで，皮膚が骨とベッドや車いすのシートなどに挟まれ，200 mmHg 以上の持続性圧迫が 2 時間以上加わると，同部位の血流が途絶して生じる．

背景として全身疾患や栄養低下（創傷治癒を阻害する）があり，加齢による皮膚萎縮，骨突出や失禁などの褥瘡特有の問題も加わって症状が改善しにくい．介護やケアなどの社会的な状況も治癒に大きな影響を与える．

平成 24 年度の褥瘡有病率は，病院 0.46～2.20%，介護保険施設 0.89～1.27%，訪問看護ステーションは 2.61%であった．部位としては仙骨部が約 50%であり，その他大転子部，尾骨部，踵骨部に各 10%程度生じていた[1]．

確定診断を導くための考え方

■皮疹のとらえ方

高齢者など長期臥床者の加重部位（仙骨部など）に生じた紅斑，皮膚潰瘍では本症を考える．

やるべきこと

類似の皮疹を呈する疾患との鑑別を行う．

仙骨部・殿部　皮膚カンジダ症などの皮膚真菌感染症は KOH 法などを用いて鑑別する．尿や便汚染による一次刺激性皮膚炎であるおむつ皮膚炎や肛囲皮膚炎は，ステロイド外用薬に対する反応を観察して鑑別する．

肛囲・外陰　乳房外Paget病が生じることもあり，場合によって皮膚生検を行い，病理診断を行う．帯状疱疹や単純疱疹もしばしば生じて紅斑や皮膚潰瘍を形成するため，必要に応じてPCR法や蛍光抗体法でヘルペスウイルスの有無を検討する．

踵などの足部　閉塞性動脈硬化症（ASO）との鑑別のため，足の色調，動脈の触知の有無などの身体所見をとり，足関節・上腕血圧比（ABI）や皮膚灌流圧（SPP）の測定および3DCTや造影CT，MRAによる下肢動脈の評価を行う．外果の紅斑・腫脹，皮膚潰瘍を生じる疾患である滑液包炎，糖尿病を背景とする糖尿病性水疱からの皮膚潰瘍，また膠原病・血管炎による下肢の皮膚潰瘍なども念頭に置く．

治療の進め方

褥瘡の病期分類をまず行い，病期ごとに治療を考える．基本的には病態を急性期と慢性期に分類し，傷害の深達度によってさらに分類する．日本では予防・治療ガイドラインにおいて深達度による分類（I～IV度）が発表され，頻用されている．この分類の説明を以下に示す．

I度：圧迫を解除しても消退しない発赤（紅斑）
II度：真皮までにとどまる皮膚傷害（水疱，びらん，浅い皮膚潰瘍）
III度：傷害が真皮を超え，皮下脂肪組織に及ぶ
IV度：傷害が腱，筋，骨，関節包にまで及ぶ

さらにIII度，IV度の深い褥瘡に関しては創面の色調による分類もされている（a）．

■褥瘡病期に応じた外用薬治療（❶）

浅い褥瘡　皮膚の一部が欠損した場合には，治癒するまで同部を保護して，さらに適度な湿潤環境を保つ必要がある．このため，浅い褥瘡ではドレッシング材が良い適応となるが，外用薬も有効な手段である．保湿作用の強い油脂性基剤であるメチルプロピルアズレン軟膏，抗生物質（抗菌薬）含有軟膏（フシジン酸ナトリウム軟膏や硫酸ゲンタマイシン軟膏など，ほとんどが油脂性基剤である），酸化亜鉛軟膏，白色ワセリンなどが使用される．ただし，抗生物質（抗菌薬）含有軟膏は耐性菌の出現を招きうるので，2週間以上の使用は控えたほうがよい．

感染・壊死組織を伴う深い褥瘡　過剰な炎症や炎症の遷延化は，肉芽形成やその後の上皮化を妨げて創傷治癒を遷延化させる．異物，感染，壊死組織などがその原因となるため，まず外科的なデブリードマンや十分な洗浄などにより，これらをできるだけ取り除く必要がある．

壊死組織の自己融解を促進させるためには，酵素製剤であるブロメライン含有軟膏，フラジオマイシン硫酸塩・結晶トリプシンパウダーのほか，カデキソマー・ヨウ素軟膏・外用散がしばしば選択される．また，水分を多く含むスルファジアジン銀含有クリームは，壊死組織の軟化，融解を促進すると考えられており，滲出液の少ない創部での壊死組織除去に有用である．このような化学的デブリードマンだけで完全に壊死組織を取り除くことは難しいが，これにより壊死組織が柔らかくなると，その後の外科的デブリードマンがより安全で容易になる．

感染を伴う創部への外用療法には，強い抗菌力を有するヨウ素を含むカデキソマー・ヨウ素軟膏・外用散，ポビドンヨードシュガー，ヨウ素含有軟膏などが使用される．また，スルファジアジン銀含有クリームも強い抗菌力を有するのでよく用いられる．

感染や強い炎症などにより創部の滲出液が異常に多い場合は，滲出液を吸収するような外用薬の使用が必要になる．代表的なものに，ポリマー粒子を含有したカデキソマー・ヨウ素軟膏・外用散やデキストラノマーポリマー，白糖を含有するポビドンヨードシュガーなどがある．ヨウ素の持続的放出による殺菌効果，滲出液吸収効果をもちながら，ポリマー基剤よりも扱いやすいヨウ素含有軟膏も有用と考えられる．

上皮化形成期の深い褥瘡　深い潰瘍や何らかの理由で肉芽形成が遅延している場合には，肉芽

❶ 外用薬の選択

皮膚創傷の深さと状態	適応となる代表的外用薬	対応する代表的な製品	備考
浅い慢性皮膚創傷	メチルプロピルアズレン軟膏	アズノール® 軟膏	創面保護と弱い抗炎症作用
	抗生物質（抗菌薬）含有軟膏	ゲンタシン® 軟膏 フシジンレオ® 軟膏	抗生物質などの抗菌薬を含有することで，抗菌作用を示す．長期使用は，耐性菌の出現を招くので控える
	酸化亜鉛軟膏	亜鉛華単軟膏	薄く塗れば創面保護，厚く塗れば乾燥作用を示す
	白色ワセリン	白色ワセリン	創面保護に使用．接触皮膚炎を生じないのが利点
深い慢性皮膚創傷（感染・壊死組織を伴う場合）	カデキソマー・ヨウ素軟膏・外用散	カデックス® 軟膏・外用散	放出されるヨウ素による強い抗菌力のほか，ポリマー粒子による滲出液の吸収，壊死組織や細菌の除去作用．乾燥した創部には適さない．散剤のほうが吸水性は高いが，マクロゴール基剤の軟膏のほうが使用しやすい．洗浄時に，古いポリマー粒子をよく洗い流す必要がある．ヨウ素過敏症では禁忌
	スルファジアジン銀含有クリーム	ゲーベン® クリーム	含有するサルファ剤と銀が，細菌や真菌に対して幅広い抗菌力を発揮．組織浸透性も高く，水分含有率が高いために壊死組織の軟化，融解を促進．滲出液の多い創部には適さない．サルファ剤に過敏のある症例，新生児や低出生体重児（高ビリルビン血症を起こしうる），軽症熱傷（疼痛を起こす）には禁忌．広範囲熱傷では，血清浸透圧の上昇に注意
	デキストラノマーポリマー	デブリサン® デブリサン® ペースト	ポリマー粒子の作用により，滲出液の吸収に優れ，細菌や分解産物を除去．マクロゴール基剤のペーストのほうが使用しやすい．ポリマー粒子は洗浄時に十分洗い流す必要があり，洗浄困難なポケット状潰瘍には使用しない．乾燥した創部には適さない
	ブロメライン含有軟膏	ブロメライン軟膏	蛋白分解酵素であるブロメラインが，壊死組織の化学的デブリードマンに働く．辺縁に付着すると発赤や痛みを伴うことがあるので，あらかじめ周囲に油脂性軟膏を外用しておくとよい．感染を伴う創傷には向かない
	ポビドンヨードゲル	イソジンゲル®	ヨウ素の強い抗菌作用により，感染を抑制．基剤はマクロゴール．ヨウ素過敏症では禁忌
	ポビドンヨードシュガー	ユーパスタ® コーワ	ヨウ素による強い抗菌力と白糖の滲出液吸収，浮腫軽減作用．乾燥した創部には適さない．十分攪拌してから使用する．ヨウ素過敏症では禁忌
	ヨウ素含有軟膏	ヨードコート®	ポリマー粒子ではないが，カデキソマー・ヨウ素と同様の作用をもつ．ヨード過敏症には禁忌
	フラジオマイシン硫酸塩・結晶トリプシンパウダー	フランセチン®・T・パウダー	硫酸フラジオマイシンの抗菌作用と蛋白分解酵素トリプシンの壊死組織融解作用を併せもつ．散剤のため，乾いた創面には適さない．創面から出血のある場合や，重篤な肝腎障害のある場合は禁忌
深い慢性皮膚創傷（上皮化形成期の場合）	アルプロスタジルアルファデクス（プロスタグランジンE1）軟膏	プロスタンディン® 軟膏	皮膚血流増加や血管新生を介して肉芽形成を促進．表皮細胞の増殖・遊走作用により上皮化を促進．油脂性のプラスチベースを基剤とするため，乾燥した創面に適する．妊婦，心不全や出血のある症例では禁忌
	アルミニウムクロロヒドロキシアラントイネート外用散	イサロパン®（散剤）	本剤はアラントイン誘導体のアルミニウム塩であるが，アラントインには肉芽形成作用，壊死組織除去作用がある
	リゾチーム塩酸塩含有軟膏	リフラップ® 軟膏 リフラップ® シート	線維芽細胞の増殖促進などの組織修復作用と膿性分泌物分解作用．卵白に過敏症のある症例には禁忌
	ソルコセリル含有軟膏	ソルコセリル® 軟膏 ソルコセリル® ゼリー	幼牛血液抽出物であり，血管新生や線維芽細胞増殖を促進して，肉芽形成に作用．牛血液製剤に過敏な症例には禁忌
	トラフェルミン（basic fibroblast growth factor，bFGF）製剤	フィブラスト® スプレー	遺伝子組換えヒトbFGF製剤．血管新生，線維芽細胞増殖・遊走に作用し，良質な肉芽形成を強力に促進．使用開始時に専用のスプレー容器内で溶解し，創面に噴霧．その細胞増殖作用のために，投与部位に悪性腫瘍やその既往のある症例では禁忌
	トレチノイントコフェリル軟膏	オルセノン® 軟膏	血管内皮細胞や線維芽細胞の増殖・遊走に作用し，肉芽形成を強く促進．水分含有量の多い乳剤性基剤で，乾燥した創面に適する．滲出液の多い場合には，浮腫などを生じやすい．黄色調のために感染と紛らわしいことがある
	ブクラデシンナトリウム軟膏	アクトシン® 軟膏	血管拡張，血流改善，血管内皮細胞や線維芽細胞の増殖・遊走作用により，肉芽形成，上皮化を促進．基剤がマクロゴールであるため，吸水性を有する．特異臭が気になることがある

（日本皮膚科学会 創傷・褥瘡・熱傷ガイドライン策定委員会編．創傷・褥瘡・熱傷ガイドライン 2018　第2版．2018[2] より）

❷ 滲出液の量とドレッシング材の選択

滲出液	適するドレッシング材
普通～少ない	ポリウレタンフィルム ハイドロコロイド
少ない (乾燥した壊死組織あり)	ハイドロジェル
多い	アルギン酸塩 キチン ハイドロファイバー ハイドロポリマー ポリウレタンフォーム

(井上雄二ほか．日皮会誌 2017[3] より)

形成を促進する外用薬を使用すべきである．強い肉芽形成促進作用をもつトラフェルミン（線維芽細胞成長因子の遺伝子組換え）製剤のほかに，アルプロスタジルアルファデクス（プロスタグランジン E1）軟膏，アルミニウムクロロヒドロキシアラントイネート外用散，リゾチーム塩酸塩含有軟膏，ソルコセリル含有軟膏，トレチノイントコフェリル軟膏，ブクラデシンナトリウム軟膏などの肉芽形成促進作用が知られる．また，積極的に上皮化による創を縮小する

❸ 創傷の深さとドレッシング材の選択

保険償還		使用材料	代表的な商品名
技術料に包括		ポリウレタンフィルム	オプサイト® ウンド キュティフィルム®EX テガダーム™ トランスペアレントドレッシング バイオクルーシブ® パーミエイド®S
真皮に至る創傷用 (A)		キチン	ベスキチン®W
		ハイドロコロイド	アブソキュア®-サジカル テガダーム™ ハイドロコロイドライトドレッシング デュオアクティブ®ET
		ポリウレタンフォーム	ハイドロサイト® 薄型
		ハイドロジェル	ビューゲル® ニュージェル®
皮下組織に至る創傷用 (B)	標準型 (B1)	ハイドロコロイド	アブソキュア®-ウンド コムフィール® アルカスドレッシング テガダーム™ ハイドロコロイド ドレッシング デュオアクティブ® デュオアクティブ®CGF
		ハイドロジェル	ハイドロエイド®
		キチン	ベスキチン®W-A
		アルギン酸塩	アルゴダーム® カルトスタット® クラビオ®FG ソーブサン
		ハイドロファイバー	アクアセル® アクアセル®Ag
		ハイドロポリマー	ティエール®
		ポリウレタンフォーム	ハイドロサイト® ハイドロサイト®AD
	異形型 (B2)	ハイドロコロイド	コムフィール® ペースト
		ハイドロジェル	イントラサイト ジェル システム グラニュゲル®
筋，骨に至る創傷用 (C)		ポリウレタンフォーム	ハイドロサイト® キャビティ
		キチン	ベスキチン®F

(A) ～ (C) は創傷の深さによる分類を意味する．標準型 (1) とは，シート，ロープ，リボン状などの標準形状のものを指す．一方，異形型 (2) とは，顆粒状，ペースト状，ジェル状などの標準形状以外のものを指す．

(日本皮膚科学会 創傷・褥瘡・熱傷ガイドライン策定委員会編．創傷・褥瘡・熱傷ガイドライン 2018　第 2 版．2018[2] より)

目的では，アルプロスタジルアルファデクス軟膏やブクラデシンナトリウム軟膏が有用と考えられる．

■褥瘡病期に応じたドレッシング材による治療

滲出液の量がドレッシング材の種類を使い分ける一つの目安となる（❷）．また，創傷の深さに応じたドレッシング材と代表的な商品名を❸に示す．

浅い褥瘡　びらんや水疱などでは，創面を保護するために，保険収載はされていないが，ポリウレタンフィルムを使用することが多いと考えられる．感染を伴わない真皮上層までの浅い潰瘍では，やはり創傷面の保護や湿潤環境保持を目的に，薄型のハイドロコロイド，薄型のポリウレタンフォームなどが使用される．

感染・壊死組織を伴う深い慢性皮膚創傷　感染や壊死組織を伴う時期には，壊死組織の除去，抗菌薬の投与による感染の制御，滲出液の調整などが重要であり，特に感染に対する治療が重要になる．この過程では，閉塞することにより感染の悪化が危惧されるため，閉塞性ドレッシングは行わないほうが良く，外用薬を中心に治療すべきである．また，乾燥した壊死組織に対して，ハイドロジェルは水分を増すことにより壊死組織の自己融解を促進する．

肉芽・上皮化形成期の深い慢性皮膚創傷　慢性皮膚創傷治癒の後半期である肉芽形成や上皮化の時期には，創部の乾燥による創傷治癒機転の障害や，被覆材交換時に肉芽組織や新生表皮の創傷が起こらないよう，moist wound healingを念頭に置いた閉塞性ドレッシング材の使用が重要になる．この時期に使用する外用薬には，肉芽形成や上皮化を積極的に促す作用を有するものが多いが，ドレッシング材は主として湿潤環境を保つとともに，創部のサイトカインなどを温存して創部を治癒させる目的で使用される．滲出液の少ない場合はハイドロコロイドを，滲出液の多い場合は，アルギン酸塩，キチン，ハイドロファイバー，ハイドロポリマー，ポリウレタンフォームなどの使用が勧められる．

エキスパートのための奥義

■皮膚科専門医に渡すタイミング

褥瘡を疑う皮膚症状をみたら，まずはすぐに皮膚科専門医に相談し，他疾患の鑑別も含めて治療方針を確立する．近年，褥瘡の増悪が死に至る例や，トラブルも多発しており，専門家へのコンサルトの有無が問われることが多い．

■チーム医療を主導すべき立場にある

褥瘡対策の実施が診療報酬への加算あるいは減算に影響を与えるようになり，医療関係者の関心が急速に高まって，各病院に褥瘡対策チームが編成されている．皮膚科疾患である褥瘡の診療に他領域からの参入が顕著となっているが，皮膚科医はチーム医療の主導するべき立場であることをしっかり認識しなければならない．また，局所皮膚のみに注視するのではなく，予防とケア，特に体圧分散寝具などの褥瘡ケアも非常に重要であることは言うまでもない．

引用文献

1) 日本褥瘡学会 実態調査委員会．療養場所別褥瘡有病率，褥瘡の部位・重症度（深さ）．褥瘡会誌 2015；17：58-68.
2) 日本皮膚科学会 創傷・褥瘡・熱傷ガイドライン策定委員会編．創傷・褥瘡・熱傷ガイドライン 2018　第2版．金原出版；2018.
3) 井上雄二ほか．創傷・褥瘡・熱傷ガイドライン―1：創傷一般ガイドライン．日皮会誌 2017；127：1659-87.

熱傷

河合幹雄

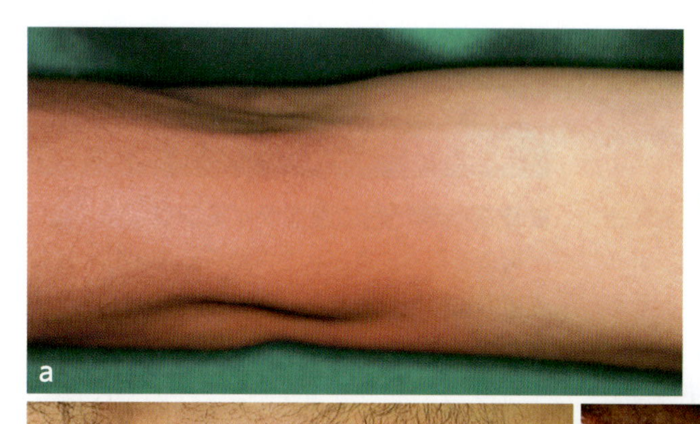

a：Ⅰ度熱傷．強い疼痛を伴う紅斑．日光皮膚炎と同じ病態を示す．
b：浅達性Ⅱ度熱傷（superficial dermal burn；SDB）．SDBでは水疱底に紅斑がみられ疼痛を伴うが，圧迫すると紅斑は消失する．組織障害は真皮浅層までである．
c：SDB受傷後1週間．創部はピンク色となり，上皮化傾向がみられる．

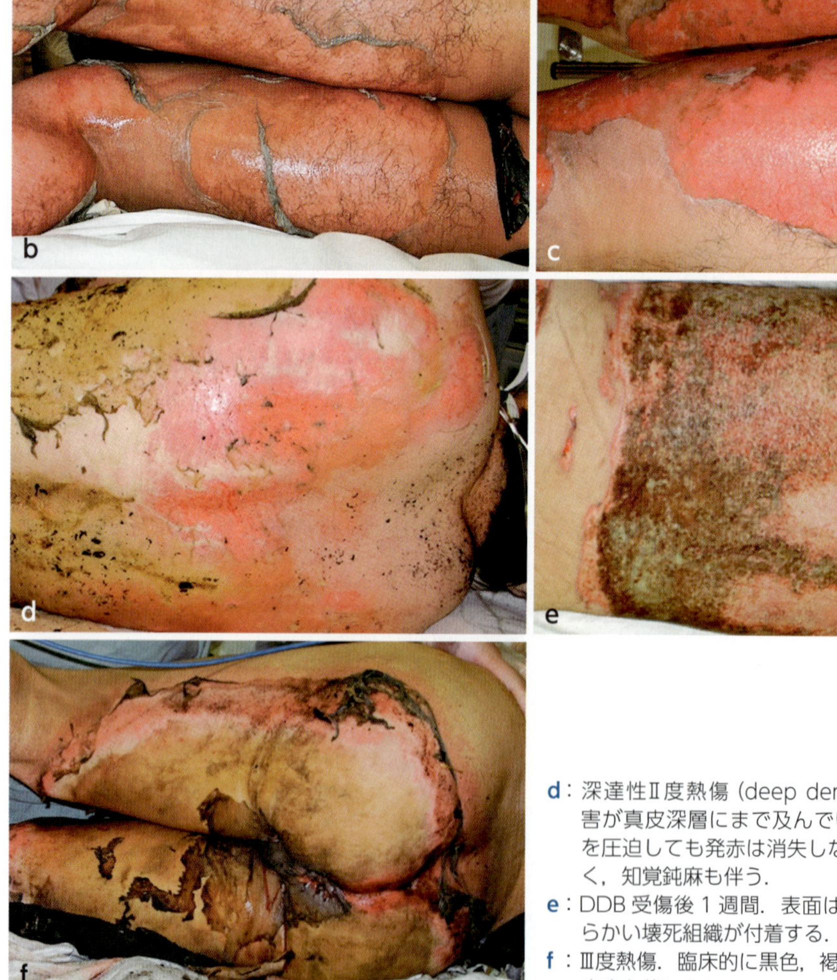

d：深達性Ⅱ度熱傷（deep dermal burn；DDB）．障害が真皮深層にまで及んでいる．DDBでは水疱底を圧迫しても発赤は消失しない紫斑であることが多く，知覚鈍麻も伴う．
e：DDB受傷後1週間．表面は黄色～褐色調の薄く柔らかい壊死組織が付着する．
f：Ⅲ度熱傷．臨床的に黒色，褐色あるいは白色を呈し，疼痛を伴わない．

疾患概要

熱傷（burn）とは熱により生じる生体の障害である．熱源の温度，接触時間により，熱傷の深達度は異なってくる．重症度は深達度と受傷面積によって規定される．

軽症例は，冬季にやかん，ポットなどからの熱湯や熱い飲み物など，加熱液体が原因となる小児例が多い．

重症例は，冬季に若干多いが軽症例ほど季節の差はない．風呂が循環式から給湯式に改良され，小児の浴槽転落例はほとんどみられなくなったが，動作が緩慢な高齢者の衣類などへの引火例や高齢者の入浴中の受傷例が増加している．

小範囲の熱傷は，保存的加療で治癒が期待できるが，広範囲熱傷の場合は，輸液管理，呼吸管理，栄養管理などの全身療法と，外用療法と手術療法などの局所療法が必要となる．

確定診断を導くための考え方

■熱傷の皮疹の特徴

病歴と臨床症状で熱傷の診断は通常容易である．

■皮疹のとらえ方

重症度は深達度と受傷面積で規定される．受傷した面積は全体表面積占める割合（total body surface area；% TBSA）で算出し，熱傷面積が広いほど重症となる．

紅斑　Ⅰ度熱傷は臨床的に紅斑となり，疼痛は著明である（**a**）．数日で治癒し，瘢痕などの後遺症は残さない．

水疱，びらん　Ⅱ度熱傷では紅斑を伴う水疱，あるいは水疱蓋が欠損したびらんとなる．組織障害が真皮浅層までの浅達性Ⅱ度熱傷（superficial dermal burn；SDB，**b, c**）と真皮深層にまで及んでいる深達性Ⅱ度熱傷（deep dermal burn；DDB，**d, e**）に分けられる．SDBは受傷

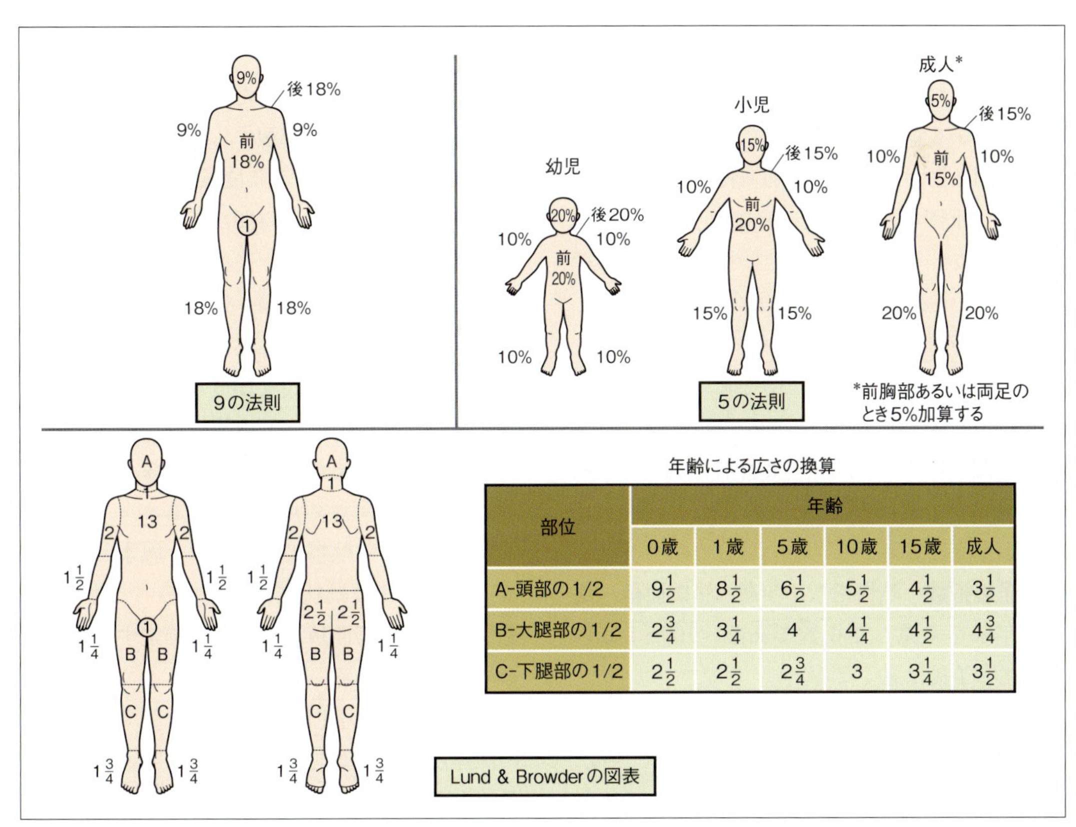

部位	年齢					
	0歳	1歳	5歳	10歳	15歳	成人
A-頭部の1/2	$9\frac{1}{2}$	$8\frac{1}{2}$	$6\frac{1}{2}$	$5\frac{1}{2}$	$4\frac{1}{2}$	$3\frac{1}{2}$
B-大腿部の1/2	$2\frac{3}{4}$	$3\frac{1}{4}$	4	$4\frac{1}{4}$	$4\frac{1}{2}$	$4\frac{3}{4}$
C-下腿部の1/2	$2\frac{1}{2}$	$2\frac{1}{2}$	$2\frac{3}{4}$	3	$3\frac{1}{4}$	$3\frac{1}{2}$

❶ 熱傷面積算定法

後10〜15日程度で瘢痕を残さず治癒するが，DDBは3〜4週間かけて瘢痕を伴って治癒するが，植皮術などを必要とすることも多い．

黒色，褐色，白色様変化　Ⅲ度熱傷は臨床的に黒色，褐色あるいは白色を呈し，疼痛を伴わない（**f**）．

熱傷面積　熱傷面積の算出方法として，次のようなものがある（❶）．

手掌法：患者の片手の手掌および全指腹の面積を1% TBSAとする簡易法である．

9の法則：患者の頭部や片側上肢などを9% TBSA，片側下肢や躯幹前面，後面を18% TBSAとして，全身を9%の単位に分けて熱傷面積を算出する簡便法である．成人にのみ適用となる．

5の法則：全身に占める頭部や躯幹の割合が大きい幼児や小児では，各パーツを5%の単位に分けて算出する．

Lund & Browderの図表：熱傷部を図示した上で，細分化されたパーツごとに詳細な面積を算出し合計する方法で，頭部と大腿，下腿の占める面積はおよそ5歳ごとに補正してあり，年齢別に細かく算出できる．

広範囲熱傷では，予後，初期輸液量の把握のために，正確な熱傷面積の評価は重要である．デジタルカメラで受傷部位を弱拡大〜中拡大で撮影し，Lund & Browderの図表に基づいて，正確に熱傷面積を把握したい．

重症度判定　重症度判定基準としては次のようなものがある．

熱傷指数：Ⅲ度熱傷面積＋Ⅱ度熱傷面積/2（熱傷面積に深さを考慮した指数である．10〜15以上を重症と考える）

熱傷予後指数：熱傷指数＋年齢（熱傷面積，深さ，年齢を考慮した指数である．100〜110以上で生命予後は悪くなる）

Artzの基準[1]およびその改変基準（Moylanの基準[2]，❷）：Artzの基準は熱傷面積や深度，合併症などによって重症度を分類し，どの施設で治療すべきかを定義している．Moylanはこの分類を改良して，「重症」をⅡ度熱傷が「30% TBSA以上」を「25% TBSA以上」に変更し，電撃傷も重症に含めた．

❷ Moylanの基準（Artzの基準の改変）

重症熱傷（総合病院あるいは熱傷センターで入院加療を必要とするもの）
①Ⅱ度熱傷が25% TBSA以上（小児は20% TBSA以上） ②顔面・手・足のⅡ〜Ⅲ度熱傷 ③Ⅲ度熱傷が10% TBSA以上 ④気道熱傷 ⑤軟部組織の損傷や骨折などを合併 ⑥電撃傷
中等症熱傷（一般病院で入院して治療する）
①Ⅱ度熱傷が15〜25% TBSA（小児は10〜20% TBSA） ②Ⅲ度熱傷が2〜10% TBSA，ただし顔面・手・足の熱傷は除く
軽症熱傷（外来治療でよい）
①Ⅱ度熱傷が15% TBSA未満（小児は10% TBSA未満） ②Ⅲ度熱傷が2% TBSA未満，ただし顔面・手・足の熱傷は除く

特殊な熱傷　あんかや湯たんぽなどの，比較的低温であるが長時間接触することで生じる，いわゆる低温熱傷の多くはⅢ度熱傷であり，白色〜正常皮膚色を呈する．時間が経つにつれ，表皮が剥がれ，滲出液を伴う出血のない白色調の真皮が露出してくる．疼痛も伴わない．

火炎や爆発による顔面熱傷，口腔粘膜・鼻毛の受傷，閉鎖空間での受傷機転のうち2項目以上を満たすものでは，気道損傷の精査・処置が必要である．口または痰の中のスス，鼻毛のコゲ，嗄声をチェックする必要がある．

サウナによる熱傷の場合には，脱水と相まって，初診時には網状皮斑を呈することがあり，熱傷深度，熱傷面積とも初期に確定することは極めて困難である．

薬品による化学損傷においても，受傷後早期の深達度判定は難しく，経時的に障害が深部に及ぶとされる．通常，酸性よりアルカリ性の薬剤のほうが深部にまで障害が及ぶ．

電撃傷では，皮膚，軟部組織，骨などの組織を通電することにより生じるジュール熱により，組織が障害を受ける．そのため，皮表からの重症度の判定は不可能である．

やるべきこと

病歴聴取のポイント　受傷起点，受傷日時，気道損傷の可能性，受診までの治療内容，既往歴，合併症の有無，中等症・重症例では体重を聴取する．虐待やドメスティック・バイオレンス（DV）の可能性も常に考えておく必要がある．

深達度，熱傷面積判定のポイント　Ⅲ度熱傷の場合，一見正常皮膚のように見え，かつ痛みを伴わないことがあるため，初診時熱傷創と認識されないことがある．正しい熱傷深達度の評価には，しばしば受傷後数日を要する．特殊な熱傷の場合には，初診時の深達度や重症度の評価が困難であるため，慎重に判断する必要がある．

受傷部位を針で刺激し，疼痛がみられるSDBとわずかにしか疼痛を認めないDDBを区別するpin prick testが行われることがある．またビデオマイクロスコープを用いて，創面の血流状態から熱傷の深達度を測定する方法もある[3]．

やってはいけないこと

- 特殊な熱傷において，受傷後早期に熱傷深度，熱傷面積，重症度を決定すること．いわゆる低温熱傷の場合，初期には軽症にみえても，時間とともに深度や受傷部位が明らかになるので，注意深い観察が必要である．

治療の進め方

やるべきこと

軽症熱傷であれば，局所療法のみで問題のないことが多いが，中等症・重症熱傷の場合，全身管理と局所療法がともに重要である．局所療法は軟膏外用や創傷被覆材の貼布などの保存療法と手術（壊死組織除去と植皮術）に分類される．

輸液療法は熱傷面積が成人で15% TBSA程度以上，小児で10% TBSA程度以上の症例に行う．ただし，それ以下の熱傷面積であっても全身状態を診て初期輸液療法を開始する．成人では，乳酸リンゲルなどにより受傷後24時間で概ね4 mL/kg/% burnを目安とし，最初の8時間にその1/2量，次の16時間に残りの1/2量を投与する（Parklandの公式，❸）．一方，小児では，成人と比較して体重をもとに計算されるよりも多くの輸液を要する．初期輸液開始後は，主に尿量維持を指標に輸液量を調節し，その目安は成人では0.5 mL/kg/時以上，小児で1.0〜2.0 mL/kg/時である．血漿蛋白の喪失にはコロイドが投与される．投与時期は，血管透過性が回復する受傷後6〜24時間以降が勧められている．

❸ Parklandの公式

受傷後24時間
　乳酸リンゲル
　　4 mL×熱傷面積 TBSA（%）×体重（kg）
　　受傷初期8時間に総輸液量の1/2を投与．
　　次の16時間に残り1/2を投与．
　コロイド　なし
　5%糖液　なし

感染対策として，熱傷の敗血症に対する予防的抗菌薬全身投与は，一般的には不要であり推奨されていない．汚染部位を有する症例の周術期，易感染宿主の広範囲熱傷，気道損傷合併例などでは，予防的抗菌薬の全身投与が考慮される[4]．また，汚染された熱傷では，破傷風トキソイドあるいは抗ヒト破傷風免疫グロブリンを投与する[5]．

局所療法として，Ⅰ度熱傷の多くは日光皮膚炎であり，ワセリンやステロイドの外用を行う．Ⅱ度熱傷に対しては，湿潤環境維持を目的にワセリンを基本の基剤とし，熱傷面積，熱傷深達度の状況により主剤（抗生物質，ステロイドなど）を選択する．Ⅱ度熱傷では，basic fibroblast growth factor製剤の併用を考慮してもよい．さらに滲出液の量など創部の状態によって創傷被覆材を選択することもあるが，密閉による感染に留意し適切に交換する必要がある．小範囲のⅢ度熱傷では，デブリードマンやスルファジアジン銀の外用を行い，膿苔，壊死組織の除去に努める．

DDBやⅢ度熱傷の場合，通常，手術を考慮する．DDBの場合，それと判断できる受傷後2週目以降に手術することが多いが，Ⅲ度熱傷では1週間以内の早期手術を行う場合も多い．

やってはいけないこと

- 感染徴候がない患者に対し感染予防を目的に抗菌薬を投与すること．予防的抗菌薬全身投与は一般的には不要であり推奨されない．
- 標準予防策，すなわち清潔な手袋とガウン，およびマスクの着用を行わずに，広範囲熱傷の処置を行うこと．標準予防策の実施は，メチシリン耐性黄色ブドウ球菌（MRSA）などの多剤耐性菌感染の予防に有効である[4]．

エキスパートのための奥義

■皮膚科専門医に渡すタイミング

Artzの基準およびMoylanの基準にあてはめ，重症熱傷は熱傷専門施設へ搬送すべきである．特に，特殊な熱傷である気道損傷，サウナ熱傷，化学損傷，電撃傷では，通常の熱傷とは異なる経過をたどることがあり，熱傷専門施設へ搬送すべきである．

■難治例・完治しない症例への対処

近年，病診連携が進み，熱傷専門施設での熱傷手術後の患者を引き受け，診察する機会も多いと思われる．創傷治癒機転が止まってしまった熱傷創や採皮部の創傷の場合，なかなか上皮化しない．壊死組織や感染・炎症，滲出液，創辺縁の管理を主軸とした「TIMEの概念」[6]による創部の評価を行い，デブリードマン，創傷被覆材，洗浄などさまざまな選択肢を考えて治療することが大切である．

引用文献

1) Artz CP, Moncrief JA. The Treatment of Burns, WB Saunders; 1969. pp.94-8.
2) Moylan JA. First aid and transportation of burned patients. In: Artz CP, et al, eds. Burns: A Team Approach. WB Saunders; 1979. pp.151-8.
3) McGill DJ, et al. Assessment of burn depth: a prospective, blinded comparison of laser Doppler imaging and videomicroscopy. Burns 2007；33：833-42.
4) 日本熱傷学会 学術委員会．熱傷診療ガイドライン．改訂第2版．日本熱傷学会；2015.
5) 吉野雄一郎ほか．創傷・褥瘡・熱傷ガイドライン—6：熱傷診療ガイドライン．日皮会誌 2017；127：2261-92.
6) Schults G, et al. Wound healing and TIME; new concepts and scientific application, Wound Repair Regen 2005；13：S1-S11.

亜鉛欠乏症候群

片山治子

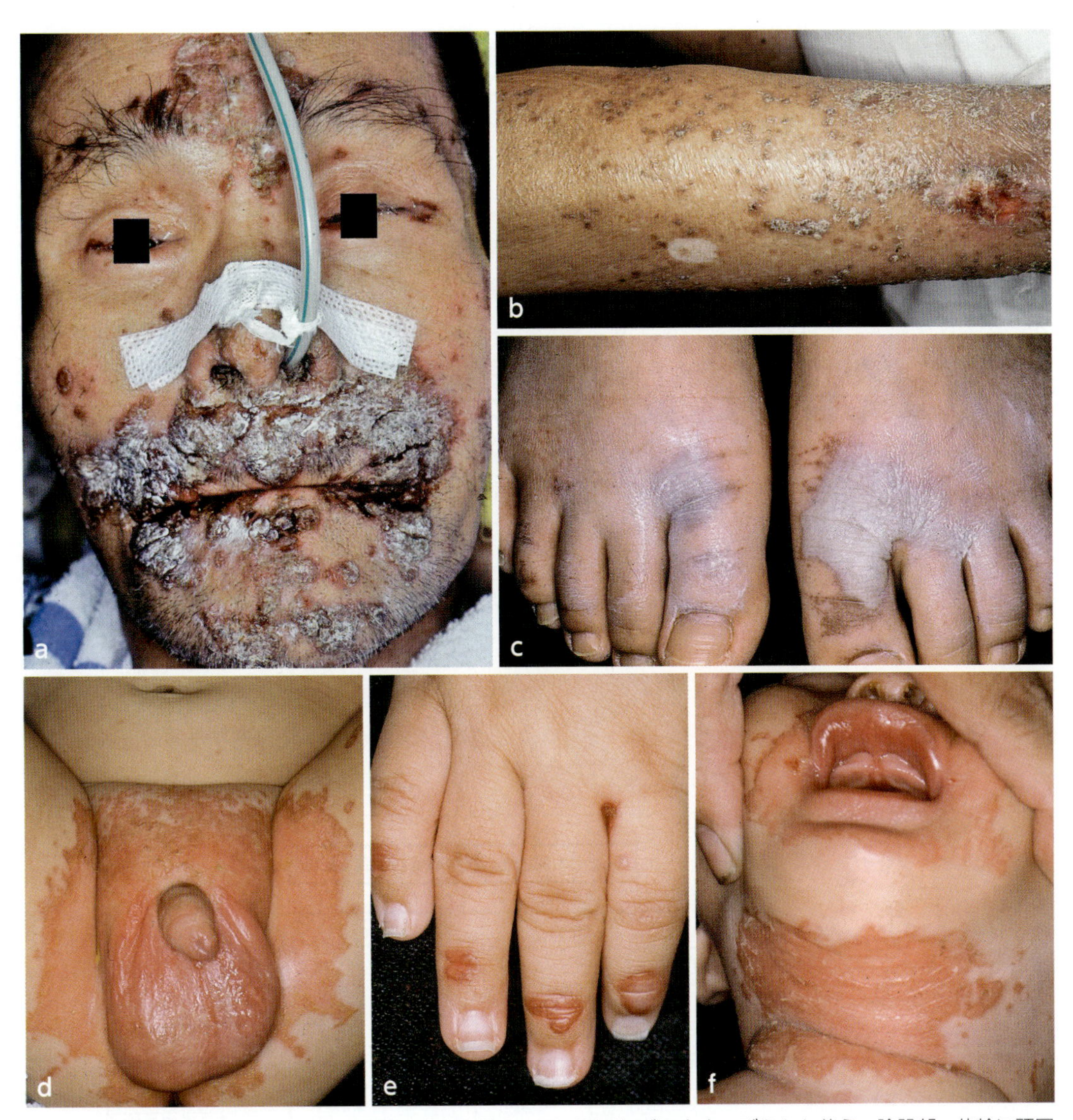

a：長期経鼻栄養による亜鉛欠乏症．分厚い痂皮を伴う口囲，眼囲などの皮疹，びらんも伴う．陰股部，体幹に頑固なカンジダ症がみられた．このようになるまで診断が遅れてはいけない．
b：長期経鼻栄養による亜鉛欠乏症．皮膚は乾燥し汚穢な痂皮を固着する．脱毛，褥瘡の悪化がみられた．
c：亜鉛を含まない高カロリー輸液による亜鉛欠乏症．指関節背，足背に水疱を形成している．顔，頸部の脂漏性皮膚炎様皮疹，痤瘡もみられる．
d，e，f：低亜鉛母乳による亜鉛欠乏症．開口部，間擦部の境界明瞭な乾癬様の紅斑．指関節背，足背には水疱形成をみる．不機嫌で下痢，体重増加不良を伴う．

疾患概説

亜鉛欠乏症候群（zinc deficiency syndrome）は，生体にとっての必須微量元素である亜鉛の欠乏による症候群で，特徴的な皮疹，脱毛，下痢を3主徴とする．

常染色体劣性遺伝で亜鉛の輸送蛋白をコードする *SLC39A4*（*ZIP4*）遺伝子の変異により腸管からの亜鉛吸収不全をきたす腸性肢端皮膚炎（先天性腸性肢端皮膚炎）と後天性亜鉛欠乏症（仮性腸性肢端皮膚炎）がある．

先天性亜鉛欠乏症は非常に稀な疾患であるが，後天性亜鉛欠乏症は長期中心静脈栄養，長期経腸栄養，炎症性腸疾患，吸収不良症候群，アルコール依存症，摂食障害などの際や，薬剤性にも発症することがあり，遭遇する機会は少なくない．そのなかで，低亜鉛母乳による乳児の亜鉛欠乏症（transient neonatal zinc deficiency）は，母親の遺伝子変異（*SLC30A2* 遺伝子変異により乳汁中への亜鉛分泌量が低下する）によるものであることが判明した[1]．

確定診断を導くための考え方

■皮疹のとらえ方

皮疹は先天性でも後天性でも変わりはない．典型的な皮疹は開口部，外力の加わる部に生じる境界明瞭な紅斑で，痂皮，びらん，膿疱を伴い，水疱をみることもある（**a**～**f**）．この独特な皮疹の病態は一次接触性皮膚炎であるとする説もある[2]．

慢性的な場合，顔面に生じる皮疹は脂漏性皮膚炎，身体に生じる皮疹は皮脂欠乏性皮膚炎や貨幣状湿疹にみえることもある．その場合には，繰り返すカンジダ感染や褥瘡の悪化なども参考になる．**a** は典型例ではあるが，この状態に至るまでに診断すべきである．

やるべきこと

問診のポイント　乳幼児では，家族歴，出生時の状況，体重増加が正常かどうか，機嫌，下痢の有無，栄養（母乳，ミルク，特殊ミルク，離乳食）などを問診する．

成人例では，基礎疾患，薬歴，アルコール摂取や日頃の食事内容，ダイエット歴などを尋ねる必要があるが，摂食障害やアルコール依存症

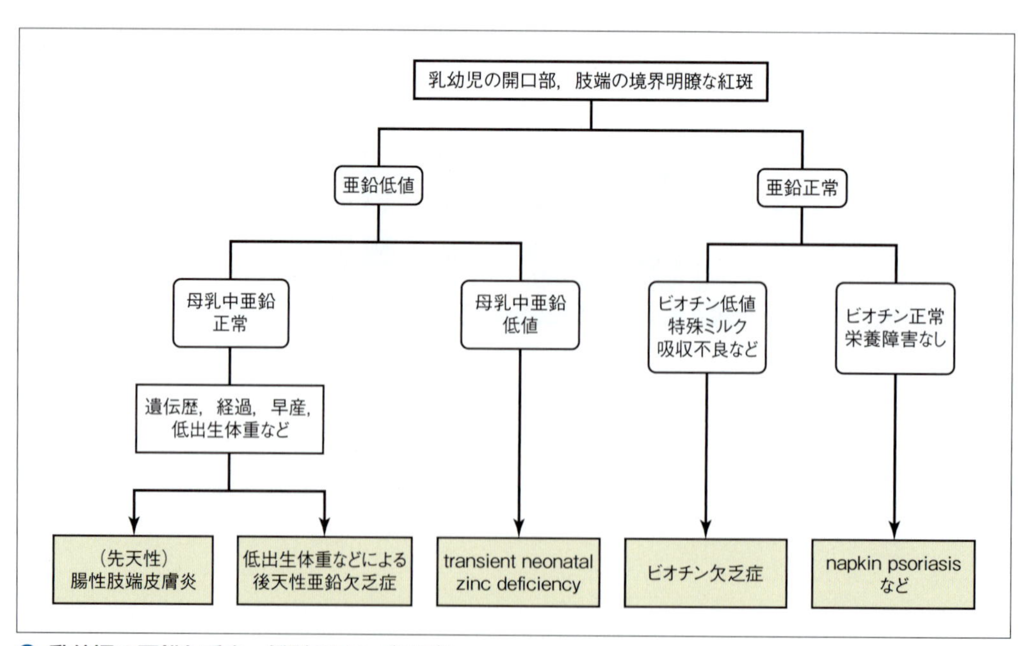

❶ 乳幼児の亜鉛欠乏症，鑑別のアルゴリズム

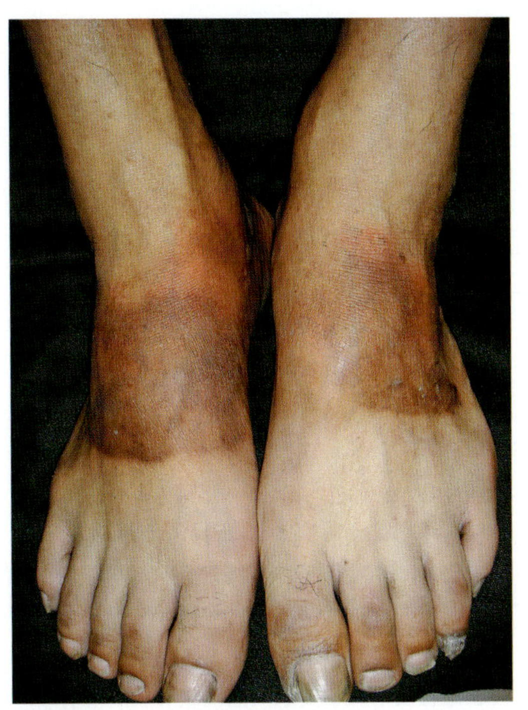

❷ **慢性アルコール中毒によるペラグラ**
前胸部，手背，足背露光部の灼熱感を伴う境界明瞭な紅褐色斑．一部水疱を伴う．

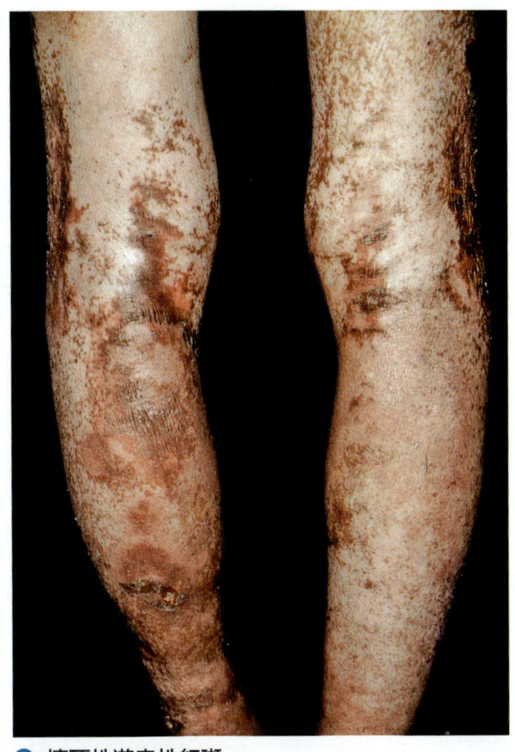

❸ **壊死性遊走性紅斑**
慢性アルコール中毒，肝硬変，耐糖能異常，胃切除後の症例．汚穢な痂皮，びらんを伴う地図状の紅斑．肛囲〜殿部にもびらんを伴う紅斑がある．顔には脂漏性皮膚炎様皮疹，口角炎があり舌は赤くて平らである．頭髪は色が薄く，腋毛，恥毛は脱落．下肢の浮腫が著明である．

などにおいて自己申告はあてにならず，家族などの話を聞く必要がある．

検査のポイント　血清亜鉛 65 μg/dL 以下で亜鉛欠乏症と診断される．アルブミンや亜鉛酵素であるアルカリホスファターゼの低下も参考になる．

基礎疾患や栄養状態によっては，アミノ酸やビタミン類の検査も必要である．

母乳栄養児の場合には，児の血中亜鉛だけでなく母親の血中および母乳中の亜鉛も調べる．

鑑別疾患，関連疾患（❶）　ビオチン欠乏症は，日本では主にビオチンをほとんど含有しない治療用ミルクで生じたものが報告されているが，その他，長期間の中心静脈栄養患者，薬剤性（バルプロ酸，経口抗菌薬）でも生じうる．常染色体劣性遺伝で乳児に発症する先天性ビオチン代謝異常症もある．その皮疹は亜鉛欠乏症の皮疹に酷似している[3)]．

ペラグラはナイアシン（ニコチンアミド，ニコチン酸），あるいはその前駆物質であるトリプトファンの欠乏によって生じ，皮膚炎（dermatitis），下痢（diarrhea），認知症（dementia）の 3D を主徴とする．露光部に生じる日焼け様の灼熱感を伴う紅褐色斑は特徴的である（❷）．胃切除後，偏食，薬剤などで生じるが，慢性アルコール中毒によるものが最も多い．臨床症状と，ニコチン酸投与が著効することで診断する．

壊死性遊走性紅斑はグルカゴノーマ症候群の皮疹として有名なものであるが，グルカゴノーマは非常に稀で，実際には慢性アルコール中毒，肝硬変，膵疾患，炎症性腸疾患，吸収不良症候群などによる低アミノ酸血症に伴う症例が多い．開口部，間擦部，四肢などにびらん，痂皮を伴う地図状，時に環状の紅斑を生じる

(❸)．赤く平らな舌，口角炎，脂漏性皮膚炎様皮疹，爪の変化，色の薄い頭髪などもみられる．アミノ酸製剤の経静脈的投与で速やかに軽快する．

亜鉛欠乏症，ペラグラ，壊死性遊走性紅斑はそれぞれの典型例は臨床的に鑑別できるが，共通の基礎疾患や背景をもつことが多く，検査上も臨床的にもオーバーラップすることがある．

やってはいけないこと

- 皮疹部の真菌検査でカンジダが陽性であることをもって亜鉛欠乏症を否定すること．頑固な細菌，真菌感染症があれば，むしろ亜鉛欠乏による免疫低下の存在を疑うべきである．
- 亜鉛低値のみで亜鉛欠乏症候群と決めつけること．上述のように，栄養障害性疾患は時に互いにオーバーラップすることを心に留めておくべきである．

治療の進め方

やるべきこと

十分量の亜鉛を補充すること．経口投与の場合は硫酸亜鉛（乳児 3 mg/kg/日，幼児 30～50 mg/日，学童以降 50～150 mg/日，成人 150～300 mg/日），あるいはポラプレジンク（プロマック®：保険適用外）が用いられてきたが，2017 年より低亜鉛血症に保険適用を有する酢酸亜鉛水和物製剤（ノベルジン®）が使用できるようになった．内服しても十分血中亜鉛が上昇しない場合，吸収不良や体液の喪失が強い場合は，輸液補助製剤や微量元素製剤の経静脈投与が確実である．

亜鉛の必要量は症例ごとに異なるので皮疹消退後も血中亜鉛値やアルカリホスファターゼを経時的に調べる必要がある．

やってはいけないこと

- 皮疹がなくなればよしとすること．乳幼児の亜鉛欠乏症では亜鉛投与や食餌形態の変化で皮疹は速やかに消退するが，体重増加や成長が順調に進んでいるかをモニターする必要がある．また，後天性の亜鉛欠乏症では必ず基礎疾患や発症に至る背景があるのでその解決に努めることが肝要である．そのためにはしばしば他科，他職種との連携も必要となる．

エキスパートのための奥義

■皮膚科専門医に渡すタイミング

脂漏性皮膚炎や皮脂欠乏性皮膚炎，皮膚カンジダ症のようなありふれた疾患にみえても，どことなく典型とは異なっていたり，治るはずなのに治らない場合（特に基礎疾患がある場合）は皮膚科専門医，あるいは先輩皮膚科医に相談すべきである．

引用文献

1) 六戸大樹ほか．Transient neonatal zinc deficiency．臨皮 2015；69（5 増）：27-30.
2) 川村龍吉．腸性肢端皮膚炎の発症メカニズム．臨皮 2013；67（5 増）：35-9.
3) 児玉浩子ほか．欠乏症による皮膚病変－ビオチン欠乏症と亜鉛欠乏症．Derma 2015；236：146-52.

蕁麻疹・血管性浮腫

秀　道広

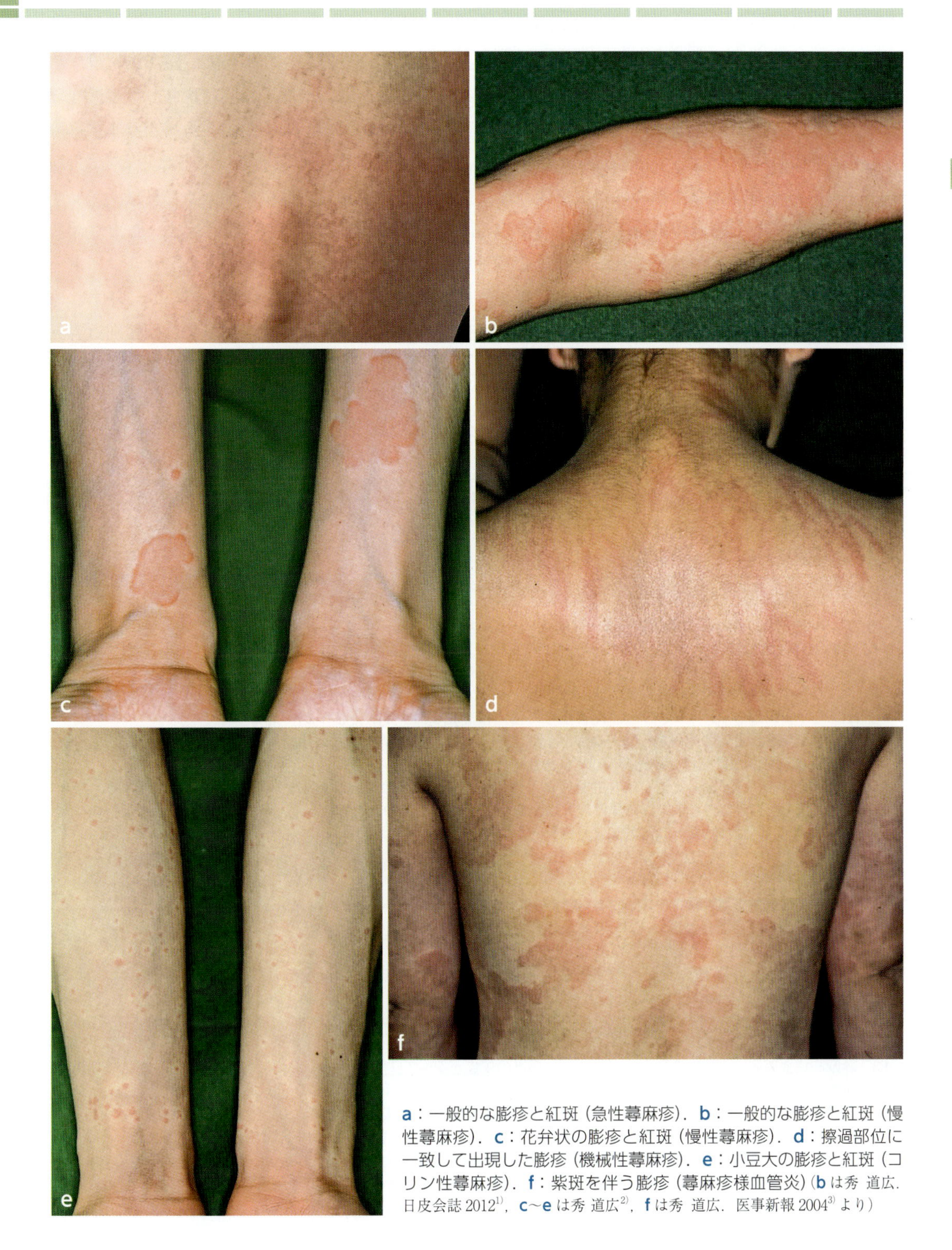

a：一般的な膨疹と紅斑（急性蕁麻疹）．b：一般的な膨疹と紅斑（慢性蕁麻疹）．c：花弁状の膨疹と紅斑（慢性蕁麻疹）．d：擦過部位に一致して出現した膨疹（機械性蕁麻疹）．e：小豆大の膨疹と紅斑（コリン性蕁麻疹）．f：紫斑を伴う膨疹（蕁麻疹様血管炎）（b は秀 道広．日皮会誌 2012[1)]，c～e は秀 道広[2)]，f は秀 道広．医事新報 2004[3)] より）

疾患概要

蕁麻疹（urticaria）とは紅斑を伴う一過性，限局性の浮腫（膨疹）が病的に出没する疾患である．通常の蕁麻疹に合併して，あるいは単独に，皮膚ないし粘膜の深部を中心とした限局性浮腫が現れるものを血管性浮腫と呼ぶ．一般に強い痒みを伴うが，一部のコリン性蕁麻疹，遅延性圧蕁麻疹，血管性浮腫では必ずしも痒みはない[4]．

多くは明らかな誘因なく膨疹の出没を繰り返す特発性であるが，蕁麻疹の約1/4は何らかの特異的刺激により症状が誘発される刺激誘発型の蕁麻疹である．薬物治療の基本は抗ヒスタミン薬の内服で，特に特発性の蕁麻疹には高い効果を期待しうる．しかし，診療上の課題は病型により大きく異なり，アナフィラキシーまたは気道閉塞により生命にかかわりうるものもある．

確定診断を導くための考え方

蕁麻疹の特徴は表皮の変化がなく，真皮を中心とした一過性の浮腫にある．臨床的には，境界明瞭な浮腫が皮膚，粘膜に現れ，数時間ないし1日以内に跡形なく消退する場合はまず蕁麻疹と考えてよい．鑑別を要する疾患としては，表在性の蕁麻疹では虫刺症，多形紅斑，アレルギー性紫斑病，成人Still病など，血管性浮腫では慢性肉芽腫性口唇炎，丹毒，サルコイドーシスなどをあげることができるが，いずれも個々の皮疹の時間経過に着目すれば鑑別は容易である．しかし，問題解決のためには蕁麻疹と

❶ 蕁麻疹の主たる病型

Ⅰ．特発性の蕁麻疹（明らかな誘因なく自発的に皮疹が現れる）
1. 急性蕁麻疹（発症後1か月以内） 2. 慢性蕁麻疹（発症後1か月以上）
Ⅱ．刺激誘発型の蕁麻疹（特定刺激ないし負荷により皮疹を誘発することができる）
3. アレルギー性の蕁麻疹（I型アレルギーによる） 4. 食物依存性運動誘発アナフィラキシー（特定の食物摂取後2～3時間以内に運動負荷またはNSAIDs負荷が加わることにより生じるアナフィラキシー．多くの場合蕁麻疹を伴う） 5. 非アレルギー性の蕁麻疹（造影剤，特定の薬品，食物などにより誘発される） 6. アスピリン蕁麻疹（主としてCOX1阻害活性の強いNSAIDsにより誘発される） 7. 物理性蕁麻疹（特定の物理的刺激により誘発される．機械性蕁麻疹，寒冷蕁麻疹，日光蕁麻疹，温熱蕁麻疹，遅延性圧蕁麻疹，水蕁麻疹，振動蕁麻疹〈振動血管性浮腫〉など） 8. コリン性蕁麻疹（運動，入浴，精神的緊張などの発汗刺激により数mm程度までの細かい皮疹が出現する．痒みよりも痛みを伴うことも多い．特発性後天性全身性無汗症の症状のこともある） 9. 接触蕁麻疹（特定の物質への接触により誘発される）
Ⅲ．血管性浮腫（皮膚，粘膜の深部に出現する限局性浮腫．表在性の蕁麻疹と合併する場合としない場合がある）
10. 特発性の血管性浮腫（明らかな誘因なく自発的に現れる） 11. 外来物質起因性の血管性浮腫（アレルギー性のもの，NSAIDsによるもの，コリン性蕁麻疹に伴うもの，アンジオテンシン転換酵素によるものなどがある） 12. C1エステラーゼ阻害因子（C1-esterase inhibitor；C1-INH）の低下による血管性浮腫（遺伝性血管性浮腫〈hereditary angioedema；HAE〉，自己免疫性血管性浮腫など）
Ⅳ．蕁麻疹関連疾患
13. 蕁麻疹様血管炎（特発性の蕁麻疹に似るが，個々の皮疹が2～3日持続し，多くは紫斑を伴い，消退後に色素沈着を残す．組織学的に血管炎の像を呈す） 14. 色素性蕁麻疹（肥満細胞腫．病変部を擦過すると膨疹を形成する（Darier徴候） 15. Schnitzler症候群（モノクローナルなIgM〈時にIgG〉増殖を特徴とし，発熱，関節痛などを伴う） 16. クリオピリン関連周期熱症候群（CAPS：cryopyrin-associated periodic syndrome）（cryopyrin遺伝子のgain of functionの異常による．自己炎症性症候群として特定難病疾患に含まれる）

（秀　道広ほか．日皮会誌 2011[4] より改変）

❷ 蕁麻疹の病型と検査

病型	検査
特発性の蕁麻疹	増悪・背景因子の検索 病歴，身体所見などから関連性が疑われる場合に適宜検査を行う．蕁麻疹以外に明らかな所見がなく，蕁麻疹の症状にも特別な特徴がない症例においては，むやみにあてのない検査を行うことは慎む．慢性蕁麻疹の一部では，自己血清皮内反応によるスクリーニングと健常人末梢血好塩基球を利用したヒスタミン遊離試験により自己免疫機序が証明されるものがある．
アレルギー性の蕁麻疹	原因アレルゲン検索 プリックテスト，血清検査などによる特異的 IgE の存在の証明．ただし，これらの検査で過敏性が示された抗原が蕁麻疹の原因であるとは限らないので，ていねいな問診，負荷試験の結果などを総合的に判断する．
食物依存性運動誘発アナフィラキシー	
非アレルギー性の蕁麻疹	一般的に有用な検査はない（病歴から判断する）．
アスピリン蕁麻疹	原因薬剤の同定 被疑薬剤によるプリックテスト（I 型アレルギーの除外），必要に応じて少量の被疑薬剤による負荷（誘発）試験．
物理性蕁麻疹	病型確定のための検査 診断を厳密に確定する必要がある場合には，経過から疑われる物理的刺激による誘発試験を行う．
血管性浮腫	病型の確定，原因・増悪・背景因子の検索 通常（特発性，刺激誘発性）の蕁麻疹に準じ，病歴から考えられる病型に応じて検索する．表在性の蕁麻疹の合併がなく，C1-INH 不全が疑われる場合は，補体 C3，C4，CH50，C1-INH 活性などを測定する．
蕁麻疹様血管炎	病型の確定 血液検査（CRP 上昇，補体低下，末梢血白血球数増加など）と皮疹部の生検による血管炎の確認．
色素性蕁麻疹	病型の確定 皮疹部の擦過（Darier 徴候）． 皮疹部の生検によるマスト細胞の過剰な集簇の確認．
Schnitzler 症候群	病型の確定 血液検査（CRP の上昇，血清中のモノクローナルな IgM または IgG の上昇，末梢血白血球数増加），皮疹部の生検による血管炎の確認（全例に認められる訳ではない）．
CAPS	病型の確定 血液検査（CRP･SAA の上昇，末梢血白血球数増加），皮疹部の生検による血管炎の確認（全例に認められる訳ではない），クリオピリン遺伝子（CIAS1）の解析．

（秀　道広ほか．日皮会誌 2011[4]) より改変）

いう診断だけでは不十分で，その病型を明らかにする必要がある．蕁麻疹は，他の多くの疾患と異なり，その病型の診断も主に臨床的特徴に基づく（❶）．検査はその病型確定を目的とするものと，正確な原因解明を目的とするものがある（❷）．従って，蕁麻疹の診療ではまず視診とともに詳しい問診を行い，必要に応じて理学所見をとりつつ必要があれば適宜検査を行う．抗ヒスタミン薬はすべての蕁麻疹の基本的治療薬ではあるが，単に蕁麻疹であるからということではなく，適切な病型診断のもとに使用することが大切である．

■皮疹の特徴

蕁麻疹の病型は，主として個々の皮疹の経過により診断できる．極論すれば，臨床的に 24 時間以内に完全に消退する皮疹が繰り返し現れる場合は蕁麻疹と言ってよい．しかし，蕁麻疹の病型を診断するためにはさらに多くの情報を把握する必要があり，皮疹の性状はそのための有用な情報である．

■皮疹のとらえ方

蕁麻疹における膨疹は，時間的経過と空間的形状により特徴づけられる．一般的に，膨疹は24時間以内に消退すると定義されるが，特発性の蕁麻疹は他の蕁麻疹の病型と比較して持続時間が長めで，2〜3日持続するものもある．個々の皮疹が24時間を越える場合は，蕁麻疹様血管炎およびその他の疾患を注意して鑑別することが必要である．また，24時間以内に消退する場合も，全身症状を伴うことなく3時間程度を越えて膨疹が持続する場合はほとんどが特発性の蕁麻疹である．例外は血管性浮腫と遅延性圧蕁麻疹で，いずれも2，3日続くことが多く，かつ通常の特発性の蕁麻疹に合併しうる．蚊刺症の皮疹はしばしば小型の特発性の蕁麻疹との鑑別が問題になるが，個々の皮疹の持続時間が長いことに加え，皮疹部の中央に刺し口を同定できれば診断を確定できる．

空間的形状としては，膨疹は表皮の変化を伴わないことが特徴で，特発性の蕁麻疹では皮疹の形と大きさが多様であることも特徴的である[1,2]（**a〜f**）．多形紅斑，アレルギー性紫斑病は皮疹の持続時間の長い慢性蕁麻疹との鑑別を要することがあるが，それらは比較的同期して現れ，個々の皮疹の持続時間が長い．また，蕁麻疹に比べて個々の皮疹の大きさが一様かつ正円形に近い．

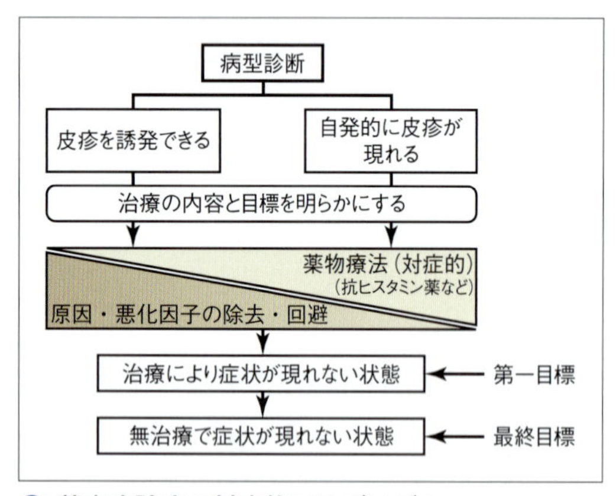

❸ 蕁麻疹診療の基本的アルゴリズム
蕁麻疹はまず臨床的にその病型を診断し，個々の症例の特徴を踏まえて治療内容を計画することが大切である．特定の刺激に反応して皮疹が現れる場合（刺激誘発性の蕁麻疹と一部の血管性浮腫）は膨疹を誘発する直接的刺激を回避することがより大切であり，自発的に皮疹が現れる場合（特発性の蕁麻疹および多くの血管性浮腫）は抗ヒスタミン薬を基本とする薬物療法が中心である．（秀 道広ほか．日皮会誌 2011[4] より改変）

やるべきこと

問診のポイント 蕁麻疹の発症時期，個々の皮疹の持続時間，および部位などを確認する．皮疹が跡形なく完全に消退することの確認は大切で，適宜視診により皮疹の消退後の皮膚の状態を確認することも有用である．問診では，単に蕁麻疹というだけでなく，どの病型か考えながら質問し，症状出現に関する誘因，背景因子について掘り下げて確認する．一人の患者に複数の病型が合併していることは少なくないので，いずれかの病型を想起しても，その病型のみにとらわれることなく質問する姿勢が大切である．

生検 多くの蕁麻疹では生検は要しない．しかし，個々の皮疹の持続時間が長く，特に紫斑と色素沈着を伴う場合は皮疹部を生検して浸潤細胞の種類と血管炎の有無を確認する．蕁麻疹様血管炎では，好中球の核破砕像や血管内皮細胞の膨化，軽度のフィブリン析出などの所見がある．遅延性圧蕁麻疹では好酸球の浸潤がみられることが多い．生検部位について確立した推奨部位はないが，これらの疾患，病型の診断のためには比較的時間が経過してかつ明らかな消退傾向がない部分が適当であろう．

鑑別疾患 他の疾患を蕁麻疹と誤診することは少ないが，蕁麻疹の病型診断の誤りと，蕁麻疹を伴う他の疾患の見逃しは往々にしてありうる．正しい診断のポイントは，蕁麻疹のガイドライン[1,2]に示されているすべての病型を把握しておくことと，膨疹以外の全身的な所見を見逃さないことである．症状の出現が毎日同様ではなく，特定の出来事や場所に関連している場合は刺激誘発型の蕁麻疹を疑い，特に食物摂取，運動に関連するものでは一般的な食物アレルギーのほか，食物依存性運動誘発アナフィラキシー（FDEIA），コリン性蕁麻疹を鑑別する．なお，納豆やアニサキスに対するアレルギーでは，原因食物を摂取してから症状の出現までに

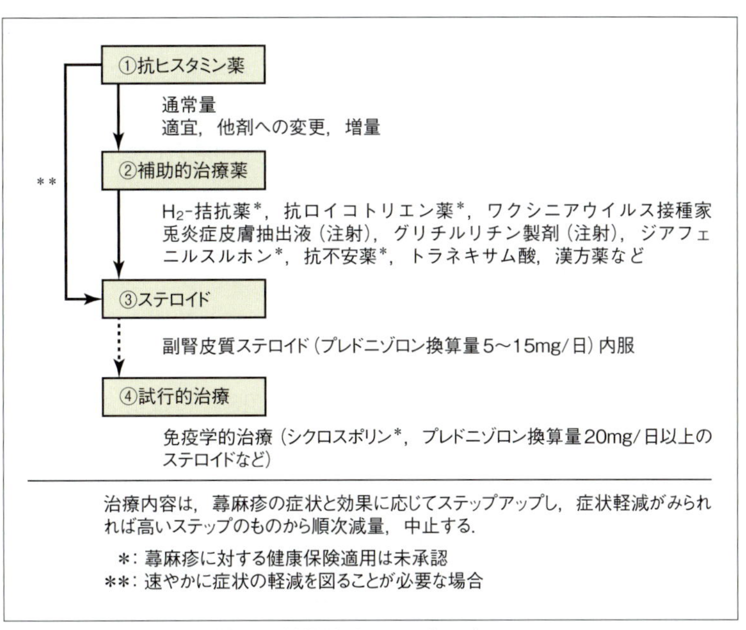

❹ 特発性の蕁麻疹に対する薬物治療アルゴリズム
（秀　道広ほか．日皮会誌 2011[4] より改変）

数～十数時間間隔が空くことがあるので注意して問診する．

蕁麻疹以外の身体症状の診察　多くの場合，蕁麻疹は皮膚に症状が限局する．特に毎日症状が出没する慢性蕁麻疹では，時に蕁麻疹とともに頭痛，腹痛，熱感などの身体症状を伴うことはあるが，基本的に重症であっても直接生命にかかわることはない．一方，38℃以上の発熱や関節痛を伴う，皮疹に痒みを伴わないなど，通常の蕁麻疹ないしアナフィラキシーとは異なる症状を伴う場合は，他の全身性疾患，またはその部分症状としての蕁麻疹を疑う必要がある．一方，蕁麻疹とともに鼻汁，咳嗽，流涙，息苦しさ，下痢，嘔吐といったアナフィラキシー症状を伴う場合は，何らかの外来物質によるアナフィラキシーを疑う必要がある．

その他の検査　蕁麻疹全般に必要な検査はない．まず臨床的に病型を絞り込み，さらに個々の症例の特徴を踏まえて適宜必要な検査を行うことが大切である（❷）．臨床的にI型アレルギーが疑われる場合は，病歴から狙いを絞り，適宜血清，皮膚，個体（負荷試験）を用いて責任抗原を同定することが大切である．

やってはいけないこと

- 蕁麻疹であるという理由だけで，あてもなく原因探索のために検査を行うこと．蕁麻疹の診断では，原因探索よりもまず臨床的に病型を絞り込むことが大切である．

治療の進め方

やるべきこと

蕁麻疹治療の基本は原因・悪化因子の除去・回避と，抗ヒスタミン薬を基本とする薬物療法である．原因・悪化因子には，薬剤や特定食物によるアレルギー性の蕁麻疹における原因物質のように，疾患の根本的な解決をもたらすものから，多くの物理性蕁麻疹のように，直接的な誘因は同定できても回避困難なものまで幅が広い．そのため，個々の患者が支障と感じる問題点を把握し，適宜それらの因子に対処しつつ，薬物治療を行うことが大切である（❸）．薬物治療には，当面の症状を抑制する意味と，長期継続することによる疾患そのものの軽減，治癒という2つの役割がある．蕁麻疹の治癒の機序には不明な点が多いが，年余にわたり続いた蕁麻疹でも，多くはやがて軽減して治癒に至る．そのため，症状の軽い膨疹が間欠的に現れる程度の蕁麻疹では適宜抗ヒスタミン薬を内服する対応でよいが，生活に支障をきたすほどの蕁麻疹が繰り返し現れる場合は，治療による効果と患者への負担のバランスを取りつつ，長期にわたり治療を続けることが大切である．慢性蕁麻疹では，抗ヒスタミン薬によりまったく症状が現れなくなった後は2か月程度内服を続け，その間無症状であれば内服量を漸減する．

やってはいけないこと

- 皮疹の制御のためにステロイドを用いる際，副作用との兼ね合いを考えることなく長期にわたり使用すること．ステロイドは，特発性の蕁麻疹の症状抑制のためには大きな効果をもたらすことが多いが，蕁麻疹のステロイドへの反応性には個人差があり，また病型による違いもある．さらに，多くの蕁麻疹様血管炎や遅延性圧蕁麻疹のように，ステロイド以外によい方法がない場合もある．ゆえに，ステロイドを使う場合はまず現れている症状が生活に支障をきたすほどの重症度であるか評価し，次に中長期的な経過で減量が見込める状態にあるか評価し，可能であれば他の身体的負担の少ない治療薬による制御を試みる（❹）．

エキスパートのための奥義

■皮膚科専門医に渡すタイミング

発症後1週間以内に治療を開始された蕁麻疹の急性蕁麻疹の多くは数週間以内に1か月以内に治癒に至る[5]．一方，発症後6週間以上経過して1種類の標準量の抗ヒスタミン薬で症状が消失しなかった慢性蕁麻疹患者の治癒率は，1年で11.5%，5年で27.7%という報告[6]もあり，慢性蕁麻疹では年余にわたり症状が続くことも多い．アレルギー学会作成の『アレルギー総合ガイドライン2016』では，発症後概ね1か月以上経過してなお病勢が経過しない慢性蕁麻疹，血圧低下または呼吸困難を伴うもの，耐えられないほどの症状を呈するもの，不規則な出現パターンを示すものについては，早期に皮膚科専門医に紹介することを推奨している[7]．

■難治例・完治しない症例への対処

オマリズマブは，IgEに対する抗体医薬で，慢性蕁麻疹のほか，機械性蕁麻疹，局所性寒冷蕁麻疹をはじめとする幅広い蕁麻疹の病型に対してエビデンスがあり[8]，日本では2017年から慢性蕁麻疹に対する保険適用が承認された．また，2018年に改訂された蕁麻疹診療のための国際ガイドライン[8]では，6週間以上持続する慢性蕁麻疹ならびに刺激誘発型の蕁麻疹（物理性蕁麻疹，コリン性蕁麻疹，接触蕁麻疹）に対し，非鎮静性の抗ヒスタミン薬，およびその4倍量までの増量に続く治療薬としてオマリズマブが推奨されている．しかし，その効果は病型により異なり，また，疾患そのものを根治させる効果は確立していない．そのため，その使用は蕁麻疹治療に精通したエキスパートによる治療薬として位置づけられる[9,10]．

引用文献

1) 秀　道広．蕁麻疹と紅斑疹　蕁麻疹の診療．日皮会誌 2012；122：2627-34.
2) 秀　道広ほか．プライマリケア版　蕁麻疹・血管性浮腫の治療ガイドライン．http://www.jaanet.org/pdf/guideline_skin04.pdf
3) 秀　道広．血管性浮腫，蕁麻疹・血管性浮腫の鑑別疾患と見誤りやすい蕁麻疹．医事新報 2004；4195：33-6.
4) 秀　道広ほか．蕁麻疹診療ガイドライン．日皮会誌 2011；121：1339-88.
5) 田中稔彦ほか．特発性蕁麻疹の初期治療と病悩期間に関する解析．アレルギー 2015；64：1261-8.
6) Hiragun M, et al. Prognosis of chronic spontaneous urticaria in 117 patients not controlled by a standard dose of antihistamine. Allergy 2013；68：229-35.
7) 大田　健監修，日本アレルギー学会作成．第9章　蕁麻疹・血管性浮腫．アレルギー総合ガイドライン2016．協和企画；2016．pp.382-98.
8) Zuberbier T, et al. The EAACI/GA^{2}LEN/EDF/WAO guideline for the definition, classification, diagnosis and management of urticaria. Allergy 2018；73：1393-414.
9) https://www.dermatol.or.jp/modules/news/index.php?content_id=415
10) https://www.jsaweb.jp/modules/news_topics/index.php?content_id=248

尋常性白斑

岡村　賢・鈴木民夫

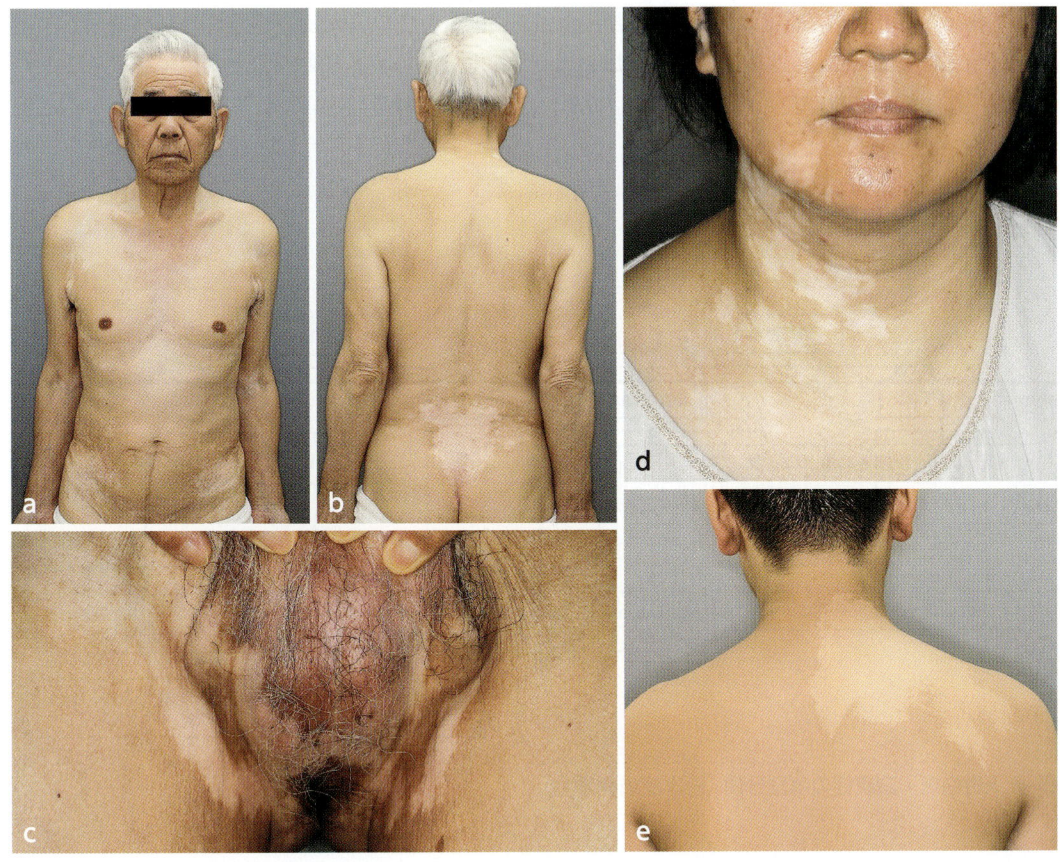

a，b：非分節型（汎発型）尋常性白斑（NSV；generalized vitiligo）．前頭部，胸部，腋窩，腹部，腰部に左右対称性に完全脱色素斑を認める．
c：a，b と同一症例．見逃しがちだが，陰嚢部や鼠径部などの間擦部も好発部位である．白斑部の辺縁の色素増強がみられる．
d：分節型尋常性白斑（SV）．下顎～頸部，前胸部に片側性に完全脱色素斑を認める．一部点状に色素再生がみられる．
e：脱色素性母斑．右肩甲部に辺縁鋸歯状の不完全脱色素斑を認める．2 歳時に両親に気づかれた症例で，当科初診より 5 年が経過しているが，現在までに拡大や縮小，色調の変化はない．精神発達遅滞などの合併症はない．

疾患概説

尋常性白斑（vitiligo）は，選択的な表皮メラノサイトの消失により慢性的に脱色素斑を呈する後天性色素異常症の代表的疾患であり，全人口の約 0.5～1％が罹患しているとされる[1]．これまでさまざまな分類が提唱されてきたが，現在は分節型（segmental vitiligo；SV），非分節型〔non-segmental vitiligo；NSV，単に vitiligo（V）と表記した場合はこのタイプを指す；NSV/V〕，分類不能型（undetermined vitiligo；UnV）の 3 つに分けられている[2]．さらに，NSV/V の中に粘膜型（mucosal type），四肢顔面型（acrofacial type），汎発型（generalized type），全身型（universal type）が含まれる．

尋常性白斑の病因は複雑で，いまだ解明されていない部分もあるが，円形脱毛症が毛包に対する自己免疫性疾患であるのと同様に，メラノサイトに対する自己免疫が関与している疾患と考えるとわかりやすい[3]．すべてが自己免疫機序のみで説明できるわけではないが，一つの間接的根拠として，NSV/V では自己免疫性甲状腺機能異常，膠原病，悪性貧血，1 型糖尿病，円形脱毛症など他の自己免疫性疾患を合併する頻度が高いことがある[1]．

難治例が多く，現状では十分に確立された治療法がない．

確定診断を導くための考え方

■尋常性白斑の皮疹の特徴

完成された皮疹では表皮メラノサイトが完全に消失しているため，完全脱色素斑を呈し，正常皮膚との境界部の色素が軽度増強することが多いのが特徴である（c）．尋常性白斑の色素再生は，毛包から（毛包に存在する未熟メラノサイトの分化誘導による），白斑の辺縁から（辺

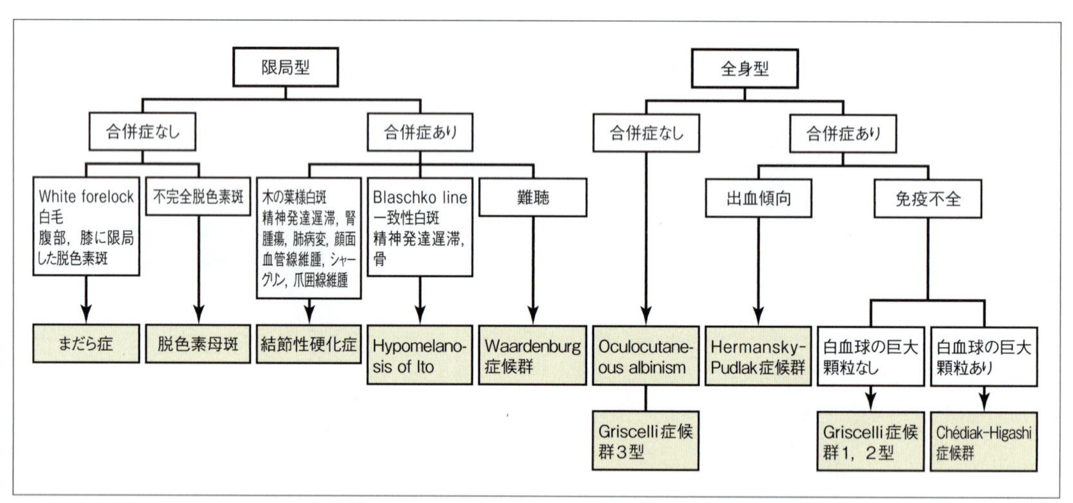

❶ 先天性白斑・白皮症の病型分類（日本皮膚科学会）
（鈴木民夫ほか．日皮会誌 2012[1] より）

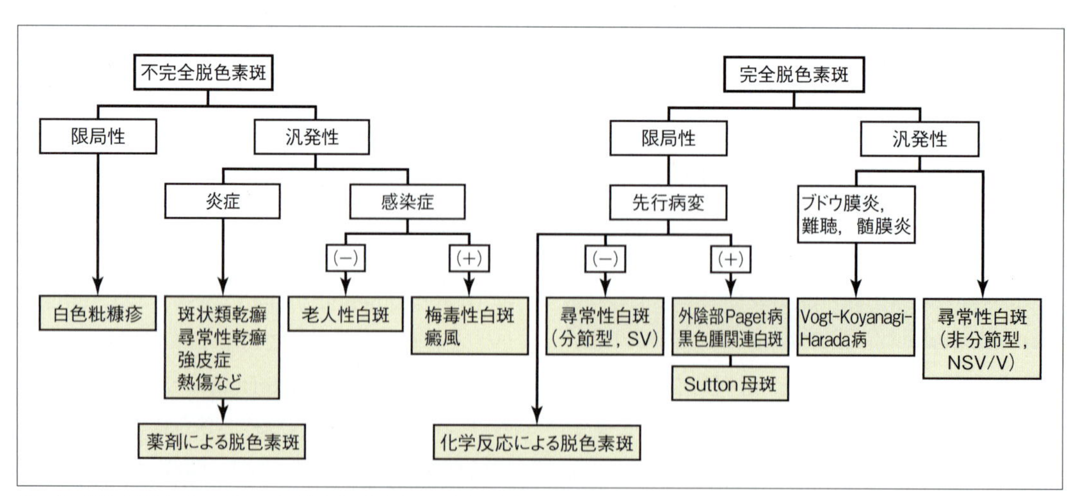

❷ 後天性白斑・白皮症の病型分類（日本皮膚科学会）
尋常性白斑の合併疾患：自己免疫性甲状腺機能異常，膠原病，Sjögren 症候群，慢性 C 型肝炎，糖尿病，円形脱毛症，悪性貧血，Addison 病，重症筋無力症など（*NALP1* 遺伝子変異）
（鈴木民夫ほか．日皮会誌 2012[1] より一部改変）

縁部正常メラノサイトの遊走による)，病変部の表皮から(表皮内の残存した成熟メラノサイトの機能回復による)の3つの経路が知られている[4]．

■皮疹のとらえ方

発症時期　色素脱失性疾患は，先天性と後天性に大別される．前者であれば❶，後者であれば❷に示すアルゴリズムに基づいて鑑別を進めていくが[1]，実臨床において鑑別に悩む症例も多い．たとえば，脱色素性母斑は基本的に出生時から存在するが，生後数年経ってから気づかれることも多く，若年発症の尋常性白斑と鑑別が困難なことがある(**e**)．尋常性白斑との鑑別ポイントとして，脱色素性母斑ではややメラニンが残る不完全脱色素斑であり(メラノサイトは正常部と同様に存在する)，白斑の辺縁が鋸歯状を呈することが多い．

皮疹の分布　尋常性白斑は個疹に着目するだけでなく，皮疹の分布をとらえることが臨床的に重要となる．皮疹が全身に汎発していればNSV/Vであり，**a**～**c**のように左右対称性に分布していればその中でもgeneralized typeと分類される．**d**のように神経支配領域に一致して片側性に生じていればSVと分類される．NSV/VとSVの混合型はNSV/Vに分類される．また，局所的あるいは粘膜に1か所だけ白斑があるような場合はUnVに分類される．

やるべきこと

問診のポイント　❶，❷のアルゴリズムを参考に問診を進めていく．具体的には，皮疹に関しては白斑の発症時期，出現場所，先行病変の有無，拡大傾向の有無，瘙痒の有無などについて聴取する．また化学薬品や美白剤の使用，脱色素斑を呈する疾患群の既往，他の自己免疫性疾患の既往などについても問診する．近年の遺伝子研究において，*NALP1* 遺伝子における一塩

❸ 白斑治療ガイドライン推奨文(日本皮膚科学会)

治療薬・治療法	推奨度	推奨文
ステロイド外用薬	A～B	尋常性白斑の治療にステロイド外用は有効である
活性型ビタミンD_3外用薬	C1～C2	尋常性白斑に対してビタミンD_3外用薬を単独では効果が弱く，PUVAやNB-UVB療法と併用することを考慮しても良い
タクロリムス軟膏	B	治療効果が高い可能性はあるが，長期安全性は不明であり，3～4か月を目処に効果判定を行う．
PUVA療法	B	尋常性白斑にPUVA療法は有効である
ナローバンドUVB照射療法	B	成人の尋常性白斑の患者に対する治療としてNB-UVBはPUVAよりも治療効果に優れ，保険適用もあり，紫外線療法の中で第一選択としてよい．
エキシマレーザー/ライト照射療法	C1	308 nmエキシマレーザー/ライト治療器の特性を理解したうえで，治療効果が期待できる皮疹に対して308 nmエキシマレーザー/ライト治療を行ってもよい
ステロイド内服	C1	進行性の尋常性白斑に対して行ってもよい
免疫抑制薬内服	?	EBMなし
植皮・外科手術	A～C1	尋常性白斑に対する外科的治療は1年以内に病勢の進行のない症例に対して，整容上問題となる部位のみに行われるべきである
カモフラージュメイク療法	C1	尋常性白斑患者にQOL改善を目的として，白斑専用のカモフラージュ化粧品を用いて化粧指導(カモフラージュメイク)を行ってもよい．ただし，尋常性白斑を治療する効果がないことおよび保険適用でないことに配慮が必要である

A：行うよう強く勧められる．B：行うよう勧められる．C1：行うことを考慮してもよいが，十分な根拠*がない．C2：根拠*がないので勧められない．
*：根拠とは臨床試験や疫学研究による知見をさす．
(鈴木民夫ほか．日皮会誌 2012[1] より)

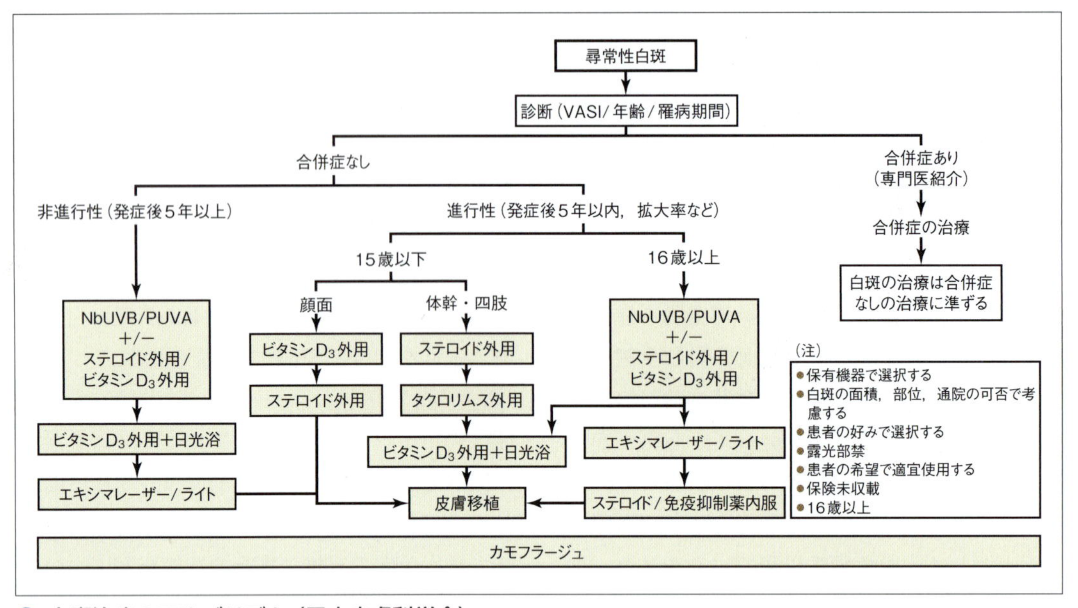

❹ 白斑治療のアルゴリズム（日本皮膚科学会）
（鈴木民夫ほか．日皮会誌 2012[1] より）

基多型や MHC-class I 抗原である HLA-A 遺伝子の特定のハプロタイプ（HLA-A*02：01）が疾患感受性遺伝子として報告されており[5,6]，家族歴についても確認する．

検査のポイント　NSV/V では他の自己免疫性疾患を合併することがあるため，初診時に採血検査にてスクリーニングする．具体的には，血算・血液像，抗核抗体，リウマチ因子，抗SS-A 抗体，抗 SS-B 抗体，抗甲状腺ペルオキシダーゼ抗体，抗サイログロブリン抗体，ACTH，HbA1c などをみる．病理組織検査は脱色素性母斑や化学薬品による白斑などとの鑑別に役立つ場合がある．

やってはいけないこと

- 患者の訴えがある病変のみを診察し，皮疹の分布を正確に把握しないこと．
- 必要以上のスクリーニング検査を行うこと．

治療の進め方

やるべきこと

治療効果の判定．現時点での効果判定の評価について，日本皮膚科学会では VASI（Vitiligo Area Scoring Index）スコア[7] の計測を提案している[1]．臨床写真を 3 か月～半年おきに撮影し，色素回復の程度を数値化する手法である．

治療薬・治療法の一覧およびその推奨度を❸に，治療のアルゴリズムを❹に示す．外用治療としては，ステロイド外用，ビタミン D_3 外用，タクロリムス外用があげられ，それぞれに有効性が報告されている．長期ステロイド外用に伴う皮膚萎縮や，タクロリムス外用と光線治療の併用による発癌性の問題（現時点では肯定も否定もできない）などを考慮して，適切な外用薬を選択する．光線療法には PUVA，ナローバンド UVB，エキシマライト（レーザー）があり，外用療法と併用での有効性も多く報告されている．光線療法における最大の問題点はやはり発癌性であり，特に小児に施行する場合は，照射期間や照射回数の設定を行い，有効性を確認しながら慎重に行うべきである．

進行性で 16 歳以上の場合はステロイドあるいは免疫抑制薬の全身投与が考慮される．ステロイドの全身投与は十分なエビデンスはないが，低用量プレドニゾロン（0.3 mg/kg/日）の内服が有効であったとする報告や，ステロイドパルス（もしくはミニパルス）療法が有効であったとする報告などがある．感染症，糖尿病，骨粗鬆症，胃潰瘍などのリスクよりベネフィットが上回ると判断された場合に使用し，使用期間は短期（半年以内など）に留めるべきである．免疫抑制薬内服が有効であったとする報告もあるが，現時点では使用を推奨するだけのエビデンスがない．

最近，本症のほか，アトピー性皮膚炎や乾癬，円形脱毛症などの炎症性皮膚疾患においてJAK-STAT（Janus kinase-signal transducer and activator of transcription）シグナル伝達経路の関与が注目されており，新たな分子標的治療のターゲットとなっている[8)]．実際に，尋常性白斑に対するJAK阻害薬の有効例が報告されており[9)]，今後の臨床応用が期待される．

やってはいけないこと

- 顔面の白斑に長期ステロイド外用を行うこと．
- 小児に対し，漫然と光線療法を施行すること．
- 無効例に対してステロイドあるいは免疫抑制薬を長期に全身投与すること．

エキスパートのための奥義

皮膚科専門医に渡すタイミング

脱色素斑の鑑別は皮膚科専門医のいる施設で行うべきであり，脱色素斑を診察した際はすぐに紹介することが望ましい．

難治例・完治しない症例への対処

難治例・完治しない症例が多く，患者が治療効果に対して不満を訴えることも多い．NSV/Vにおいて全身療法が奏効しない，あるいは行えない場合などは，整容的に問題となる顔面や頸部などに焦点を絞って集約的な治療を行うのも一つの選択肢である．

再発時など

ステロイドの全身療法を再開する場合は，感染症，糖尿病などのスクリーニングを再度行い，定期的にモニタリングする．

引用文献

1) 鈴木民夫ほか．尋常性白斑診療ガイドライン．日皮会誌 2012；122：1725-40.
2) Ezzedine K, et al. Revised classification/nomenclature of vitiligo and related issues: the Vitiligo Global Issues Consensus Conference. Pigment Cell Melanoma Res 2012；25：E1-13.
3) Harris JE. Vitiligo and alopecia areata: apples and oranges？ Exp Dermatol 2013；22：785-9.
4) Gan EY, et al. Repigmentation in vitiligo: position paper of the Vitiligo Global Issues Consensus Conference. Pigment Cell Melanoma Res 2017；30：28-40.
5) Jin Y, et al. NALP1 in vitiligo-associated multiple autoimmune disease. N Engl J Med 2007；356：1216-25.
6) Hayashi M, et al. Autoimmune vitiligo is associated with gain-of-function by a transcriptional regulator that elevates expression of HLA-A*02: 01 in vivo. Proc Natl Acad Sci U S A 2016；113：1357-62.
7) Hamzavi I, et al. Parametric modeling of narrowband UV-B phototherapy for vitiligo using a novel quantitative tool: the Vitiligo Area Scoring Index. Arch Dermatol 2004；140：677-83.
8) Damsky W, King BA. JAK inhibitors in dermatology: The promise of a new drug class. J Am Acad Dermatol 2017；76：736-44.
9) Craiglow BG, King BA: Tofacitinib Citrate for the Treatment of Vitiligo: A Pathogenesis-Directed Therapy. JAMA Dermatol 2015；151：1110-2.

扁平苔癬

水川良子・塩原哲夫

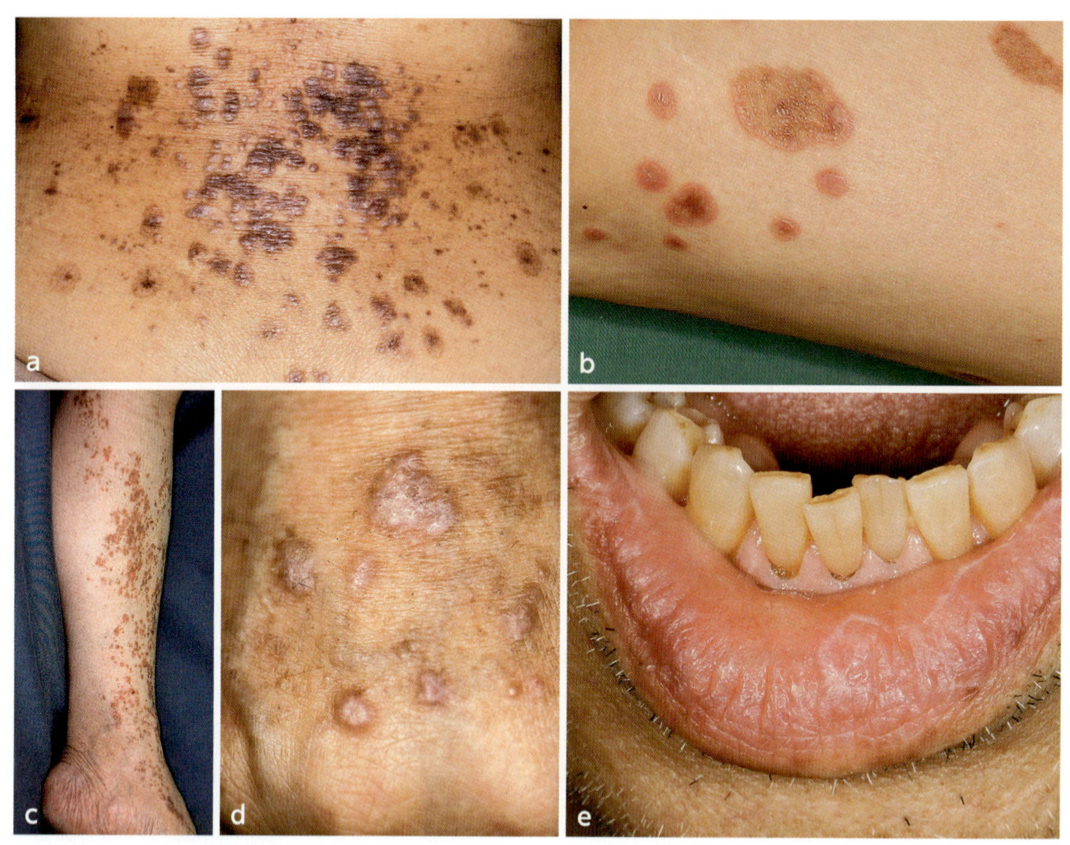

a：背部に多発する紫色調を混じる紅褐色斑．軽度隆起し，やや光沢を有する．b：類円形の環状皮疹．中心治癒傾向を認める．c：下腿の線状から帯状に分布する扁平苔癬．個疹は扁平苔癬の特徴を有する．d：角化の強い一見痒疹様に見える肥大性扁平苔癬．隆起が強い．e：下口唇の白色環状皮疹．病変部でタバコを咥える習慣があった．

疾患概説

扁平苔癬（lichen planus；LP）は，苔癬型組織反応を示す代表的な疾患である．米粒大から爪甲大前後の紫色調を混じたやや隆起する丘疹から紅斑である．鱗屑や軽度角化を伴い，やや白色調で光沢がある（a）．

手背，前腕伸側，下腿伸側などの四肢伸側に好発するが，頭部，手掌足底を含めて全身に生じる．陰部や口唇・口腔粘膜にもしばしば生じ，白色の線状網目状を呈しレース状と表現されることが多い．稀であるが爪甲に生じ，爪の粗造化，剥離，菲薄化を認めることがある．

病理組織所見は特徴的で，表皮基底層の液状変性と真皮上層の帯状の細胞浸潤を認め，いわゆる苔癬型の組織反応を示す．

30～60歳代に性差なく発症し，小児での発症は稀である．

原因はさまざまで，薬剤や接触アレルゲン，ウイルス感染の関与が指摘されている．これらの原因により表皮細胞がターゲットとみなされ，感作T細胞により攻撃されて発症するとされる．ウイルス感染としては，C型肝炎ウイルス（HCV）との関連が注目されており，特に口腔粘膜に生じた場合にはHCV感染との関連が高いことが知られている．HCV以外にも単純ヘルペスウイルス（HSV），水痘帯状疱疹ウイルス（VZV），ヒトヘルペスウイルス6型（HHV-6）および7型（HHV-7）の関与が報告されている．さらにワクチン接種や発汗低下が病態に関与することが明らかになっている．

確定診断を導くための考え方（❶）

■扁平苔癬の皮疹の特徴

扁平苔癬にはさまざまな臨床型があるが，病理組織学的には共通した所見が認められる．すなわち，過角化，顆粒層肥厚，鋸歯状の表皮突起延長，表皮基底層の液状変性，真皮上層の帯状の稠密なリンパ球浸潤を特徴とする．表皮基底細胞の空胞変性よりなる液状変性の結果，真皮上層には細胞浸潤に混じて表皮基底層の破壊によるメラノファージを多数認める．これらの組織学的変化が，扁平苔癬特有の紫紅色調に関与する．

鑑別疾患としてあげられる皮膚エリテマトーデス（LE），光沢苔癬，線状苔癬，汗孔角化症などはいずれも苔癬型組織反応を認める疾患であり，組織学的な共通点が臨床の類似性に反映されている．一般にLEよりも扁平苔癬のほうが表皮肥厚や過角化を反映し隆起がやや強く，LEでは萎縮傾向を認めることが多い．鑑別には蛍光抗体直接法が参考になる．尋常性乾癬も過角化を認める疾患であり，個疹が小型の症例ではその鑑別は難しい．

■皮疹のとらえ方

扁平苔癬の臨床病型は，環状（annular LP，**b**），線状（linear LP，**c**），萎縮性（atrophic LP），肥大性（hypertrophic LP，**d**），水疱性（bullous LP），日光露光部優位な分布を示す症例など多彩であるが，完成された病変をみれば比較的診断は容易と思われる．

丘疹から紅斑　紅斑は紫色調を混じ，白色調から光沢を有している．小型の丘疹から始まり，徐々に拡大して紅斑になる．早期から過角化による鱗屑の付着を伴う．環状扁平苔癬は，中心治癒傾向があり，陰部で認められることが多い．線状扁平苔癬は列序性に小型の扁平苔癬が配列し，線状苔癬と鑑別を要する．四肢に好発し，Blaschko線に沿って認められることが多い．神経領域に沿って列序性に分布する場合には帯状疱疹様と表現される．肥大性扁平苔癬は角化や隆起がより顕著で痒疹様を呈する場合も

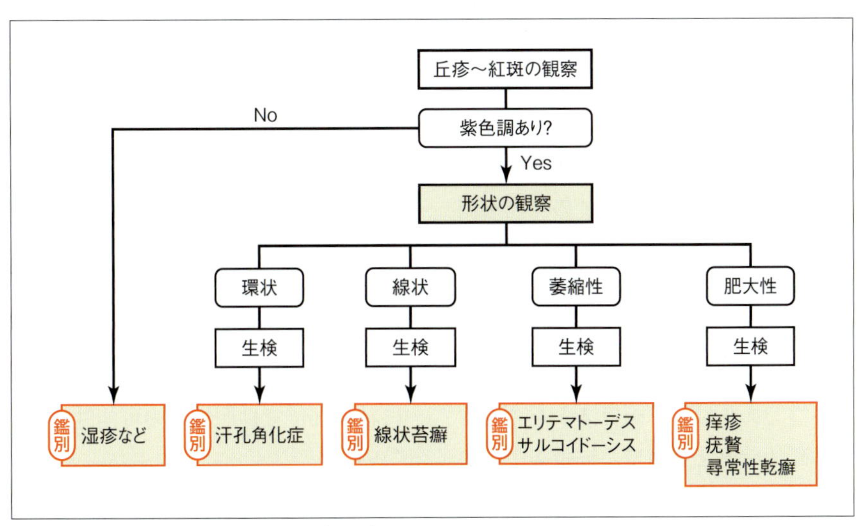

❶ 扁平苔癬鑑別のためのアルゴリズム

ある．さまざまな臨床型を呈するが，基本は特徴的な紫紅色調の紅斑であり，典型疹を探す．

口唇，口腔内の粘膜疹（e）　口唇，頬粘膜に比較的境界明瞭な白色の環状，網状で，レース状と形容されることが多い．口唇はタバコや葉巻，パイプ，歯列の不揃いなどの慢性的な物理的刺激が誘因になることがある．頬粘膜の白色皮疹はカンジダ症との鑑別を要するが，過角化の結果であり擦過しても偽膜や白苔を認めない．

びらん・潰瘍　粘膜では時に白色局面内にびらんから潰瘍を認めることがある．難治例や長期放置例では，有棘細胞癌の合併を考慮する必要がある．

やるべきこと

問診のポイント　薬剤や接触アレルゲン，ウイルス感染が原因となることが多い疾患であり，これらの原因を特定できるように問診を進める．薬剤性では，服用中の薬剤とその内服期間を確認する．降圧薬，抗血小板薬，抗菌薬に加え，生物学的製剤や免疫チェックポイント薬も原因になりうる．接触アレルゲンとしては金属に注意すべきで，口腔粘膜扁平苔癬との関係が示唆されている．歯科金属を入れているか，金属部分は粘膜疹の近傍に位置するかなども確認する．ウイルス感染が原因となる場合，慢性的な感染症であるHCVに関しては輸血歴などの既往歴を聴取する．ワクチン接種歴や帯状疱疹罹患歴なども問診しておく．

生検のポイント　臨床的に典型的と考えられる皮疹を選び生検する．びらんや潰瘍を認める症例では，診断確定のための辺縁部分からの生検組織採取に加え，有棘細胞癌の合併の有無を確認するために潰瘍中央部分からも同時に組織を採取することが望ましい．

原因精査のポイント　薬剤性を疑う場合には，原因薬特定のためにリンパ球刺激試験（DLST）から行う．陰性であればパッチテストを考慮する．また，診断的治療を兼ねて，被疑薬中止による皮疹の改善の有無を確認する方法もある．接触アレルゲンを疑えば，迷わずパッチテストを行う．ウイルス感染は，血液検査によるウイルス抗体価の測定により判断をする．既感染パターンをとることが多いヘルペスウイルスでは，血液検査では原因かどうかを判断することは難しい．免疫染色にて皮膚局所での局在の証明が参考になることもある．

やってはいけないこと

- 内服薬をやみくもに中止させること．扁平苔癬を生じやすい薬剤と生じにくい薬剤があり，それらを確認し目安をつけたうえで医師の判断のもとに薬剤中止を行う．無謀な薬剤の中止は，原疾患の悪化を認めることがある．
- 金属アレルギーの確認の検査を施行せずに，歯科金属除去などを勧めること．
- びらんや潰瘍を放置すること．悪性腫瘍を見逃すことがあるため，迷わず生検する．

治療の進め方（❷）

やるべきこと

薬剤や接触アレルゲンが原因として強く疑われる場合には，これらを中止・変更する．原因精査の項目に記載したように検査を行う．露光部優位の分布がみられる症例では，遮光も指導する．

皮疹が限局性の場合には，ベリーストロングクラスのステロイド外用薬を塗布して経過をみる．口唇，口腔粘膜病変に対しては，ウィークからミディアムクラスのステロイド軟膏を用いる．口腔に粘膜疹を認める場合には，ステロイド咳嗽薬を用いるが，2～3回/日の咳嗽とし，服用しない（飲みこまない）様に指導する．過角化の強い肥大性の症例にはストロンゲストクラスのステロイド外用や密閉療法（ODT）を用いる．治療経過によりステロイドのランクを変更して経過をみるが，難治性では原因除去ができていない可能性も念頭に置く必要がある．特に粘膜部位では悪性化の可能性を忘れてはならない．

広範囲に汎発している症例や難治例では，内服療法も適応になる．レチノイド，シクロスポ

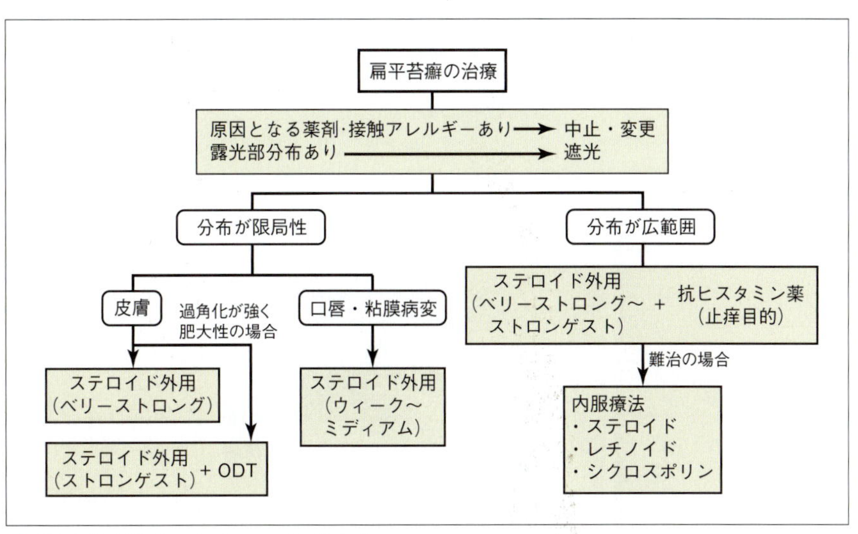

❷ 扁平苔癬治療のためのアルゴリズム

リン，ステロイドなどが内服療法として用いられている．レチノイドは0.5mg/kg/日を目安に開始するが，使用禁忌を確認する．シクロスポリン内服（1〜5mg/kg/日）も有効性が知られているが，高血圧，腎障害に注意する．0.5mg/kg/日までのステロイド内服を重症例，難治例に行う場合には1か月程度を目安とし効果が確認できなければ漸減中止の方向が望ましい．いずれの内服療法とも漫然と使用するべきでない．

やってはいけないこと

- 安易にステロイド外用をすること．原因の特定を行わずに加療すると再発を繰り返す．
- 悪性腫瘍を否定するための生検をしないこと．生検せずにステロイドやタクロリムス外用は行うべきではない．
- 効果がないのに漫然とステロイド外用を継続すること．
- ステロイドやシクロスポリンの内服による副作用を軽視すること．これらの薬剤は，高血圧や糖尿病などの内科疾患の増悪および発症因子になる．扁平苔癬を生じる症例は基礎疾患に内科疾患を有する症例が多く，常に注意が必要である．

エキスパートのための奥義

■皮膚科専門医に渡すタイミング

限局性の症例ではステロイド外用のみで完治する場合もあるが，再燃する場合には原因精査のために皮膚科専門医を受診することが望ましい．また，汎発性では，内服の適応になることもあり皮膚科専門医あるいは基幹病院への紹介を考慮する．

■難治例・完治しない症例への対処

扁平苔癬の誘因の一つとして，発汗の低下が指摘されている．このような症例では，単純なステロイド外用のみでは再燃を繰り返しやすい．保湿剤外用の併用に加え，発汗を促す運動や入浴負荷を同時に行うことにより軽快することがある．

サルコイドーシス

岡本祐之

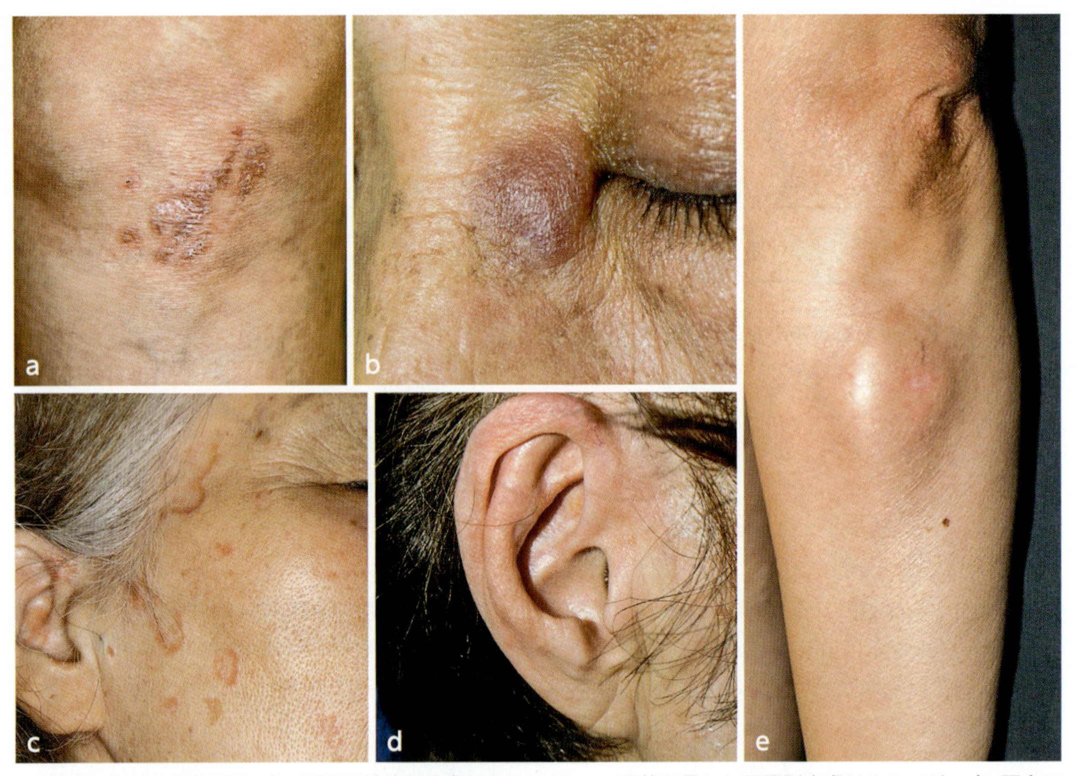

a：膝蓋に生じた瘢痕浸潤．b：顔面の結節型皮膚サルコイド．c：環状を呈した局面型皮膚サルコイド．d：耳介に生じたびまん浸潤型皮膚サルコイド．e：前腕に生じた皮下型皮膚サルコイド．

疾患概説

サルコイドーシスは組織学的に非乾酪壊死性類上皮細胞肉芽腫を呈し，皮膚，眼，肺，リンパ節，心臓などを侵す，難病指定されている全身性肉芽腫性疾患である．病因は明らかでないが，*Propionibacterium acnes* の関与が示唆されている．皮膚病変は胸郭内，リンパ節，眼病変とともに発症頻度が高く，発見動機となる自覚症状や発見時に存在する症状としては眼症状についで多い．

わが国のサルコイドーシスの診断基準[1]（❶）では，組織学的に非乾酪壊死性類上皮細胞肉芽腫が証明され，他の疾患が除外できれば，サルコイドーシスの特徴的検査所見（❷）や他の臓器病変を参考にして，確定診断である「組織診断群」と診断され，病理所見が重要視されている．そのため，容易に生検できる皮膚病変が診断において果たす役割は非常に大きい．

サルコイドーシスの臨床的特徴として，①多くは自然治癒するものの，生命予後にかかわる心病変や，QOL を低下させる重症の肺病変・眼病変・神経病変を発症することがあること，②各臓器病変が同時に発症あるいは悪化するとは限らず，異時性に出現することがあること，③皮膚病変は程度にかかわらず，QOL の低下

❶ サルコイドーシスの診断基準

組織診断群
全身のいずれかの臓器で壊死を伴わない類上皮細胞肉芽腫が陽性であり，かつ，既存の原因の肉芽腫および局所サルコイド反応を除外できているもの． ただし，特徴的な検査所見（❷）および全身の臓器病変を十分検討することが必要である．
臨床診断群
類上皮細胞肉芽腫病変は証明されていないが，呼吸器，眼，心臓の３臓器中の２臓器以上において本症を強く示唆する臨床所見を認め，かつ，特徴的検査所見の５項目中２項目以上が陽性のもの．
付記
皮膚は生検を施行しやすい臓器であり，皮膚に病変が認められる場合には，診断のためには積極的に生検を行うことが望まれる．微小な皮膚病変は皮膚科専門医でないと発見しづらいことがある．

（日本サルコイドーシス/肉芽腫性疾患学会編．サルコイドーシスの診断基準と診断の手引き―2015．http://www.jssog.com/www/top/shindan/shindan2-1new.html より）

❷ 特徴的な検査所見

①両側肺門リンパ節腫脹（BHL）
②血清アンジオテンシン変換酵素（ACE）活性高値または血清リゾチーム値高値
③血清可溶性インターロイキン-2 受容体（sIL-2R）高値
④ Gallium-67 citrate シンチグラフィまたは fluorine-18 fluorodeoxyglucose PET における著明な集積所見
⑤気管支肺胞洗浄液（BALF）検査でリンパ球比率上昇，CD4/CD8 比が 3.5 を超える上昇

がみられる例が多いこと，などがあげられる．

確定診断を導くための考え方

■皮疹の特徴

サルコイドーシスの皮膚病変の臨床像は多彩であり，わが国では福代の分類[2] に従って，①非特異的病変である結節性紅斑，②異物と肉芽腫がみられる瘢痕浸潤，③肉芽腫がみられる皮膚サルコイドに分類されている．

皮膚サルコイドは，臨床症状から結節型，局面型，びまん浸潤型，皮下型とその他に細分されているが，主要な病型に該当しない病変で，疣贅様病変や魚鱗癬様，乾癬様皮疹など，他の皮膚疾患に類似した症状として表現せざるを得ない非典型疹も経験される．

■皮疹のとらえ方

結節性紅斑　他の原因による結節性紅斑と臨床像，組織所見は同じで，圧痛・自発痛を伴う淡紅色の皮下結節～硬結を示す隔壁皮下脂肪織炎である．欧米に比べるとサルコイドーシスによる結節性紅斑の発症頻度は低い．

瘢痕浸潤（a）　異物に対して肉芽腫反応を生じるもので，サルコイドーシスに罹患後，症状のなかった傷跡が赤くなったり盛り上がったりする．外傷後の瘢痕部に存在するシリカに対して発症することが多く，外傷を受けやすい膝蓋や肘頭，顔面が瘢痕浸潤の好発部位である．基盤となる傷跡に応じて症状は異なる．紅褐色の隆起性病変や線状病変が典型疹であるが，ほとんど目立たないごくわずかな発赤しか示さない場合もある．頻度の高い病変であるため，日常診療で見落としがちな膝蓋と肘頭を丁寧に診察することが大切である[3]．

皮膚サルコイド　臨床症状により，隆起性病変の結節型，非隆起性病変の局面型，腫脹を呈するびまん浸潤型，皮下に病変がある皮下型とその他の病型に分けられる．

結節型（b）：皮膚表面からドーム状あるいは扁平に隆起する病変である．表面に血管拡張や鱗屑を伴うことがある．顔面，特に鼻から眼の周囲に好発する．

局面型（c）：非隆起性病変で，辺縁が紅色の環状皮疹の例が多い．中心部は脱色素性あるいはやや萎縮性で，辺縁は橙色から紅色を呈している．多発する傾向があり，被髪辺縁部から前額部，眉毛部などの顔面に好発する．頭部に生じると自覚症状がなく気づきにくいため，長期間無治療で経過し，脱毛や瘢痕を呈することがある．

びまん浸潤型（d）：暗紅色，びまん性に腫脹した病変で凍瘡に類似する．凍瘡と同様に指趾～手背，頬部や鼻背，耳介に好発する．季節による消長はない．

皮下型（e）：皮下に弾性やや硬のしこりとして触れる病型である．結節の大きさは，わずかに触診できる小さな結節から鶏卵大以上の病変までさまざまである．肉芽腫が皮下に限局している場合には表面皮膚は正常であるが，真皮にも反応が及ぶ場合には赤みを帯びることがある．多発することが多く，四肢に好発する．

その他（苔癬様型）：同じ性状の扁平隆起性小丘疹が融合せず集簇性に多発する．身体の一部に限局する例から全身に播種状に出現する例まで，その分布はさまざまである．毛孔一致性に生じることがある．

その他（結節性紅斑様皮疹）：結節性紅斑に類似した臨床像を呈するが，組織学的には真皮下層から脂肪織にかけて類上皮細胞肉芽腫を認める病変である．結節性紅斑に比べ概して症状は軽度である．

やるべきこと

皮膚症状の生検所見からサルコイドーシスが疑われた場合　発症頻度の高い眼，肺，心臓，筋肉病変を中心に他臓器病変の検索を行う．胸部X線・CT，心電図・心エコーとともに，全身の評価としてGaシンチグラフィーあるいはFDG-PETを行う．血液学的には，診断基準の特徴的所見（❷）である血清アンジオテンシン変換酵素（ACE）値，血清リゾチーム値（保険適用外），可溶性IL-2受容体値（保険適用外）の上昇を調べる．また，眼科，呼吸器科，循環器科に病変の有無に関して診察を依頼する．

他臓器病変でサルコイドーシスが疑われる場合

皮膚病変を発見し組織検査を行う．特に発症頻度の高い顔面・膝蓋を中心に全身の皮膚を診察することが求められる．サルコイドーシスは全身性疾患であり，内臓病変や眼病変などからも組織採取の機会があるものの，的確に病変が採取できない場合や侵襲が大きい場合がある．それに対して，皮膚病変の生検は病変そのものから比較的容易に行うことができる．そのため，サルコイドーシスの皮疹を発見し組織所見が得られるように，典型的皮膚病変の症状と好発部位を理解し，さらに小さな皮膚病変を見逃さないように診察することが肝要である．

やってはいけないこと

- 眼科診察・胸部X線・血清ACE値測定のみを行い，詳細な画像検査を行わないこと．全身の諸臓器病変の検索にはGaシンチやPET-CTによる画像検査が必要である．
- 全身検索は1回のみの診察や検査で済ますこと．異時性に出現することがサルコイドーシスの特徴である[4]．たとえば，心病変の検索に対する心電図検査は50歳以上の患者では3か月ごとに行うことが推奨されている．
- 他科からの紹介患者で，紹介時に皮疹がないことを理由に終診にしてしまうこと．皮膚病変も異時性に出現する可能性があることを考えて定期的に観察すべきである．

治療の進め方（❸）

広範囲にわたる皮疹や大きな皮疹はもとより，QOLの低下がみられる非露出部の小さな皮疹でも治療が必要な場合がある[5]．痛みや痒みなどの自覚症状が少ない場合には，整容面での治療が主体となる．

皮膚病変に対する局所治療は，副腎皮質ステロイドが第一選択薬である．しかし，ベリーストロング以上のクラスでも単純塗布では効果が乏しいことが多い．そのため，漫然と外用を続けることはせず，難治の場合には局所療法として密封療法（薬剤含有テープを用いる）や皮下への局所注射を行う．

タクロリムス軟膏はアトピー性皮膚炎に対する保険適用であるが，サルコイドーシスに対しても奏効した症例が国内外で報告されている．

全身療法としては，副腎皮質ステロイドが最も有効な治療薬である．瘢痕を残す一部の局面型，骨病変を併発する指趾のびまん浸潤型などが適用とされるが，各種治療で改善せず，美容的に問題となる例や自覚症状のある例では，副作用に注意しながら積極的に用いるのが望ましい．

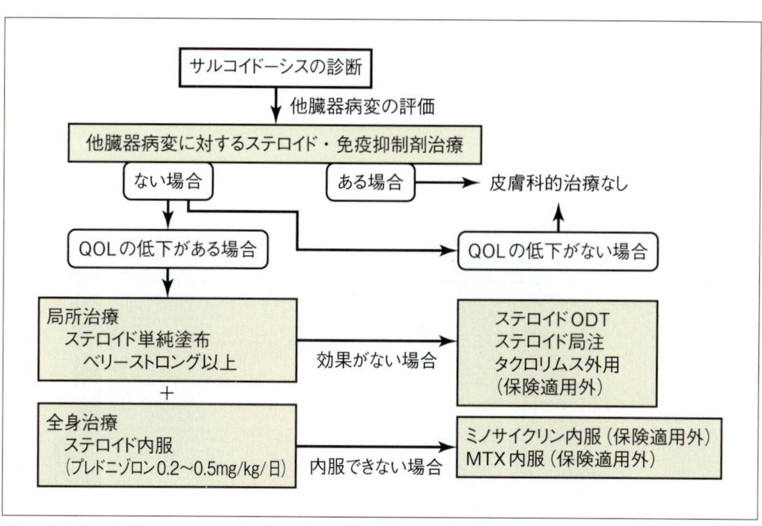

❸ サルコイドーシスの皮膚病変の治療アルゴリズム

副腎皮質ステロイドの投与が躊躇される場合には，ミノサイクリンなどの抗菌薬やメトトレキサートなどが試みられている．

エキスパートのための奥義

■皮膚科専門医に渡すタイミング

①全身性疾患であること，②自然治癒傾向があるものの中には慢性の眼病変や皮膚病変，心病変，肺病変で著しくQOLが低下する例があること，③わが国では心病変が生命予後を左右すること，④各臓器病変が異時性に出現することを理解して，診断・治療に困る症例や，継続した診療が難しい場合には総合病院の皮膚科専門医に診察を依頼する．

■全身性疾患としての対処

眼科や呼吸器科など各診療科で，それぞれの臓器病変について治療あるいは経過観察されていることがある．そのため，各臓器病変が当該診療科で全身性疾患として理解されたうえで診療を受けているかを確認しておくことが大切である．皮膚科主導で診療する場合には，異時性に出現する可能性がある心病変や肺病変のために，定期的に心電図・心エコー，胸部X線・CTの検査を行う．

引用文献

1) 四十坊典晴，山口哲生．わが国におけるサルコイドーシスの診断基準と重症度分類．日本サルコイドーシス/肉芽腫性疾患学会雑誌 2015；35：3-8.
2) 福代良一．サルコイドーシス．山村雄一ほか編．現代皮膚科学大系 18．中山書店；1984．pp.277-357.
3) 岡本祐之．サルコイドーシス—診断における瘢痕浸潤の重要性．Visual Dermatol 2003；2：327-31.
4) 四十坊典晴．サルコイドーシスの病態，病因に関するQ & A．杉山幸比古監．呼吸器科医のためのサルコイドーシス診療ガイド．南江堂；2016．pp.5-7.
5) Baughman RP, Lower EE. Evidence-based therapy for cutaneous sarcoidosis. Clin Dermatol 2007；25：334-40.

結節性紅斑

田中麻衣子

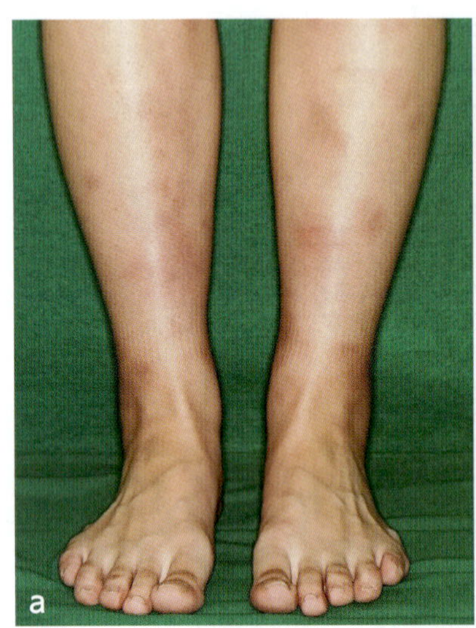

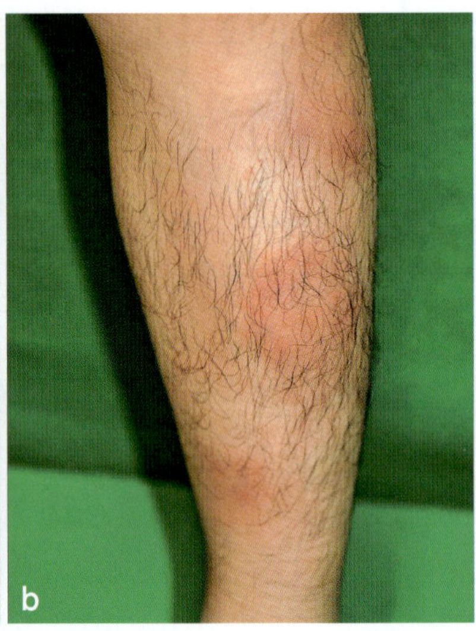

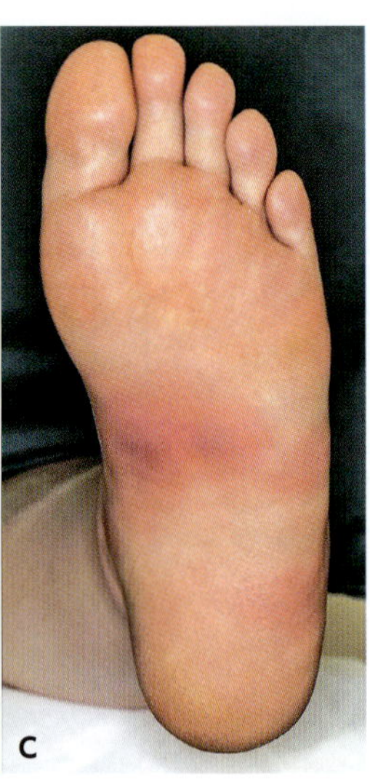

a：下腿の伸側から側面にかけて紅斑が散在している．両側性に生じることが多い．b：触診上，境界不明瞭な硬結を触れる．熱感，圧痛を伴う．c：この症例では足底にも複数個の皮疹が散在し，中心はやや紫色調となっている．

疾患概念

結節性紅斑は，感染症などを契機として生じる皮下脂肪織炎である．溶血レンサ球菌感染，結核，薬剤（抗菌薬，経口避妊薬など），妊娠などがその契機として知られるが，原因が不明なことも多い．サルコイドーシスや炎症性腸疾患などの全身疾患に伴って生じることもある．小児から高齢者までのいずれの年齢でもみられるが，20～40 代の女性で多い．

両下肢脛骨面，側面を中心として圧痛のある紅斑，硬結が急に出現する．稀だが下肢以外の部位にも生じる．紅斑や硬結は 1 か所～複数か所生じ，融合して大きな局面となることがある．皮疹は 3～6 週間程度持続し，瘢痕や皮膚萎縮なく治癒する．原因不明の結節性紅斑では再発をみることもある．

病理組織学的には，脂肪織の隔壁を主座として炎症細胞が浸潤する，隔壁性脂肪織炎の像を呈する．

確定診断を導くための考え方

■皮疹のとらえ方

結節性紅斑は，さまざまな誘因により生じる脂肪織での炎症が一病型としてみられているにすぎない．このため，皮疹を超えて種々の誘因について考慮する必要がある．また，脂肪織レベルでの炎症は，炎症の起こっている場所が深部であるために臨床所見が類似することも多い．脂肪織炎を呈する他の疾患群，あるいは血管炎症候群との鑑別が重要である．確定診断のためには詳細な皮疹の観察と，皮膚生検が必須となる．

■皮疹の特徴

好発部位は両下腿脛骨面から側面にかけてで，圧痛のある紅斑を生じる．大きさは指頭大～鶏卵大で，さらに大きな局面を形成することもある．触診では，境界は不明瞭，熱感を伴う．

潰瘍化することはない（a〜c）．しばしば発熱，全身倦怠感，関節痛，頭痛などの全身症状を合併する．稀に頭頸部や上肢にも起きる．

■病理組織学的なとらえ方

炎症の主座は皮下脂肪織の脂肪小葉と小葉とを隔てる線維性の隔壁で，病理組織学的に隔壁性脂肪織炎の像を呈する（❶a）．隔壁性脂肪織炎として最も典型的で，頻度の高い疾患である．通常，表皮には変化がなく，真皮の炎症細胞浸潤は軽度で非特異的である．時間の経過によって得られる所見は異なる．早期には隔壁は浮腫状で，好中球が浸潤する．その後，隔壁にリンパ球，組織球，少数の好酸球などの炎症細胞浸潤がみられる．時間が経過すると徐々にこれらは小葉の辺縁にも浸潤していく（❶b）．小葉では脂肪壊死や，これを貪食した泡沫細胞が出現する．成書では小葉内への炎症細胞浸潤は比較的小葉辺縁にとどまる，と記載されるものも多いが，稀に小葉内への炎症細胞浸潤が目立つこともある（❷）．

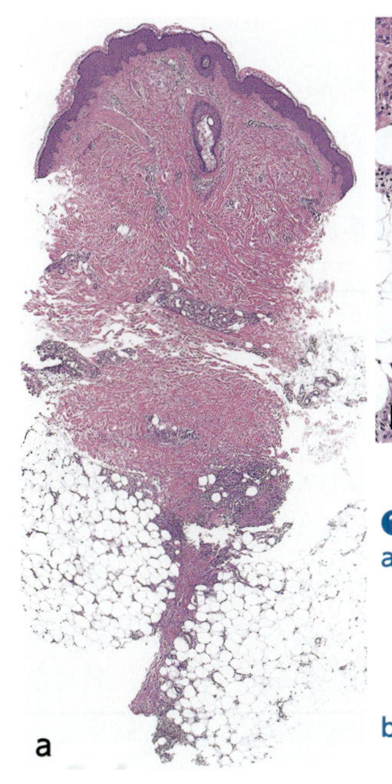

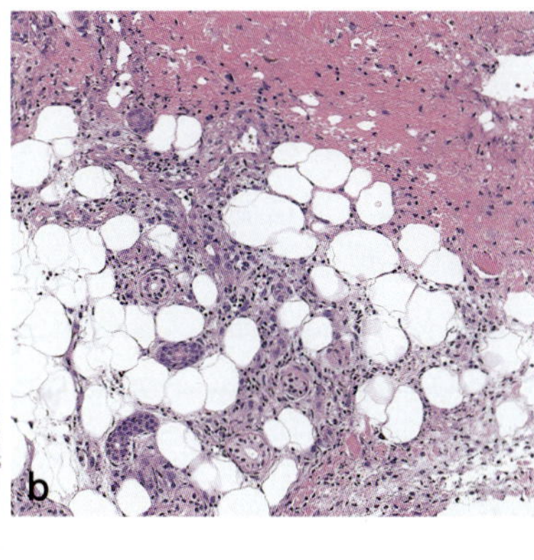

❶ **病理組織像**

a：表皮，真皮には炎症細胞浸潤がほとんどなく，脂肪織の小葉と小葉を隔てる隔壁を中心として炎症細胞が浸潤し，隔壁はやや肥厚する．隔壁性脂肪織炎の像である．

b：隔壁から一部小葉の辺縁に，リンパ球および組織球が浸潤している．

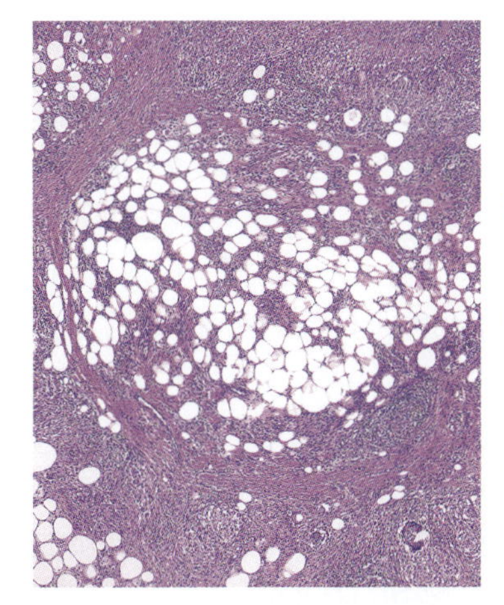

❷ **時間が経過した病理組織像**

隔壁の中央は時間の経過を反映して線維性に肥厚し，その辺縁に多核巨細胞を含む多数の肉芽腫が形成されている．この症例は小葉内にも多数の炎症細胞が浸潤しており，隔壁性脂肪織炎が優位な，隔壁性＋小葉性脂肪織炎といえる．隔壁から一部小葉の辺縁に，リンパ球および組織球が浸潤している．

Miescher radial granuloma（❸）は結節性紅斑に特異的とされる．これは，類上皮様組織球と少数の好中球が集簇し，その中央に線状〜放射状の裂隙が存在するものである．裂隙部には壊死した脂肪細胞からの脂質が貯留する（ただし，Miescher radial granuloma は Sweet 病や necrobiosis lipoidica でもみられたとの報告がある）．さらに時間が経過すると隔壁は線維性に肥厚し，多核巨細胞を含む肉芽腫が散在する．

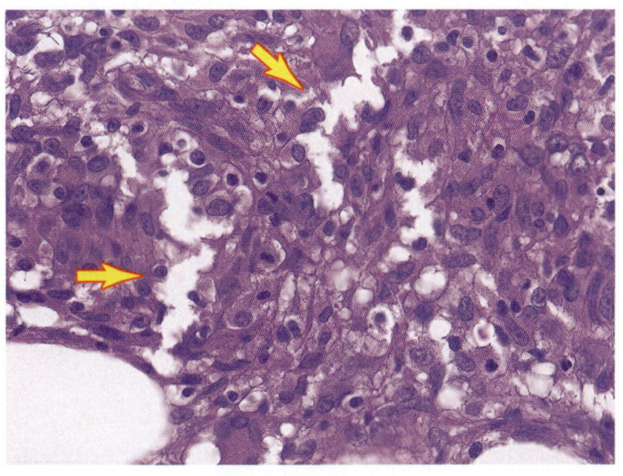

❸ **Miescher radial granuloma**

裂隙（矢印）を類上皮様組織球が取り囲む，小型の肉芽腫である．

やるべきこと

問診・検査のポイント 合併する感染症や全身疾患の検索が重要である．

感染症としては溶血性レンサ球菌感染が多く，特に小児では頻度が高い．扁桃腺炎や咽頭炎罹患後，1～3週間して皮疹を生じ，検査値でASOの上昇をみる．その他，マイコプラズマ感染症や結核，ハンセン病など，さまざまな感染症が契機となる．

薬歴も聴取する．結節性紅斑を起こしやすい薬剤としては，以前は経口避妊薬の報告が多かったが，現在は少ない．NSAIDsや抗菌薬でも報告があるが，先行する感染症に対しての処方でもあり，真の頻度は不明である．その他，最近ではアザチオプリンやBRAF阻害薬による報告がある．

全身性疾患の皮膚症状として生じる場合は，サルコイドーシス，炎症性腸疾患（クローン病>潰瘍性大腸炎）が多く，またこれらの病勢を反映する．稀に悪性腫瘍に伴うことがあり，悪性リンパ腫や白血病の報告が多い．

妊娠により生じる場合もあり，女性ホルモンとの関連が示唆されるが詳細はまだわかっていない．

生検のポイント 紡錘形に切除し，長軸方向で切り出して生検を行うのがよい（❹）．皮疹の性状から，①どの程度炎症細胞が浸潤しているか，②隔壁の線維化の進みがどの程度かなどを推測し切除部位を選択する．早期では脂肪織炎としての所見に乏しく，また晩期では線維化のみが目立ち，特異的診断が困難な場合がある．

病理の鑑別ポイント 病理組織学的に脂肪織炎であれば，まず血管炎の有無を確認するのがよい．結節性紅斑では通常血管炎はない．血管炎のない隔壁性脂肪織炎として，鑑別疾患にあがるのはリポイド類壊死症と限局性強皮症（特に深在性モルフェア）である．いずれも真皮への炎症細胞浸潤を示し，また結節性紅斑では膠原線維の変性・壊死や，びまん性の増加はないことから鑑別できる（❺）．

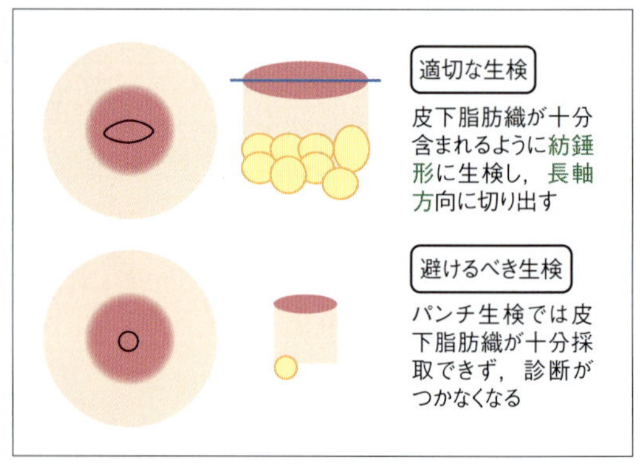

❹ 生検のポイント

硬結性紅斑（結節性血管炎）は臨床的に結節性紅斑に類似するが，小葉性脂肪織炎の像を呈し，時に血管炎を伴う．

臨床上，結節性紅斑様の皮疹であるが，病理組織学的に①好中球が多い，②血管炎を伴う，③小葉内への浸潤が著明である，などの所見が得られたときは，Behçet病でみられる結節性紅斑様皮疹も鑑別疾患として考えなければならない．

やってはいけないこと

- 生検による確定診断をつけずに，漫然と治療すること．
- 鑑別診断のための皮膚生検で，パンチ生検を行うこと．パンチ生検ではしばしば十分な脂肪織が採取されず，皮下脂肪織の観察が不十分になる．創の離解の頻度が高いことを患者に十分説明したうえで，紡錘形に切除するべきである．

治療の進め方（❻）

やるべきこと

まず，背景となる感染症がないか検索をする．疑わしい薬剤があれば中止する．感染症，サルコイドーシスや炎症性腸疾患など合併する全身疾患があればその加療を先行する．

治療としては，3～6週間で自然軽快する疾患であることを考慮し，軽傷であればまずベッド上安静と冷却，下肢挙上を指示する．疼痛などに対してはNSAIDsを使用してもよい．ヨ

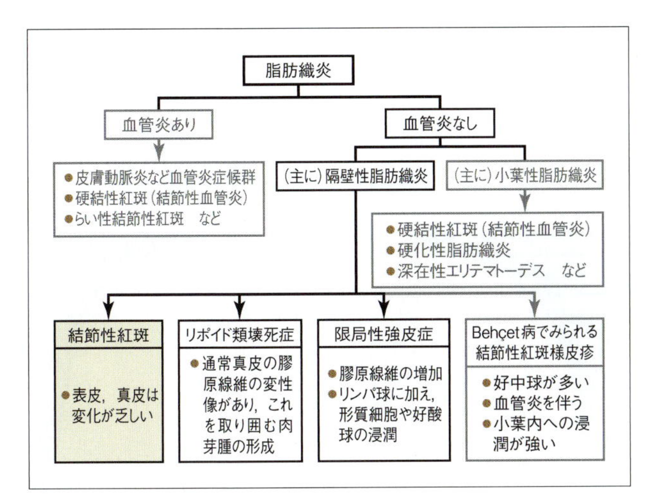

❺ 鑑別診断のポイント

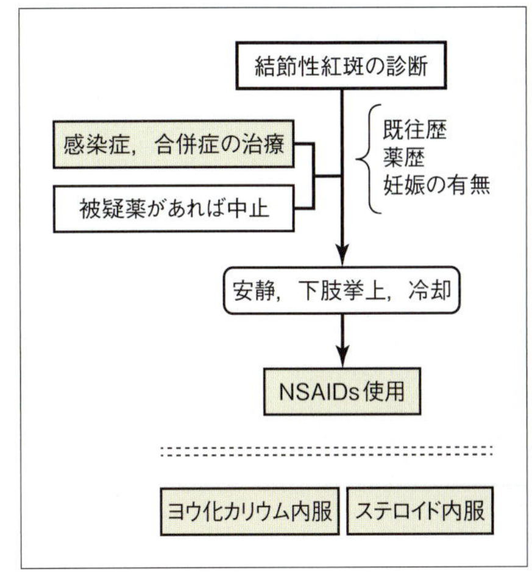

❻ 治療のアルゴリズム

ウ化カリウム内服も選択の一つとなる．重症例にはステロイド内服を行うこともある．

やってはいけないこと

- 感染症の否定をせずステロイド投与を開始すること．
- 妊娠中の女性へヨウ化カリウムを投与すること．胎児の甲状腺機能低下症を引き起こす恐れがあり禁忌である．また甲状腺疾患，腎機能障害がある場合も注意が必要である．

エキスパートのための奥義

皮膚科（専門）医に渡すタイミング

皮膚生検が必要な時点で，皮膚科医あるいは皮膚科専門医にコンサルテーションするのがよい．また安静やNSAIDs内服でも皮疹が消退しない場合，再燃を繰り返す場合も同様である．逆に，皮膚科医が診断した際もサルコイドーシスや炎症性腸疾患などの可能性があれば，それぞれの専門医へのコンサルテーションが必要である．

難治例・完治しない症例への対処

定まったガイドラインがなく，難治例・完治しない症例には個々に対応しなければならない．原因不明の特発性の結節性紅斑では再発を繰り返すことがあり，患者に説明しておくことが重要である．

通常の結節性紅斑に加えて2つの亜型が知られ，いずれも自然軽快傾向に乏しく皮疹が持続する．一つは個疹が数か月～数年持続するもので，chronic erythema nodosumと呼ばれる．もう一つはerythema nodosum migransで，圧倒的に女性に多く皮疹が遠心性に拡大する．

これらを含めた難治例に対しては，ジアフェニスルホン，ヒドロキシクロロキンやTNFα阻害薬，あるいはステロイドの局注などが有効であったとの報告がある．

また，炎症性腸疾患に関連した結節性紅斑では，エタネルセプト，インフリキシマブやアダリムマブといったTNFα阻害薬が有効であった報告がある．

参考文献

- Griffiths C, et al. Rook's Textbook of Dermatology. 9th edition. Wiley-Blackwell；2016. 99.18-99.24
- Goldsmith LA, et al. Fitzpatrick's dermatology in general medicine. 8th edition. McGraw hill；2012. pp.734-6.
- Calonje E, et al. McKee's pathology of the skin. 4th edition. Elsevier；2012. pp.327-32.
- Ackerman AB, et al. Histologic diagnosis of inflammatory skin diseases. An argorithmic method based on pattern analysis. 3rd edition. Ardor Scribendi；2005. pp.352-66.
- Misago N, et al. Erythema nodosum-like lesions in Behçet's disease：A cliniclpathological study of 26 cases. Acta Derm Venereol 2012；92：681-6.
- Mössner R, et al. Erythema nodosum-like lesions during BRAF inhibitor therapy：Report on 16 new cases and review of the literature. J Eur Acad Dermatol Venereol 2015；29：1797-806.

多形紅斑

土田裕子・阿部理一郎

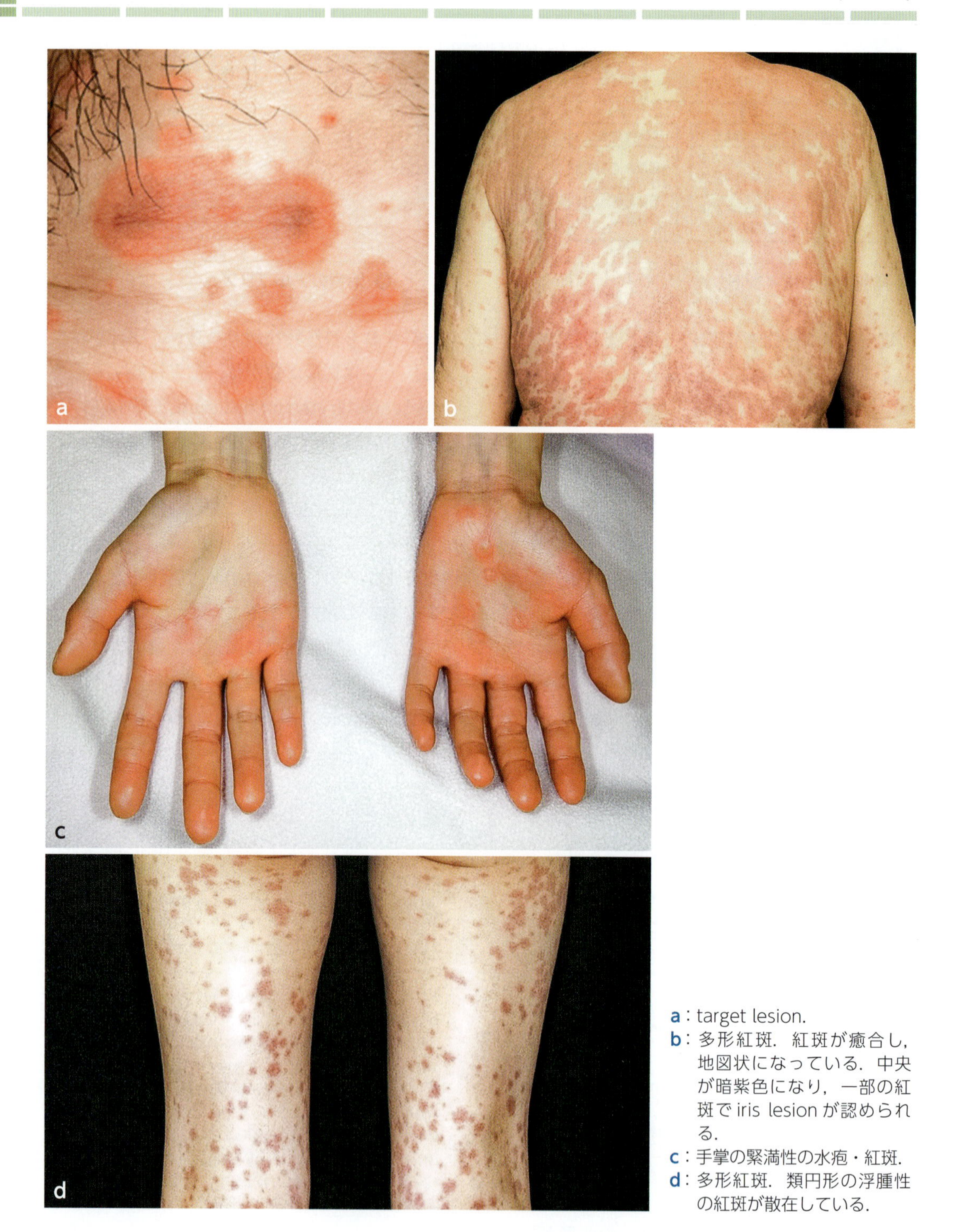

a：target lesion.
b：多形紅斑．紅斑が癒合し，地図状になっている．中央が暗紫色になり，一部の紅斑で iris lesion が認められる．
c：手掌の緊満性の水疱・紅斑．
d：多形紅斑．類円形の浮腫性の紅斑が散在している．

疾患概念

多形紅斑（erythema multiforme；EM）は滲出性紅斑や環状紅斑・小水疱・水疱などの「多形性」があり，また新旧の皮疹が混在し「多形」を呈するものがその定義である[1]．

一般に個々の皮疹は2〜3日かけて遠心性に拡大し，次第に標的紅斑（target lesion）を呈し，2〜3週間で消退する．軽症型のEM minorと重症型のEM majorに分類される．

Stevens-Johnson症候群（SJS）や中毒性表皮壊死症（toxic epidermal necrosis；TEN）の初期像のことがあり，経過中の一点では判断できず，SJS/TENへの進展を念頭に置くことが必要である．

EMを生じる原因として単純ヘルペスウイルスやマイコプラズマ，溶連菌などによる感染症，薬剤，内臓悪性腫瘍があげられる[2]．

確定診断に導くための考え方

■皮疹の特徴

多形紅斑の典型例では標的病変（**a**）あるいは虹彩病変（iris lesion，**b**）が混じる．

EM minorでは四肢遠位，特に手足に両側対称性に皮疹がみられる．粘膜病変を伴うことはない．

EM majorでは，比較的大型の典型的な標的状・浮腫状の紅斑が左右対称性に主に四肢に生じ，全身にもみられる．あわせて，口唇口腔粘膜病変，眼結膜病変，陰部・尿道粘膜病変などの粘膜症状を呈する[3]．口腔内や口唇のびらんは時間経過とともに痂皮や白苔となる場合が多い．発熱などの全身症状を伴うこともあるが，重症感は乏しい．

■皮疹のとらえ方

多形紅斑　類円形の浮腫性紅斑でしばしば中心が暗紫色になったり（**b**），浮腫で白色調を帯びたり，水疱を形成する（**c**）．境界明瞭で辺縁では赤みが強く，全体として同心円状・標的状模様を形成することが特徴である．融合して地図状に拡大することもある（**b**）[4]．

標的状病変　3重の環状の構造を呈し，中央は暗紫色から紫色調であり，その外側には浮腫でやや白くみえる部分があり，その外側に境界明瞭な紅斑が取り囲む形になっている[5]．

やるべきこと

診察のポイント（❶）　紅斑の部位，target lesionの有無，口腔内病変や粘膜疹の有無をみ

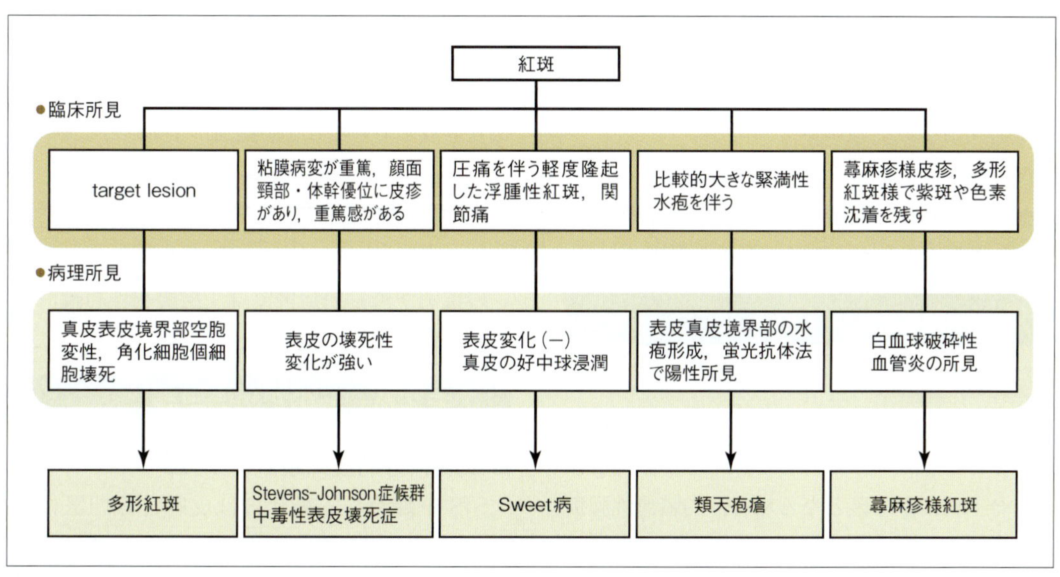

❶ 鑑別疾患

る．典型的には target lesion がみられる場合，多形紅斑を考える．発熱や皮膚粘膜移行部の重症粘膜疹，多発する紅斑・水疱・びらんがある場合には SJS/TEN の初期病変の可能性も考え注意深い観察が必要である．

原因について 原因として薬剤や感染症が考えられる．被疑薬は内服から皮疹出現までの期間から絞ることができるため，いつから薬剤を内服しているのか，どのような薬剤を内服しているのかといった薬歴を確認する．また，感染症の関与も考え，先行する感染症状の有無を確認する．特に，いつ，どの部位から皮膚や粘膜の症状が出現したかの問診は重要である．溶連菌感染症やヘルペス感染症に伴って生じる場合，皮疹の分布は四肢優位になり，薬剤性の場合は全身性に皮疹が出現する傾向がある[2]．

生検のポイント 新生してまもない fresh な紅斑を選んで生検を行う．

検査のポイント 本症に特有の検査所見はない．重症型では白血球の増多，CRP の上昇のほか，肝・胆道系酵素の上昇を伴うことがある．原因に応じて単純ヘルペスウイルス抗体価やマイコプラズマ抗体価およびペア血清による抗体価の上昇，抗ストレプトリジン O 抗体（ASO）による溶連菌感染の有無，胸部 X 線で肺炎の有無を確認する．薬剤が原因と考えられる場合はパッチテストや薬剤リンパ球刺激試験などを施行する．

やってはいけないこと

- 被疑薬を継続すること．薬剤は重症薬疹の主な原因であり，原因薬剤を中止しない限り皮疹は増悪するため，薬歴の確認は重要である．

治療の進め方

やるべきこと

EM は，既述のように単純ヘルペスウイルスやマイコプラズマなどによる感染症が原因となる場合，薬剤が原因となる場合，内臓悪性腫瘍や自己免疫疾患をもつ患者に生じる場合と大きく分けられる．

感染症が原因の場合，いわゆる self-limiting disease であり，一般的にステロイド外用薬や抗ヒスタミン薬で加療する．マイコプラズマ感染症が原因の場合には原病に対する治療を行う．単純疱疹が原因の場合，すでに完成した EM の皮疹にアシクロビルなどの抗ウイルス薬は無効とされる．しかし EM major の場合には症状を緩和し，短期間での治癒を目指しプレドニゾロン（PSL）換算で 0.5 mg/kg/日程度のステロイド投与も考慮する．

薬剤が原因の場合は原因薬剤を直ちに中止する．EM minor の場合は積極的な治療は必要なく，ステロイド外用薬や抗ヒスタミン薬の投与を行う．EM major の場合は，入院したうえで経過を十分に観察することが望ましい．ステロイドの全身投与は必ずしも必要ではないが，感染症が否定された場合 0.5/kg/日程度のステロイドを短期間投与することで発熱を含む全身症状の軽快が得られる[1]．

原因不明の再発性 EM では稀ではあるが悪性腫瘍や自己免疫疾患の報告があり，血液検査や画像診断での検索が必要となる[6]．

治療のためのアルゴリズム ❷を参照．

病理学的に EM major の水疱は真皮乳頭層の高度な浮腫により生じたものであるのに対し，SJS/TEN の水疱は表皮全層が壊死しているか少なくとも表皮基底層を中心に表皮細胞の壊死が連続性にみられ，それより下に表皮下水疱を形成していることが鑑別ポイントとなる[7]．

やってはいけないこと

- 鑑別となる SJS/TEN を否定せずに安易に少量の PSL 投与の治療を開始すること．両者の鑑別が難しい症例では，皮膚病理組織診断が重要となる．

エキスパートのための奥義

■皮膚科専門医に渡すタイミング

SJS が疑われる場合には皮膚科専門医に渡す．多形紅斑と SJS との鑑別点としては，下記があげられる．

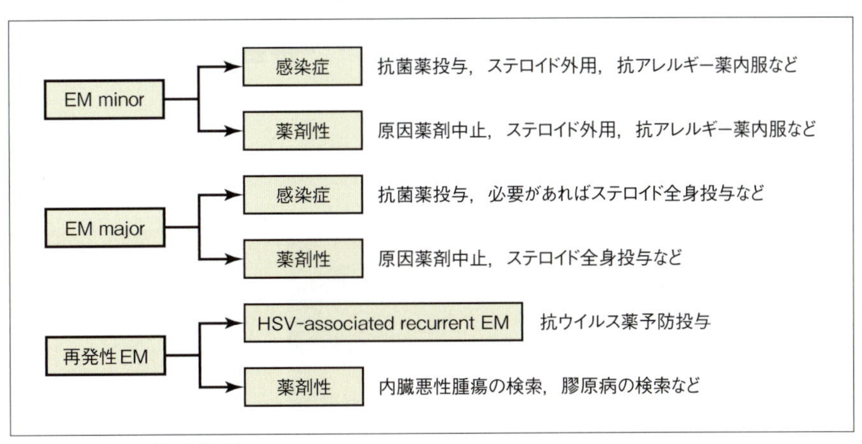

❷ 多形紅斑の治療指針

①びらんや粘膜病変がある．②顔面や体幹に紅斑が分布し，隆起せず中央が暗紅色の flat atypical targets を特徴とする．③病理で表皮の壊死性障害に基づくびらん・水疱を認める．④眼病変として偽膜形成や眼表面上皮欠損を認める．⑤全身症状として他覚的に重症感，自覚的に倦怠感や口腔内の疼痛のため摂食障害を伴う[8]．

■難治・完治しない症例への対応

抗ヒスタミン薬の内服およびステロイド外用薬のみでEMの多くが軽快するが，この治療に抵抗性である場合は，SJSへの進展を考え，薬歴の再確認やSJSに準じた治療が必要になる．

■再発時など

単純ヘルペスウイルス感染が原因の場合は再発も多い．そのため抗ウイルス薬の予防的な投与が行われる[9]．原因不明の再発症例では，内臓悪性腫瘍・自己免疫疾患の鑑別を行う．

引用文献

1) 渡辺秀晃．多形滲出性紅斑．今日の皮膚疾患治療指針，第4版．医学書院；2012．pp.345-7.
2) 渡辺秀晃．薬疹としての多形紅斑．Derma 2016；247：23-30.
3) 古江増隆．多形滲出性紅斑．玉置邦彦総編集．最新皮膚科学大系　紅斑・滲出性紅斑　紫斑　脈管系の疾患．中山書店；2003．pp.2-9.
4) 村田　哲，大槻マミ太郎．多形紅斑．Visual Dermatol 2016；15：39-41.
5) 江藤隆史．Target lesion. Visual Dermatol 2016；15：164-6.
6) 渡辺秀晃．多形滲出性紅斑の治療法．古江増隆総編集．皮膚科臨床アセット 18 紅斑と痒疹．中山書店；2013. pp.39-43.
7) 末木博彦．水疱を伴いSJS/TENだと思っていたらふつうの薬疹（水疱性多形紅斑）であった症例．Visual Dermatol 2014；13：118-9.
8) 末木博彦．重症薬疹の初期治療・初期対応．Derma 2016；249：129-34.
9) 戸倉新樹．多形滲出性紅斑．宮地良樹，古川福実編．皮膚疾患診療実践ガイド，第2版．文光堂；2009．pp.278-80.

Stevens-Johnson 症候群・中毒性表皮壊死症

渡辺秀晃

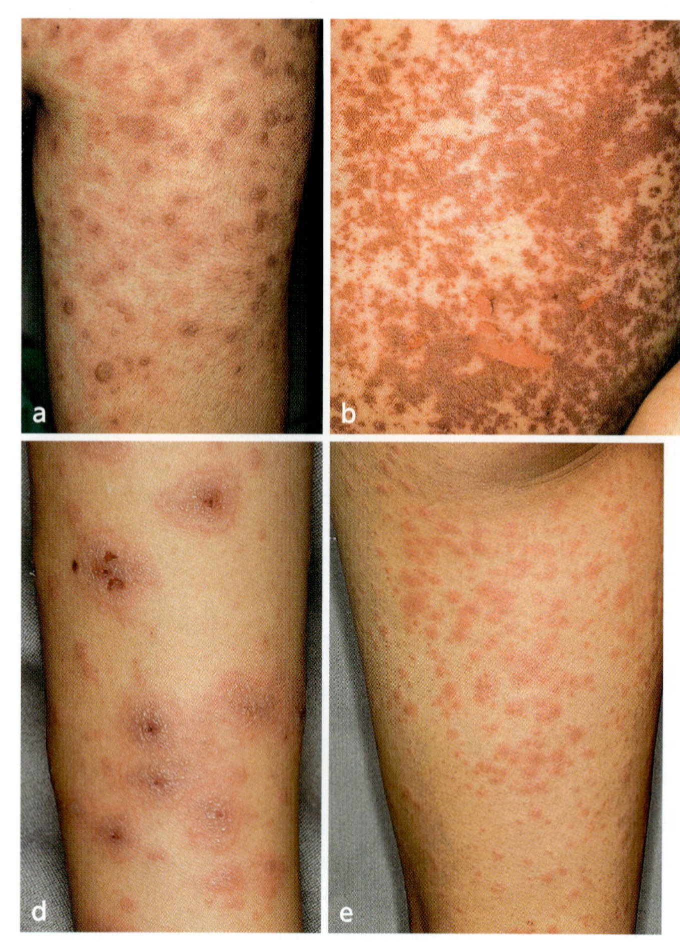

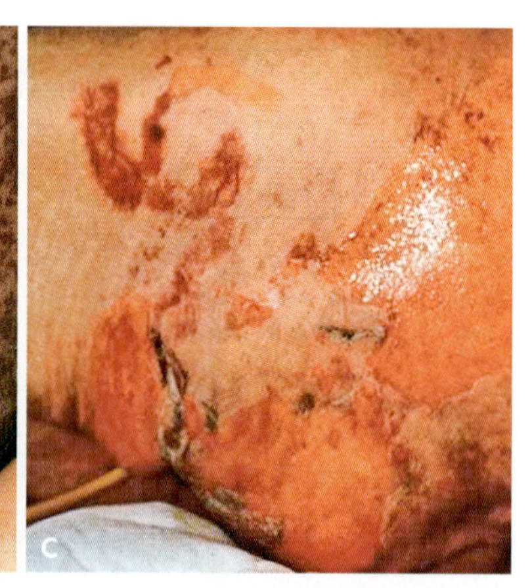

a：SJS/TEN の個疹でみられる flat atypical targets．平坦で，時に中心に小水疱・水疱を伴う．
b：purpuric macules with or without blisters と呼ばれる，比較的広範囲にみられる紫紅色から褐色調の斑や水疱．
c：TEN のサブタイプとしてみられる電撃型もしくはびまん性紅斑進展型（TEN without spots）．全身にびまん性紅斑を認めた後に急速に皮膚の剥離がみられる．
d：SJS/TEN と鑑別すべき多形紅斑（浮腫性 3 相性の紅斑）で時に中央に水疱を伴う raised typical targets.
e：多形紅斑（浮腫性 2 相性の紅斑）でみられる raised atypical targets.

疾患概要

スティーヴンス・ジョンソン症候群（Stevens-Johnson syndrome；SJS，皮膚粘膜眼症候群）は，発熱や全身倦怠感などの全身症状を伴い，口唇・口腔，眼，外陰部などの粘膜・皮膚粘膜移行部を含む全身に，紅斑や水疱，びらんが多発する疾患である．原因の多くは薬剤性であるが，マイコプラズマなどの細菌や一部のウイルスの感染が原因となることもある．わが国の診断基準では，表皮の壊死性障害に基づく水疱やびらんの面積が体表面積の 10％未満を SJS としている．

中毒性表皮壊死症（toxic epidermal necrolysis；TEN）も，発熱や全身倦怠感などの全身症状を伴って，全身の皮膚・粘膜に紅斑やびらんが広範囲にみられる重篤な疾患である．TEN の多くは SJS から進展するが，TEN のサブタイプとしてびまん性紅斑進展型（もしくは電撃型）（TEN without spots）と呼ばれる，全身にびまん性紅斑を認めた後に急速に皮膚の剥離がみられるタイプがあることを知っておく必要がである．わが国の診断基準では，水疱・びらんなどの表皮剥離が体表面積の 10%以上を TEN としている．なお，欧米では，表皮剥離が体表面積の10%以上～30%未満を，SJS/TEN オーバーラップとして位置づけている．

皮膚病理組織学的に表皮の全層性の壊死性変化がみられ，SJS/TEN ともに発症機序は不明な点も残るが，薬剤や感染症などが契機となって免疫学的な変化が生じ，皮膚と粘膜に重篤な病変がもたらされると推定される．原因薬剤として消炎鎮痛薬，抗菌薬，抗けいれん薬，高尿酸血症治療薬などがある．

確定診断を導くための考え方

■ SJS/TEN の皮疹の特徴

紅斑は全身性で，顔面や頸部，体幹で優位にみられ，その中央部は暗紅色の隆起しない flat atypical targets (**a**) を示し，融合傾向を認める．紫紅色や褐色斑，水疱もみられる．

■ 皮疹のとらえ方

flat atypical targets　中心に小水疱・水疱を伴うこともある平坦な紅斑 (**a**) をいう．

purpuric macules with or without blisters
紫紅色から褐色調の斑や水疱が比較的広範囲にみられる (**b**)．SJS/TEN に特徴的な皮疹である．

びまん性紅斑進展型 (TEN without spots)
全身にびまん性紅斑を認めた後に急速に皮膚の剥離がみられるタイプの皮疹である (**c**)．

鑑別すべき多形紅斑には浮腫性 3 相性の紅斑 (raised typical targets，**d**)，もしくは浮腫性で 2 相性の紅斑 (raised atypical targets，**e**) があり，四肢中心にみられる．

粘膜疹　皮膚粘膜眼症候群という病名が示すように，皮膚粘膜移行部に発赤や水疱，びらん，血痂などが生じる．また，眼病変では偽膜形成と眼表面上皮欠損のどちらかあるいは両方を伴う両眼性の急性結膜炎がみられる．そして，失明を含む視力障害が後遺症として高率に発症する．

やるべきこと

問診のポイント　①詳細な薬歴の聴取．SJS/TEN ではほとんどの症例で薬剤投与 1 か月以内に発症する．②眼結膜の充血，口腔内びらん，外陰部粘膜びらんの有無．皮疹は少し擦るとその部位の皮膚が水疱やびらんになる (Nikolsky 現象)．③患者の重症度 (発熱の程度，経口摂取の程度，全身倦怠感など) の確認．

他疾患の除外　SJS/TEN はマイコプラズマ感染症でも生じうるため，マイコプラズマ抗原や胸部 X 線写真でその可能性の有無を確認する．また，SJS では自己免疫性水疱症を，TEN ではこのほかにブドウ球菌性熱傷様皮膚症候群 (SSSS)，トキシックショック症候群，伝染性膿痂疹，急性汎発性発疹性膿疱症 (AGEP) を除外する必要がある．

生検のポイント　新しい紅斑 (水疱) を選別し正常部位を含めて生検する．SJS/TEN では新しい皮疹 (水疱となっていない淡い紅斑) でも病理組織学的に表皮の壊死性変化を認める．軽度の病変でも検体を 200 倍視野で眺め，少なくとも 10 個以上の表皮細胞 (壊) 死を確認することが推奨される．早期確定診断・早期治療のために迅速 HE (ヘマトキシリン・エオジン) 診断も試みるべき方法である．

検査のポイント　白血球増多 (重症例では造血器障害のため白血球減少もよくみられる)，肝・腎機能障害の有無や程度を確認する．また白血球分画・CRP 値・画像所見から感染症の合併の有無についても確認する．

治療の進め方

やるべきこと

上述した生検により表皮の細胞 (壊) 死を確認したのち，SJS/TEN の重症度分類 (❶) を用い患者の重症度を把握する．

原因に薬剤が疑われた場合には，直ちに薬剤を中止する．その後，輸液による全身管理 (皮膚のびらんに対しては熱傷の治療に準じる)，炎症反応の抑制，皮疹部からの感染予防を行う．眼科コンサルト下の眼症状の管理も重要である．皮膚科専門医による入院での治療が推奨される．

❶ スティーヴンス・ジョンソン症候群および中毒性表皮壊死症の重症度分類

項目	部位	所見	点数	備考
1　粘膜疹	眼病変	結膜充血	1	
		偽膜形成	1	
		眼表面の上皮欠損（びらん）	1	
		視力障害	1	＊慢性期所見
		ドライアイ	1	＊慢性期所見
	口唇・口腔内病変	口腔内広範囲に血痂，出血を伴うびらん	1	
		口唇の血痂，出血を伴うびらん	1	
		広範囲に血痂，出血を伴わないびらん	1	
	陰部びらん		1	
2　皮膚の水疱，びらん		30％以上	3	
		10～30％	2	
		10％未満	1	
3　38℃以上の発熱			1	
4　呼吸器障害			1	
5　表皮の全層性壊死性変化			1	
6　肝機能障害（ALT＞100 IU/L）			1	

評価
6点未満　中等症
6点以上　重症　ただし，以下はスコアに関わらず重症と判断する
1）眼表面（角膜・結膜）の上皮欠損（びらん），あるいは偽膜形成が高度なもの
2）SJS/TEN に起因する呼吸障害のみられるもの
3）びまん性紅斑進展型 TEN

＊慢性期の後遺症としての視力障害，ドライアイを指す．急性期所見としては選択しない．

（難病情報センター．http://www.nanbyou.or.jp/entry/4074 より）

薬物治療の第一選択は，早期の副腎皮質ステロイドの全身療法である．血漿交換療法やヒト免疫グロブリン製剤大量静注（IVIg）療法などを併用する場合もある．治療効果は，皮疹部の軽快（表皮剥離などの拡大停止や滲出液の減少），解熱，末梢血白血球異常や肝機能障害の改善などを指標として判定する．また，ステロイドの全身療法は眼症状に対しても効果があり，ステロイド投与の継続・減量に際しては，眼症状の程度を目安にすることができる．

マイコプラズマなどの細菌感染が原因であれば，抗菌薬を併用して同様の治療を行う場合もある．

治療のためのアルゴリズム　❷に示す．

やってはいけないこと

- 表皮剥離が全身に及んだ段階でステロイドの全身療法を始めること．細菌感染によって敗血症を引き起こす可能性が高いため，感染対策を十分に行う必要がある．また，ステロイド全身投与を漫然と継続することは避ける．
- ステロイド治療などによる副作用を説明せずに治療を始めること．SJS/TEN では敗血症で死亡する症例が多いため．

エキスパートのための奥義

■眼科専門医との連携

重症薬疹研究班による SJS/TEN の全国調査[2]によれば，SJS の 11％，TEN の 31％に後遺症がみられ，後遺症のうち高度視力障害を含む眼障害は SJS の 78.6％，TEN の 65.7％に認められたという．このことから，皮疹が軽度でも眼症状がみられる場合には眼科との連携が求められる．

高度の眼障害を引き起こす可能性がある結膜充血を認める症例において，上皮欠損の有無をフルオレセイン染色で確認する．眼表面の上皮欠損（角膜上皮欠損，結膜上皮欠損）あるいは偽膜形成を伴う症例には，0.1％ベタメタゾン点眼あるいは眼軟膏を 1 日 6～10 回局所投与する．ステロイド全身療法におけるステロイドの減量時には上皮欠損の拡大や偽膜の増加など，粘膜病変の悪化がみられることがあるため注意を要する．

感染の有無を確かめるため結膜嚢の擦過培養を行い，感染予防のために抗菌点眼薬あるいは眼軟膏を 1 日 4 回程度併用する．眼球結膜と眼瞼結膜の癒着（瞼球癒着）がみられた場合には，硝子棒を用いて点眼麻酔下で機械的に癒着を剥離する．

■症状が高度な症例への対処

ステロイドパルス療法は，重症例や急激に進行する症例，激しい眼症状の症例で考慮する．

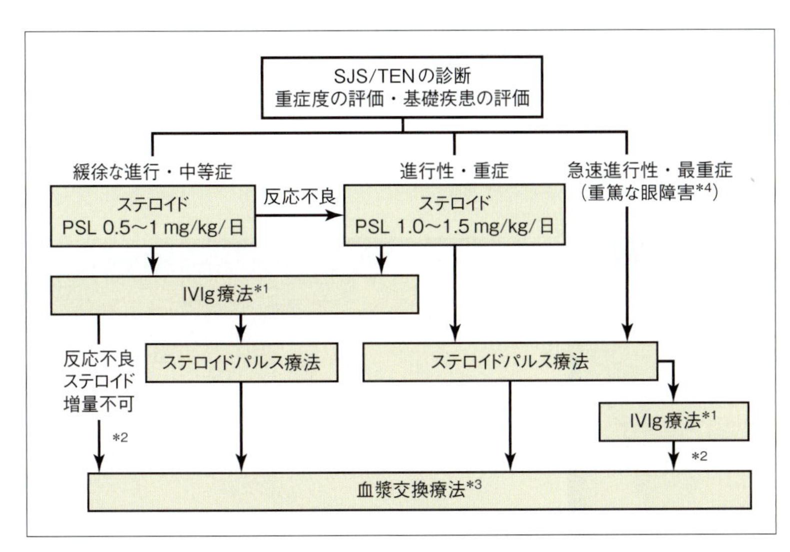

❷ SJS/TEN 治療のアルゴリズム（日本皮膚科学会）

*1：IVIg は原則としてステロイド薬に追加して用いる．
*2：IVIg 療法の直後に血漿交換療法は施行しない．
*3：血漿交換療法を施行する場合は，中等量以上のステロイド薬を併用する．
*4：眼障害とは重症度分類眼病変スコア 2 以上を指し，眼後遺症回避のために迅速なステロイドパルス療法が推奨される．
（重症多形滲出性紅斑ガイドライン作成委員会．日皮会誌 2016[1] より）

成人の場合，メチルプレドニゾロン 500 mg〜1,000 mg/日を 3 日間投与する．多くの例で初回のパルス療法が終了した後 24〜48 時間以内には効果がみられるが，効果が十分でない場合や，症状が再燃した場合は，数日後にもう 1 回施行するか他の治療法を併用する．パルス療法直後（翌日）はプレドニゾロン換算で 1〜2 mg/kg/日の十分量のステロイドを投与し，以降減量する．減量速度は軽快具合により個々の調整が必要となるが，パルス療法直後に投与されたステロイドは概ね 4〜7 日後にプレドニゾロン換算で 10 mg/日または 20％程度減量する．その後は粘膜病変の悪化に注意しながら，4〜7 日ごとにプレドニゾロン換算で 10 mg/日程度減量する．

■重篤な細菌感染症を併発した場合（ステロイド療法以外の治療法）

IVIg 療法（静注用ヒト免疫グロブリン製剤 400 mg/kg/日を 5 日間連続投与）は原則として 1 コースのみ行う．効果があれば，投与終了前には回復がみられる．IgA 欠損症や重篤な脳・心血管障害，肝・腎機能障害，血小板減少を有する患者，血栓・塞栓症の危険性が高い患者には行わず，血漿交換療法の直前には施行しない．

■適切なステロイド全身療法でも難治の場合

ステロイド療法（高用量投与やステロイドパルス療法）や IVIg 療法で症状の進展が止められない例や，重症感染症などステロイドの使用が困難な場合には血漿交換療法（主に単純血漿交換法）を試みる．週 2〜3 回，連日または隔日で施行する．多くの例で 2 回施行後には効果がみられるが，進展が止まったものの回復の兆しが十分でないときはさらに 1 週間追加して合計 2 週間施行する場合もある．発症早期にステロイドが投与されていた場合には，それまでの投与量を減量せず施行することが望ましい．一度，症状の進展が止まった後に再燃した場合や，皮疹は軽快するものの眼症状などの粘膜病変が軽快しない場合にも適応となる．

■重症例の集中治療室での管理

皮膚剥離面積が多い症例では，集中治療室において，温度や電解質などの細やかな全身管理，被覆材や外用薬を用いた創傷管理，感染症対策などの保存的療法を適切に行うことも不可欠である．

引用文献

1）重症多形滲出性紅斑ガイドライン作成委員会．重症多形滲出性紅斑 スティーヴンス・ジョンソン症候群・中毒性表皮壊死症 診療ガイドライン．日皮会誌 2016；126：1637-85.
2）北見周ほか．Stevens-Johnson 症候群ならびに中毒性表皮壊死症の全国疫学調査．日皮会誌 2011；121：2467-82.

薬剤性過敏症症候群（DIHS）

藤山幹子

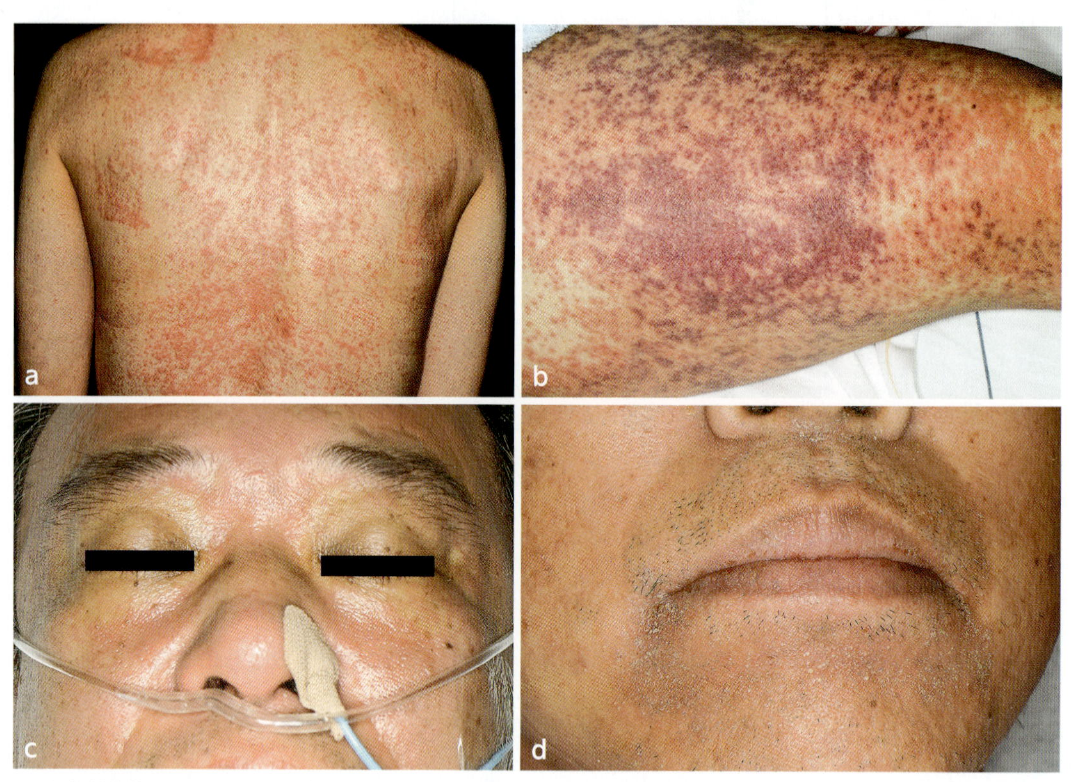

a：左右対称性，汎発型の皮疹．b：紫調を呈する皮疹．c：顔面の眼囲を避けるびまん性の紅斑．d：口囲の脂漏性皮膚炎様の皮疹．

疾患概要

薬剤性過敏症症候群（drug-induced hypersensitivity syndrome；DIHS）は，発熱と臓器障害を伴う薬疹で，抗けいれん薬のカルバマゼピン，フェノバルビタール，フェニトイン，ゾニサミドと，アロプリノール，サラゾスルファピリジン，DDS（ジアミノジフェニルスルホン），メキシレチン，ミノサイクリンが原因となり，薬剤開始後2～8週で遅発性に発症する．

臓器障害は，血液障害と肝障害が一般的である．血液障害は，白血球増多，好酸球増多，あるいは異型リンパ球の出現として認められる．肝障害がなく，腎障害が認められることもある．また，頸部，腋窩などの表在リンパ節腫脹がほとんどの例でみられる．

発症後2週間を経過する頃に，HHV-6の再活性化を生じ，発熱や肝障害の再燃を認めることがある．その後，サイトメガロウイルスの再活性化を生じると，種々の症状を伴い，経過はさらに遷延する．

確定診断を導くための考え方

■皮疹の特徴

早期の皮疹は多彩で，播種状紅斑丘疹型，多形紅斑型など，いわゆる薬疹・中毒疹を疑う皮疹である（a）．四肢より体幹に皮疹が多くみられ，顔面にも紅斑を認めることが多い．早期の皮疹に重篤感はないが，次第に皮疹は紅色調，赤色調が強くなり，拡大融合する．DIHSの特徴として，原因薬剤の中止後も皮疹が増悪する．ピークを迎える頃には，紫斑を混じて紫色調となる（**b**）．

■皮疹のとらえ方

顔面の紅斑　一般的な薬疹では少ないが，DIHSでは顔面にも紅斑を認める．ピーク時には，浮腫を伴うびまん性の紅斑となるが，眼囲は正常皮膚色であることが多い（**c**）．また，鼻翼周囲から口囲にかけて漿液性丘疹が多発し，その後，鱗屑や痂皮を付着するようになる．軽症例では，脂漏性皮膚炎様の症状を呈する（**d**）．この発疹は，HHV-6の再活性化を生じる前に認められる．

粘膜疹，表皮剥離　DIHSは，Stevens-Johnson症候群（SJS）や中毒性表皮壊死症（TEN）とオーバーラップすることがある．DIHSでは，口唇粘膜に軽度のびらんを認めることが稀ではないが，時に易出血性の高度の粘膜障害となる．このような場合，外陰部粘膜にもびらんを認めるが，眼結膜は充血程度のことが多い．また，全身の紅斑の表皮剥離をきたし中毒性表皮壊死症となることもある．Stevens-Johnson症候群，中毒性表皮壊死症の診断基準を満たしても，DIHSを生じうる薬剤が原因で遅発性に発症しているときには，DIHSのオーバーラップも念頭に検査を行う必要がある．

やるべきこと

問診のポイント　発熱を伴う発疹であり，麻疹，伝染性単核球症（様症候群），リケッチア感染症，デング熱などの感染性発疹症と，薬疹との鑑別が必要となる．両者を念頭に，ウイルス性発疹症やワクチン接種の既往，近辺での感染症の流行情報，渡航歴，さらには薬歴を確認する．

原因薬剤は前述のとおりであるが，これら以外にもラモトリギン，ST合剤，シアナマイド，抗結核薬，メシル酸ガレノキサシンなどが原因となることがある（❶）．いずれも2週～2か月の投与で遅発性に発症するため，薬歴は2か月程度さかのぼって確認することが大切である．

❶ DIHSを生じさせる可能性のある主な薬剤

抗けいれん薬	カルバマゼピン，フェノバルビタール，フェニトイン，ゾニサミド，ラモトリギンなど
痛風・高尿酸血症治療薬	アロプリノール
抗リウマチ薬	サラゾスルファピリジン
ハンセン病ほか治療薬	DDS（ジアミノジフェニルスルホン）
糖尿病神経障害治療薬，抗不整脈薬	メキシレチン
抗菌薬	ミノサイクリン，ST合剤，メシル酸ガレノキサシン
アルコール依存症治療薬	シアナマイド
抗結核薬	イソニアジド，エタンブトール，リファンピシン

薬剤ではないが，職業で曝露することのあるトリクロロエチレンにより同様の症状を呈することがあり，薬歴がない場合にはトリクロロエチレンを扱う職業に携わっていないかについても確認する．

検査のポイント　臓器障害の確認のため，血液検査を行う．血液障害，肝障害の出現は必ずしも同時期ではないため，DIHSが疑われる場合は，数日おきに血液検査を行う．アロプリノールが原因の場合，肝障害の頻度は低く，腎障害が高頻度にみられる．保険適用外であるが，TARC（thymus and activation-regulated chemokine）の高値はDIHSの指標になると考えられている．

HHV-6 IgG抗体価を初診後の早い時期に測定しておくと，その後抗体価の上昇で再活性化を確認できる．また，サイトメガロウイルスの抗体価で既感染かどうかを確認しておくと，後々のモニタリングの必要があるかどうか確認できる．

皮膚生検は，病態の把握に重要である．DIHSでは真皮内の炎症細胞浸潤が多い．苔癬型組織反応はさまざまな程度でみられ，前述のとお

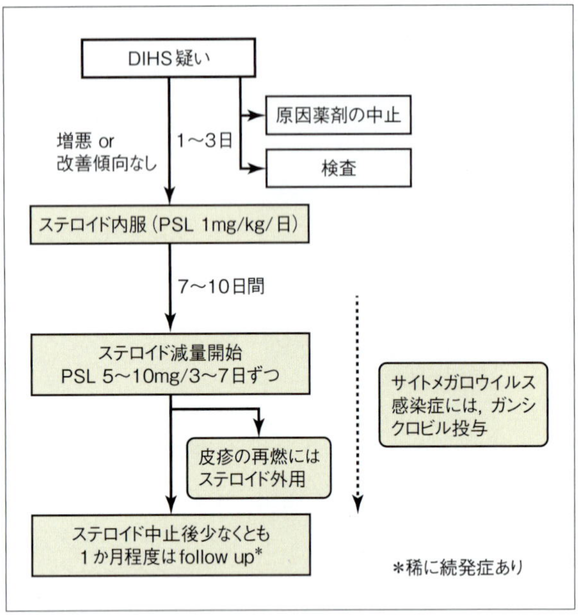

DIHS疑い
1〜3日
原因薬剤の中止
検査
増悪 or
改善傾向なし
ステロイド内服（PSL 1mg/kg/日）
7〜10日間
ステロイド減量開始
PSL 5〜10mg/3〜7日ずつ
皮疹の再燃には
ステロイド外用
ステロイド中止後少なくとも
1か月程度はfollow up*
サイトメガロウイルス
感染症には，ガンシ
クロビル投与
*稀に続発症あり

❷ DIHS治療のアルゴリズム

り，稀ではあるが中毒性表皮壊死症となることもあるので検討すべきである．

やってはいけないこと

- 発症2週間以内の薬歴しか聴取しないこと．
- 発熱性疾患であるからと，内科に丸投げすること．

治療の進め方

治療のためのアルゴリズムを❷に示す．

やるべきこと

原因薬剤として疑われる薬剤を中止する．初診時にDIHSの可能性を疑っても，原因薬剤を中止するだけで増悪なく軽快し，DIHSに至らない場合も多い．原因薬剤の中止後，発熱の経過，皮疹の拡大の有無に注意し，2，3日様子をみてもよい．解熱傾向がなく，皮疹が拡大する場合には，DIHSへの進展が強く疑われる．

DIHSにステロイドの全身投与は有効である．体重1kgあたり1mg前後のPSL（プレドニゾロン）を投与する．DIHSの当初の病勢が治まってくる7〜10日程度は初期量を維持し，以後漸減する．その後はウイルスの再活性化が生じやすい時期であり，不必要に大量長期投与とならないよう減量を行う．

HHV-6の再活性化は，発熱や肝障害の再燃としてとらえられるが，3〜5日程度で自然に終息し，特別な治療を要しない．

サイトメガロウイルスの再活性化は，皮膚潰瘍，消化管出血，肝障害，肺障害など多彩な症状を引き起こす．重篤な感染症を生じると致死的な経過をとりうるため，経過が長引くDIHSでは，サイトメガロウイルスのモニタリングを抗原血症の測定により行い，必要となれば抗ウイルス薬による治療を行う．サイトメガロウイルス感染症をきたした場合，免疫抑制状態からの回復は重要であり，極力，ステロイドの減量を図る．

DIHSの回復期には免疫再構築が生じる．その際，急なステロイドの減量は免疫再構築による臓器障害を増悪させることがあるため，急速に減量しても安全な状態かどうかを注意しながら進める．

やってはいけないこと

- 原因薬剤を継続すること．原因と考えられる薬剤の継続を原則行ってはならない．他剤に変更すべきであるが，交差性のある薬剤の投与はできるだけ避ける．また，DIHSでは多剤感作をしばしば経験する．病状が許せば，代替薬の投与は，ある程度DIHSの症状が落ち着いてから開始するほうがよい．同じ理由から，発熱に対するNSAIDsの頻用もできるだけ避けるほうがよいと考えられている．
- 大量のガンマグロブリン療法を行うこと．通常のDIHSに大量ガンマグロブリン療法の有効性を支持するエビデンスはないため，治療の導入には用いない．また，HHV-6の再活性化は自然に終息を待つのでよく，サイトメガロウイルスについてはガンシクロビルの投与を選択すべきであり，安易にガンマグロブリンの投与を行うべきではない．
- ステロイドパルス療法を行うこと．DIHSの早期の症状が重篤であるときや，DIHSの皮疹がTENやSJSを呈するときにステロイドパルス療法を選択することはありうる．ただし，3日間のパルス療法のみでは十分な治療とはいえず，引き続いて十分量のステロイドの全身投与が必要である．また，ステロイドパルス療法は，免疫抑制を増強し，サイトメガロウイルス感染症の発症や易感染性を助長する．後に述べるように，そのときの病態に即した治療法といえるかを十分に検討して施行する．

- 病態の原因を検討せず治療を行うこと．DIHSは，経過のどの時点をみているかにより，その時々の病態の原因が異なる．薬剤アレルギーによる症状なのか，ウイルスが関与する症状であるのかを検討せずに治療を行わない．初診が遅れ，たとえばサイトメガロウイルス感染による症状が主体のときに，ウイルスへの対応を行うことなく大量のステロイド投与を開始するようなことがないようにしたい．なお，サイトメガロウイルスの再活性化の評価のために，繰り返し抗体価を測定することは無意味である．再活性化があっても抗体価は変動しないことが多い．
- 治療終了後のフォローアップをしないこと．DIHSでは，甲状腺炎などの自己免疫疾患や，劇症1型糖尿病が続発することがある．また，DIHSの治療中には，多剤感作の危険性を危惧してST合剤の予防投与を行わないことがあり，治療終了後にニューモシスチス肺炎を発症することがある．治療終了後は，最低でも1か月ほど経過観察をすることが望ましい．

エキスパートのための奥義

■皮膚科専門医に渡すタイミング

DIHSが疑われた時点で，皮膚科専門医が治療にあたる必要がある．入院治療が基本となる．

■難治例，完治しない症例への対処

時に皮疹の再燃を繰り返し，ステロイドの減量を困難と感じる症例があるが，ステロイドの長期投与はサイトメガロウイルス感染症のリスクを高めるため，できるだけ減量する．皮疹だけであれば，ステロイド外用で対応可能な場合も多い．

Ⅳ

コラム DIHSとDRESSの疾患概念

drug rash with eosinophilia and systemic symptoms（DRESS）は，European Registry of Severe Cutaneous Adverse Reactions（RegiSCAR）で提唱され，海外で用いられている重症薬疹の病名である．DRESSは，入院治療を必要とした薬剤が原因となる障害で，発熱，皮疹，リンパ節腫脹，一つ以上の臓器障害，血液学的異常のうち3つ以上を満たす病態と定義されたが[1]，のちにscoring systemが導入され，それぞれの項目に点数をつけてdefine，probable，possible，no caseに分類して診断するようになった[2]．DRESSの診断に用いられる項目は，DIHSの診断基準と重複しており，defineあるいはprobableに該当する症例の多くは，DIHSの診断基準をも満たす．逆に，DIHSの診断基準を満たす症例は，defineあるいはprobable DRESSに該当する．DRESSにおけるHHV-6の再活性化についてみると，defineあるいはprobableに該当するDRESSの84％にHHV-6の再活性化を認めたと報告されている[3]．DRESSは，DIHSを内包する疾患概念である．

◎引用文献

1）Bocquet H, et al. Drug-induced pseudolymphoma and drug hypersensitivity syndrome（Drug Rash with Eosinophilia and Systemic Symptoms：DRESS）. Semin Cutan Med Surg 1996；15：250-7.

2）Kardaun SH, et al.；RegiSCAR study group. Drug reaction with eosinophilia and systemic symptoms（DRESS）：an original multisystem adverse drug reaction. Results from the prospective RegiSCAR study. Br J Dermatol 2013；169：1071-80.

3）Cacoub P, et al. The DRESS syndrome：a literature review. Am J Med 2011；124：588-97.

固定薬疹

水川良子・塩原哲夫

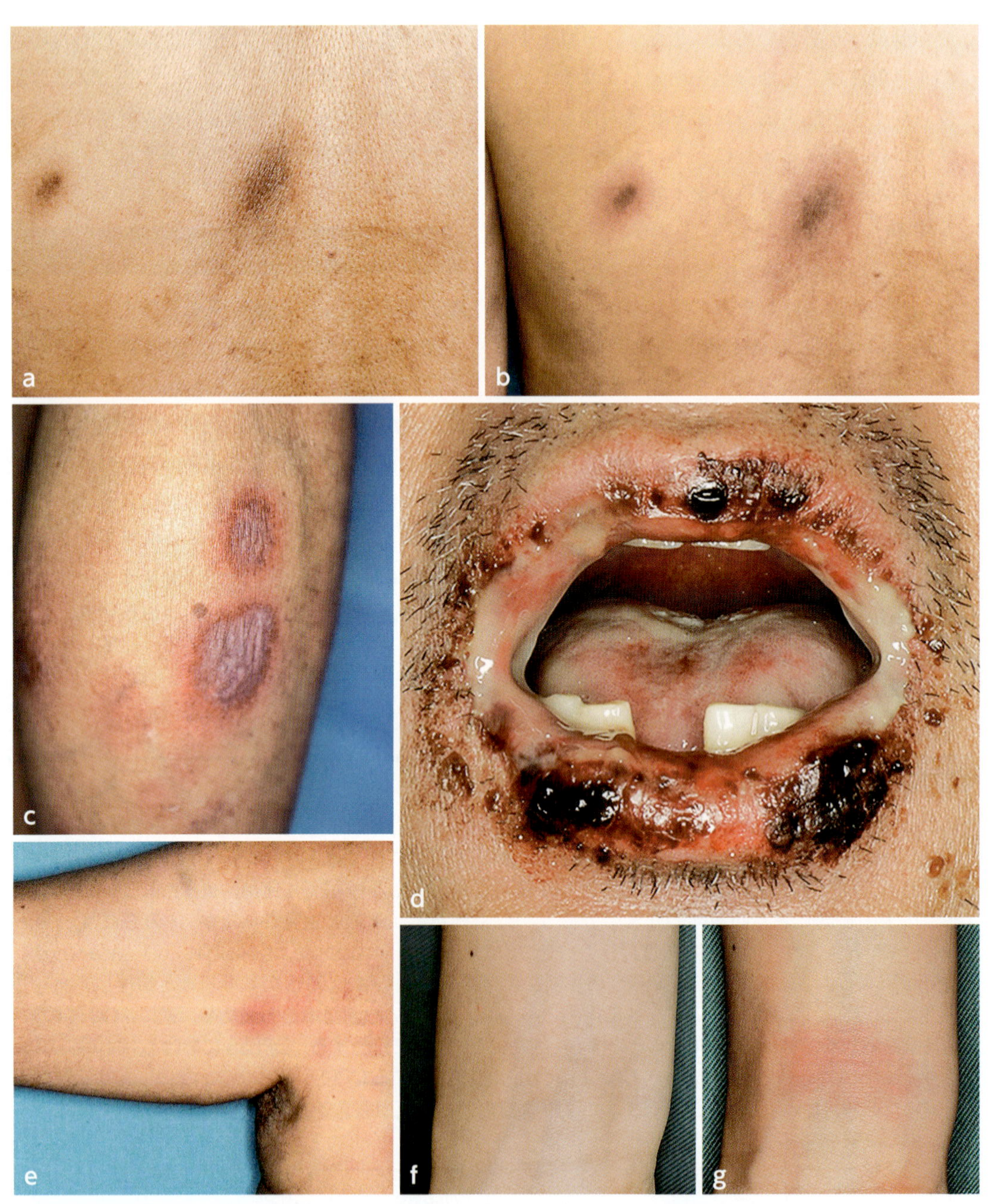

a：背部の色素斑．b：内服薬摂取後 3 時間の色素斑（a）に一致した紅斑．紅斑出現前に刺激感を認めていた．
c：紅斑の中央部に認められた水疱．周囲に水疱のない淡紅色斑も認められている．
d：口唇から口腔内．びらん，血痂を伴う．e：d 症例の四肢．典型的な固定薬疹の皮疹が認められた．
f：皮疹が誘発されていない時期の非色素沈着型の固定薬疹．手関節に以前に紅斑を生じたことがあることが問診で判明している．g：誘発時の f 症例．内服 1 時間後の手関節内側の紅斑．

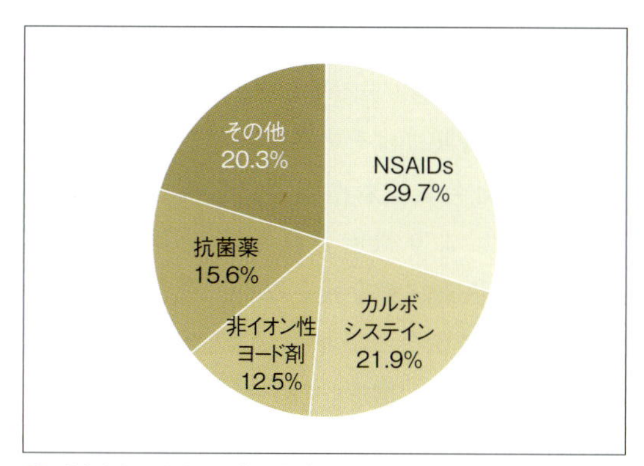

❶ 2006～2015 年日本における FDE の原因となった薬剤の報告例

疾患概要

固定薬疹（fixed drug eruption；FDE）は，原因薬剤の服用により同じ部位に繰り返し皮疹を生じる限局性の薬疹である．紅斑や発赤消退後に色素斑を残すため，原因薬を服用していない時期には比較的境界明瞭な類円形の褐色色素斑（a）として認められる．原因薬服用後，数時間前後で色素斑に一致した灼熱感やピリピリ感，瘙痒を認め，その後，色素斑を超えて紅斑や発赤を生じてくる（b）．

医中誌で調べた固定薬疹症例（2006～2015 年，会議録は除く）は 64 例で，男女比は 26：38，4 歳～81 歳（平均年齢 44.7 歳）であった．原因薬は NSAIDs や総合感冒薬などの頓用薬が多いことが以前より知られているが，2006～2015 年の検討においても NSAIDs が 19 例（29.6%）と最も多く，カルボシステイン 14 例（21.8%）が続いていた（❶）．

固定薬疹が同一部位に繰り返すのは，表皮基底層に原因薬服用後に活性化し表皮傷害を起こす CD8 陽性 T 細胞が常在するためであることが確認されている[1]．

確定診断を導くための考え方

■固定薬疹の皮疹の特徴

米粒大から小児頭大まで，大小さまざまなほぼ類円形の色素斑として認められることが多い．誘発後は色素斑に一致して同じ部位に紅斑・発赤を生じ，全身症状を伴わない単発性の症例から，発熱などの全身症状を伴う多発性の症例や，水疱やびらんを生じる症例，口唇・口腔粘膜にも皮疹を生じ Stevens-Johnson 症候群（SJS）を疑われる重症型まで，その重症度はさまざまである．単発症例では，薬剤との関連を患者自身が気づかず，「あざ」や「しみ」として認識されていることも多い．多発例では，ashy dermatosis（色素異常性固定紅斑）が鑑別としてあげられる．ashy dermatosis では紅斑の時期がはっきりせず原因不明とされているが，基本的には原因を確定できていない多発性の固定薬疹である可能性が高い．

■皮疹のとらえ方

時期により皮疹の性状は異なる．

原因薬服用のない色素斑（a）　大小さまざまな比較的境界明瞭な類円形の褐色から灰黒色，スレート色までの色素斑を呈する．誘発回数が少ないと判別しにくいが，誘発を繰り返すことにより色素は増強し色素斑として確認できるようになる．誘発時に水疱形成や強い炎症症状を認めた部位が白色萎縮性の瘢痕として混在することもある．原因薬剤の服用がなければ通常は発赤や瘙痒などは認めないが，露光などの物理的刺激により紅斑が誘発されることが知られている．色素斑の生検組織像で CD8 陽性 T 細胞を表皮基底層に多数確認できれば，固定薬疹の可能性はかなり高いといえる．一般に表皮基底層の CD8 陽性 T 細胞は皮膚に常在するウイルス感染（特にヘルペス）に対する防御機構として働いており，健常部にもわずかながら認められるが，固定薬疹病変部では著明に増えている．

原因薬服用後生じる紅斑（b）　原因薬服用後，早ければ 1 時間以内に局所の灼熱感，刺激感，瘙痒などの自覚症状を認め，色素斑に一致した紅斑や発赤の出現を認める．数時間で紅斑を確認しうることが多いが，報告の増加しているカルボシステインでは誘発までに数日を有することが知られている．紅斑は色素斑を超えて遠心性に拡大するため，色素斑も誘発を繰り返すた

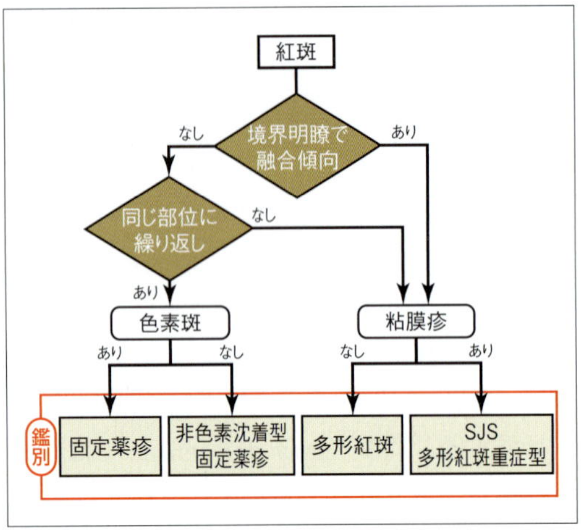

❷ 初診時，多発性固定薬疹鑑別のための臨床診断アルゴリズム

びに拡大していく．局所の炎症性変化が強ければ，水疱の形成を色素斑の中央部に認める（**c**）．紅斑の時期には多形紅斑が鑑別としてあげられる．

SJS，TEN 様を呈する場合（**d，e**）　近年，SJS や中毒性表皮壊死症（toxic epidermal necrolysis；TEN）と鑑別を要する多発性固定薬疹が報告されている．多発性固定薬疹は multiple FDE，generalized FDE，bullous FDE，generalized bullous FDE などの呼称で報告され，SJS，TEN と同様に重症薬疹と考えられている．Cho ら[2] は，①水疱を伴う典型的な固定薬疹が体表面積の 10％を超えて存在する，②その分布は少なくとも 3〜6 部位に及ぶ症例を generalized bullous FDE と定義している．特に口唇や口腔粘膜が侵される多発型の固定薬疹は，摂食障害を起こし SJS との鑑別が困難な症例も存在する（**d**）．このような FDE と SJS の鑑別点として，色素斑の先行や同じ部位の紅斑の繰り返しを確認することが重要である．さらに紅斑の融合傾向が少なく比較的境界明瞭かどうかが鑑別点になりうる症例もある．融合して局面を形成していても，辺縁に類円形の固定薬疹として典型的な臨床像を確認できることが多い（**e**，**❷**）．

色素斑のない非色素沈着型固定薬疹（**f，g**）　色素斑を残さない非色素沈着型の固定薬疹（non-pigmenting FDE；NPFDE）では，薬剤を服用していない時期にはその診断をつけることは難しい（**f**）．非色素沈着型の固定薬疹は，1987 年に Shelley により報告された固定薬疹の特殊型[3] で，①色素沈着を残さない，②発熱などの全身症状を伴うことが多い，③左右対称性に紅斑が多発する，④個疹の境界は不明瞭で大型のものが多いなどの特徴を有する．原因薬服用後に以前と同じ部位に皮疹を生じたかの確認に加え，色素沈着は残さないものの軽度の鱗屑を伴うことがあり，診断の参考になる．

やるべきこと

問診のポイント　同じ部位に皮疹を繰り返しているかを問診で確認する．皮疹は，原因薬を服用していない時期に認められる色素斑と，原因薬服用後の誘発された時期で異なるため，色素斑が赤くなったり痒くなったりなどの炎症性の変化を同じ部位に認めたことがあるかを問診で確認することが重要である．炎症を認めた時期に感冒薬や鎮痛薬などの薬歴も確認する．また，薬剤以外に日光照射や掻破などの非特異的な物理的刺激でも色素斑に赤みや痒みを生じることがあるので，薬剤に限定せずに症状の変化を認めたことがあるかを確認しておく．

皮膚生検　皮膚生検は有用な所見が得られる重要な検査であるが，誘発されていない色素斑のみの時期に生検してこそ意味が出てくる．その際には，色素斑を健常部にかけて生検し，両者を比較することが必要である．HE 染色で，基底層に散在性にやや胞体の明るいメラノサイト様の細胞が，健常部に比較して多いことがわかる（**❸ a**）．この細胞が CD8 陽性 T 細胞であることを，CD3 染色，CD8 染色を行って確認する（**❸ b**）．一般に，原因薬服用後の炎症の強い急性期に生検されることが多いが，その際の組織所見は多形紅斑，SJS/TEN と類似の表皮障害を認めるために，急性期の組織所見だけでの鑑別は難しい．臨床的に固定薬疹の特徴である境界明瞭な皮疹部位をねらって，健常部をか

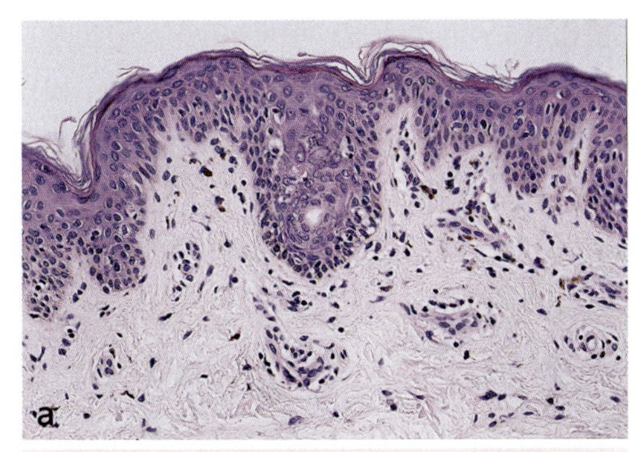

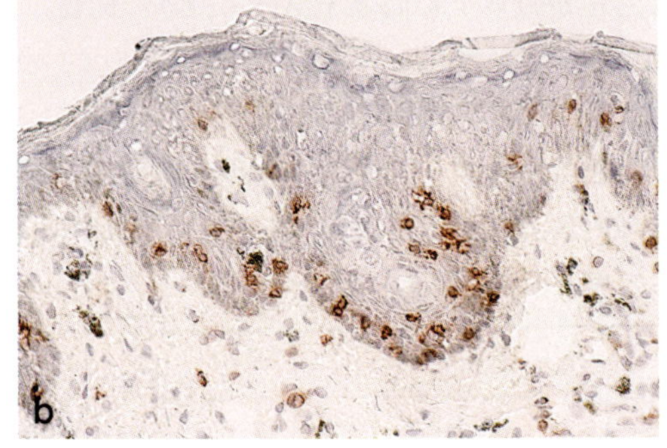

❸ 皮膚生検
a：色素斑部の HE 染色．原因薬を服用していない時期には，基底層部に胞体の明るい細胞が多数認める．
b：a の連続切片．CD8 染色．

けて生検すると，本症なら表皮傷害が病変部に限局しており，それが診断の助けになる．

薬剤リンパ球刺激試験（DLST）　通常の薬疹と異なり，DLST の陽性率が低いことが知られている．これは，末梢血液中ではなく皮膚局所に薬剤内服により活性化する CD8 陽性 T 細胞が常在するためと考えられている．しかし，多発型固定薬疹や非色素沈着型など広範囲に生じるタイプでは，DLST で陽性を認めることも多く，患者への負担も少ないことから最初に行うべき検査と思われる．

パッチテスト　色素斑部での陽性率が高いことが知られ，色素斑部でのパッチテスト施行が推奨されている．当院では通常 1～10％濃度の試薬を作製し実施している．高濃度でのパッチテストは，パッチテストによる感作の危険性があることも考慮する．

内服テスト　単発型や粘膜症状が軽症の場合には，比較的安全で診断および原因薬の確定ができうる方法である．被疑薬の通常 1 回内服量の 1/100，1/10，1/2，常用量の各段階の服用量を症状の軽重に応じて選択し内服を行う．単発から数個までの軽症で少量であれば外来での内服誘発も可能である．多発型や粘膜症状を伴う症例では，入院での内服テストの施行が望ましい．内服してから皮疹が誘発されるまでの時間を問診から大まかに予測してスケジュールを作成する．前述のように，1～数時間で自覚症状が出現し，その後紅斑を確認することができる．紅斑は数日間継続するが 1 週間程度で色素沈着となることが多い．粘膜部には内服前からステロイド外用を行い，あらかじめ検査によって生じる負担の軽減を図る．水疱形成や拡大傾向が強いことが予測される場合には迷わずステロイド内服を開始できるような準備は必要であり，重症例での内服テストは慎重を要する．

やってはいけないこと

- 常用量の内服テストを安易に行うこと．常用量は安全に行えると判断した場合にのみ用いる．ことに透析患者では内服テストにより皮疹が遷延する可能性がある．粘膜症状を認める症例での内服テストでは，予防的措置（ステロイド外用およびステロイドうがい）を行う．

治療の進め方

やるべきこと

固定薬疹は原因薬中止により自然軽快する比較的予後良好な疾患であるが，口唇・口腔内に生じた場合にはステロイド全身投与が適応になる症例も多い．摂食障害などの全身状態への負担が懸念されるため，早期にステロイド全身投与が行われる．軽症例では，経過観察かステロイド外用のみで 1 週間程度で色素沈着になる．重症と判断した場合には，早期からステロイド全身投与を開始する（0.5～1 mg/kg/日，❹）．

やってはいけないこと

- 発熱などの全身症状を認めたとして解熱薬を投与すること．特に病初期には本人の記憶が混乱している場合もあり，誤って原因薬を投

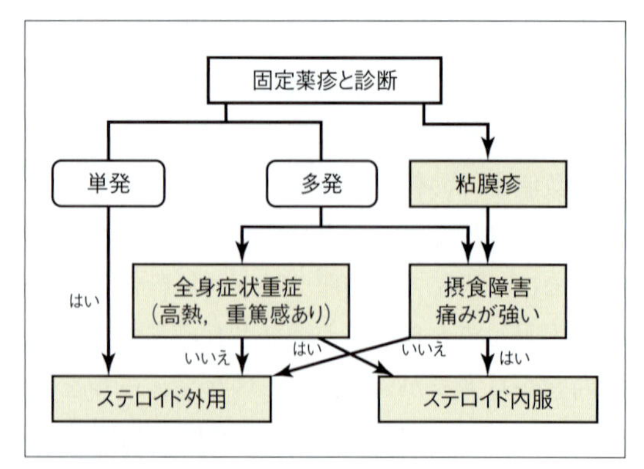

❹ 固定薬疹治療アルゴリズム

与しないためにも，クーリングのみで経過観察すべきである．

エキスパートのための奥義

■皮膚科専門医に渡すタイミング

多発型および粘膜に病変を認める症例では，早期に皮膚科専門医のいる基幹病院への紹介が望ましい．全身症状に問題がなく粘膜症状もない症例では，症状軽快後の原因薬確定の精査目的で皮膚科専門医に渡すことも可能である．

■固定薬疹を疑うが，原因と思われる薬剤で誘発されない，あるいは無関係に誘発が起こる場合

固定薬疹には原因薬を服用しても皮疹が誘発されない時期（不応期）があり，原因薬服用後に部位により色素斑部に紅斑が生じたり生じなかったりする現象がみられる．そのため，固定薬疹の確定診断に至らないことがある．表皮基底層のCD8陽性T細胞が活性化するためには，肥満細胞からのTNF-αが必要と考えられており，肥満細胞中のメディエーターが枯渇した状態では誘発されない．そのため，内服テストなどの検査は，前回の誘発（急性期）から少なくとも1か月以上の間隔をあけて行う．同様に，肥満細胞が活性化し，脱顆粒を起こしやすい状況では，原因薬の投与がなくとも非特異的に誘発が起こりやすくなる．日光照射や掻破などの物理的刺激による誘発も，このような機序によると考えられる．

引用文献

1) Shiohara T, Mizukawa Y. Fixed drug eruption : the dark side of activation of intraepidermal CD8+T cells uniquely specialized to mediated protective immunity. Chem Immunol Allergy 2012 ; 97 : 106-21.

2) Cho YT, et al. Generalized bullous fixed drug eruption is distinct from Stevens-Johnson syndrome/toxic epidermal necrolysis by immunohistopathological features. J Am Acad Dermatol 2014 ; 70 : 539-48.

3) Shelley WB, Shelley ED. Nonpigmenting FDE as a distinctive reaction pattern. Examples caused by sensitivity to pseudoephedrine hydrocloride and tetrahydrozoline. J Am Acad Dermatol 1987 ; 17 : 403-7.

乾癬・乾癬性関節炎

多田弥生

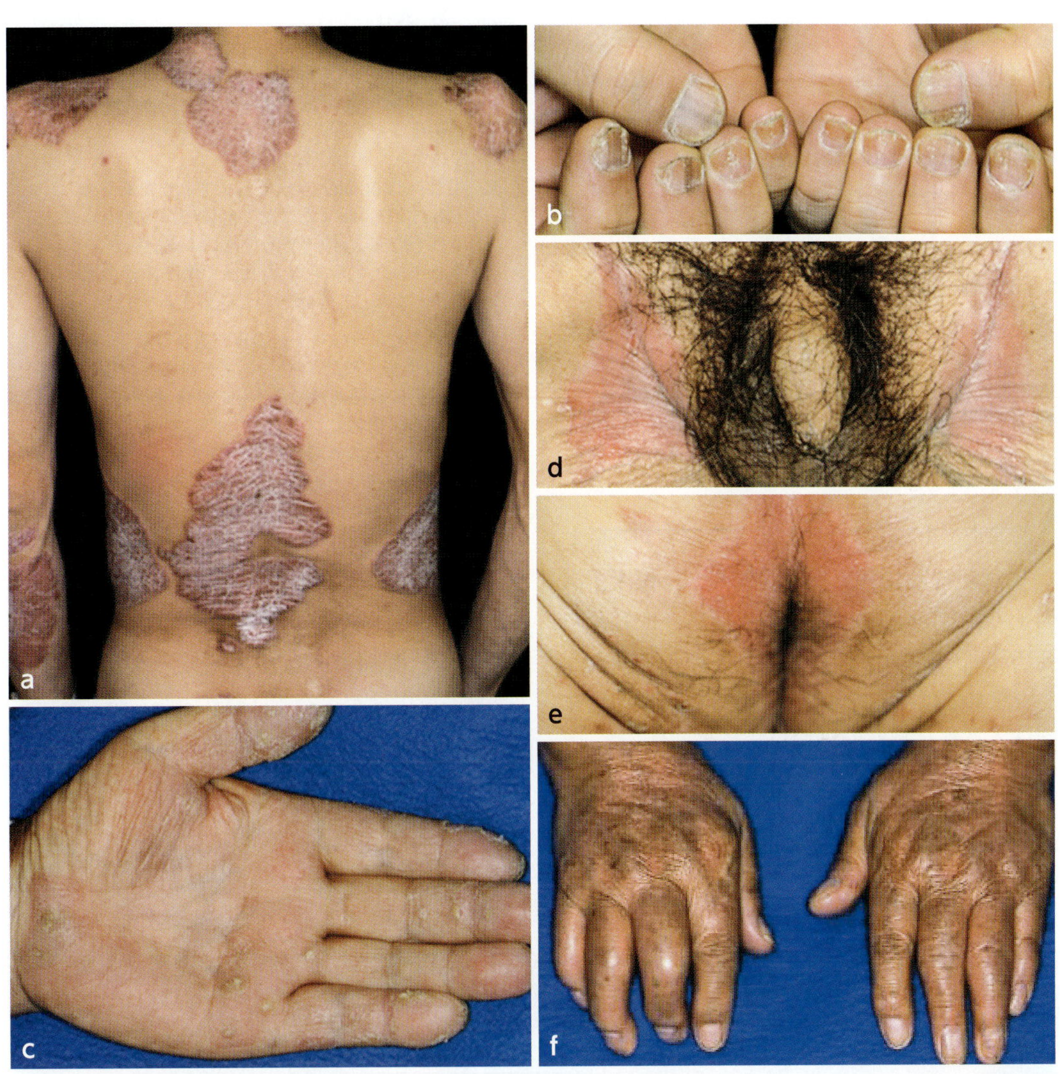

a：境界明瞭な顕著な角化と浸潤を伴う紅斑が腰部，後頸部などの伸側部位に多発する．b：爪に点状陥凹を認める．c：手掌，足底の乾癬は紅斑より角化が目立つ皮疹が形成されることが多い．d，e：肘窩，膝窩，鼠径部，殿裂部などの間擦部には浸潤や角化が比較的軽度な境界明瞭な紅斑を呈し，脂漏性湿疹，真菌症との鑑別が問題になることが多い．f：右 3，4，5 指に指炎を認め，左右非対称性である．

疾患概要

乾癬（psoriasis）は慢性の炎症性皮膚疾患であり，臨床的には厚い鱗屑と境界明瞭な紅斑を特徴とし，しばしば痒みを伴う．組織学的には表皮肥厚，表皮の分化異常，血管周囲のリンパ球浸潤に加えて好中球からなる角層下微小膿瘍を認める．爪や外陰部も含めて，全身の皮膚に生じうる．発症年齢は 20～50 歳代が多く，日本人の 0.1％に発症するとされる．病因としては，多因子遺伝や薬剤（国内では Ca 拮抗薬が多い）による誘発，細菌感染，免疫学的異常，表皮細胞の異常などが指摘されているが，不明な点も多い．各サイトカインを阻害する生物学的製剤の効果から，病態に TNF-α，IL-23，IL-17 が重要な役割を果たすことがわかっている．一部，膿疱性乾癬，乾癬性紅皮症といった重症病型に移行する．日本では，乾癬の約15％で関節炎を伴う．

確定診断を導くための考え方

■皮疹，関節炎の特徴

湿疹と比較すると角化が強く，境界が明瞭な傾向がある（**a**）．瘙痒は乾癬でも約 8 割に認めるため「痒ければ湿疹」とはいえない．個疹から乾癬を疑って好発部位〔耳，髪の生え際，後頭部，爪（**b**），臍部，殿部，肘，膝，下腿伸側〕に典型的な乾癬の皮疹を見つけるのが診断のコツである．

関節炎を生じやすい乾癬患者の臨床的特徴として，①皮疹面積が広い，②肥満，③臨床予測因子の皮疹〔爪症状（**b**），頭皮症状，殿裂部や肛門周囲の皮疹（**e**）〕が知られているのでこうした患者では関節炎の合併の検索により注意を向ける必要がある．CASPAR 分類基準（❶）は本来分類基準であるが，実質的な診断基準として頻用されており，特異度98.7％，感度91.4％とされる[1]．

❶ CASPAR 分類基準

関節，脊椎または付着部の炎症があり，さらに以下の5項目で3点以上を満たす場合，乾癬性関節炎に分類する

1. 乾癬の存在（a, b, c のいずれかがある）
   - a. 現在みられる[1]（2 点）
   - b. 乾癬の既往がある[2]（1 点）
   - c. 乾癬の家族歴（一または二親等；1 点）[3]
2. 爪甲剥離，点状陥凹，爪甲下角質増殖を含む乾癬に典型的な爪甲の変形（1 点）
3. リウマトイド因子陰性（1 点）[4]
4. 指趾炎（dactylitis）a，b のいずれかがある（1 点）
   - a. 現在，指または趾の全体の腫脹を認める
   - b. 過去にリウマチ専門医による記録がある
5. 手または足の単純 X 線画像で傍関節骨増殖像を認める．ただし，骨棘形成は除外する[5]（1 点）

1) 皮膚科またはリウマチ科の専門医が診断
2) 患者の申告，皮膚科やリウマチ科の専門医，家庭医，またはその資格を持つその他の医療提供者からの情報
3) 患者からの情報
4) ラテックス法以外の検査法，できれば，ELISA 法または非濁分析法で，施設の基準値内である
5) 関節境界付近の境界不明瞭な骨化（骨増殖体形成は含めない）

（Taylor W, et al. Arthritis Rheum 2006[1] より改変）

■皮疹，関節炎のとらえ方

概ね臨床像から診断は容易であるが，炎症が強く非典型的で皮膚リンパ腫，水疱症，皮膚筋炎などと鑑別が必要になる症例では生検が有用である．手掌足底の乾癬は紅斑が目立たず（**c**），間擦部の乾癬は浸潤，角化が弱く（**d**），

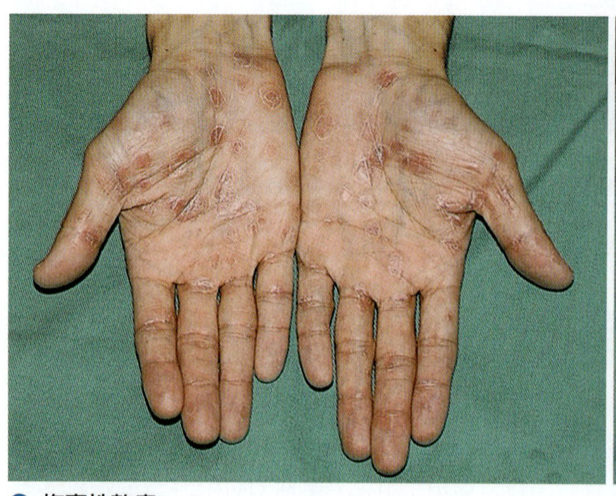
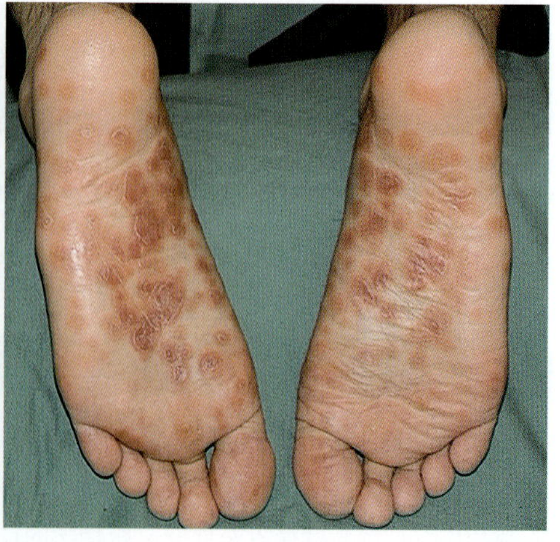

❷ 梅毒性乾癬
掌蹠に乾癬に類似した鱗屑の付着した紅斑が多発．（鶴岡協立病院皮膚科，森村広子先生，真家興隆先生よりご提供）

いずれも湿疹や皮膚真菌症との鑑別も問題になりやすく，やや診断が難しくなる．掌蹠に1 cmまでの皮疹が多発していれば，血清学的に梅毒を鑑別する（❷）．薬歴などから，乾癬型薬疹も否定する．メタボリックシンドロームとの合併が多いので必要に応じて検索する．

乾癬性関節炎（psoriatic arthritis）は関節リウマチと比較すると①大関節よりもDIP関節を侵すことが多い，②非対称性の関節炎（e），③滑膜炎ではなくて付着部炎，④脊椎炎の頻度が高い，などの違いがある．

やるべきこと

問診のポイント　乾癬の家族歴，悪性腫瘍や感染症などの既往歴を確認する．痛い関節や移動する関節炎，朝の手のこわばりがないかを確認する．DIP関節，アキレス腱，足底筋膜，肘の圧痛，腫脹を確認する．

生検のポイント　できるだけ角化，浸潤の強いところを生検する．非典型的な臨床を呈する皮疹の組織像は表皮突起の延長や分化異常（顆粒層の消失など）の所見を欠く確率が高くなる．

検査のポイント　血液検査は必須ではないが，治療で免疫抑制薬を使うことが多いこと，他疾患の鑑別目的で，HBs抗原，HBs抗体，HBc抗体，HCV抗体，STS，TPHA，HTLV-1をみておく．メタボリックシンドロームを合併しやすいので，血圧，血算，肝機能，腎機能，尿検査のほか，脂質異常症（高脂血症），糖尿病，高尿酸血症の有無も確認する．関節炎が疑われれば，リウマチ因子，CRP，血沈，MMP-3も調べる．乾癬性関節炎のような臨床を呈する変形性関節症，クラミジア感染症などを背景とした反応性関節炎，関節リウマチもあるので，血液検査，尿検査，X線などを用いた画像評価，他科へのコンサルテーションも積極的に行い，関節炎の正しい診断，評価を心がける．

やってはいけないこと

- 外用治療により改善傾向を示している皮疹を生検すること．
- 爪，間擦部の皮疹で皮膚真菌症を否定できない皮疹のKOH法を怠ること．
- 関節炎の有無を聞き忘れること．
- 乾癬でDIP関節が痛ければ，精査をせずに乾癬性関節炎と決めつけること．

治療の進め方

やるべきこと

乾癬の重症度に応じて治療方針を考える．軽症例には外用治療，中等症から重症では外用に加えて，光線療法，内服加療〔シクロスポリン，レチノイド，メトトレキサート（日本では保険適用外），アプレミラスト〕，生物学的製剤などの全身療法を考慮する．発熱を伴う重症症例は，感染症が否定的であれば，効果発現の早いシクロスポリンや生物学的製剤を積極的に考慮する．部分的に膿疱を認める場合や高齢者にはレチノイドも良い選択肢である．ただし，早期の寛解導入が必要な症例以外では，10 mg/日の内服から開始するほうが無難である．高用量で開始すると粘膜症状や悪心など，患者が不快に感じる副作用が高率に出現し，レチノイド忌避の患者をつくってしまう．内服薬や生物学的製剤については，留意すべき副作用，併用禁忌薬などもあるので，添付文書に一度は目を通してから処方するようにする．

関節炎はGRAPPA（乾癬及び関節症性乾癬の研究・評価グループ）の治療推奨を参考にする（❸）．軽症例にはまず，NSAIDs内服を考慮する．骨破壊，機能障害の進展が著しいものは，生物学的製剤の早期開始を積極的に考慮する．

やってはいけないこと

- 外用治療レジメンを複雑にする，外用しなくても当面寛解維持が見込める部分に寛解維持目的での頻回の外用を推奨するなど，不必要な外用の負担を患者に課すこと．アドヒアランスが経時的に顕著に低下する．
- 比較的広範囲の皮疹にストロンゲストのステロイドを処方すること．医原性Cushing症候群のリスクが高まる．
- アプレミラスト，レチノイド，メトトレキ

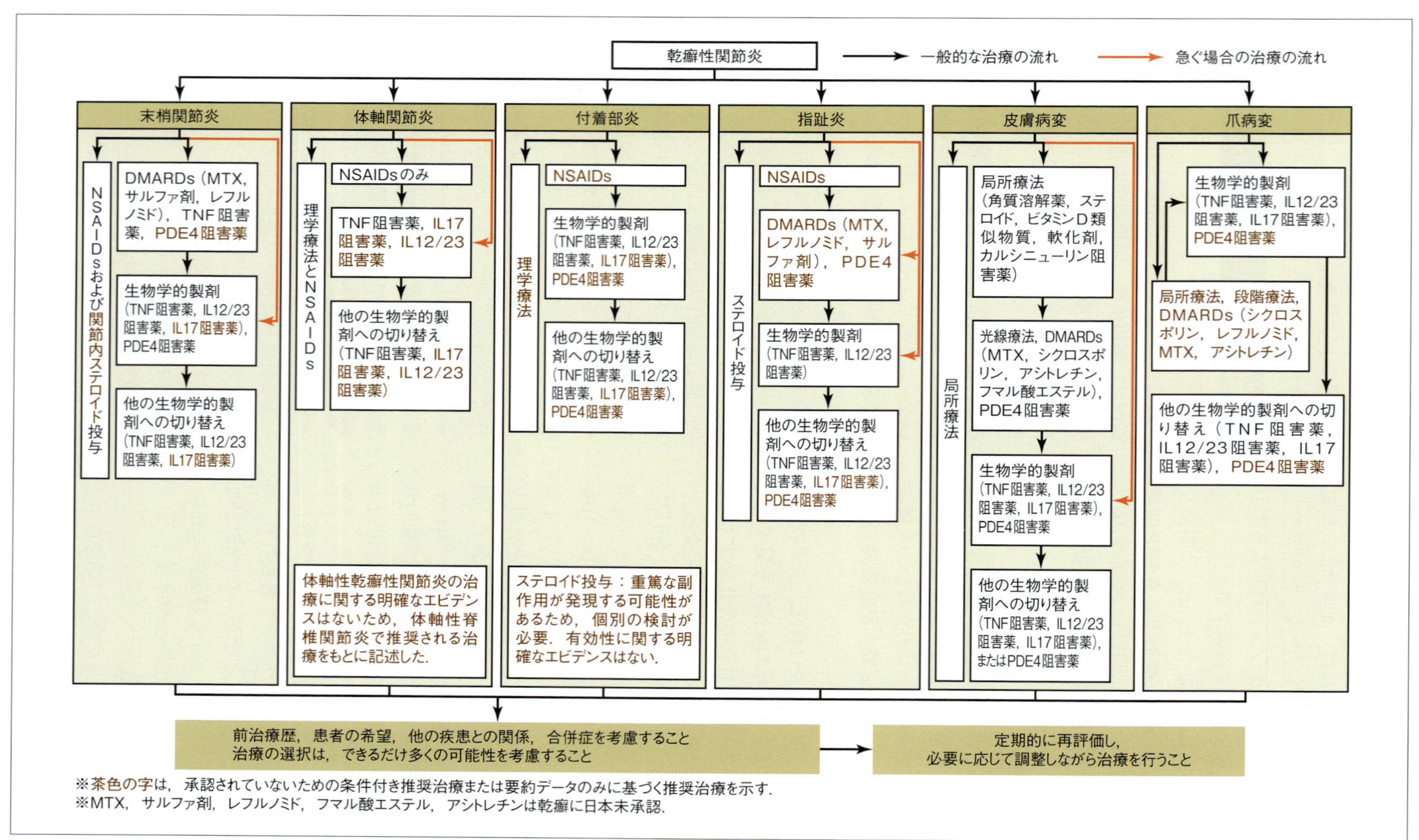

❸ GRAPPAによる乾癬性関節炎の治療推奨（2015年改訂版）
（Coates LC, et al. Arthritis Rheumatol 2016[2] より改変）

サートを妊婦に投与すること．

- 寛解導入を急がない患者に対し，レチノイド0.5～1 mg/kgで加療すること．不快な副作用が高頻度に現れ，レチノイド忌避の患者をつくり上げてしまう．
- 瘙痒の訴えの強い患者や関節炎を訴える患者に安易にステロイド内服薬を処方すること．膿疱化のリスクが高まる．

エキスパートのための奥義

皮膚科専門医に渡すタイミング

関節炎が出現してきた，配合外用薬を使用しても皮疹の急速な拡大，増悪が止まらない，シクロスポリンやステロイド内服を中止すると皮疹がコントロールできない，部分的に膿疱や微熱を認めるようになった症例については，専門医を紹介することが望ましい．

難治例への対処

頭皮，肘，殿部，外陰部，膝，下腿伸側などの難治部位を除けば，配合外用薬などをしっかり1か月外用することで，略治することが多いことを説明し，外用効果をみる期間のゴールを設定する．費用を気にする患者では，配合外用薬の外用を必要な部位に限り，それ以外はステロイド外用薬で対処する．活性型ビタミンD_3外用薬単独での寛解維持がそもそも不可能な皮疹もあるので，配合外用薬を必要時に外用するなど，皮疹ごとに柔軟に対応する．

一方で，外用に疲れた患者に外用薬単独での治療を強いるのも酷である．全身療法も組み合わせたrotation therapyを提案し，全身療法で残った小範囲の皮疹に外用するなど，外用治療意欲の回復に努める．

生物学的製剤の効果減弱時には増量，期間短縮，メトトレキサートの併用などの工夫を行い，それでもだめなら生物学的製剤の変更を検討するなど，一剤一剤を大切に使用する．経済的負担，安全性など十分な患者説明を心がける．

再燃の予防，対策

基本的には治療を中止するといつかは再燃するが，体重増加など，生活習慣の影響の大きい場合には，ダイエットを含む生活指導も再燃防止に重要である．Köbner現象を背景に，下着の圧迫など日常生活での物理的な刺激が原因で同じ部位に再燃を繰り返す場合もあるので，患者本人と増悪因子がないか，確認する．

再燃を繰り返すうちに「これはもう，一生付き合っていかないといけない病気なのですね」と聞かれることがある．乾癬治療は急速な進歩を遂げているものの，まだ発展途上であることを説明したうえで，患者の乾癬に医師も一緒に寄り添って対応していく姿勢を明確に示し，孤独感を持たせないようにする．また，高血圧，糖尿病といった慢性疾患同様，継続的な加療により良好なコントロールが可能なものがほとんどであることを説明する．完治できない不安を訴える患者に，「乾癬は治らない病気ですから」と言い放つのは患者を傷つけ，治療意欲を極端に低下させるので，慎むべきである．

引用文献

1) Taylor W, et al; CASPAR Study Group. Classification criteria for psoriatic arthritis: development of new criteria from a large international study. Arthritis Rheum 2006; 54: 2665-73.

2) Coates LC, et al. Group for Research and Assessment of Psoriasis and Psoriatic Arthritis 2015 Treatment Recommendations for Psoriatic Arthritis.Arthritis Rheumatol 2016; 68: 1060-71.

尋常性天疱瘡・落葉状天疱瘡

青山裕美

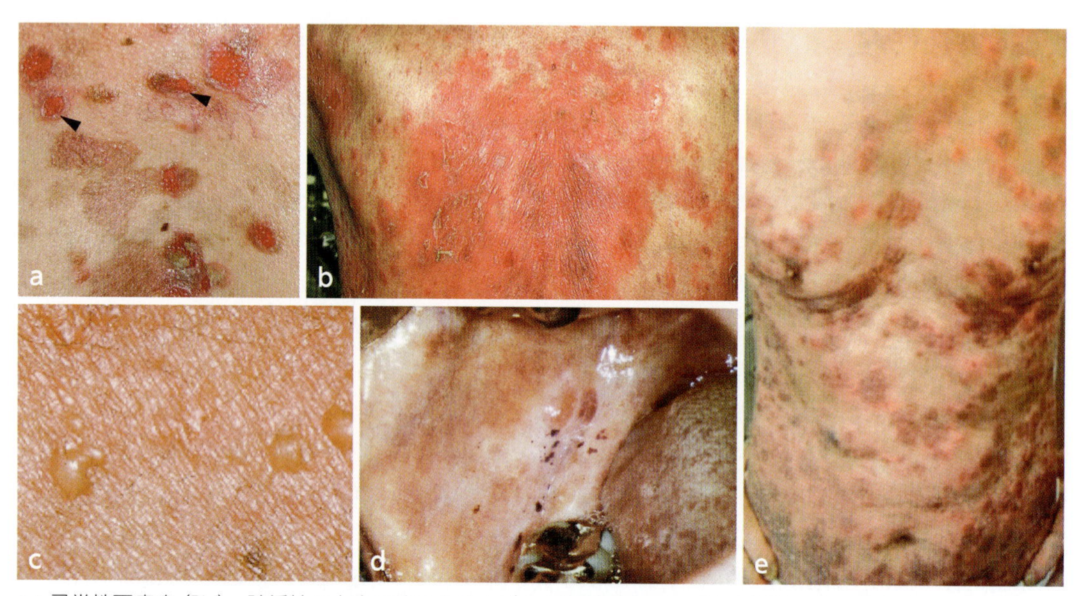

a：尋常性天疱瘡（PV）．弛緩性の水疱は破れやすくびらんを形成する．びらん周囲の表皮が白くふやけたようになっている所見が水疱が破れたことを示唆する（▲）．b：落葉状天疱瘡（PF）．紅斑に薄い鱗屑を付す．表面がしっとりと湿っており，浅いびらんを示唆する．c：PV．新鮮な表皮内水疱は緊満性にみえることもある．d：PV．口腔内の水疱は容易に破れる．血疱を生じることも多い．e：PF．全身に多発するびらんと水疱．

疾患概要

尋常性天疱瘡（pemphigus vulgaris；PV）と落葉状天疱瘡（pemphigus foliaceus；PF）は，デスモソームの構成分子に対する自己抗体が表皮細胞接着を低下させるため生じる自己免疫性水疱症である．

皮膚や粘膜に表皮内水疱を生じる特徴がある．水疱は弛緩性水疱で破れやすくびらんを生じる．

尋常性天疱瘡（粘膜型）では，口腔内粘膜，食道，陰部肛門にびらんを生じる．尋常性天疱瘡（皮膚粘膜型）では，粘膜に加え皮膚に水疱を生じる．

落葉状天疱瘡は，頭皮，前胸部や背部に紅斑を伴う浅いびらんと鱗屑を生じる．免疫学的に表皮細胞間抗体が皮膚に沈着し，血清中に抗デスモグレイン抗体が検出される．

40～50歳代に性差なく発症する．重症例には難治性再発性症例が含まれる．中等症以上は指定難病に含まれる．

確定診断を導くための考え方

■天疱瘡の皮疹の特徴

尋常性天疱瘡は，基底細胞直上で棘融解を生じて水疱を形成するのが典型的であるが，水疱蓋表皮細胞の細胞間接着も障害されるため，水疱蓋の強度はもろくなる．したがって破れやすい弛緩性水疱を形成することが多い．

一方，水疱性類天疱瘡は表皮細胞と基底膜の間で接着が低下し，表皮細胞間は強固に接着しているため水疱蓋は破れにくく緊満性の水疱になることが多い．

落葉状天疱瘡は，顆粒層で棘融解を生じる．顆粒層はすぐに角化して角層を形成することができるため，上皮化が早い．

■皮疹のとらえ方（❶）

個疹をみて，新鮮なものを探し判断する．

水疱　水疱がある場合は常に自己免疫性水疱症を疑う．発疹は周囲に拡大する傾向がある．びらん周囲での表皮の剥離や，表皮が白く浮いている状態（**a**，▲）をみたら，典型的な水疱がなくても本症を疑う．弛緩性は表皮内水疱，緊満性は表皮下水疱と言われるが，時期により変化することもあり，確実には生検しないとわからない．

浅いびらん　背部中央や頭皮に紅斑局面と鱗屑があり，しっとりと湿潤している場合は落葉状天疱瘡と伝染性膿痂疹を疑う（**b**）．紅斑の表面に痂皮が局面で付着している場合も落葉状天疱瘡と伝染性膿痂疹を疑う．伝染性膿痂疹は間擦部位にみられることが多いが，**b**，**e** のように汎発している場合は落葉状天疱瘡を疑う．表皮は真皮から水分が供給されているが，水分を豊富に含むのは顆粒層までで，角層は乾燥している．落葉状天疱瘡は，顆粒層での水疱形成の結果極薄の角層が剥離し，浅いびらん局面を呈する疾患で，角層のバリアが消失しているため体内から漿液が漏出する．

口腔内の水疱　口腔内の水疱病変はつぶれやすいため，**d** のような完全な水疱でみられる例は稀である．多くの場合，血疱や，臼歯周囲の歯肉に生じる白いしわのような粘膜の変化，アフタ周囲の白い粘膜の変化がみられる．このような場合に，天疱瘡の水疱を疑い生検する．

やるべきこと

問診のポイント　少し擦れただけで皮膚がびらんになる（Nikolsky 現象），水疱ができてはすぐにつぶれる，口の中が痛い，口内炎が治らない，すっぱいものがしみる，という訴えに本症を疑う．

感染症の除外　PF の鑑別に真菌感染症と黄色ブドウ球菌による伝染性膿痂疹がある．苛性カリ（KOH）標本で真菌検査を行ったり一般細菌培養を行ったりして除外する．天疱瘡に二次感染している場合もあり，抗菌薬を投与して皮疹が軽快するか，3～7 日後に観察する．

生検のポイント　水疱を一部含めた正常部位を生検する．古い水疱を生検すると上皮化が進んでいるため，典型的な所見が得られない．必ず新しい皮疹を選び，凍結標本を作製して蛍光抗体直接法で確認する．口腔内にしか水疱がない場合でも，臆することなく生検する．

検査のポイント　同時に血清の抗デスモグレイン 1 および 3 の抗体価を測定する．血清を保存し，抗体価が陰性の際は蛍光抗体間接法を行う．

やってはいけないこと

- 水疱症を疑っているのに，蛍光抗体法のため

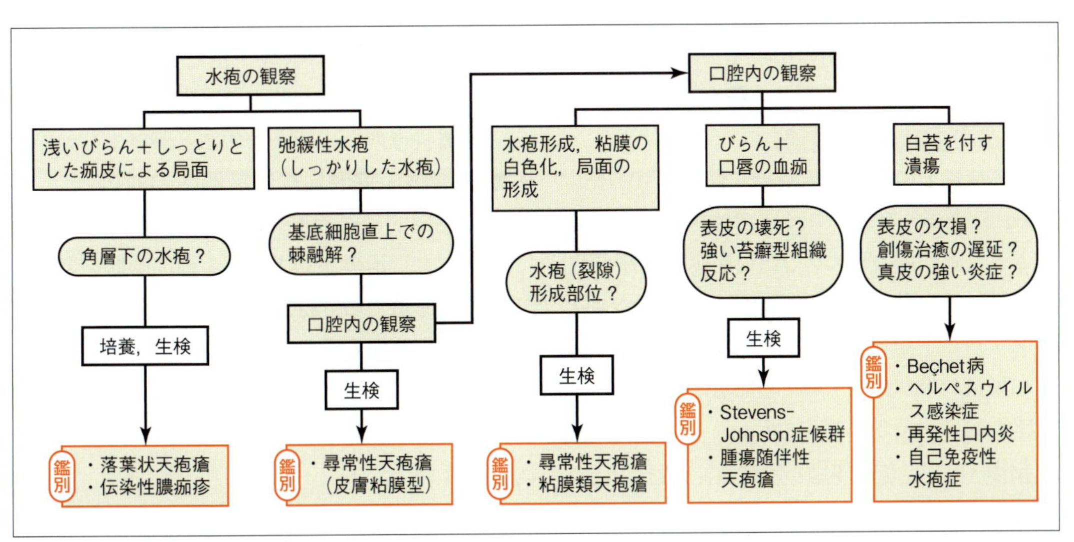

❶ 鑑別のためのアルゴリズム

の凍結標本をとらないこと.

- 古い皮疹を生検すること.
- 生検の過程で，表皮と真皮に摩擦を加えること．水疱蓋が真皮から外れる事態を引き起こしてしまう.
- パンチ生検．❷に示した理由で推奨しない.

治療の進め方

やるべきこと

pemphigus disease area index（PDAI）を測定し，重症度を判定する．治療効果の判定基準は，PDAIと抗体価である．発症時期から何日経過しているか確認する.

初期治療は充分量のステロイドを投与する．効果が不充分な場合は併用療法を開始する.

感染症の有無，耐糖能，高血圧，脳血管障害，骨密度，肝機能，腎機能，眼圧を含む眼病変をチェックする．ステロイド治療と併用療法（ステロイドパルス療法，大量γグロブリン療法，血漿交換，免疫抑制剤）の投与によって深刻な副作用のリスクを検討し，重症度に応じて治療選択を行い，事前に副作用について説明する.

ステロイド性骨粗鬆症に対してビスホスホネート製剤を使用することになるが，歯科治療により顎骨壊死が生じるリスクがあることも説明する．短期間に症状が進行している場合は，早めに治療を開始する．毎週1回治療効果をモニタリングし，副作用の出現をチェックする.

治療のためのアルゴリズム　❸を参照.

やってはいけないこと

- 中等症以上の尋常性天疱瘡に低用量（0.5 mg/kg/日未満）のステロイドで治療を開始すること．副作用のリスクの高い症例は例外だが，初期治療に使用するステロイド量が少ないとステロイド耐性を誘導し，効果不充分なときに増量効果が減弱するため注意が必要である.
- 感覚的に治療効果判定を行い，治療効果判定指標（PDAIと抗体価）を測定しないこと.
- 副作用を説明せずに治療を始めること．患者の不安の大半はステロイドの副作用である.

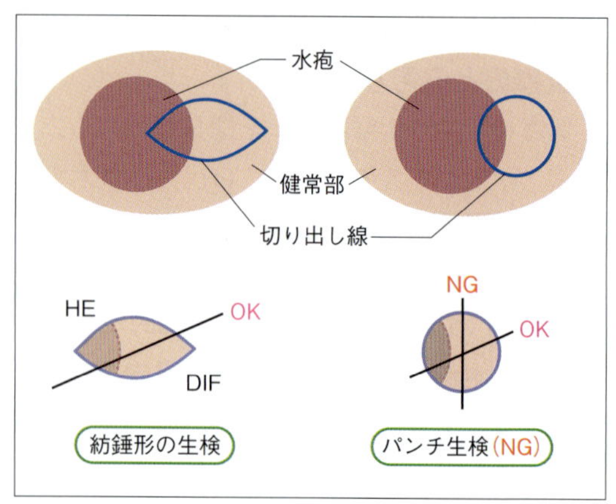

❷ 水疱部の生検（紡錘形の生検とパンチ生検）
水疱と健常部をかけて紡錘形に切り出すのが鉄則である．切り出した検体は，表皮を下にしてガーゼ上に置き，真皮側からメスで一気に割を入れる（図の線）．長軸に対し鋭角のラインで割を入れれば，できあがった標本では必ず健常部から水疱部にかけての組織の移行が観察できる．一方，パンチ生検では目印がないため，割を入れる方向がわからなくなり，一番みたい部分が標本上にないことも起こりうる.
HE：ヘマトキシリン・エオジン，DIF：蛍光抗体直接法.

エキスパートのための奥義

■皮膚科専門医に渡すタイミング

尋常性天疱瘡（粘膜型）は，皮膚に水疱が生じないため，皮膚科を受診せず診断が遅れることが多い．歯科口腔外科や耳鼻咽喉科で，一般的な口内炎の治療で治らず，原因不明の口内炎として放置される例を散見する．2か月以上治らない口内炎をみたら，本症を鑑別に入れるべきである．皮膚に水疱が生じている症例も含め，天疱瘡を疑った時点で，生検や治療をせずに皮膚科専門医に紹介することが望ましい.

■難治例・完治しない症例への対処

重症例では，治療開始後1～2週間は軽快しないなど，治療が効き始めるのに時間を要する場合があるため，待つことも必要である．治療効果を実感する最初の徴候は，新生水疱の数が減ってくる，水疱が乾き始める，である．抗体価が下がるのは，臨床症状が軽快してからのことが多い.

治療を強めれば，副作用の出現もやむを得ない．血糖値の上昇に対しては糖尿病内科に依頼

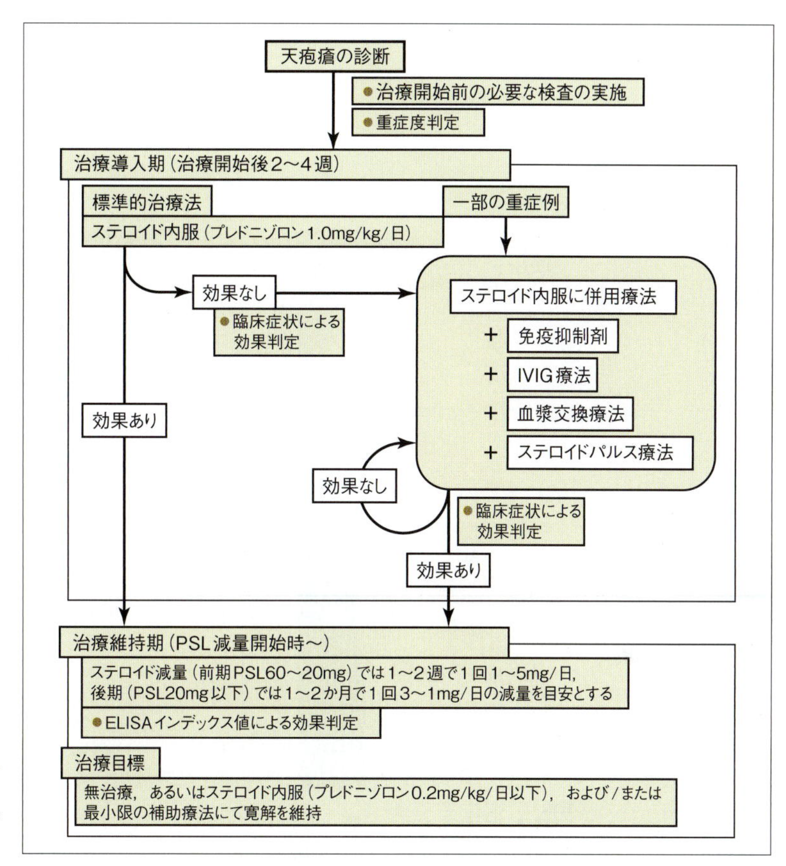

❸ **天疱瘡治療アルゴリズム（日本皮膚科学会）**
（天疱瘡診療ガイドライン作成委員会．日皮会誌 2010[1] より）

しインスリン治療を導入することが多い．感染症に対しては早期発見・早期治療がポイントである．ステロイド性精神病はステロイドの投与量が減るまで治らないことが多い．

併用療法として，免疫抑制剤は早期から併用してよいとされる．この場合，肝機能障害に注意する．

■臨床症状と合致しない抗体価をもつ症例のマネジメント

時に，臨床的に水疱がないのに抗体価が高い症例を経験する．測定値に反映される抗体がすべて水疱を引き起こすわけではなく，水疱を形成する閾値となる抗体価は各症例で異なる．

その患者が水疱を生じていた最低抗体価がおおよその閾値になるため，その値を超えないことを目標にして，ステロイドの投与量を減量する．減量中に抗体価が増加する場合，臨床症状が悪化しなければステロイドの投与量を増やす必要はなく，減量したステロイド量を維持し，抗体の増加が安定するのを待つ．

■ステロイドの副作用リスクの高い症例

免疫抑制剤を積極的に併用する．併用薬は，アザチオプリン，シクロスポリン，エンドキサン，ミゾリビンなどである．それぞれ，肝障害，免疫抑制による感染症，腎機能異常などの副作用はあるが，併用することでステロイドの総投与量を減らすことができる．

■再発時

中途半端にステロイドの投与量を増やしたりせず，初期治療に戻って治療を仕切り直す．

引用文献

1）天疱瘡診療ガイドライン作成委員会．天疱瘡診療ガイドライン．日皮会誌 2010；120：1443-60.

類天疱瘡群

氏家英之

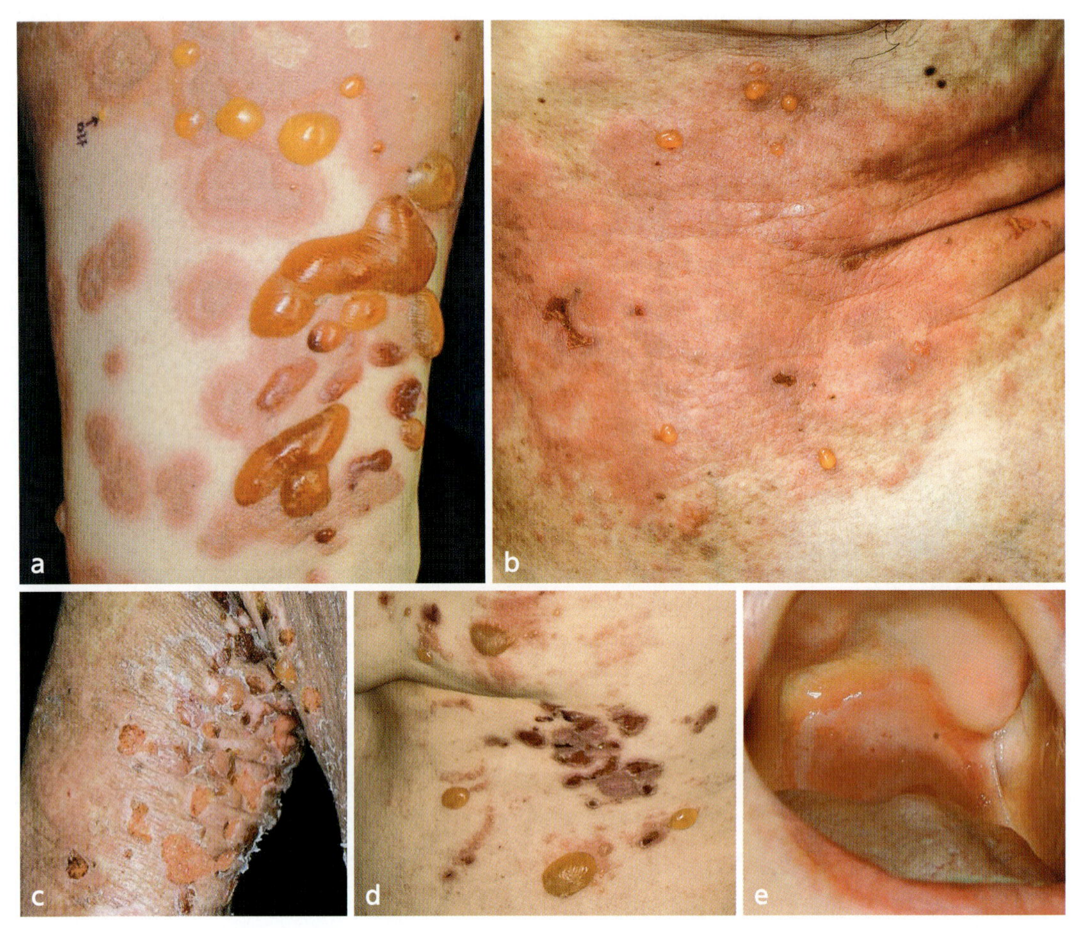

a：浮腫性紅斑と大小の緊満性水疱および血疱を認める．b：浮腫性紅斑上に小水疱が散在している．c：びまん性の紅褐色の色素沈着に多発するびらん．鱗屑を伴っている．d：びらんと水疱がみられるが，紅斑に乏しい．e：軟口蓋に大きなびらんがみられる．

疾患概要

類天疱瘡群は，ヘミデスモソームの構成分子に対する自己抗体により表皮真皮間結合が低下するために表皮下水疱が生じる自己免疫性水疱症である．主な病型は皮膚あるいは皮膚と粘膜に病変が生じる水疱性類天疱瘡（bullous pemphigoid；BP）で，粘膜優位に病変が生じる亜型として粘膜類天疱瘡（mucous membrane pemphigoid；MMP）がある．

BPでは，皮膚や粘膜に表皮下水疱を生じ，水疱は通常緊満性で破れにくい．瘙痒を伴う（浮腫性）紅斑を伴うことが多い．

免疫学的には表皮基底膜部に線状にIgG抗体が沈着し，血清中に抗BP180（XVII型コラーゲン：COL17）抗体や抗BP230抗体が検出される．

BPは60歳以上，特に70歳代後半以上の高齢者に多く，性差はない．天疱瘡より治療反応性は概して良好であるが，治療抵抗性を示す難治例も存在する．中等症以上は指定難病に含まれる．

確定診断を導くための考え方

■水疱性類天疱瘡の皮疹の特徴

BP では，表皮基底膜部で表皮基底細胞と基底膜の間で接着が低下し表皮下水疱をきたす．剥離した表皮全層が水疱蓋となり，表皮細胞間結合は障害されていないため，破れにくい緊満性水疱を呈することが多い．ただし，大きな水疱では弛緩性水疱と同様の外観を呈することもある．また，水疱に加え瘙痒を伴う紅斑を伴うことが特徴で，しばしば蕁麻疹様の浮腫性紅斑を呈する．ただし，紅斑に乏しい非炎症型の症例もしばしば存在する．

■皮疹のとらえ方

水疱・びらん　多発する水疱やびらんがみられる場合，自己免疫性水疱症を念頭に診察を行う．水疱が弛緩性か緊満性かにより，表皮内水疱（天疱瘡群）か表皮下水疱（類天疱瘡群）かをある程度予想できるが，確認のため生検が必要である．BP では通常，強い瘙痒を伴う紅斑とともに，大小の緊満性水疱が生じる（a，b）．時に血疱もみられる（a）．掻破により水疱が破れ，びらんが主体となることもある（c）．水疱が出現せずに瘙痒性紅斑や痒疹が長期間先行することもある．一方，水疱やびらんが多発散在するにもかかわらず，紅斑がほとんどみられない非炎症型の症例もある（d）．糖尿病治療薬である DPP-4（dipeptidyl peptidase-4）阻害薬内服者に生じる BP では，非炎症型の臨床像を呈することが多い．水疱・びらんの治癒後に瘢痕や萎縮，稗粒腫を残す場合は，後天性表皮水疱症の可能性を考慮する．

紅斑　BP では強い瘙痒を伴う紅斑がみられ，水疱に先行して生じることが多い．蕁麻疹に類似した浮腫性紅斑が特徴的である．その他，平坦な紅斑や痒疹，赤みの目立たない皮膚瘙痒症として発症することもある．長期間経過した症例では，しばしば色素沈着が著明となる（c）．

口腔内病変　BP では 10～20％の症例で口腔内に水疱・びらんを生じる（e）．口腔粘膜以外の粘膜に症状が出現することは稀である．

MMP では口腔内，特に歯に近い歯肉粘膜に粘膜病変を認めることが多く，眼粘膜や咽喉頭，鼻腔，食道，陰部などにも病変が出現しう

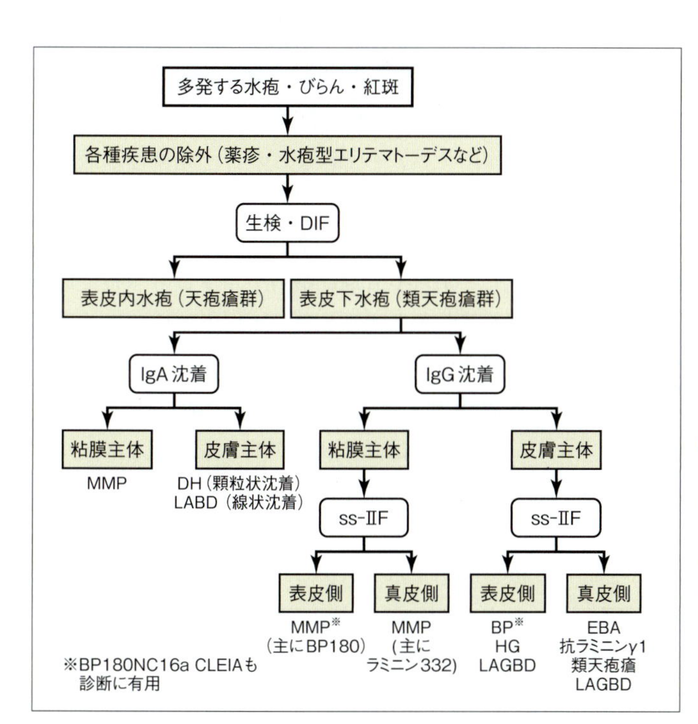

❶ **類天疱瘡群鑑別のためのアルゴリズム**

DIF：蛍光抗体直接法，ss-IIF：1M 食塩水剥離ヒト皮膚を用いた蛍光抗体間接法，MMP：粘膜類天疱瘡，DH：Duhring 疱疹状皮膚炎，LABD：線状 IgA 水疱性皮膚症，BP：水疱性類天疱瘡，HG：妊娠性疱疹，LAGBD：線状 IgA/IgG 水疱性皮膚症，EBA：後天性表皮水疱症，CLEIA：化学発光酵素免疫測定法

る．治癒後に瘢痕を残すことがある．

やるべきこと

診察のポイント　全身の皮膚と粘膜を診察する．多発する水疱やびらん，紅斑に瘙痒を伴う場合はBPを疑う．DPP-4阻害薬の内服歴の有無を確認する．

他疾患の鑑別　全身に水疱をきたしうる疾患として，表皮水疱症や虫刺症，薬疹，水疱性エリテマトーデスなどがあり，病歴や臨床所見，検査所見から鑑別していく．

生検のポイント　水疱を一部含めた部位を生検する．また，水疱から少し離れた紅斑を生検し，凍結標本を作製して蛍光抗体直接法を行う．口腔内にしか病変がない場合は，口腔粘膜から生検を行う．

検査のポイント　血清の抗BP180NC16a抗体価を測定する．大多数のBPや一部のMMPでは抗BP180NC16a抗体が陽性となるが，その他の類天疱瘡群では陰性となるため，血清を保存し蛍光抗体間接法の実施に備える．

類天疱瘡群鑑別のためのアルゴリズムは❶を参照．

やってはいけないこと

- 凍結標本を水疱部から採取すること．水疱部では蛍光抗体直接法の感度が低い．
- 治療前に血清を保存しないこと．診断のために保存血清を用いた蛍光抗体間接法やウエスタンブロット法が必要になることがある．
- 薬歴を聴取しないこと．DPP-4阻害薬など，BPに関連する薬剤の内服歴を見落とさないように注意する．

治療の進め方

やるべきこと

まずBPDAI（bullous pemphigoid disease area index，❷）を測定し，重症度を判定する．重症度に応じて治療法を選択する（❸を参照）．内服薬の副作用について，投与前に十分に説明する．

ステロイド内服が必要な場合，投与前にB型肝炎，C型肝炎，結核のスクリーニングを行う．通常，ステロイド内服と同時に骨粗鬆症治療薬（ビスホスホネート製剤など），消化性潰瘍治療薬（プロトンポンプインヒビターなど），ニューモシスチス肺炎予防薬を投与する．口腔カンジダ症予防の抗真菌薬の含嗽を行う．ビスホスホネート製剤開始前には歯科受診を行う．また，事前に眼科を受診し，白内障や緑内障のチェックを受けることが望ましい．

治療開始後は，定期的にBPDAIと血中抗体価を測定し，治療効果判定を行う．また，体重や血圧，耐糖能，肝機能，腎機能，脂質などのチェックも定期的に行う．

やってはいけないこと

- 中等症以上の症例に必要な量のステロイドを投与しないこと．初期治療が不十分であると，治療抵抗性となるリスクが高くなる．
- 必要な検査を行う前にステロイド内服治療を開始すること．臨床症状が修飾され，また抗体価が低下してしまうため，診断確定が困難となる．
- BPDAIを測定しないこと．重症度判定や治療効果判定が不確実になってしまう．BPDAIは指定難病申請にも必須である．

エキスパートのための奥義

■皮膚科専門医に渡すタイミング

臨床症状からBPなどの自己免疫性水疱症を疑った時点で，皮膚科専門医に紹介することが望ましい．MMPは難治性で原因不明の口内炎として歯科や耳鼻咽喉科でフォローされている例が多いが，本症を疑った時点で皮膚科専門医に紹介すべきである．

■難治例・完治しない症例への対処

軽症例ではミノサイクリンや強力なステロイド外用薬で治療を開始することがあるが，数週間で軽快がみられない場合はステロイド内服治療を開始する．ステロイド内服で数週で改善がみられない場合は，1.5～2倍量の増量や免疫抑制薬の追加，ステロイドパルス療法や血漿交換療法，IVIG療法を考慮する．

皮膚	びらん/水疱	膨疹/紅斑
部位	点数	点数
頭部・顔面	0・1・2・3・5・10	0・1・2・3・5・10
頸部	0・1・2・3・5・10	0・1・2・3・5・10
胸部	0・1・2・3・5・10	0・1・2・3・5・10
左上肢	0・1・2・3・5・10	0・1・2・3・5・10
右上肢	0・1・2・3・5・10	0・1・2・3・5・10
手	0・1・2・3・5・10	0・1・2・3・5・10
腹部	0・1・2・3・5・10	0・1・2・3・5・10
陰部	0・1・2・3・5・10	0・1・2・3・5・10
背部・殿部	0・1・2・3・5・10	0・1・2・3・5・10
左下肢	0・1・2・3・5・10	0・1・2・3・5・10
右下肢	0・1・2・3・5・10	0・1・2・3・5・10
足	0・1・2・3・5・10	0・1・2・3・5・10
合計	/120	/120

粘膜	びらん/水疱
部位	点数
眼	0・1・2・5・10
鼻腔	0・1・2・5・10
頬粘膜	0・1・2・5・10
硬口蓋	0・1・2・5・10
軟口蓋	0・1・2・5・10
上歯肉	0・1・2・5・10
下歯肉	0・1・2・5・10
舌	0・1・2・5・10
口腔底	0・1・2・5・10
口唇	0・1・2・5・10
後咽頭	0・1・2・5・10
外陰部	0・1・2・5・10
合計	/120

皮膚：びらん/水疱
0点＝なし
1点＝1～3個かつ長径1 cm以上の皮疹はない
2点＝1～3個かつ長径1 cm以上の皮疹が1個以上
3点＝4個以上かつ長径2 cm以上の皮疹はない
5点＝4個以上かつ長径2 cm以上の皮疹が1個以上
10点＝4個以上かつ長径5 cm以上の皮疹が1個以上または領域の全体に認める
注：上皮化した部分は含まない

皮膚：膨疹/紅斑
0点＝なし
1点＝1～3個かつ長径6 cm以上の皮疹はない
2点＝1～3個かつ長径6 cm以上の皮疹が1個以上
3点＝4個以上あるいは長径10 cm以上の皮疹が1個以上
5点＝4個以上かつ長径25 cm以上の皮疹が1個以上
10点＝4個以上かつ長径50 cm以上の皮疹が1個以上または領域の全体に認める
注：炎症後の色素沈着は含まない

粘膜：びらん/水疱
0点＝なし
1点＝1個
2点＝2～3個
5点＝4個以上または長径2 cm以上の粘膜疹が2個以上
10点＝領域の全体に認める

下記①～③でそれぞれ判定を行い，最も高い重症度を採用する．
①皮膚：びらん/水疱の合計スコア
1. 軽　症　≦14点
2. 中等症　15～34点
3. 重　症　≧35点
②皮膚：膨疹/紅斑の合計スコア
1. 軽　症　≦19点
2. 中等症　20～34点
3. 重　症　≧35点
③粘膜：びらん/水疱の合計スコア
1. 軽　症　≦9点
2. 中等症　10～24点
3. 重　症　≧25点

❷ 類天疱瘡（後天性表皮水疱症を含む）重症度判定基準（Bullous Pemphigoid Disease Area Index；BPDAI に基づく）
（Murrell DF, et al. J Am Acad Dermatol 2012；66：479-85 より）

BP で抗 BP180NC16a 抗体価が陰性化しない症例をしばしば経験するが，臨床症状に増悪がなければ慎重に治療薬を減量してよい．

BP 発症時に DPP-4 阻害薬を内服している場合，中止により軽快することがある．中止後1～2週で改善傾向がみられることが多いが，数か月経過した後に軽快してくることもある．

■再燃時など

BP の再燃とは，コントロールされている患者で，月に3個以上の新生病変（水疱，湿疹性病変，蕁麻疹様紅斑）あるいは10 cm より大きい新生病変（湿疹性病変，蕁麻疹様紅斑）を認め，かつ1週間以内に自然消退しない場合，または既存病変の拡大や日常的な痒みの増強を認めた場合，と定義される．再燃時は，ステロイ

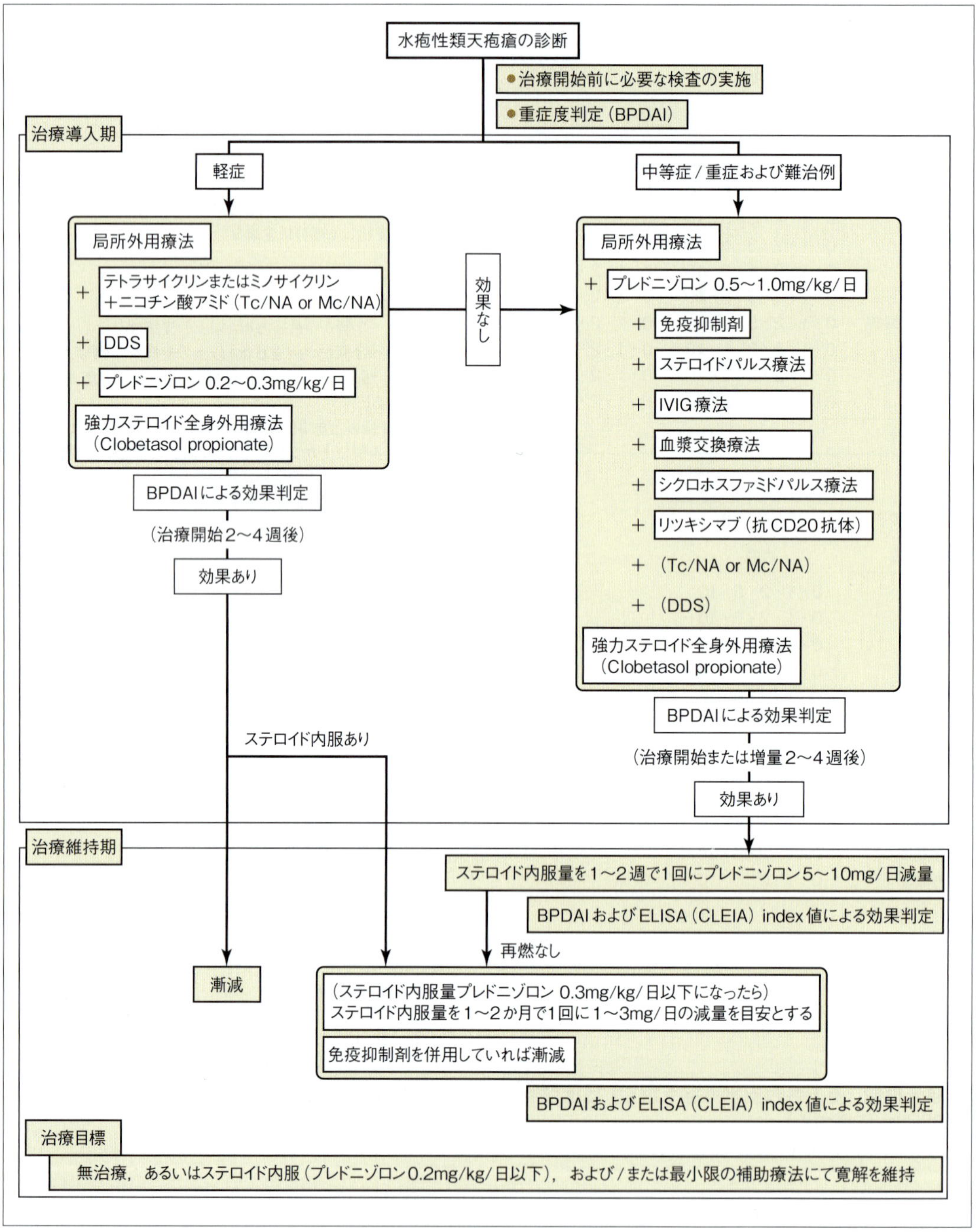

水疱性類天疱瘡の診断
●治療開始前に必要な検査の実施
●重症度判定（BPDAI）

治療導入期

軽症
局所外用療法
＋ テトラサイクリンまたはミノサイクリン＋ニコチン酸アミド（Tc/NA or Mc/NA）
＋ DDS
＋ プレドニゾロン 0.2〜0.3mg/kg/日
強力ステロイド全身外用療法（Clobetasol propionate）
BPDAIによる効果判定
（治療開始2〜4週後）
効果あり

効果なし

中等症/重症および難治例
局所外用療法
＋ プレドニゾロン 0.5〜1.0mg/kg/日
＋ 免疫抑制剤
＋ ステロイドパルス療法
＋ IVIG療法
＋ 血漿交換療法
＋ シクロホスファミドパルス療法
＋ リツキシマブ（抗CD20抗体）
＋ （Tc/NA or Mc/NA）
＋ （DDS）
強力ステロイド全身外用療法（Clobetasol propionate）
BPDAIによる効果判定
（治療開始または増量2〜4週後）
効果あり

ステロイド内服あり

治療維持期

ステロイド内服量を1〜2週で1回にプレドニゾロン5〜10mg/日減量
BPDAIおよびELISA（CLEIA）index値による効果判定
再燃なし

漸減

（ステロイド内服量プレドニゾロン 0.3mg/kg/日以下になったら）
ステロイド内服量を1〜2か月で1回に1〜3mg/日の減量を目安とする
免疫抑制剤を併用していれば漸減
BPDAIおよびELISA（CLEIA）index値による効果判定

治療目標
無治療，あるいはステロイド内服（プレドニゾロン0.2mg/kg/日以下），および/または最小限の補助療法にて寛解を維持

❸ 水疱性類天疱瘡治療アルゴリズム（日本皮膚科学会）
〔類天疱瘡（後天性表皮水疱症を含む）診療ガイドライン作成委員会．日皮会誌 2017[1] より〕

ド投与量の1.5〜2倍量，あるいは治療導入期に準じて治療を再開する．ステロイド単剤で治療されていた症例では，この段階で免疫抑制薬，IVIG療法の併用を考慮する．すでに併用している場合は，別の併用療法を考慮する．

引用文献

1）類天疱瘡（後天性表皮水疱症を含む）診療ガイドライン作成委員会．類天疱瘡（後天性表皮水疱症を含む）診療ガイドライン．日皮会誌 2017；127：1483-521.

掌蹠膿疱症

葉山惟大・照井　正

Ⅳ

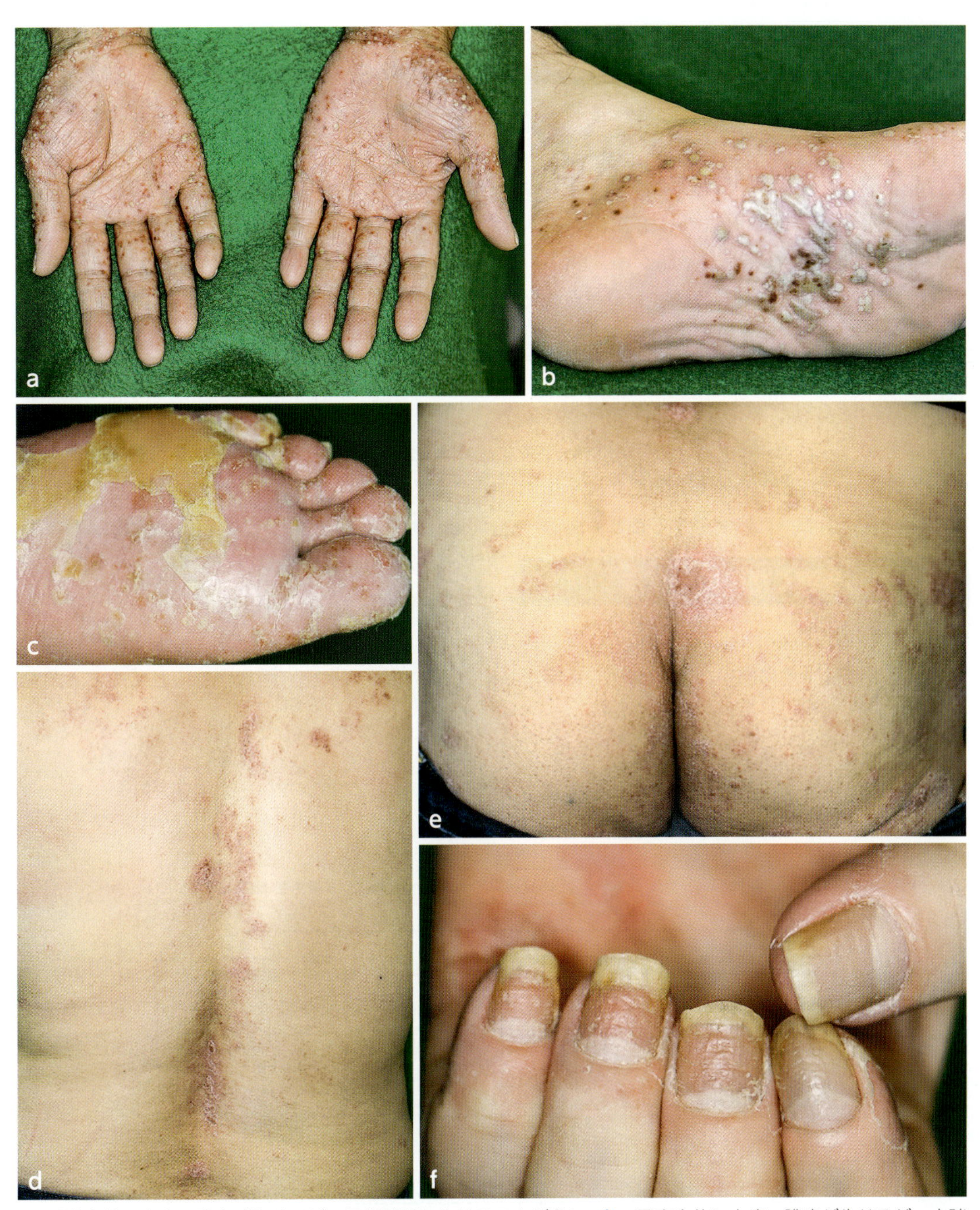

a：手掌全体に水疱，膿疱が生じるが，母指球部に生じることが多い．b：足底全体に水疱，膿疱が生じるが，土踏まず部～足側縁に生じることが多い．c：水疱，膿疱はやがて乾固し痂皮化する．炎症反応を繰り返した後に角化性局面を形成する．d，e：掌蹠外にも角化性紅斑を生じることがある．背部正中から殿部にかけて角化性紅斑がみられる．f：爪甲の点状陥凹がみられる．

疾患概要

掌蹠膿疱症（palmoplantar pustulosis）は手掌や足底に生じる無菌性の水疱，膿疱からなる疾患であり，皮膚科医にとっては一般的な疾患である．まず最初に手掌と足底に瘙痒を伴う小水疱が生じる．その後，小水疱は内容が混濁し，膿疱になる．やがて痂皮化し，落屑となる．炎症を繰り返すうちに角化局面を形成し，亀裂を伴うこともある．爪の変形が生じることもある．重症例では掌蹠以外にも皮疹が出現し，また骨病変を伴うこともある．

病因としては病巣感染，金属アレルギーなどがあげられるが，不明な点も多い．また喫煙との関連性が高い．

日本における有病率は0.12％と推測されている．男女ともに40～50代の発症が多く，女性に多い傾向がある．治癒までの期間は平均で3～7年程度である．自然消退することもある[1)]．

確定診断を導くための考え方

■皮疹の特徴

掌蹠膿疱症は手足に膿疱，水疱が混じる疾患であり，慢性的に経過する．手掌以外にも爪，体幹，四肢にも皮疹を生じることがある．

手掌足底全体に症状が出現するが，手掌では主に中央部から母指球，小指球部にかけて水疱，膿疱が生じ，足底では主に土踏まず部から足側縁，踵にかけて生じることが多い．膿疱が乾固してくると，痂皮化し，やがて落屑する．これらの炎症反応を繰り返すうちに炎症性角化局面を形成し，亀裂を生じることもある．これらの皮疹が混在し，皮疹が指趾の末端や爪甲周囲に生じると，爪甲の変形をきたすこともある．重症例では体幹，四肢に紅斑性丘疹や鱗屑性紅斑を伴うこともある．また10％程度に骨症状，関節症状を伴う．

■皮疹のとらえ方

水疱・膿疱　手掌，足底などの典型的な部位にのみ透明な水疱がみられ，かつ内容物が混濁している膿疱を混じる場合は掌蹠膿疱症を疑う（**a**，**b**）．瘙痒を伴うことも多い．膿疱がなく水疱のみがみられる場合は汗疱などを疑う．水疱と膿疱の区別にはダーモスコープが有用である．

角化性紅斑　水疱，膿疱が乾固してくると角化

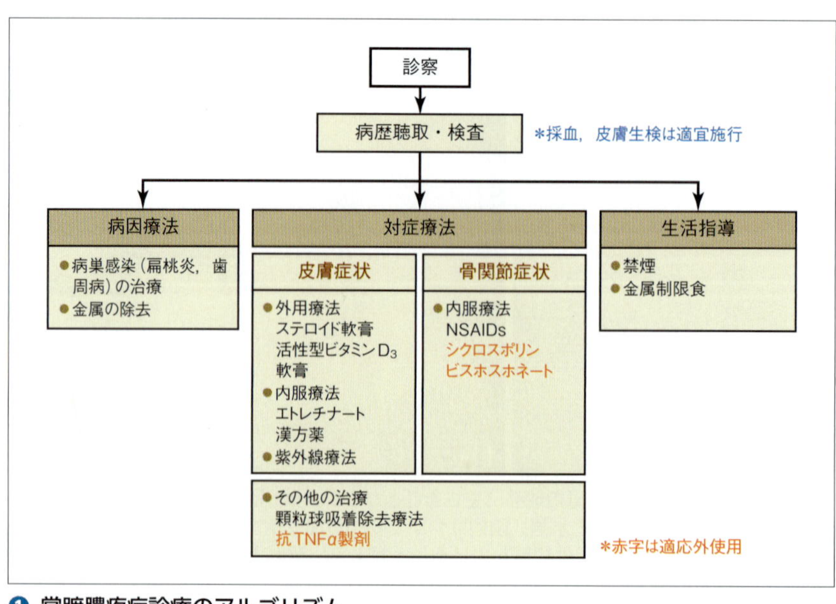

❶ 掌蹠膿疱症診療のアルゴリズム

性紅斑局面を形成する（**c**）．掌蹠外皮疹でも紅斑を生じることがある（**d**，**e**）．

爪甲の所見　指趾の末端や爪囲に皮疹が生じると爪甲の変形をきたすことがある．爪の点状陥凹や肥厚がみられる（**f**）．

やるべきこと（❶）

問診のポイント　手掌足底にのみ水疱，膿疱ができるときに本症を疑う．また骨関節痛にも留意する．腰痛などは本症と関係ないと思っている患者も多いので，具体的に前胸部，肩，腰などに痛みがないかを聞く．また金属アレルギーの有無，喫煙歴も聴取する．自己免疫性甲状腺炎を合併することもあるので，家族歴も含めて聴取する．

感染症の除外　無菌性膿疱が本症の特徴であるので，感染症を除外しなければならない．真菌感染は苛性カリ（水酸化カリウム，KOH）を用いた真菌検査を行う．また膿痂疹の鑑別のために一般細菌培養を行う．二次感染が疑われる場合には抗菌薬の投与を行い，皮疹が軽快してから再度検討する．

生検のポイント　無菌性の水疱，膿疱を証明するために皮膚生検を積極的に行う．皮膚生検は可能ならば水疱と膿疱の2か所から行う．

検査のポイント　ダーモスコピーが有用である．ダーモスコープで観察すると肉眼では観察できない小水疱の中の混濁（膿疱）がみられる（❷）．ルーチンで行うべき血液検査はないが，白血球数やASO，ASKは病巣感染の発見に役立つことがある．糖尿病や甲状腺機能障害を伴うこともあるので，適宜血液検査を行う．

関節症状を伴う場合は単純X線撮影，骨シンチグラフィーを行い，必要に応じて整形外科にコンサルトする．

病巣感染は扁桃炎や副鼻腔炎，歯周病などがあり，疑われる症状があれば耳鼻科，口腔外科に紹介する．金属アレルギーを疑った場合は積極的に金属パッチテストを行う．

やってはいけないこと

- すでに乾固した膿疱を生検すること．
- 真菌感染の鑑別をしないこと．
- 関節痛の有無を確認しないこと．
- 金属パッチ陽性時に，すぐ歯科金属の除去を進めること．

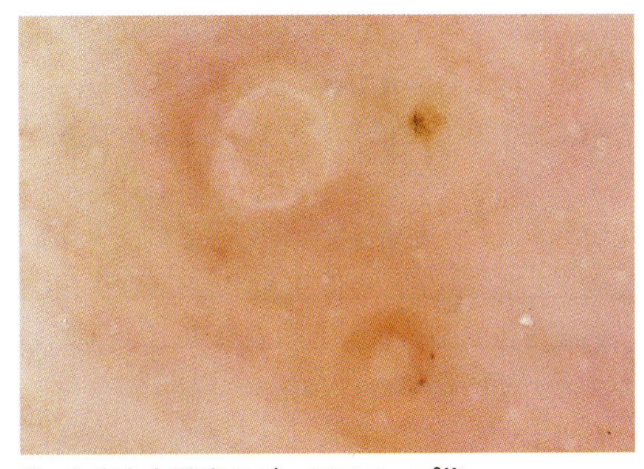

❷ 水疱内小膿疱のダーモスコープ像
水疱内の小膿疱を示す．透明な枠に囲まれるように，淡黄色の膿疱がみられる．

治療の進め方

やるべきこと

本症は病巣感染や金属アレルギーを併発していることがあるので，併存している場合はそれに対する治療を進める．病巣感染は耳鼻科，口腔外科などと連携し，抗菌薬による治療を行う．コントロール不良の掌蹠膿疱症があり，病巣感染として扁桃炎が疑われる場合には扁桃摘出術が有効なことがある．問診やパッチテストにて金属アレルギーが疑われたときには金属除去を考慮する．金属制限食を指導したり，歯科金属がアレルゲンに該当する場合は除去も検討する．

皮疹自体に対する治療は外用，内服，紫外線照射がある．

軽症の場合は外用治療のみで軽快することもある．外用療法の第一選択はステロイドである．中程度以上のステロイド外用薬を用いる．また表皮角化細胞増殖抑制のため，活性型ビタミンD_3軟膏外用の併用も有用である．軽快後は活性型ビタミンD_3軟膏のみとし，再燃時にはステロイド外用薬を併用する．

厚い鱗屑を付す場合には亜鉛華単軟膏の外用にて病変部位を保護することも必要である．

内服療法としてはビタミンA誘導体であるエトレチナートがあげられる．催奇形性の副作用があるため，生殖可能年齢の患者には十分な配慮が必要である．そのほか，皮膚の菲薄化や口唇炎，肝機能障害などの副作用にも注意する．ステロイド内服は一時的な効果を得られることもあるが，副作用も多く，推奨されない．十味敗毒湯，黄連解毒湯が有効なこともある．

外用療法のみでコントロール不良の場合には紫外線療法も有効である．メトキサレン（8-MOP）内服後に行うpsoralen-ultraviolet A（PUVA）療法やナローバンドUVB療法，エキシマライト光線療法がある．近年ではさらに照射率の高いVTRACも開発されている．比較的副作用も少なく，高い有効性が示されている．週に1～2回と頻繁に照射する必要があるので，QOLなどを考慮し導入を検討する．

骨関節症状に対しては通常NSAIDsで対症療法を行う．

喫煙は発症に関連性があり，治療効果が減弱する．そのため禁煙指導は有効であり，必要に応じて禁煙外来へ誘導する．

やってはいけないこと

- むやみに金属除去を行うこと．金属除去を行っても全例が改善するとは限らないため，明らかな金属アレルギーの症状がなければ除去する必要はない．
- 治療に長期かかることを説明せずに漠然と治療すること．

エキスパートのための奥義

皮膚科専門医に渡すタイミング

外用薬に反応しない場合は皮膚科専門医を紹介する．また，骨関節痛がある場合には整形外科と皮膚科がある施設に早期に紹介することが望ましい．

難治例・完治しない例への対処

活性型ビタミンD_3軟膏は効果が出るまでに1か月ほどかかることもあるため，あらかじめ患者に説明が必要である．

骨関節痛が強い場合はシクロスポリンの内服を検討する（保険適用外）．免疫抑制薬であるので，病巣感染のある患者には使用しない．副作用の点から長期の内服は好ましくない．また，ビスホスホネート（適応外使用）が有効との報告もあるが，歯周病がある患者では顎骨壊死のリスクがあるので使用には注意を要する．

既存の内服療法が無効または適応とならない，中等症以上の膿疱性乾癬に対して顆粒球吸着除去療法（granulocyte monocyte apheresis；GMA）が保険適用となっている．限局性の膿疱性乾癬として考えた場合は有効な治療法の一つである．炎症の原因となっている顆粒球・単球の除去と機能の制御を目的として透析を行う．週1回の頻度で計5週まで行うことができる．この治療は，骨関節症状にも有効であるとする報告もある[2]．副作用が少なく，適応禁忌もほとんどないので，コントロール不良で内服療法が困難な患者では検討する．

近年，抗TNFα製剤の掌蹠膿疱症に対する有効性が報告されている[3]．一方，膿疱が多発するparadoxical side effectの報告もある．限局性の膿疱性乾癬として考えた場合は有効な治療法の一つであるが，基本的には保険適用外であるので，慎重に検討する必要がある．

引用文献

1) Kubota K, et al. Epidemiology of psoriasis and palmoplantar pustulosis: a nationwide study using the Japanese national claims database. BMJ Open 2015；5：e006450.
2) Kanekura T, et al. Treatment of psoriatic arthritis with granulocyte and monocyte adsorption apheresis. J Am Acad Dermatol 2004；50：242-6.
3) Bissonnette R, et al. Etanercept in the treatment of palmoplantar pustulosis. J Drugs Dermatol 2008；7：940-6.

色素細胞母斑

宇原　久

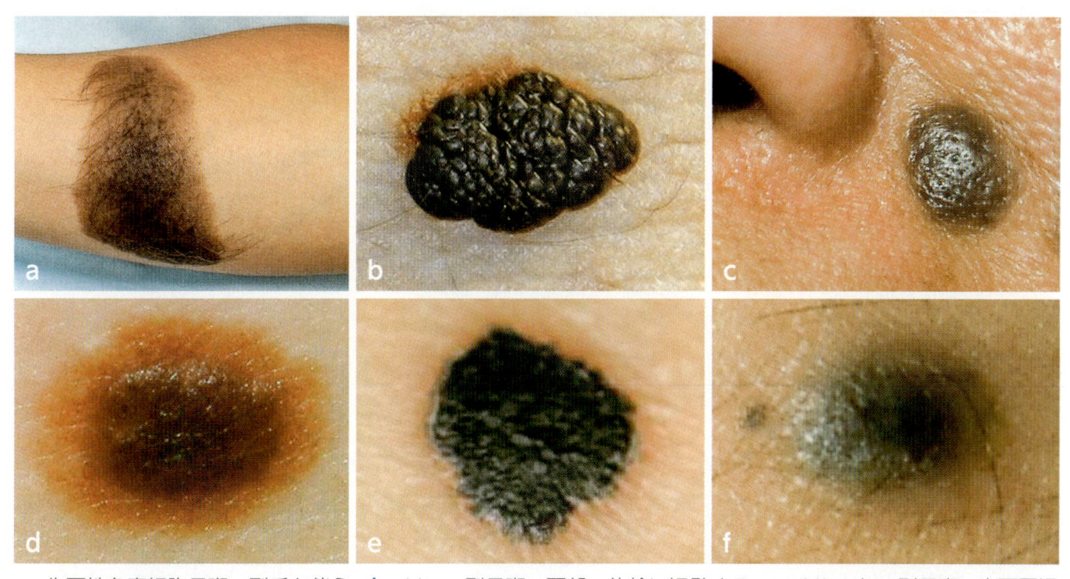

a：先天性色素細胞母斑．剛毛を伴う．b：Unna 型母斑．頸部・体幹に好発する．c：Miescher 型母斑．表面平滑で顔面に好発する．d：Clark 母斑．中央が濃くて辺縁が薄い．10mm を超える大型の症例もある．e：Spitz 母斑．若年者に好発する赤あるいは黒い結節．中高年発症例ではメラノーマを疑う．f：青色母斑．

疾患概念

本稿では色素細胞母斑（melanocytic nevus）をメラノサイト系の良性腫瘍と定義する．ただし，これを構成する細胞は集団を形成しやすく，通常のメラノサイトとは異なり樹枝状突起をもたない．一方，青色母斑や太田母斑を構成する細胞は樹枝状突起をもったまさにメラノサイトである．色素細胞母斑の分類としては，発生時期から先天性と後天性，臨床組織学的病型についてはUnna 型母斑，Miescher 型母斑，Clark 母斑，Spitz 母斑，Halo 母斑，青色母斑，太田母斑，などに分類されている．また，病巣の病理組織学的存在部位からは境界型，複合型，真皮内型，に分けられる．

確定診断を導くための考え方

■臨床的特徴

先天性色素細胞母斑　生下時からある母斑（黒あざ）を指す．しかし生後1か月〜2歳頃までの間に出現してくる病変も，生下時に認められた「真の先天性色素細胞母斑」に似た臨床および組織学的所見を呈することから，「晩期先天性色素細胞母斑」,「早期母斑」,「先天性色素細胞母斑様母斑」などと呼び,「真の先天性色素細胞母斑」と同等の扱いをすることが多い．頻度は1%，大型あるいは巨大型は出生2万人あたり1人との報告がある．小型の病変はダーモスコピーで敷石状を呈する．

後天性色素細胞母斑　通常の母斑で6 mm を超えるものは稀である．組織学的には表皮下層に発生し，徐々に真皮内に浸潤し，その後表皮内病変が消失する．中年までは数が増えていく

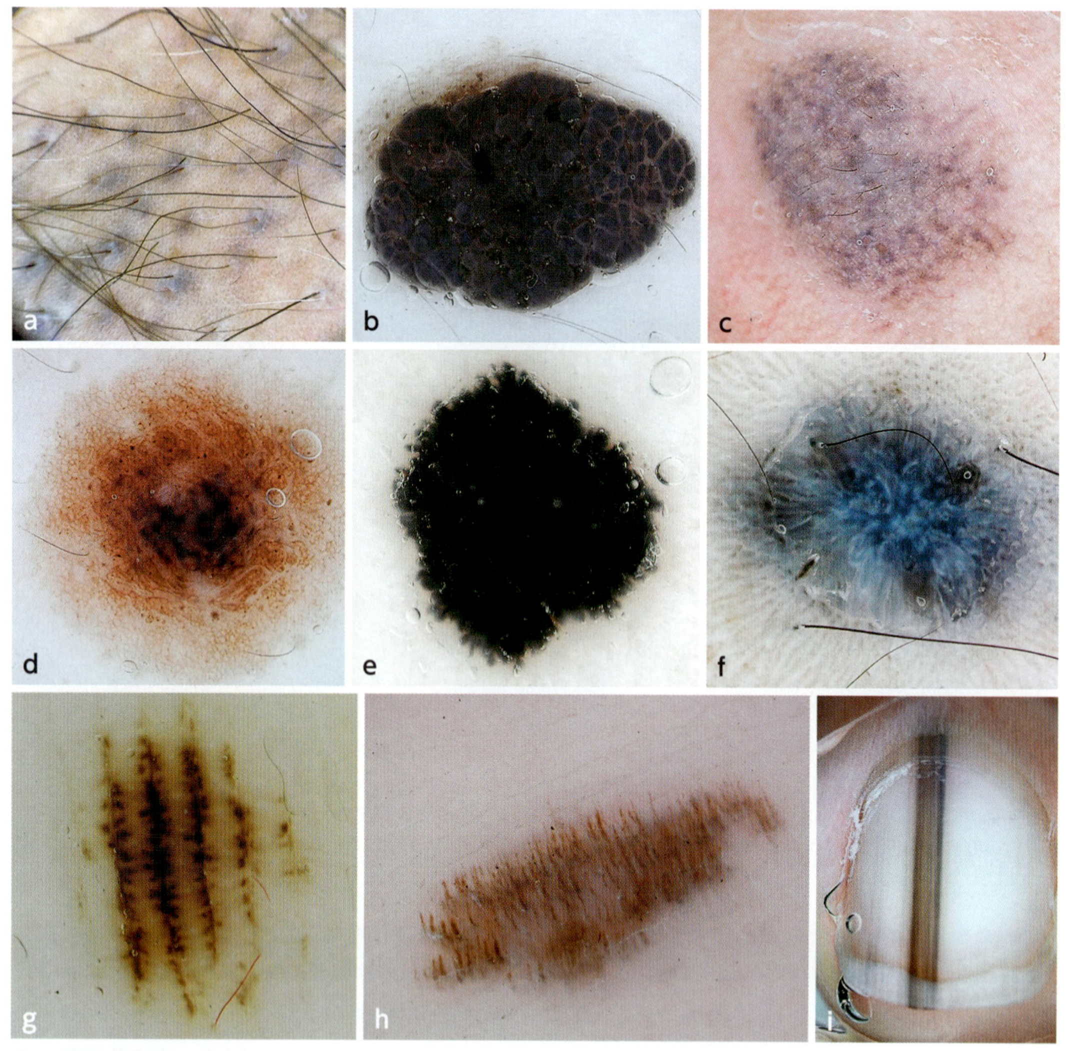

❶ 色素細胞母斑の代表的なダーモスコピーパターン

a〜f は冒頭の臨床写真のダーモスコピー像．a：先天性色素細胞母斑．毛周囲の色素斑．b：Unna 型母斑．表面乳頭状を呈する．c：Miescher 型母斑．敷石状を呈する．d：Clark 母斑．中央部が濃く，辺縁は網目状を呈する．e：Spitz 母斑．周囲に棘状突起（streaks）を伴う．f：青色母斑．均一な青色調を呈する．g：足底の母斑．皮溝優位のパターンを呈する．h：刷毛で刷いたようなパターンを呈する．i：爪甲色素線条．基部と先端で幅や色に差がないかみる．

が，その後減少する（色を失って存在がわからなくなる？）．ドーム状に隆起する Miescher 型母斑と有茎性を呈する Unna 型母斑がある．前者は顔面に，後者は頸部・体幹に好発する．Clark 母斑は中央が濃く周囲が薄い色の斑あるいはわずかに隆起し，体幹四肢に好発し，6 mm を超えることがある．組織学的には表皮内と病巣の中央部の真皮浅層に限局して母斑細胞が存在する．Spitz 母斑は若年者に好発する紅色から黒色の病変で，組織学的には細胞異型が認められ，メラノーマとの鑑別が問題となることが多い疾患である．臨床的に黒色を呈し，組織学的に紡錘形細胞からなるものを Reed 母斑と呼ぶが，Spitz 母斑の亜系とされる．Halo 母斑は周囲に白斑を伴うもので，メラノサイトに対する自己免疫現象であり，メラノーマにも認められることがある．組織学的に真皮内に稠密な炎症性細胞浸潤を伴うため，メラノーマとの鑑別が重要である．

青色母斑や太田母斑は真皮内にメラニン顆粒を含有するメラノサイトが増えている病変であり，メラニンが真皮の中下層にあるため青色を呈する．青色母斑は生下時から存在する場合と後天的に発生してくる（顕在化？）場合がある．太田母斑は顔面の片側の眼周囲から頬にかけて青色を呈する疾患であり，思春期頃までは色調が増強する．また思春期以降に発症（顕在化）してくることがある．遅発型両側性太田母斑（Hori 母斑）は中年以降に両側の頬から前額に青から褐色の点状の色素斑が増えてくる疾患である．

■皮疹のとらえ方

先天性色素細胞母斑（❶）　サイズが大きいほど，メラノーマの発生率と中枢神経病変の合併率は高くなる．サイズにより，小型（1.5 cm 以下），中型（20 cm 以下），大型（20 cm 以上）に分類される．注意点は完成された成人における最終サイズで示されている点である．サイズは，新生児から大人になるまで，頭部は 1.7 倍，体幹上肢は 2.8 倍，下肢は 3.4 倍になるといわれているので，発生部位によって最終的なサイズがおおむね予測できる．新生児では頭部で 9 cm 以上，体幹で 6 cm 以上の母斑がみられた場合は大型と判断するという考えがある．この案は UpToDate® でも推奨している．

後天性色素細胞母斑（❶）　掌蹠の色素細胞母斑は基本的に皮溝に強い色素沈着あるいは皮溝を起始とする刷毛で履いたようなパターンを示す．これらのパターンは荷重によって影響を受けた表皮角層の構造変化による．掌蹠以外の部位では，規則的な網目状から点状の集合体として認められ，基本的には均一で対称性である．Spitz 母斑は病巣辺縁に棘状に突起（streaks）が出るパターンが特徴的だが，このようなパターンを示さないこともある．Clark 母斑は均一で整った網目状を呈する．青色母斑はパターンのない均一な青色斑として観察される．爪の母斑は褐色から黒色の線として認められる．

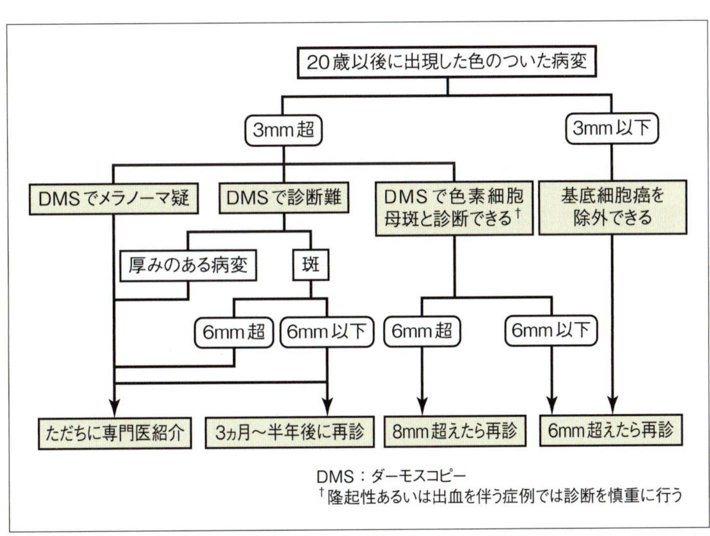

❷ 色素性病変（掌蹠と粘膜を除く）の取扱いに関するアルゴリズム私案

やるべきこと

問診のポイント　気づいた時期と直近 1 年間におけるサイズや形の変化について詳しく聞く．半年〜1 年以内に 6〜7 mm を超えてきたとき，非対称性の増大や色調の変化があった場合（病巣の一部の色の変化など）はメラノーマの可能性を考える．

診察のポイント

先天性色素細胞母斑：前述のように最大径を測り，成人換算で小型から大型に分類する．特に大型の病変では新たな結節の出現の有無をチェックする．大型におけるメラノーマの発生率は 1〜2% である．ただし，良性の結節性病変（proliferative nodule）も乳幼児期（平均 5 歳）に母斑内に発生することがあるので，メラノーマとの鑑別に注意する．

後天性色素細胞母斑：後天性の色素細胞母斑とメラノーマの鑑別に必要なポイントは，①初めて気づいた年齢，②現在のサイズ，③ダーモスコピー所見である．3 mm 以下の小型の病変はダーモスコピー所見も未成熟なことが多いため，必要以上に悩まずにサイズが大きくなるようなことがあれば受診するように伝えて，フォローをいったん終了とする．掌蹠と粘膜以外の部位にいわゆる「ホクロ」を主訴に受診した患者への対応方法についてのアルゴリズム（私案）を作成してみた（❷）．エビデンスのない，個人の経験から感覚的に作成したものであることにご留意願いたい．

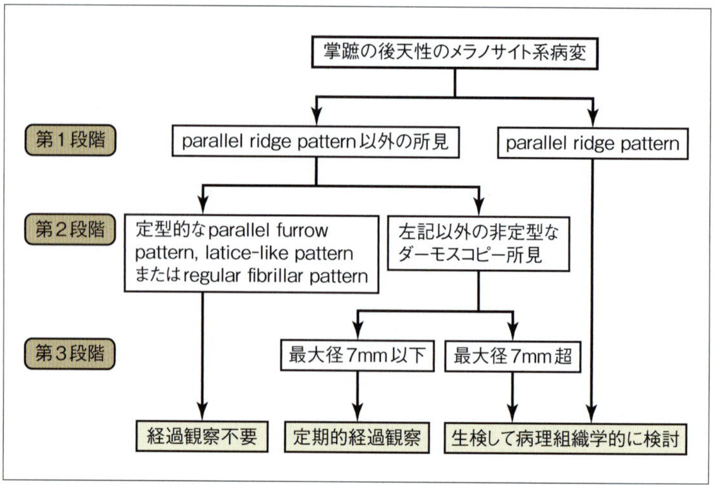

掌蹠の後天性のメラノサイト系病変

第1段階: parallel ridge pattern以外の所見 / parallel ridge pattern

第2段階: 定型的なparallel furrow pattern, latice-like patternまたはregular fibrillar pattern / 左記以外の非定型なダーモスコピー所見

第3段階: 最大径7mm以下 / 最大径7mm超

経過観察不要 / 定期的経過観察 / 生検して病理組織学的に検討

❸ 掌蹠のメラノーマ検出のための3段階アルゴリズム
（斎田俊明．メラノーマ．母斑の診断アトラス．2014[1] より）

足底の色素斑：足底には脂漏性角化症や基底細胞癌は基本的にできないため，単発の色素斑のほとんどは色素細胞母斑であり，ごく稀にメラノーマができる．他には出血や抗がん剤治療後の色素斑などが鑑別となる．足底の良性の母斑の基本パターンは，皮溝に平行（parallel furrow pattern），格子状（lattice-like pattern），線維状（fibrillar pattern）の3パターンである．良性の3つのパターンには部位特異性があり，荷重部位は線維状，非荷重部位は格子状，両者の境界では平行を示すことが多い．足底と足背の境界部（趾の間）や荷重部と非荷重部の境界部では上記のパターンが複数混在する．また，足底と足背の境界部の母斑は，ダーモスコピーのパターンも病理組織学的所見もメラノーマと鑑別が難しい組織像を示すことがある．斎田らによって提唱された掌蹠の後天性の色素性病変の取り扱いについてのアルゴリズムを❸に示した[1]．

爪の色素線条：爪の色素線条については，基部と先端における太さの差と色の差を観察する．先端に向けて先細りであれば爪母の病変が急速に増大していることがわかる．色に変化があればやはり爪母の病変の色の分布が短期間に変化していることが示唆される．

生検のポイント　臨床的にメラノーマの鑑別が必要と思われる場合はダーモスコピーで観察後，2 mm マージンで全摘を行い，病理組織学的に評価する．メラノーマの病理診断には組織構築（組織全体の対称性）が重要であるため，全体像が分かるような全切除生検が望ましい．全切除ができない場合は部分生検でもかまわないが，メラノーマの可能性が高いと思われる場合は，術前検査と手術日の大まかな予定を立ててから生検すべきである．生検部位は最も厚いと予測されるところを選ぶ．爪については，変形や隆起，潰瘍あるいは爪周囲皮膚の色素斑などのメラノーマを疑う所見がなく，線条のみの場合は，生検組織でも所見が乏しいことが少なくない．したがって，生検前に，病理診断が難しい場合の対応方法をある程度決めておく必要がある．部分生検を行う場合は色の最も濃い部位を十分なサイズ（最低 2～3 mm 幅）で紡錘形に爪母を含めて切除する．パンチバイオプシー，爪床部分のみの生検，良性を確認するだけのための生検は望ましくない．

検査のポイント

ダーモスコピー検査

①自分の力量に応じて対応する．診断が難しいと思ったときに，サイズが 6 mm 以上で，特に隆起性の病変の場合（もしメラノーマで

あったら早急に治療が必要になる）は躊躇なく生検か専門医にコンサルトする．病変が斑であれば（最悪でもメラノーマの表皮内病変であり時間的に余裕がある），3～6か月後に再診して変化を確認するという方針でもよい（時間を味方につける）．初診時に画像の保存が必須となる．

②ダーモスコピーのみに頼らない（ダーモスコピーと心中してはいけない）．裸眼による観察と病歴，年齢も参考にする．

③良性か悪性か迷う場合は悪性として対応する（生検かコンサルテーションを行う）．

大型の先天性色素細胞母斑における画像検査

巨大先天性色素細胞母斑に中枢神経系病変が合併することがある（神経皮膚黒皮症）．脳軟膜に色素細胞が増殖すると脳圧亢進，痙攣発作，巣症状，知能障害などを呈する．小児科への紹介が必要である．UpToDate® では，頭部あるいは背部正中の大型母斑がある場合や中型の母斑が2個以上ある場合は，特に生後6か月以内は，頭部と脊柱（背部中央に母斑がある場合）の造影MRIを撮像するよう勧めている．

やってはいけないこと

- 根拠なく，患者に「問題ない」と言うこと．なんとなくメラノーマを疑わなかった理由としては，小さい（7 mm程度のメラノーマはある），丸い（急速に増大する病変は円形あるいは整った球形を示す），経過が長い（20年の病歴をもつメラノーマ症例は少なくない），若い（メラノーマは日本で20～30歳代の女性の癌死亡原因の3位である），黒くない（メラニンをつくらないとメラノーマは赤い腫瘍となる）などである．患者は専門医であるかどうかにかかわらず「大丈夫」と言われると安心し，専門科への受診を止めてしまう．このような不幸な経過をたどり，進行した状態で皮膚科を受診する患者は少なくない．
- 生検前に臨床写真とダーモスコピーの画像を保存しないこと．メラノーマと色素細胞母斑の鑑別には病理組織とダーモスコピー所見が必須である．これは良性の色素細胞母斑を切除するときも同様である．ホクロだと思って全摘したらメラノーマ疑いの病理レポートが返ってきたという場面で，臨床写真もダーモスコピー画像もない場合，病理組織のみで診断しなければならなくなる．診断精度が下がった場合の責任は初回切除医がとるべきである．
- 若年者でメラノーマを疑った場合に積極的にコンサルテーションを行わないこと．病理組織学的に色素細胞母斑やSpitz母斑などとの鑑別が難しいメラノーマ症例がある．特に乳幼児の色素細胞母斑は大型で形や色が不整であり，組織学的にもメラノーマを疑う所見を示すことがある．

治療の進め方

やるべきこと

美容的に治療を希望する場合は切除する．

やってはいけないこと

- きちんとした臨床診断を行わずに凍結療法やレーザーなどの病理組織学的な診断のできない治療を行うこと．極めて危険である．

エキスパートのための奥義

皮膚科専門医に渡すタイミング

サイズが6 mm以上で，直近の1年間に変化があったという病歴をもつ場合には専門医への紹介を勧める．爪の色素線条については，爪周囲にも色素斑がある場合，線条が先細りの場合，線条に一致して爪に亀裂を伴う場合にも専門医への紹介が望ましい．自院で切除を行う場合は必ず臨床写真を撮る．

引用文献

1) 斎田俊明．メラノーマ・母斑の診断アトラス―臨床・ダーモスコピー・病理組織．文光堂；2014.
2) 斎田俊明．ダーモスコピーのすべて―皮膚科の新しい診断法．南江堂；2012.
3) 宇原　久．先天性色素細胞母斑．周産期の皮膚疾患・形成外科疾患カラーアトラス．周産期医学 2011；41：768-72.

毛細血管奇形（単純性血管腫）・乳児血管腫（苺状血管腫）

岸 晶子

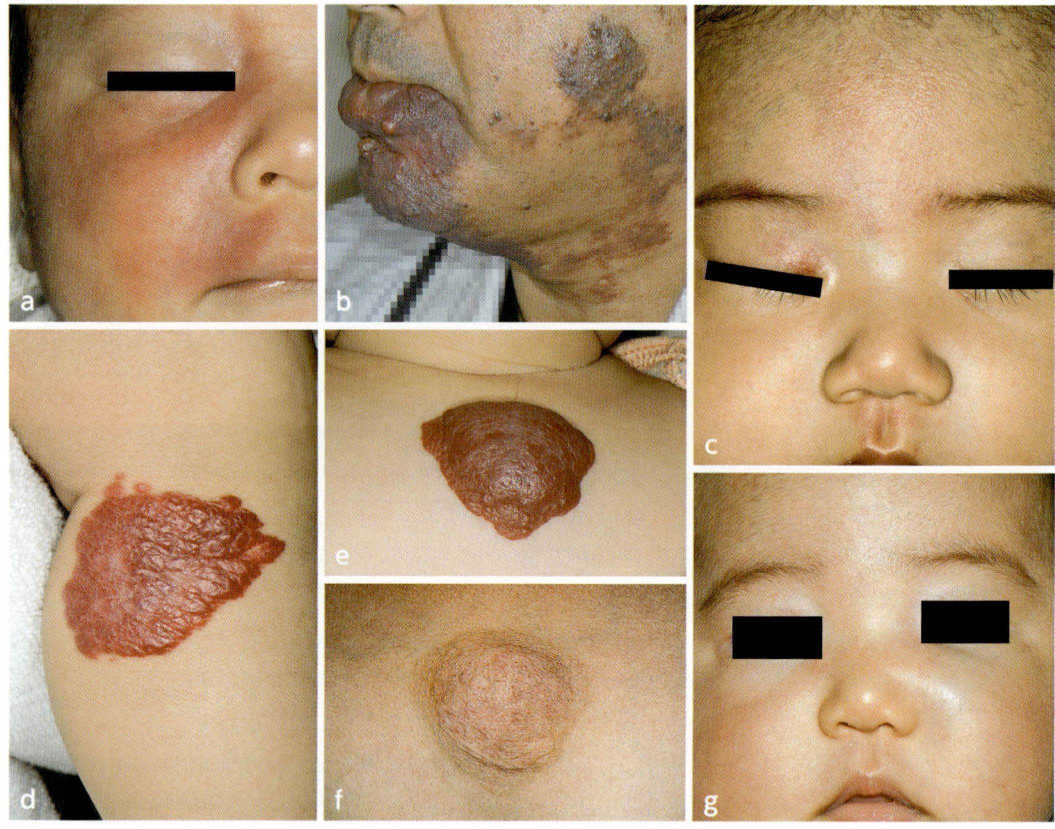

a：毛細血管奇形（生後 1 か月）．ほぼ均質で境界明瞭な隆起を伴わない紅色斑．
b：毛細血管奇形（57 歳）．濃暗紫色の局面で大小の結節を伴い，口唇は肥大している．
c：サーモンパッチ（生後 3 か月）．前額中央，上眼瞼内側，人中の境界不明瞭でむらのある淡い紅色斑．
d：乳児血管腫，局面型（生後 3 か月）．軽度隆起性で表面顆粒状の鮮紅色局面．
e：乳児血管腫，腫瘤型（生後 5 か月）．紅色の腫瘤．
f：退縮後の状態（e 症例の 4 歳時）．ちりめん皺様で，たるみのある軟らかい淡褐色腫瘤．
g：乳児血管腫，皮下型（生後 3 か月）．左頬部が膨隆し淡青色調を帯びている．

疾患概要

毛細血管奇形（capillary malformation，同義語：単純性血管腫）は，真皮毛細血管の増加と拡張を主体とする毛細血管の形成異常である．紅色の平坦な斑でポートワイン母斑とも呼ばれる．出生時からあり消退しない．加齢とともに色調は濃くなり，思春期以降に肥厚し結節を伴うこともある．新生児の約 0.3%にみられる．

乳児血管腫（infantile hemangioma，同義語：苺状血管腫）は，幼弱な血管内皮細胞が増殖する良性腫瘍である．生後すぐに紅色斑が生じ，1 か月頃にはわずかに隆起し，その後も増殖して扁平隆起性局面にとどまるものと，腫瘤となり 6 か月頃まで増大するものがある．極期に達した後は数年かけて退縮するが，腫瘤は退縮後に萎縮性の瘢痕を残す．女児に多く，早期産児，低出生体重児に多い．多くは単発だが多発例もある．乳児の 0.8〜1.7%にみられる．

確定診断を導くための考え方

血管腫のなかには，生涯不変のもの，自然消退するもの，増大した後に退縮するものなどがあり，疾患により対処法が異なるため，正しく診断する必要がある．また，部位や分布によっては，他の臓器の合併症を伴う症候群の場合がある．

■皮疹のとらえ方と問診のポイント

出生時からみられるか，厚みはあるか，部位に特徴があるか，経過はどうか，色調や性状が変化するか．

1．生来ある平坦な紅色斑

①毛細血管奇形（単純性血管腫）と鑑別疾患

毛細血管奇形は出生時よりみられる平坦な紅色斑（**a**）で，硝子圧により退色し炎症を伴わない．自然消退することはなく，加齢とともに色調が暗赤色に変化し，顔面や頸部では，思春期以降に肥厚し結節を伴うこともある（**b**）．

同様に出生時からみられるが，自然消退があるため対処法が異なり，鑑別が必要となるものにサーモンパッチと Unna 母斑がある．

サーモンパッチ：出生時からある顔面正中の淡紅色斑で正中部母斑とも呼ばれる．前額正中，眉間，上眼瞼内側，鼻翼，人中にみられ，前額では逆三角形または V 字型を呈する．境界不明瞭で色調が淡く，むらがある（**c**）．新生児の約 30％にみられ，2 歳頃までに徐々に淡くなる．大部分は消退するので自然経過に任せる方針とし，消退しなかった例にレーザー治療を行う．

Unna 母斑：出生時より項部にみられる紅色斑で，サーモンパッチより消退が遅く，約半数は成人まで残存するが，頭髪に隠れるため通常治療を要しない．

②毛細血管奇形を伴う症候群

部位・分布によっては他の臓器の合併症を伴うものがあり，注意を要する．

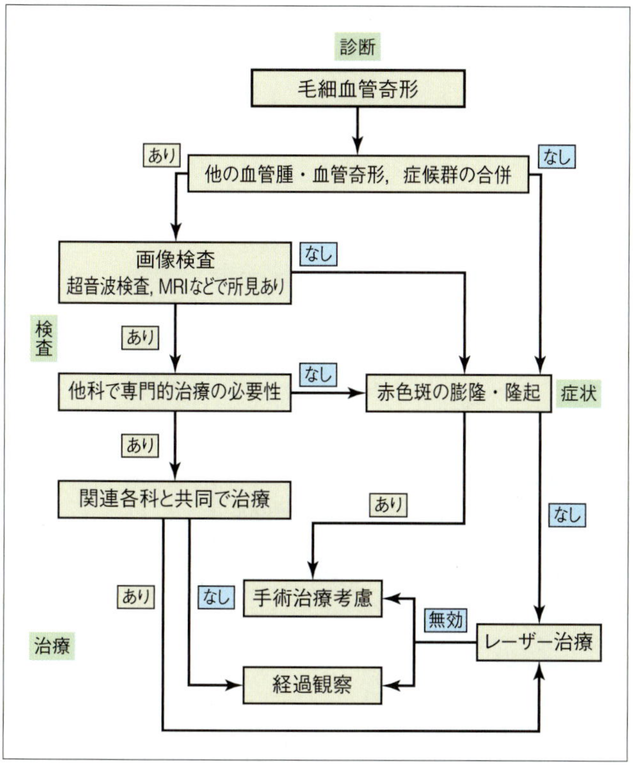

Sturge-Weber 症候群：顔面の三叉神経第 1 枝〜第 2 枝領域に毛細血管奇形がみられると，Sturge-Weber 症候群の可能性がある．眼の脈絡膜や脳軟膜の血管奇形を合併するもので，緑内障の有無を確認する必要があり，痙攣発作の多くは乳児期に発症するので注意する．眼科，小児神経科，脳神経外科などへの紹介が必要である．

Klippel-Trenaunay-Weber 症候群：片側肢の毛細血管奇形と異常静脈・静脈瘤，骨・軟部組織の肥大を 3 徴とする．左右差は成長につれて明らかになり，表在静脈の拡張も目立つようになる．下肢では脚長差が生じ，靴のサイズも左右異なってくるため，整形外科受診が必要となる．

毛細血管奇形の診療アルゴリズムは❶を参照．

診断
毛細血管奇形
あり
他の血管腫・血管奇形，症候群の合併
なし
検査
画像検査
超音波検査，MRIなどで所見あり
なし
あり
他科で専門的治療の必要性
なし
赤色斑の膨隆・隆起
症状
あり
関連各科と共同で治療
あり
なし
あり
なし
手術治療考慮
無効
レーザー治療
治療
経過観察

❶ 毛細血管奇形の診療アルゴリズム
〔血管腫・血管奇形・リンパ管奇形診療ガイドライン 2017（第 2 版）[1] より〕

2. 新生児期に変化する血管腫

乳児血管腫（苺状血管腫）の多くは出生時になく，1週までに発症し次第に赤色調が増して紅色斑となるが，出生時から毛細血管拡張がみられる例も約30％ある．生後3～4週頃から隆起しはじめるが，最終的に軽度隆起性の鮮紅色局面にとどまる場合（**d**）と，苺を半分に切って皮膚にのせたような境界明瞭で顆粒状の鮮紅色の腫瘤（**e**）となる場合がある．早期では，局面型にとどまるか，隆起して腫瘤型になるかの判別は困難で，生後5.5～7.5週頃に急速に増大することが多いので注意が必要である．臨床病型は，厚さ3mmまでの局面型（57％），腫瘤型（40％），皮下型（3％）に分類され[2]，これらの混合型もある．局面型のほとんどは3か月までにピークに達するが，腫瘤型の多くは生後6か月まで増殖する．極期をすぎると鮮紅色であった色調が次第にくすみ，暗褐色調となる．局面は平坦になり，腫瘤は徐々に軟らかくなる．局面型は50％が2歳までに，90％が3歳までに，100％が5歳までに退縮するが，ちりめん状の皺や色素沈着を残すことがある．腫瘤型はゆっくり退縮するが，学童期には退縮が止まり，多くは萎縮性の瘢痕を残す（**f**）．皮下型（**g**）は皮下に淡青色を帯びた腫瘤を触れ，皮膚は常色で9か月頃まで増大する．7歳までに痕を残さず消退する[2]．

乳児血管腫の合併症：血管腫が眼瞼に生じると開眼困難による視機能の発達障害，鼻・口唇にできると呼吸困難・哺乳障害などの機能障害をきたすことがある．外陰部・肛囲・頸部・腋窩の局面や，巨大な腫瘤は潰瘍を形成しやすい．

治療の進め方

やるべきこと

毛細血管奇形は自然消退することがなく，加齢とともに色調が暗赤色に変化し，思春期以降には肥厚し結節を伴うこともある．治療は色素レーザーで，できるだけ早期に始めるほど効果があるため，専門医への紹介が必要である．

乳児血管腫の治療は，かつては自然に消えるものとして「wait and see」が基本的な対応であった．しかし「消える」というと，患児の家族は「跡形もなく消える」ことを期待するが，腫瘤となった場合には退縮後に萎縮性瘢痕や皮膚のたるみが残る．小さいものやほとんど隆起

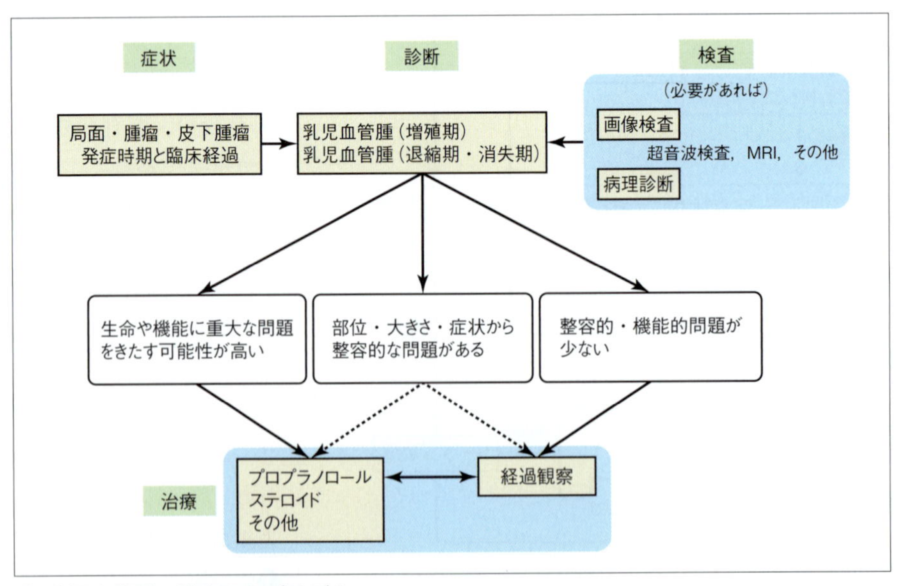

❷ 乳児血管腫の診療アルゴリズム
〔血管腫・血管奇形・リンパ管奇形診療ガイドライン2017（第2版）[1]より〕

しないものは従来どおり自然消退を待つ方針で良いが，気道閉塞や開眼困難などの機能障害をきたすものや，顔面などの腫瘤型で，将来整容面で問題となることが懸念される例は，早急に専門医に紹介する必要がある．

乳児血管腫の診療アルゴリズムは❷を参照．

やってはいけないこと

- 診療間隔をあけすぎること．腫瘤型の乳児血管腫は生後5.5〜7.5週頃に急速に増大し，診療間隔をあけると想定外に増大してしまうことがある．極期を迎えるまでは，2週に1回程度診察すべきである．

エキスパートのための奥義

■毛細血管奇形のレーザー治療

毛細血管奇形の治療の第一選択は色素レーザー照射である．血管腫・血管奇形・リンパ管奇形ガイドライン2017（以下ガイドライン）において，治療開始年齢と有効率について，1歳前のレーザー治療が高い有効性を示す可能性があり，できるだけ早期に治療を開始することを選択肢の一つとして提案している（推奨度2D）．同一部位に複数回の照射が必要であることからも，乳児期早期からの受診が望ましい．しかし，レーザーにより患者が満足するほど消失する例は1〜2割程度で，治療には限界があり，回数を重ねてもほとんど改善がみられなくなれば治療を中止する．レーザー治療は一定の効果が確立されているが，治療終了後の経過が長いほど再発率が高くなる可能性があり（推奨度2C），成長につれ色調が濃くなった場合に再度照射を検討する．

■乳児血管腫のレーザー治療

乳児血管腫のレーザー治療は，増殖初期の紅色斑や，隆起がまだ軽度の局面に有効だが，腫瘤の急激な増殖を抑制することはできず，腫瘤を縮小させる効果はない．また局面型でも，増殖の極期をすぎると，レーザーの施術の有無で最終的な退縮後の臨床像に差はなくなる．しかし無治療では退縮まで2〜3年かかり，レーザー治療により病変の退縮や消失が早期に誘導できるため，顔面などの露出部で家族や本人の精神的負担を軽減する目的でレーザー治療が行われる．

■乳児血管腫のプロプラノロール内服治療

β遮断薬であるプロプラノロールが乳児血管腫に有効であることが2008年に報告され，日本でも2016年にシロップ製剤が発売された．

早期治療を行うべき乳児血管腫は，眼瞼や鼻・口腔などに生じ生命や機能に重大な問題をきたす可能性が高い例，顔面などの大きな腫瘤で整容的な問題が懸念される例，潰瘍を形成している例で，プロプラノロールは増殖期に投与すると有効である．しかし，低血圧，徐脈，気管支痙攣，低血糖などの副作用が起こる可能性があるため，安易に使用することなく，適応の有無を適切に判断したうえで，小児科との連携のもとでバイタルチェックを行いながら導入し，慎重に投与する必要がある．

局面型の例や非露出部の小さな血管腫は内服の適応とならない．ガイドラインにおいて，「乳児血管腫に対してプロプラノロールは安全で有効か？」というクリニカルクエスチョンに対する推奨文は，「慎重な観察の下に投与されるのであれば，プロプラノロール内服療法は乳児血管腫に対し第一選択となる可能性のある薬剤である」（推奨度1A）となっている．

引用文献

1）「難治性血管腫・血管奇形・リンパ管腫・リンパ管腫症および関連疾患についての調査研究」班．血管腫・血管奇形・リンパ管奇形診療ガイドライン2017（第2版）．2017．http://www.marianna-u.ac.jp/va/files/vascular%20anomalies%20practice%20guideline%202017.pdf

2）Nakayama H. Clinical and histological studies of the classification and the natural course of the strawberry mark. J Dermatol 1981；8：277-91.

脂漏性角化症

名嘉眞武国・矢野有紗

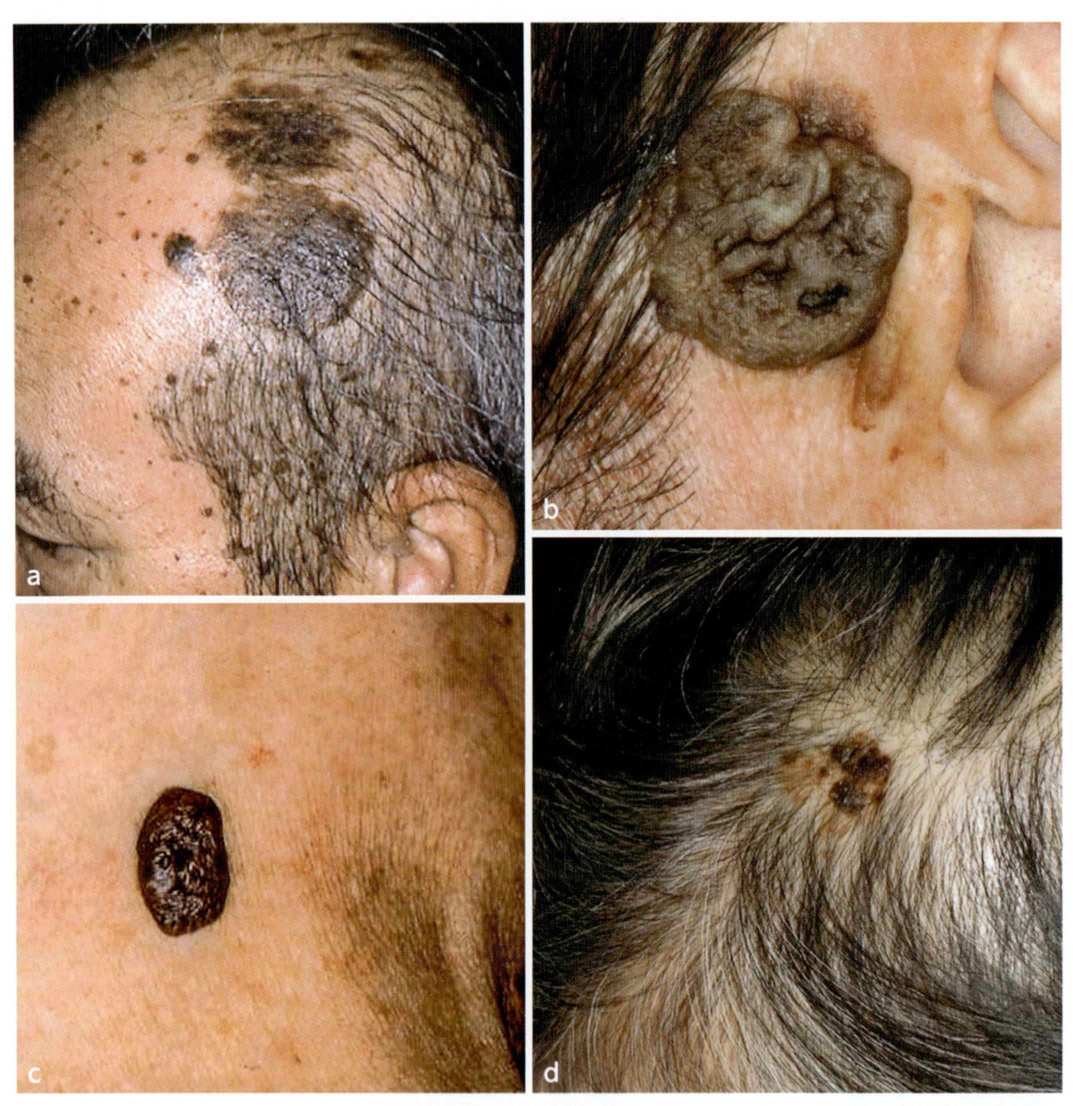

a：78 歳，男性の頭部．黒褐色の不整形な局面を呈した病変が多発している．周囲には同様の小さな病変が散在している．b：81 歳，男性の耳前部．境界明瞭で褐色調の結節があり脳回転状を呈している．c：76 歳，女性の頸部．境界明瞭で濃黒色調の結節で表面粗造で，凹凸を伴っている．d：80 歳，女性の頭部．不整形な黒褐色調の扁平隆起局面を呈しており，左側領域には老人性色素斑である淡褐色斑を認める．

疾患概説

脂漏性角化症（seborrheic keratosis）は老人性疣贅（verruca senilis）とも表現され，年寄りいぼとも呼称される皮膚科領域の代表的良性腫瘍である．

老化の一つととらえられており，通常中年以降に顔面，頭部，体幹に生じてきて高齢になる

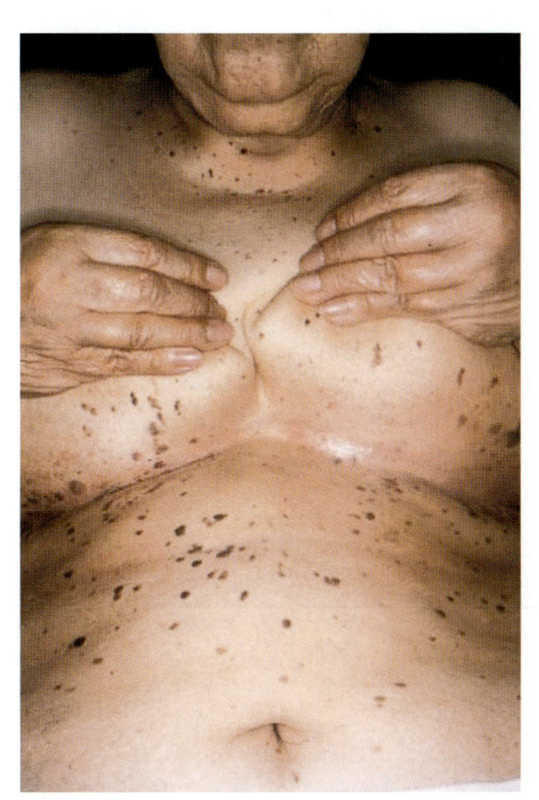

❶ Leser-Trélat syndrome の症例
83 歳，女性．全身精査の結果，喉頭癌が判明した．

とともに多発してくる．

臨床像（a〜d）としては，大小さまざまで不整形であるが，境界は明瞭である．色調も淡い褐色から黒色調を呈する．時に老人性色素斑が周囲に併存しているものもある（d）．

また短期間に本腫瘍が多発してきた際は，腺癌を中心とした内臓悪性腫瘍の合併を認めることがある（Leser-Trélat syndrome，❶）．

確定診断を導くための考え方

■皮疹の特徴

顔面，頭部などの露光部や体幹に単発，または多発する丘疹，結節で，時に個疹が数 cm におよぶものもある．境界は明瞭であるが，形状は円形や類円形のものからいびつで不整形を呈するものもある．

色調は淡褐色調から濃黒色調を呈するものとさまざまで，表面も平滑のものから粗造となり疣状を示し角化性変化を示すものがある．時に老人性色素斑から生じてきたと考えられるものとして個疹の周囲に老人性色素斑を伴うことがある（d）．

通常自覚症状はないが，多発してくると瘙痒を生じることがある．

■皮疹のとらえ方

皮疹の特徴の項でも解説しているが，形状が不整であっても，境界は明瞭で疣状や脳回転状となったような丘疹・結節（a〜c）が多発しているときには本腫瘍を疑う．

色調は症例ごとで淡い褐色調から濃黒色調までさまざまではあるが，個疹そのものの色調はほぼ均一である．しかし色調が濃黒色調を呈するときは，臨床的に基底細胞癌や悪性黒色腫などの他の腫瘍との鑑別が困難となることがある．

やるべきこと

好発年齢である高齢者で，前述した典型的な臨床症状を認めれば診断は容易である．しかし，臨床症状から診断に悩むような症例や，色調・形状から他の疾患との鑑別が必要となる症例に遭遇した際は，躊躇なく生検を行い病理組織学的検討を行う．以下に本腫瘍の代表的病理組織所見を簡潔に解説する．

代表的病理組織所見

（表皮）肥厚型（❷ a，d）：表皮の肥厚と乳頭腫症が著明で，腫瘍底は平坦となっている．肥厚した表皮内に層状の角質を伴う偽性角質嚢腫（pseudohorn cyst，❷ d *）を認める．

角化型：顕著な角質増殖と乳頭腫症を示すが，表皮肥厚は軽度である．

網状型または腺様型（❷ b）：上皮索が複雑に分岐吻合し，網状となる．

クローン型（❷ c）：肥厚した表皮内に基底細胞様細胞がところどころに限局して胞巣を形成しているもの．

被刺激型：表皮の有棘細胞の一部に異型や好酸性になり渦巻き状構造となった squamous eddy を認めるものである．真皮上層には著明

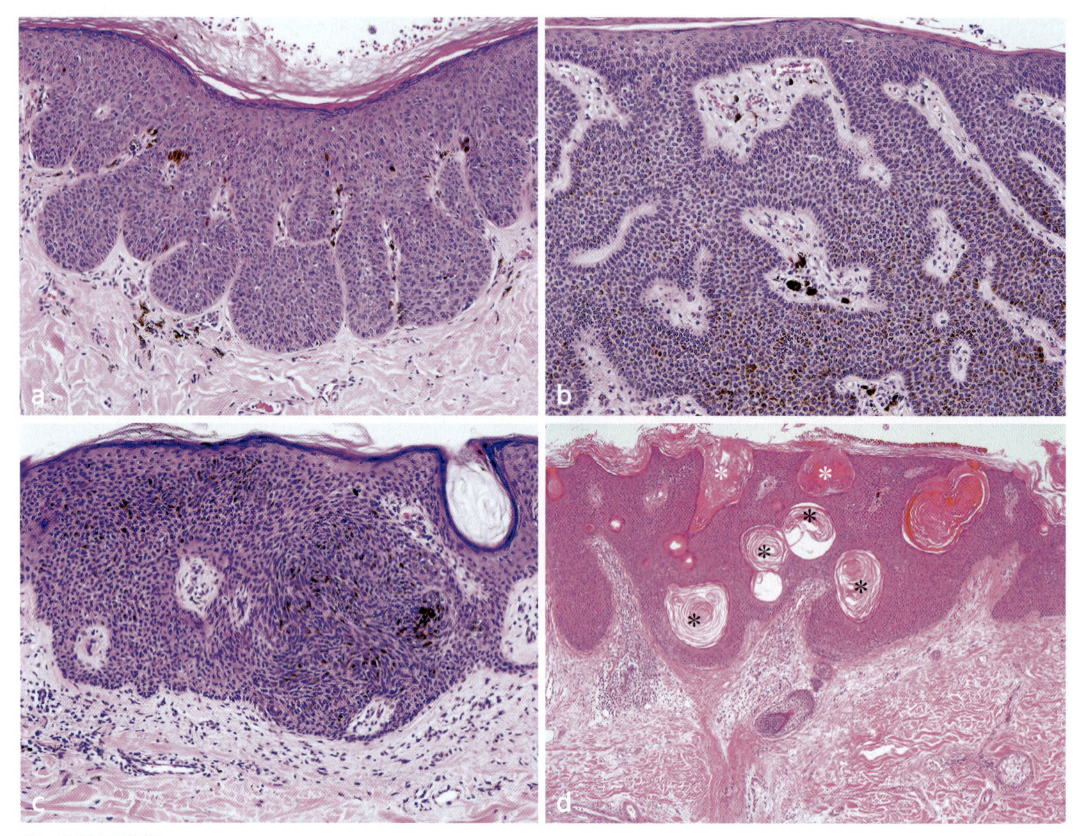

❷ 病理組織像
a：肥厚型．b：網状または腺様型．c：クローン型．d：肥厚型（冒頭写真 d の病理組織像）．
❁：表面に開孔した角質物質，＊：表皮内の偽性角質囊腫

なリンパ球浸潤も認める．

ダーモスコピーによる診断　色素性病変の診断にダーモスコピーが有効であることは周知のとおりで，本腫瘍の診断にも有効である（❸，❹）．以下に代表的所見を示す．

面皰様開孔（comedo-like openings，❸の❁）：褐色から黒褐色のさまざまな形状の構造物で，腫瘍表面に開孔してみられる角質物質を表す（❷ d ❁）．

稗粒腫様構造（milia-like cysts）：大小さまざまな白色構造物で，表皮内に存在する偽性角質囊腫を表す（❷ d ＊）．

溝と隆起（fissures and ridges，❸の矢印）

脳回転様構造（brain-like appearance）：表皮が著明に乳頭状に陥凹したり隆起することでみられる所見である．

やってはいけないこと

- 臨床症状やダーモスコピー所見から典型的所見が得られない際に，診断を過信して経過観察とすること．
- 短期間に皮疹が多発した患者に，内臓悪性腫瘍の合併のことを説明せずに放置すること．

治療の進め方

やるべきこと

患者に基本的には良性腫瘍であること，経過観察でもよいことを説明する．そこで整容的な目的を含め治療を希望する際は，以下に示すそれぞれの治療を説明し方法を選択する．

①液体窒素を用いた凍結療法が最も一般的だが，処置の度に強い冷刺激があり完了するまで数回行うことが必要であること，②炭酸ガス

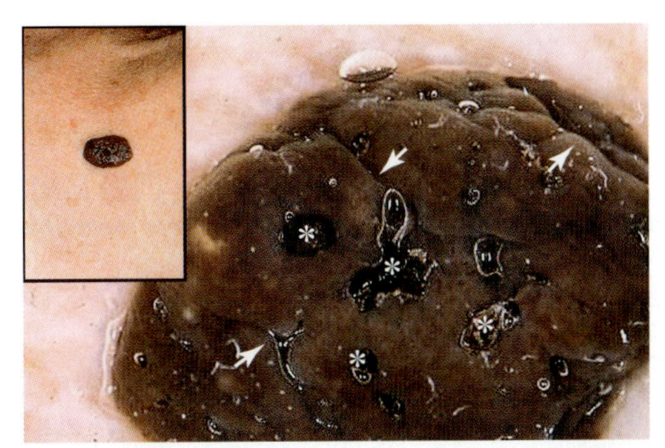

❸ 冒頭写真 c のダーモスコピー像（左上は臨床像）
✽：面皰様開孔 (comedo-like openings)，⇨：溝 (fissures)

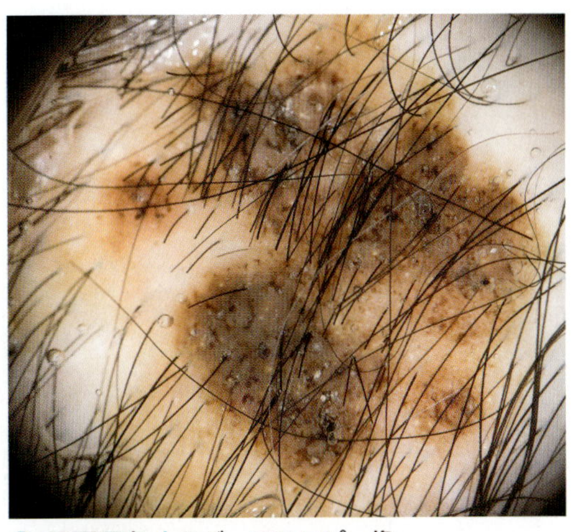

❹ 冒頭写真 d のダーモスコピー像
粒状の面皰様開孔や稗粒腫様構造が局面に散りばめられた様を認める．

レーザーによる焼灼は局所麻酔を使用するが焼灼部位に一致して瘢痕が残る可能性があること，③切除して単純縫合を行う場合は大きさに限度があることと局所麻酔を使用するが縫合線しか残らないこと，を説明して治療方針を相談のうえで決定する．

また短期間に皮疹が多発してきた際は，内臓悪性腫瘍の存在の可能性があることを説明のうえで全身精査を行うか，もしくは全身症状の有無を確認して何らか異常を疑うようなことがあれば精査を勧める．

やってはいけないこと

- ダーモスコピーによる観察もしくは生検をせずに，凍結療法を行ったり炭酸ガスレーザー焼灼療法を行うこと．
- 悪性腫瘍の可能性や併存を疑い拡大切除すること．
- 切除した際に病理組織検査を行わないこと．

エキスパートのための奥義

■ 皮膚科専門医に渡すタイミング

本腫瘍はやはり基本的に良性腫瘍なので，その後の方針を決定する意味で診断が重要である．そのため臨床症状，ダーモスコピー所見および病理組織学的所見においてどの段階においても診断に自信がなければ皮膚科専門医に紹介する．

■ 難治例・完治しない症例への対処

切除の際は施行後に病理組織検査で診断を確認できるが，凍結療法や炭酸ガスレーザーによる治療で難治および完治できなければ必ず生検して病理組織学的に診断を確認する．結果が脂漏性角化症であれば治療法を再検討する．万が一，悪性腫瘍であれば，疾患に応じた適切な治療法を検討する．

■ 再発時

前述した難治例・完治しない症例と同様に生検して病理組織学的精査を行うことが望ましい．結果がやはり脂漏性角化症であれば単に取り残しであるので通常通り追加治療を行う．しかし，他の腫瘍であれば，その腫瘍に応じた適切な治療を行う．

粉瘤

門野岳史

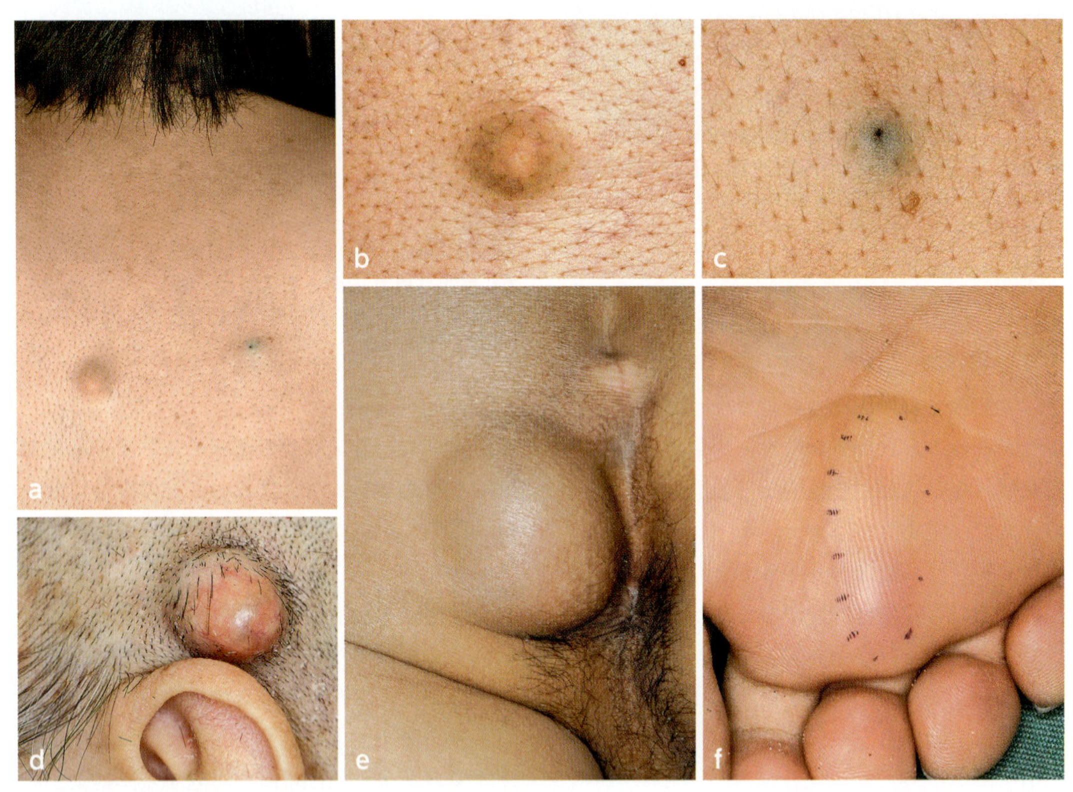

a：背部正中とそれよりやや右側に粉瘤が 2 箇所にみられる．
b：背部正中の粉瘤はドーム状に隆起し，表面中央がやや白色である．嚢腫壁を透見していると考えられる．また，わずかに中央に小陥凹がみられる．
c：背部やや右側の粉瘤は小型でやや青黒く見える．病変が浅いため，粉瘤の内容物が透けて見えている．また，中央に小黒点がみられ，嚢腫の開口部と考えられる．
d：頭部の粉瘤．ドーム状に隆起し，皮膚は菲薄化している．外毛根鞘性粉瘤との臨床的鑑別は困難である．
e：右殿部のやや大型の粉瘤．
f：足底の粉瘤．うっかりすると単なる胼胝と誤診しやすい．術前にエコーなどで範囲を把握することが大切である．

疾患概説

粉瘤（atheroma）は表皮嚢腫（epidermal cyst）や類表皮嚢腫（epidermoid cyst）とも呼ばれ，皮膚が嚢腫状構造を呈したものである．極めてありふれた疾患であり，年齢を問わず体中の至るところに出現する．嚢腫内には本来自然に脱落するはずの変性したケラチンを主体とする角質物質が充満する．嚢腫壁は表皮に由来するため，顆粒層を経て角化している．粉瘤は基本的に良性疾患であり，悪性化することは稀であるが，しばしば炎症を引き起こすのが問題である．炎症が増悪すると，嚢腫の内容物が粥状になり，急速に発赤，腫大，疼痛が出現するため，切開による排膿が必要になる．粉瘤の治療は外科的切除が基本である．手術をするかどうかは，大きさ，部位，今まで炎症を起こしたかどうかを勘案して決定するのが良い．

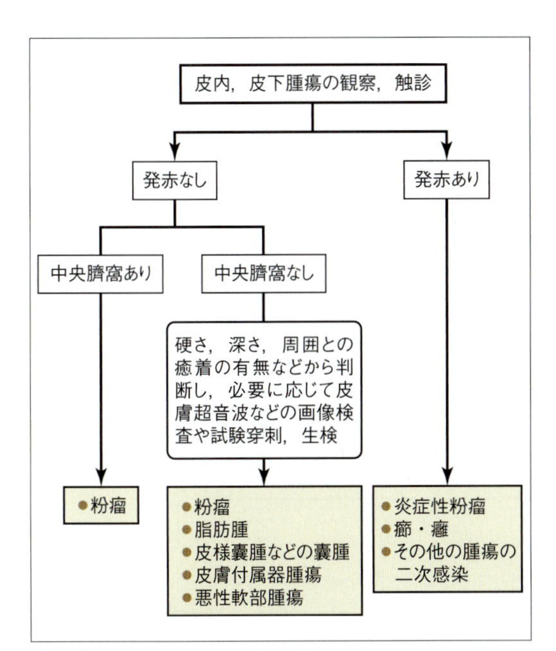

❶ 鑑別のためのアルゴリズム

確定診断を導くための考え方

■皮疹の特徴

通常は皮膚から隆起したドーム状の腫瘍を形成する．比較的弾力があり，内容物の硬さに応じて，比較的軟らかいものから，硬めのものまでさまざまな硬さを示す．表面は常色の場合が多いが，袋が浅い場合は内容物が透見されるため，薄く青黒く見える．また，中心部がわずかに点状に陥凹したり，黒い点が見えたりすることがしばしばあり，診断の決め手になる．

■皮疹のとらえ方

皮下腫瘍や皮内腫瘍をみた場合は，大きさや色，硬さに加えて，盛り上がり具合や，境界が鮮明かどうか，下床との可動性があるかなどから腫瘍の位置関係を把握する．また，中心陥凹および黒色点は粉瘤に特徴的な所見であるため見逃さないようにする．はっきりしない場合はダーモスコピーを用いて確認するのも一法である[1)]．嚢腫壁は表皮に由来するため，顆粒層を経て角化している．粉瘤の類縁疾患としては頭部に好発する外毛根鞘性嚢腫（trichilemmal cyst）があげられる．この場合は嚢腫壁が外毛根鞘に由来するため，顆粒層を経ないで角化する．もう一つ頭に入れておくべき疾患が皮様嚢腫（dermoid cyst）である．皮様嚢腫は眼の周囲に好発し，出生時からある嚢腫で，皮脂腺やアポクリン腺といった多彩な付属器を伴う点で粉瘤と異なる．粉瘤と鑑別を要する疾患は多岐にわたるが，脂肪腫をはじめとして石灰化上皮腫や皮膚混合腫瘍などの皮膚付属器腫瘍，多発性毛包嚢腫症，ガングリオンなどがあげられる．また，炎症を起こしたことのある粉瘤は硬いため，隆起性皮膚線維肉腫などの悪性軟部腫瘍や種々の転移性腫瘍との鑑別が問題になる．

やるべきこと（❶）

一般的な問診に加えて，視診触診が重要である．また問診の際は炎症を起こした既往があるかどうかを把握する必要がある．また，他の部位に粉瘤らしい病変があるかどうかも参考になる．粉瘤が疑われる場合に画像診断は必ずしも必要ではないが，皮膚エコーは比較的手軽に腫瘍の位置や大きさ，周囲との癒着，および内容物がある程度把握できるため有用である．粉瘤が疑われる場合にCTやMRIを撮ることは多くないが，MRIは脂肪腫やガングリオンなどとの鑑別に有用である．また粉瘤の診断には試験穿刺も有用である．仮に内容物を引けないとしても，穿刺針に内容物である角質物質が残るため容易に診断することができる．

治療の進め方（❷）

やるべきこと

粉瘤の治療に対しては炎症を起こしている粉瘤と炎症を起こしていない粉瘤とを分けて考える必要がある．炎症を起こしている粉瘤に対しては，炎症が強い場合は切開して内容物を出すのがよい．可能であれば，内容物を出すのに合わせて嚢腫壁を可能な範囲で摘出する．切開排膿後の創にはしばしばアクリノールなどで湿らせたガーゼを込めることが行われるが，このガーゼの有効性は明らかではない[2)]．また，炎症が軽度であれば，保存的に様子をみてもよ

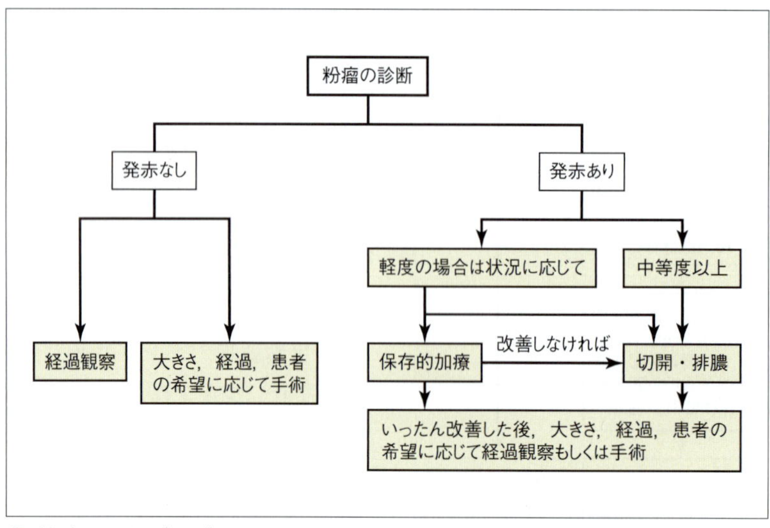

❷ 治療のアルゴリズム

い．抗菌薬や消炎鎮痛薬で様子をみるのが一般的ではあるが，ただし通常の炎症性粉瘤に対する抗菌薬の有効性はいまだ明確に示されていない[2]．場合によってはステロイドを局所に注入して炎症を抑えることを狙った治療も行われる[3]．ただし，ステロイドによる皮下組織の萎縮に注意する必要があり，特に顔面などの症例ではあまり使用は勧められない．炎症を起こしていない粉瘤に関しては，大きさ，経過，患者の希望に応じて切除する．粉瘤が悪性化するのは一般に稀とされる．粉瘤を切除する場合は通常，中心臍窩を含めて紡錘形に皮膚をつけて切除する（❸）．皮切は短いに越したことはないが，余り短いと摘出の難易度が増すので個々の事情に応じて決定する．また，顔面の粉瘤などで，炎症を起こしたことのない粉瘤に対しては，臍抜き療法を用いてもよい（❹）[4]．トレパンなどを用いて中心臍窩を含めて直径4 mmの穴を開け，内容物を圧出してから，慎重に嚢腫壁に沿って剥離を進めて摘出する．

やってはいけないこと

- ある程度炎症が強く疼痛を伴う場合に保存的加療を続けること．炎症を伴う粉瘤に対し，初期で軽症の場合はいったん保存的加療で様子をみることは確かに多いが，炎症の強さを見極める．
- 皮下もしくは皮内の腫瘍をみて粉瘤と早合点すること．粉瘤は余りにありふれた腫瘍であるが，思い込むのは危険であり，摘出してみると別の腫瘍だったということはありがちである．脂肪腫や良性の皮膚付属器腫瘍などならまだしも，悪性の軟部腫瘍の場合もあるので，術前にしっかり評価をすることが重要である．また，頭部の場合はpseudocyst of the scalpとの鑑別が重要であり，坐骨部などの場合は滑液包炎，臍周囲では尿膜管遺残，耳前部では耳前部瘻孔，顎の周囲では外歯瘻とも紛らわしい．
- 手術の際に開けてみて粉瘤ではなさそうなことがわかった場合に，無理に全摘すること．生検に止めておくことも考慮すべきである．

エキスパートのための奥義

■皮膚科専門医に渡すタイミング

定型例であれば，粉瘤自体の診断および摘出はそれほど難しくない．しかしながら，顔面など整容面に配慮が必要な場合や，大型である場合，足底や趾間など部位的に摘出が難しい場合は専門医に任せたほうが良いであろう．また，臨床像が定型的でない場合，ちょっと粉瘤にし

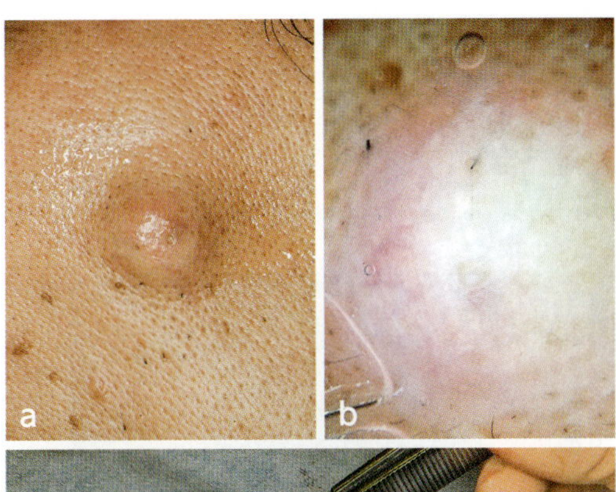

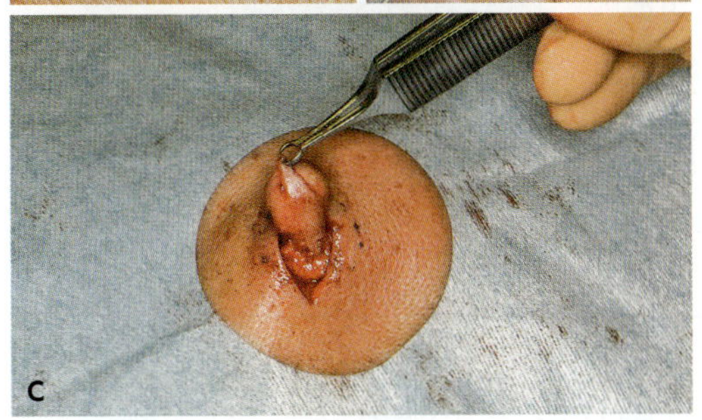

❸ **通常の紡錘形に皮切を置いた粉瘤の手術**
a：左頬部の粉瘤．よく見ると中央やや右側に小陥凹がみられる．b：ダーモスコピー所見．淡い褐色調の小陥凹が確認できる．c：通常の紡錘形に皮切を置いた場合の粉瘤摘出術．嚢腫壁がまさに取れようとしている．

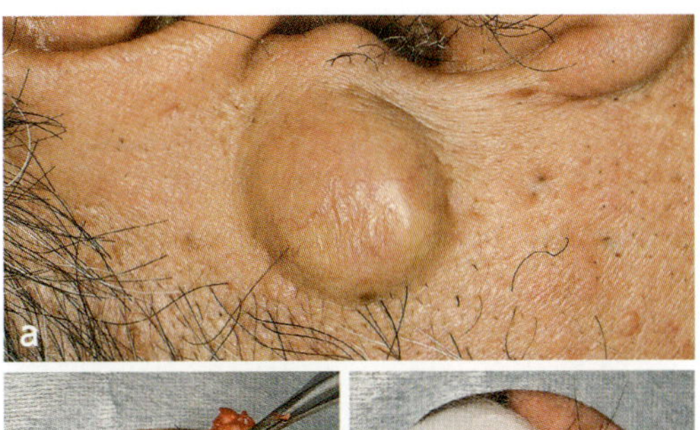

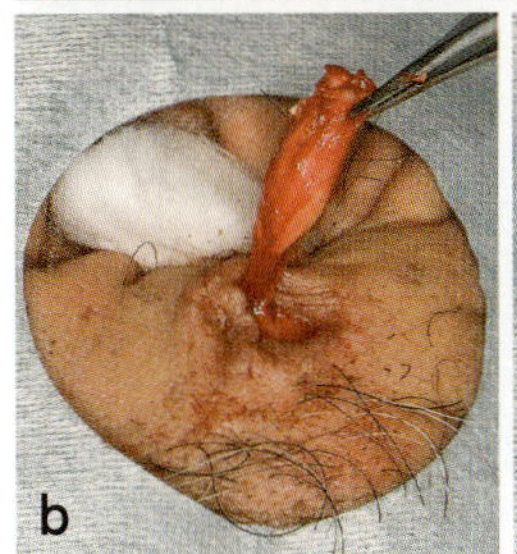

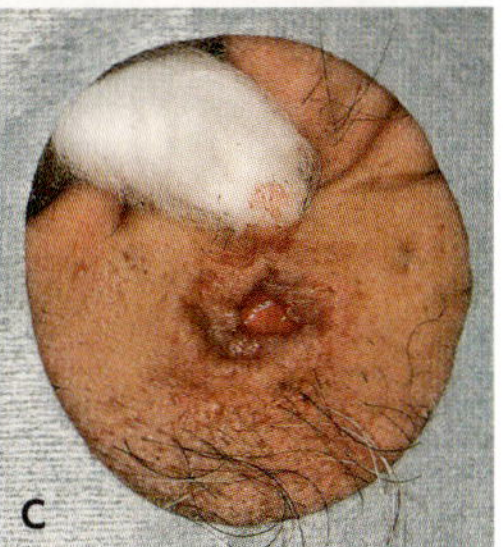

❹ **くり抜き法による粉瘤の手術**
a：左耳前部の粉瘤であるが，炎症を起こした形跡はなさそうである．b：中心臍窩を含めて直径 4 mm の穴を開け，内容物を圧出してから，慎重に剥離を進めて嚢腫壁を摘出する．c：粉瘤摘出後の所見．

ては変だなと思うような場合は，粉瘤ではなく思いもかけない腫瘍であることがあるので，専門医にコンサルトすべきである．

■難治例・完治しない症例への対処

粉瘤は摘出すれば基本的には完治するが，取り残しがあれば，時に再発する．また，炎症性粉瘤がいったん治まった後どうするかであるが，炎症を繰り返すようなら手術が望ましいであろうし，拡大傾向がなく，炎症を繰り返さない場合は経過観察でも良いだろう．また，粉瘤は多発する場合が時にあり，特に殿部の場合は慢性膿皮症を考える必要がある．また，殿部で難治の場合は，毛巣洞といった瘻孔が形成されていないか，さらに痔瘻ではないかどうかの検討も必要である．

■再発時など

粉瘤は完全切除すれば再発は稀であるが，嚢腫壁の残存があれば再発する．また，多発することが多々あり，1つとったと思ったらその近傍にまた出現することもある．炎症性粉瘤に対して保存的加療を行った場合，治療が奏効していったん病変が縮小しても，粉瘤自体は残存するので，増大したり，再度炎症を繰り返したりする可能性を患者に伝える．また，切開排膿した場合は，通常嚢腫壁は残っているため，残存する嚢腫が再度拡大してこないか患者に自己点検してもらう必要がある．再発時の対応は，その大きさ，今までどれくらい炎症を起こしたか，患者の希望などを考慮したうえで，切除するかどうかなどを検討する．

引用文献

1) Ghigliotti G, et al. Usefulness of dermoscopy for the diagnosis of epidermal cyst: the 'pore' sign. Clinical and Experimental Dermatology 2014；39：649-54.
2) Stevens DL, et al. Practice guidelines for the diagnosis and management of skin and soft tissue infections: 2014 update by the Infectious Diseases Society of America. Clin Infect Dis 2014；59：e10-52.
3) 為政大幾．粉瘤の忘れられた知見と治療の見直し．皮膚病診療 2016；38：1166-71.
4) 堀　和彦，上出良一．皮膚良性腫瘍　粉瘤．皮膚科の臨床 2005；47：1607-11.

汗孔角化症

山元　修

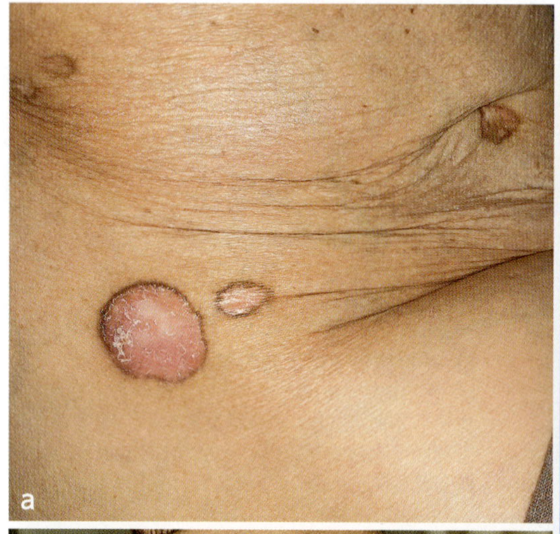

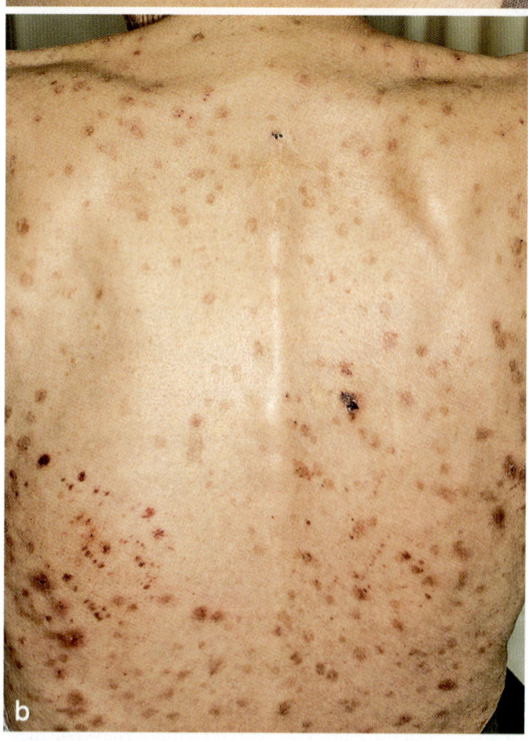

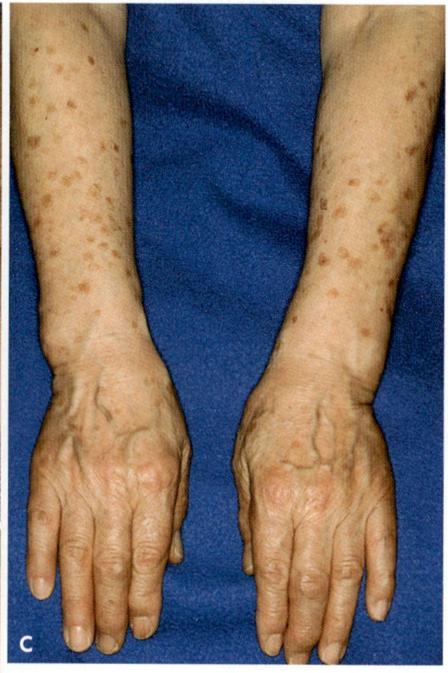

a：古典（Mibelli）型汗孔角化症．やや大きめの皮疹が散在する．
b：表在播種型汗孔角化症．多数の褐色斑が全身各所に播種状に生じる．
c：日光表在播種型汗孔角化症．露光部にのみ多数の褐色斑が播種状に生じる．

疾患概要[1)]

汗孔角化症（porokeratosis）は角化症に分類される常染色体優性遺伝性皮膚疾患であるが，家族歴がはっきりしない孤発例も多い．体細胞染色体の脆弱性により染色体異常を起こしたケラチノサイトが増殖して異常クローンを形成した結果，それらが角化異常を起こすというのが

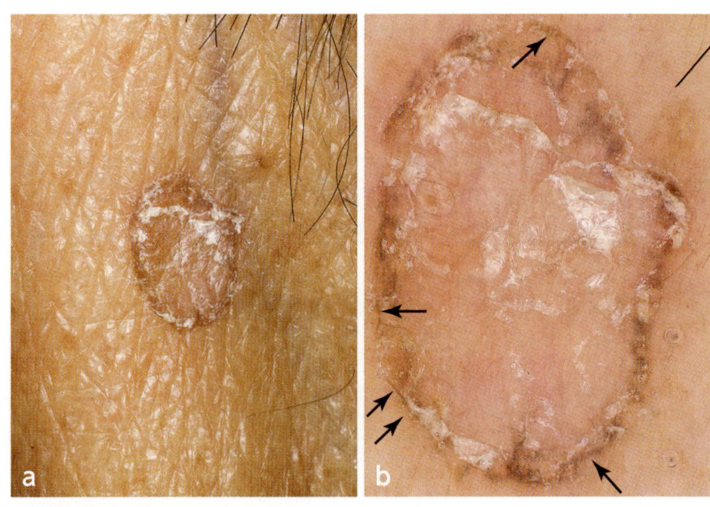

❶ 皮疹の拡大

a：辺縁が堤防状に隆起する環状角化性褐色斑の典型像である．中央は若干萎縮気味である．

b：同じ皮疹のダーモスコピー像．辺縁に brownish outline (→) を，中央に淡いピンク色の scar-like area を認める．

本態であり，さらに異常クローンが悪性化につながることが想定されている．

臨床的に辺縁隆起性の角化性環状褐色斑が基本的特徴であるが，皮疹の形態や分布は多彩で臨床的に 6 型に分類される．人種差はないようであるが発生頻度は不明で，「しみ」や「いぼ」のようにもみえるため，医療機関を受診しない潜在患者がいると思われる．難治性で自然消退はしない．また高発癌性疾患である．

確定診断を導くための考え方

■ 皮疹の特徴

異常クローン化したケラチノサイトは，強い増殖力を示すとともに角化が不規則に亢進しており，このような部分の角層は錯角化を示しつつ厚く堆積し，これが臨床的に皮疹辺縁の隆起として認められる．

分布様式により下記のような特徴をもった型に分けられるが，中間型や移行型もあり判断に迷うことも少なくない[1]．悪性化率は限局型，表在播種型，線状型で高く，日光表在播種型で低い[1]．続発する皮膚悪性腫瘍としては，Bowen 病，有棘細胞癌，時に基底細胞癌が報告されていて，大型の皮疹に生じやすいという説もある[1]．

古典型 (Mibelli型) (classical type Mibelli, a)：体幹・四肢に，貨幣大までの環状角化性褐色斑が単発あるいは散在する．

限局型 (localized type)：大型の褐色斑が孤発性もしくは限局して生じる．

線状型 (linear porokeratosis)：褐色斑が列序性，線状に配列するもので，出生時から幼小児期に好発する点が他の型と異なる．

表在播種型 (disseminated superficial porokeratosis, b)：古典型よりも多くの褐色斑が全身各所に播種状に生じるもので，個疹は比較的小型である．非露光部にも生じる点が次の日光表在播種型と異なる．また，融合して巨大な局面を形成することもある．

日光表在播種型 (disseminated superficial actinic porokeratosis, c)：成人期以降の日光露光部に比較的小型の褐色斑が播種状に多発する．

掌蹠播種型 (porokeratosis palmoplantaris disseminata)：手掌，足底に角化性小丘疹が多発する．

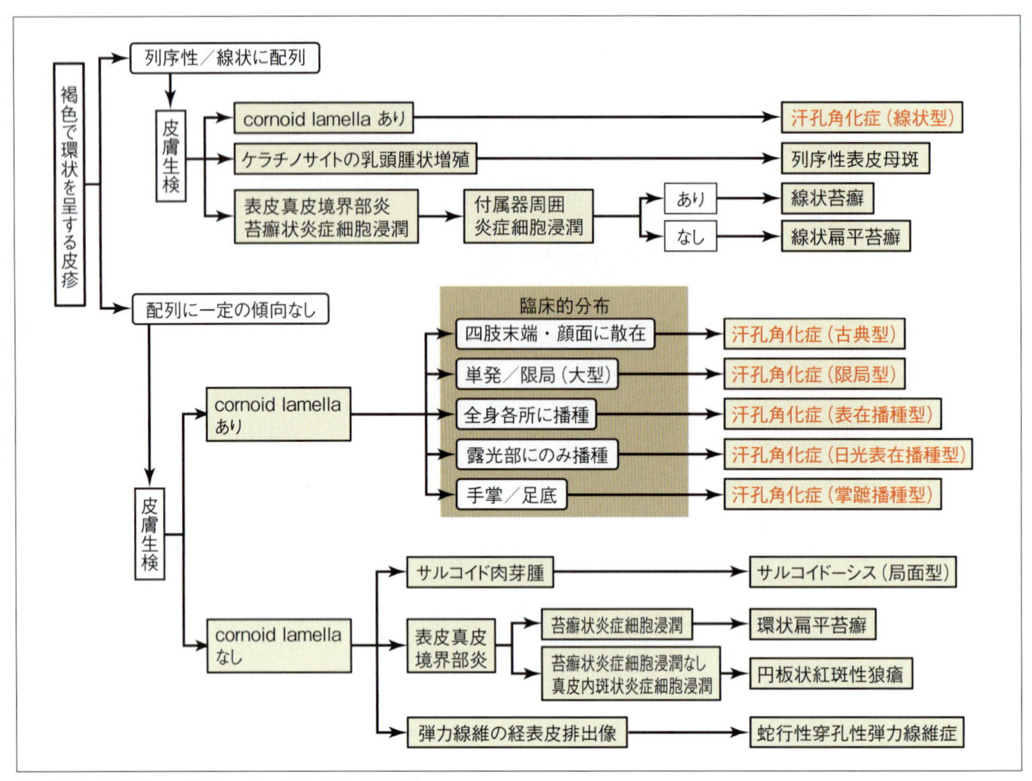

❷ 汗孔角化症の鑑別アルゴリズム（私案）

■皮疹のとらえ方

個疹の性状　単発あるいは多発する境界明瞭で大きさがさまざまな，辺縁が堤防状に隆起する環状角化性淡褐色～黒褐色斑が特徴である（❶a）[1]．辺縁にしばしば鱗屑を付着する．一般に自覚症状を欠く．初期では紅色～淡褐色丘疹として生じる．通常自然消退することなく遠心性に拡大し，数も増えてくる．拡大するにつれて中央が萎縮陥凹性になることが多いが，一方で肥厚し角化が目立つこともある．また，小さな皮疹が融合して大型の不規則形局面を形成することもある．皮疹はかなり特徴的であるため，辺縁が隆起した（「万里の長城」と比喩されることもある[2]）褐色斑を確認できれば診断に迷うことは少ない．

時に❷に示したような褐色で環状を呈する疾患との臨床的鑑別が必要となる．また線状型では，列序性表皮母斑，線状苔癬，線状扁平苔癬との鑑別が必要である．いずれにせよ生検にて確定診断する．

ダーモスコピー像[3]　ダーモスコピーでは，個疹辺縁にbrownish outlineを，また中央にscar-like area with dotted vesselsを認める（❶b）．辺縁にはdark-brown dotがみられ真皮内のメラノファージを反映する．

病理組織像[1,2]　皮疹辺縁の隆起に一致して存在するcornoid lamellaと呼ばれる錯角化性円柱構造が診断上重要である（❸）．円柱と称しているが，三次元的には病変中央をまるく取り囲むように，錯角化物が壁状構造を呈しているものと解される．cornoid lamellaは，汗孔や毛孔に一致してみられることもあれば（❸a），表皮が部分的に陥凹しそれを満たすように存在することもある（必ずしも汗孔一致性ではない，❸b）．また，明らかな陥凹がみられないこともある．cornoid lamellaを示す部分の表皮では，しばしば顆粒層の減弱・消失，ケラチノサイトの配列の乱れや核の濃縮，異常角化細

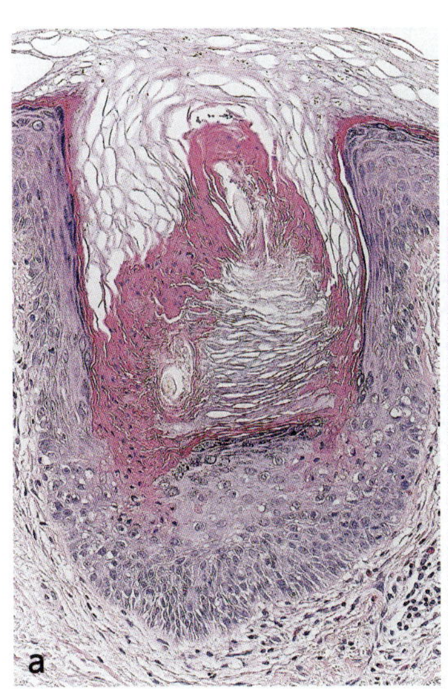

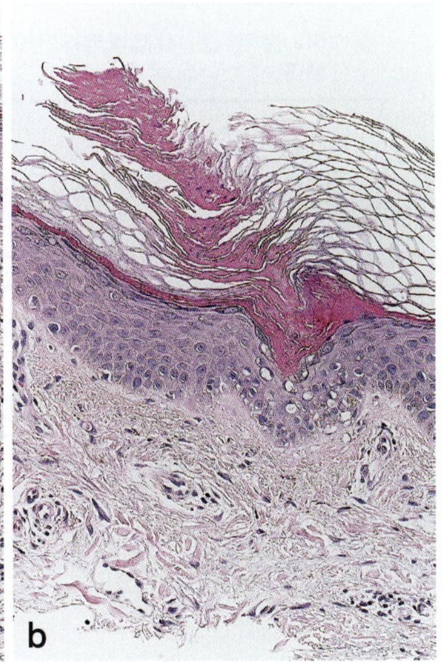

❸ cornoid lamellaの病理組織像
毛孔開口部（a）や部分的に陥凹した付属器間表皮（b）の角層にコンパクトな錯角化性円柱構造が認められる．aには濃縮核を有し胞体が好酸性になった異常角化細胞もみられる．

胞，基底細胞の空胞変性が認められる．時に異型ケラチノサイトや核分裂像が観察される．病変中央表皮は通常若干萎縮性であるが，正常もしくは肥厚することもある．真皮上層に非特異的炎症細胞浸潤がみられるが，cornoid lamellaのある部分で強い傾向を示す．真皮乳頭層にはメラノファージがみられ，皮疹が褐色調を呈する一因となる．日光表在播種型では，真皮上層に密な帯状リンパ球浸潤がみられることがあり，扁平苔癬様角化症との鑑別が必要である．

cornoid lamellaは脂漏性角化症，尋常性疣贅，日光角化症，Bowen病，基底細胞癌，汗疹などにもみられるが[4]，それぞれ特徴的な所見があるため鑑別は難しくない．

やるべきこと

問診のポイント　徐々に増数する環状褐色斑が遠心性に拡大したが自覚症状はない，という訴えに本症を疑う．家族に同様な症状があればなおさらである．また褐色斑から結節や腫瘤を生じたかどうかの問診も重要である．

生検のポイント　本症を疑ったら生検を行う．辺縁の隆起した部分に診断の鍵となる所見があるため必ずその部分を含めるように採取する[2]．パンチ生検では切り出しの方向によっては所見のある部分が露出しないこともあるため，メスによる紡錘形生検が望ましい．続発腫瘍が疑われる場合は当然その生検も必要である．

やってはいけないこと

- パンチ生検．前項目の理由による．
- 続発する皮膚悪性腫瘍の有無の確認を怠ること．

治療の進め方

やるべきこと（❹）

臨床像が多彩であるため，皮疹の数，大きさ，角質増殖の程度により適宜治療法を選択する．また，ここにあげた外用薬や内服薬の多くは保険上適応疾患でないため注意が必要である．

局所療法[1]　ステロイド外用薬や角質溶解薬（サリチル酸ワセリンなど），活性型ビタミンD_3外用薬の外用が行われる．比較的皮疹が少ない時は外科的治療法として皮膚剥削術，液体窒素冷凍凝固療法，外科的切除術が行われる．悪性化率の最も高い限局型で比較的大型のものに対しては外科的切除が望ましいとされる．また，皮膚悪性腫瘍が続発していれば当然その外科的切除術など適切な治療を行う．

全身療法　多発性，播種状のものが適応となる．レチノイド内服が奏効したという報告があるが，反応に乏しい例もある[1]．奇形児の出生

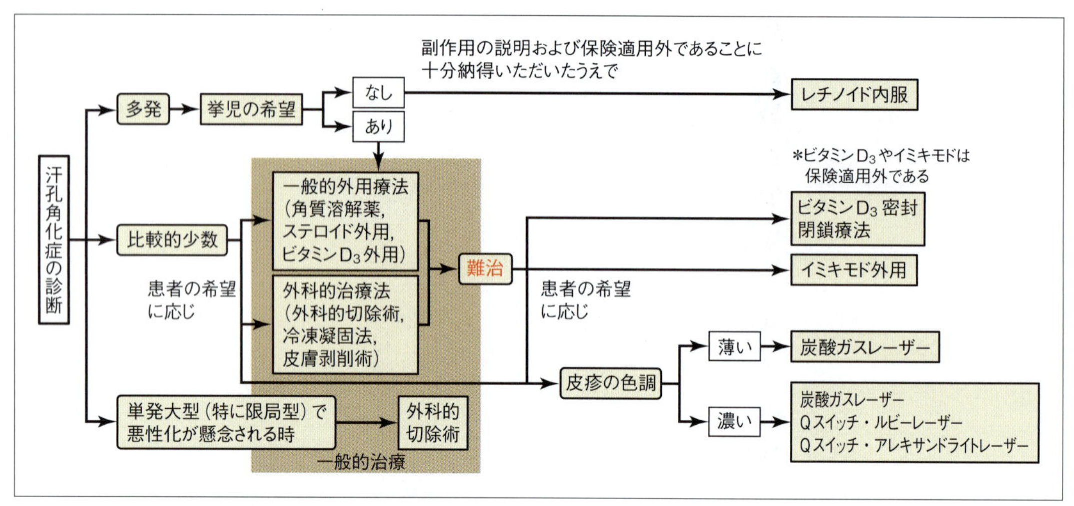

❹ 汗孔角化症の治療のアルゴリズム(私案)

などの重篤な副作用の説明が必要である.

やってはいけないこと

- 乾癬などと誤診して紫外線療法を行うこと. 紫外線は誘発・悪化因子であるため逆効果になる.
- 続発した悪性腫瘍に放射線治療を行うこと[1]. 放射線も同様に誘発・悪化因子, あるいは悪性化促進因子になる.

エキスパートのための奥義

■皮膚科専門医に渡すタイミング

本症が高発癌性疾患であることと, 確定診断に生検が必須であることより, このような病態をみた時点で皮膚科専門医に紹介することが望ましい.

■難治例・完治しない症例への対処

活性型ビタミンD_3外用薬の単純塗布では効果が得られないことも多いが, 密封療法が効くことがある[5]. イミキモドの外用が奏効したという報告もあるが, 症例数が少なくエビデンスレベルが低い[6]. 過去の有効例では週5日6〜16週外用の報告が多い.

また, 各種レーザー(炭酸ガスレーザー, Qスイッチ・ルビーレーザー, Qスイッチ・アレキサンドライトレーザー)による治療を試みる手もある[7]. 後二者では施術後の色素沈着と瘢痕形成がない点で優れているが, 皮疹が褐色調でないと効かない. 一方, 炭酸ガスレーザーはどのタイプの皮疹にも有効であるが, 時に瘢痕形成すること, ならびに術後色素沈着を残す点で劣る.

引用文献

1) 大塚藤男. 汗孔角化症. 高発がん性遺伝性皮膚疾患として. 日皮会誌 2010; 120: 1875-80.
2) Arkin L, et al. Porokeratosis. In: Lever's Histopatology of the Skin. 11th ed. (Elder DE. ed). Wolters Kluwer; 2014. pp.154-6.
3) 栃木美寿紀ほか. 日光表在播種型汗孔角化症のダーモスコピー所見. 病理組織学的検討を加えて. 皮膚臨床 2009; 51: 1811-5.
4) Wade TR, Ackerman BA. Cornoid lamellation. A histologic reaction pattern. Am J Dermatopathol 1980; 2: 5-15.
5) 村岡聡介ほか. マキサカルシトール軟膏密封療法が奏効した限局性汗孔角化症の1例. 臨皮 2014; 68: 511-4.
6) 勝野正子ほか. 日光表在播種型汗孔角化症の1例. イミキモドクリームによる治療の試み. 皮膚臨床 2014; 56: 1155-8.
7) 吉田益喜ほか. 炭酸ガスレーザーで治療した表在播種型汗孔角化症の1例. Skin Surgery 2010; 19: 149-52.

V

脂肪腫

牧野英一

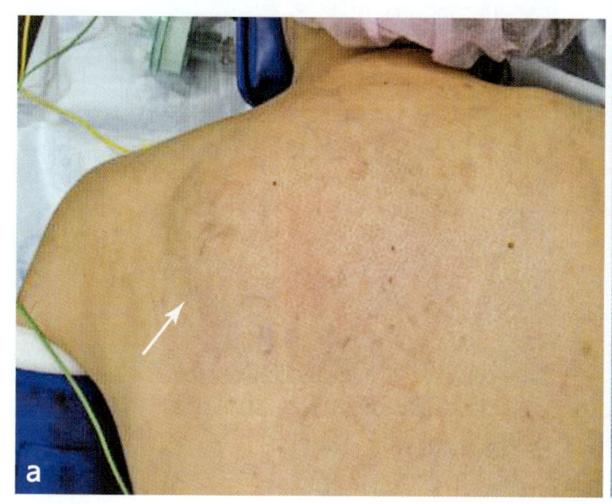
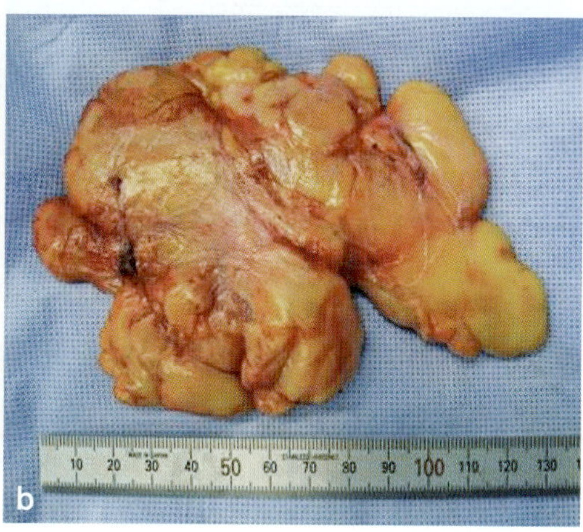

a：臨床像．b：摘出した脂肪腫．

疾患概要

脂肪腫（lipoma）は成熟脂肪細胞が増生した良性腫瘍で，腫瘍細胞は薄い結合組織性被膜で囲まれていることを特徴とする．多くは皮下脂肪織内から筋膜上に発生するが，時に筋間や筋肉内に生じることがある．間葉系腫瘍のうち最も発生頻度が高く，脂肪が蓄積しやすい40～60歳代に好発し，20歳未満は稀である[1,2]．通常皮膚には変化はなく，平坦かやや隆起するのみである．約8割の症例に何らかの染色体異常が見出されており，これらの染色体異常によって生じた遺伝子異常が脂肪細胞への分化と増殖に関与しているものと推測されている[1,2]．徐々に増大するので必要に応じて外科的切除を行う．完全に摘出できれば再発することもなく予後は良好である．

確定診断を導くための考え方

■腫瘍の特徴

脂肪腫の存在する体表面にはほとんど変化は認めず，通常は平坦かやや隆起するのみで，触診により腫瘍の存在が確認される（a）．大きさは5 cm以下のものが多く（平均3 cm），10 cm以上のものは稀である[2]．大きなものではしばしば辺縁部が分葉状となる（b）．

■腫瘍のとらえ方

脂肪腫は通常は皮下組織に存在し，軟らかく触れ，皮膚および下床との可動性は良好であり，臨床診断は容易である．腫瘍の性状や存在位置を特定するために超音波（エコー）検査やMRIが用いられる．

摘出標本の病理組織学的検査において成熟脂肪組織の増殖がみられ，腫瘍細胞は非薄な結合組織性被膜で被われる．多発型では種々の間葉系組織要素が混在することがあり，線維脂肪腫（fibrolipoma），血管脂肪腫（angiolipoma），筋脂肪腫（myolipoma）などと呼ばれる．このうち血管脂肪腫は組織学的に通常の脂肪腫と違い，小血管が増生し，フィブリン血栓や肥満細胞がみられる[2]．正常核型を示し，脂肪腫の亜型ではなく別の疾患と考えられている．脂肪腫は痛みなどの自覚症状を伴わないことが多いが，血管脂肪腫は多発しやすく，圧痛を伴いやすい．

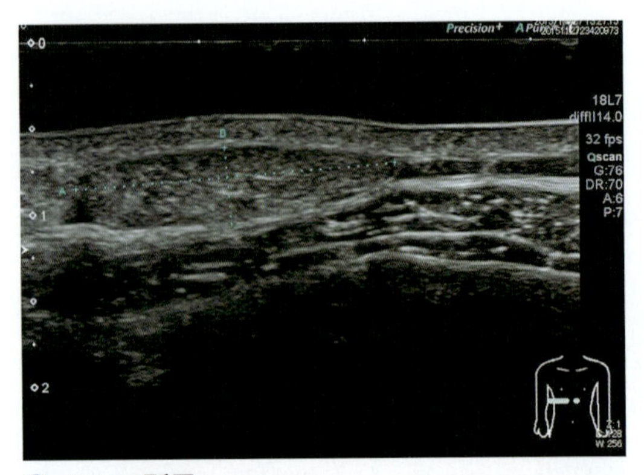

❶ **エコー所見**
脂肪腫がレンズ状に描出されている.

やるべきこと

超音波検査　超音波検査を用いて腫瘍の性状を評価することは診断に役立つだけでなく，腫瘍の存在部位を知るのに有用であり，できるだけ施行すべきである．脂肪腫はほとんどの場合，筋膜上に接して存在するが，筋層の下や筋間に生じることがあり，超音波検査により明らかになる．

脂肪腫はエコー像上は紡錘形ないしレンズ状の形態で，周辺の脂肪織と比較して等エコーである．内部構造は比較的均一で，不規則に線状ないし網目状の高エコー域を認める．後方エコーの変化は認めない（❶）．

前額部の脂肪腫は多くが前頭筋下の骨膜上に存在するため骨腫との鑑別が重要で，その際に超音波検査が有用である．

造影 MRI　超音波検査でほぼ脂肪腫の診断はできる．しかし，神経・血管・筋肉が複雑に存在する頸部，腋窩，鼠径部の脂肪腫や長径10 cm 以上の巨大なものは造影 MRI を施行すべきである．腫瘍の位置や広がり，その内部構造や周囲組織との関連を評価することで，合併症の少ない安全でより確実な手術計画を立てることができる．脂肪腫は MRI で皮下脂肪と同様に T1/T2 強調像ともに均一な高信号を示し，脂肪抑制像で低信号となる（❷）．

やってはいけないこと

- 良悪性の鑑別をまったく行わずに手術計画を立てること．

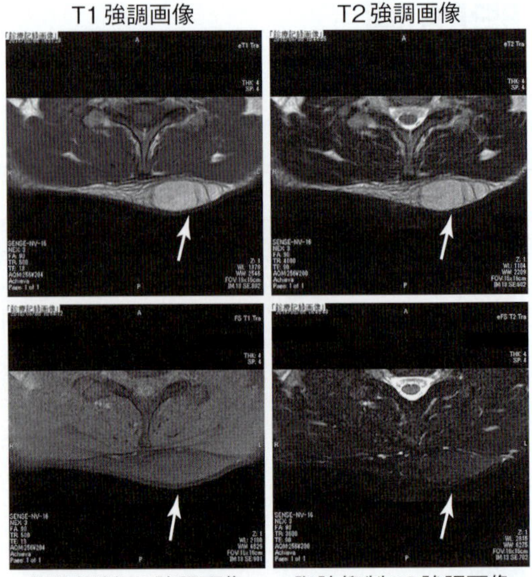

❷ **造影 MRI 所見**

大きさが 10 cm 以上の場合には高分化型脂肪肉腫である可能性を念頭に置き，造影 MRI を施行する．明らかに筋組織への浸潤を認める症例は，生検前に速やかに軟部肉腫の専門医にコンサルトする（❸*b）．軟部肉腫の生検は治療の第一歩であり，その後の切除計画に影響する（後述）．

高分化型脂肪肉腫は通常の脂肪腫と比較して増殖が速く再発しやすいのが特徴である．40 歳以上の大腿，膝窩に境界不明瞭な大きな結節として認められることが多い点も鑑別の参考となる．造影 MRI 画像で，脂肪成分以外の不均一な内部構造を認めるものは高分化型脂肪肉腫の可能性を疑うが，画像検査での良悪性の鑑別は基本的に不可能で，あくまで参考程度に留め，悪性を疑った場合や深部発生例では術前に軟部肉腫の専門医に相談し，積極的に針生検などの施行を考慮すべきである．

治療の進め方

やるべきこと

徐々に増大する腫瘍であり，必要に応じて外科的切除を行う．良性腫瘍のため，しばらくの間経過観察することもあるが，切除しなければ生涯にわたり消えることはないため，増大傾向，圧迫症状，整容面での患者の希望がある場合に手術を計画する．

麻酔法の選択（局所麻酔あるいは全身麻酔）

大きさが 10 cm 以上のものであれば，通常は全身麻酔での手術を計画する．大きさが 5〜10 cm くらいであっても，特に頸部，肩甲部，腋窩，鼠径部にある場合には被膜が不明瞭であることも多い[3,4]．そのため周囲の正常脂肪組織との剝離が容易でなかったり，腫瘍が筋膜下や筋間にまで深く及ぶこともあるため，術中の患者の精神的不安や麻酔法の希望も聞いたうえで麻酔法（局所麻酔，あるいは全身麻酔）を選択する（❸ a）．

術前の説明 脂肪腫は術前に想定していたよりも深部に存在していることがある．重要な血管や神経などを切除してしまう危険性がある場合には，良性疾患であることを考慮して切除可能な範囲の摘出，いわゆる減量術に留めることがある旨を術前に患者に説明し同意を得ておく．

また前額部は顔面のなかでの好発部位であるが，骨膜上に存在するため術中に眼窩上神経を損傷する危険性があり，患者にその旨を説明しておいたほうがよい．

摘出術の実際 まずは腫瘍直上の被覆皮膚に Langer 皮膚割線に沿って切開線をデザインする（❹ a）．脂肪腫は軟らかく変形するので切開線は腫瘤よりやや短くても摘出可能であり，腫瘍の長径の約 1/3 を目安とする．被覆皮膚を切開してから皮膚面に垂直に皮下組織を剝離して腫瘍被膜表面を露出し，その被膜に沿って摘出するように心がける．

脂肪腫の脂肪粒は周囲の正常な皮下脂肪のそれより大きいため，大粒の脂肪として認識される[2,3]．周囲を可能な範囲内で剝離した後，皮膚表面から圧をかけて脂肪腫を揉み出す（squeeze technique）．小型のものや大型であっても被膜が明瞭なものではこの操作で容易に摘出することができることが多い．周囲との癒着が強く摘出できないときには，切開線を広げるなどして底面まで剝離し摘出する（❹ b）．その際，腫瘍底面に栄養血管が認められるので，確認のうえ，しっかりと止血処理をしておく．

時に多葉性，あるいは偽足様の発育を示す場合があり，その際には取り残しをしないように注意が必要である．摘出後は死腔を生じやすく血腫形成が問題となることがあり，必要に応じてドレーンの挿入や圧迫などで術後の血腫形成を予防する．

やってはいけないこと

- 正常脂肪組織を摘出しすぎること．正常脂肪組織と脂肪腫の境界が不明瞭な場合，摘出しすぎに注意する．正常脂肪組織を取りすぎると摘出後皮膚表面が凹凸する場合がある．
- 大きな脂肪腫を局所麻酔で摘出すること．大きさが 10 cm 以上のものは無理に局所麻酔で摘出しようとせず，全身麻酔を選択したほうが，患者のみでなく術者にとっても負担のない手術が行える．頸部，肩甲部，腋窩，鼠径

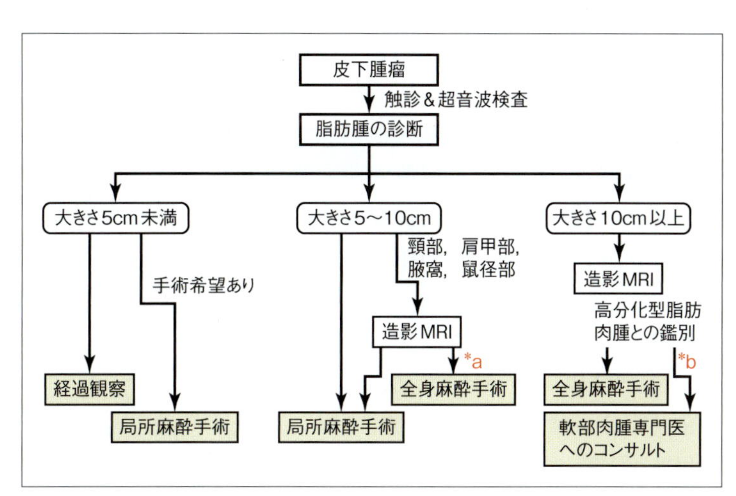

❸ 脂肪腫の診療アルゴリズム（私案）

部に関しては，被膜が不明瞭で剥離に手間取ることも少なくない[3,4]．そのため途中で何度も局所麻酔の追加を余儀なくされることがあり，大きさが5〜10 cmであっても結果的に全身麻酔を選択したほうがよかったと思える症例を経験する．

- 深在性の脂肪腫を完全に摘出しようとすること．脂肪腫は基本的に良性腫瘍であるので，腫瘍が思いのほか深くまで存在していた場合には，完全な摘出が難しいことがある．その時には部分切除に留め，深追いしない姿勢も大切である．特に頸部，腋窩，鼠径部は重要な神経や血管が存在する部位であり，脂肪腫を完全に摘出しようとするあまり，取り返しのつかない合併症をきたす危険性がある．
- 脂肪肉腫の可能性があるのに不用意に筋膜を切除してしまうこと．脂肪肉腫はやや硬く灰白色であることが多い．術中に脂肪肉腫の可能性が疑われた場合には，筋膜は切除せずに温存しておく．術後に悪性と判明した場合，メスの入った部位は原則腫瘍汚染ありとみなされ，後日施行される追加広範切除では，最初から悪性と判断して手術を行った場合に比べ切除範囲が大幅に拡大してしまう．特に筋膜は腫瘍浸潤に対して抵抗性を示す重要な組織の一つであり，悪性と診断されるまでは不用意に切除しないことが大切である．

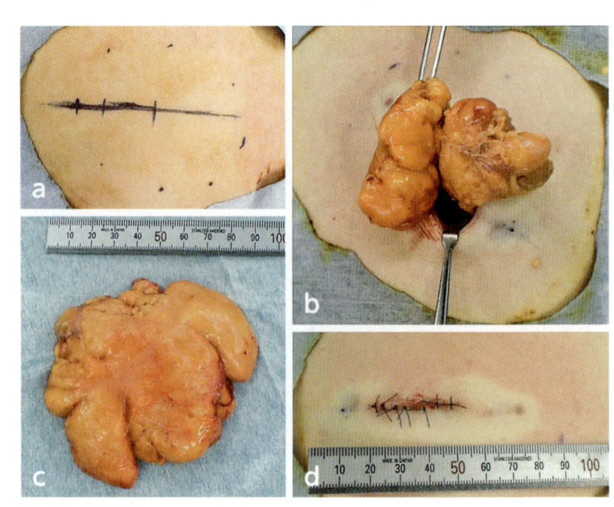

❹ 手術所見

エキスパートのための奥義

■皮膚外科医に渡すタイミング

大きさが5 cm未満の脂肪腫は切除も容易であるので，整容上の希望があれば各施設において切除術を行う．大きさが10 cm以上の脂肪腫は全身麻酔の手術が行え，超音波検査や造影MRIが行える施設への紹介が望ましい．頸部，肩甲部，腋窩，鼠径部に関しては，大きさが5〜10 cmであっても超音波検査と造影MRIを行ったうえで全身麻酔での手術を選択したほうが望ましい場合もあるので，画像検査の設備があり，皮膚外科に習熟した専門医（皮膚外科医）のいる施設に紹介することが推奨される．

■難治例・完治しない症例への対処

脂肪腫の手術は，時に難しい．特に大型の脂肪腫を摘出する場合には，被膜が不明瞭で剥離に手間取ったり，腫瘍が思っていた以上に深くまで及び完全な摘出が難しい症例を経験することもあると思われる．経験した貴重な症例についてしっかりと目的意識をもって手術記録を残していくことで，次第に脂肪腫の手術の要点が自分なりに明らかとなっていき，摘出が難しい症例にもうまく対応できるようになる．

引用文献

1) 田村敦志．間葉系腫瘍 - 脂肪組織脂肪腫．玉置邦彦 編．神経系腫瘍 間葉系腫瘍．最新皮膚科学大系13．中山書店；2002．pp.100-4.
2) Goldblum JR, et al. Benign lipomatous tumors. Enzinger and Weiss's Soft Tissue Tumors. 6th ed. Saunders；2013. pp.443-83.
3) 安田　浩．H. 母斑・良性腫瘍：間葉系．5. 脂肪腫．山本有平ほか編．形成外科医に必要な皮膚腫瘍の診断と治療．文光堂；2009．pp.116-7.
4) 小池智之ほか．関東労災病院における過去10年間の398個の脂肪腫の統計．日形会誌 2011；31：146-50.

肥満細胞腫

神戸直智

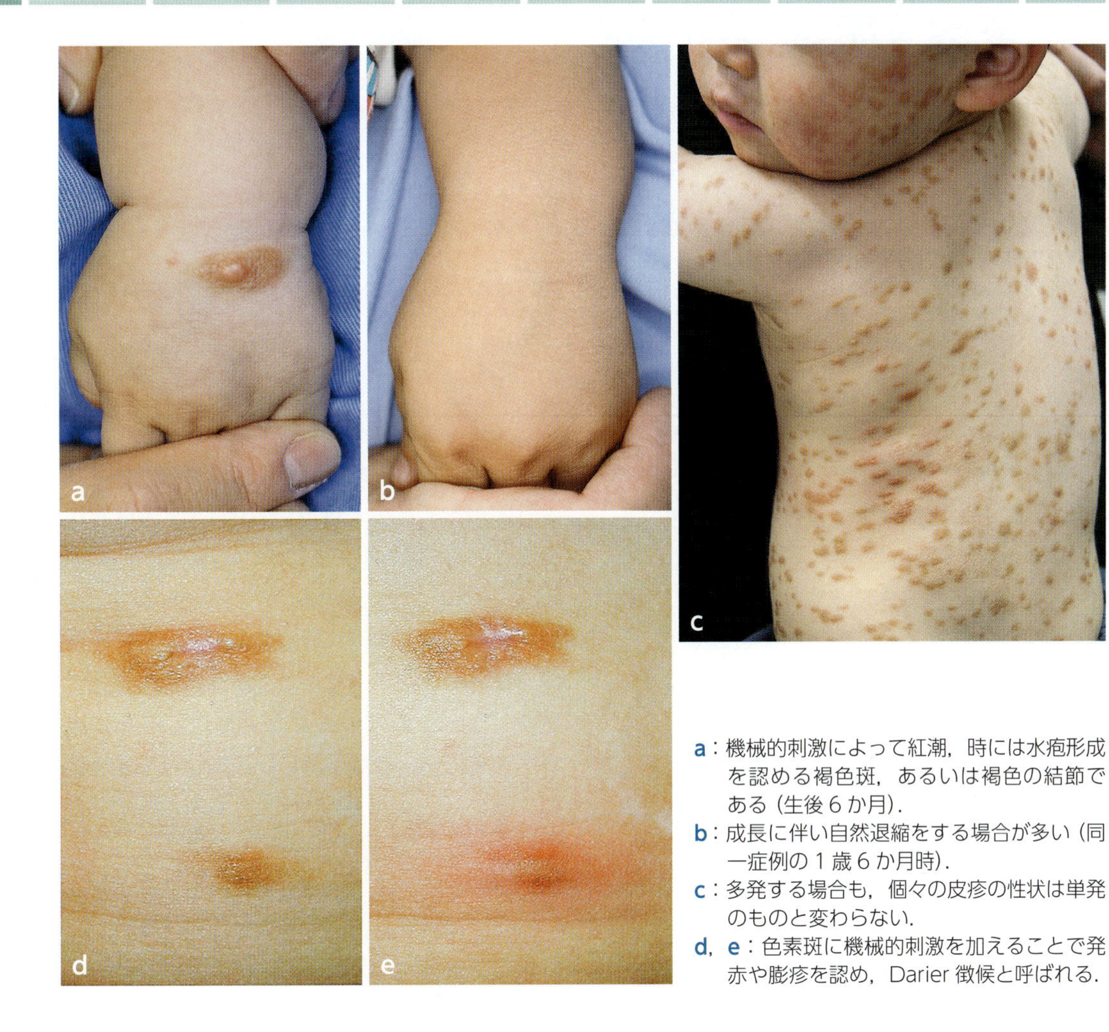

a：機械的刺激によって紅潮，時には水疱形成を認める褐色斑，あるいは褐色の結節である（生後6か月）.
b：成長に伴い自然退縮をする場合が多い（同一症例の1歳6か月時）.
c：多発する場合も，個々の皮疹の性状は単発のものと変わらない.
d，e：色素斑に機械的刺激を加えることで発赤や膨疹を認め，Darier徴候と呼ばれる.

疾患概要

肥満細胞が局所で異常増殖した状態であり，皮膚に単発したものを肥満細胞腫（mastocytoma）と呼ぶ．多発するものは肥満細胞症（mastocytosis）あるいは色素性蕁麻疹（urticaria pigmentosa）と呼ばれる.

人口30万人に対して2人程度と推定され，多くは出生時から2歳までに発症し，自然消退が期待される.

肥満細胞の分化と生存にかかわるstem cell factor（SCF）の受容体である*KIT*遺伝子の機能獲得型変異（Asp816Valなど）がかかわり，小児期発症でも皮膚局所で増殖する肥満細胞からDNAを抽出すれば，高率に遺伝子異常が同定される.

色素斑や結節部の機械的摩擦によって発赤・膨疹，時に水疱が確認されるのが特徴的であり，Darier徴候と呼ばれる.

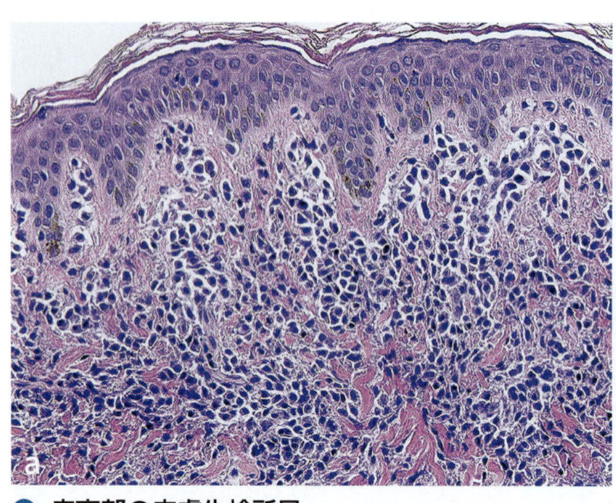
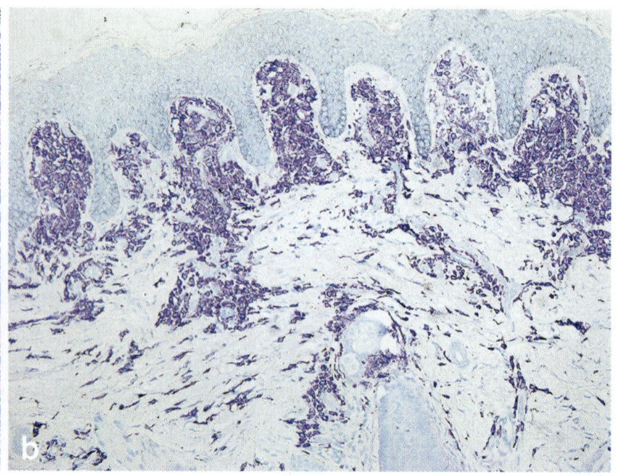

❶ **病変部の皮膚生検所見**
a：真皮上層の血管・付属器周囲性に大型な肥満細胞が浸潤する（対物レンズ x40）．b：トルイジンブルーやギムザ染色により，特徴的な顆粒の異染性（メタクロマジー）が確認される（対物レンズ x20）．

確定診断を導くための考え方

■皮疹の特徴

皮膚に分布する結合織型肥満細胞はIgEを介する刺激以外にもさまざまな刺激に応じて脱顆粒反応を示すために，機械的な刺激などで発赤や膨疹などの臨床症状が引き起こされる．

■皮疹のとらえ方

機械的刺激によって紅潮，時には水疱形成を認める褐色斑，あるいは褐色の結節である（a）．ただし，成長に伴い自然退縮をする場合が多い（b）．多発する場合も，個々の皮疹の性状は単発のものと変わらない（c）．

色素斑に機械的刺激を加えることで発赤や膨疹を認め，Darier徴候と呼ばれるが，これは本症に特徴的な所見であり，診断的価値が高い（d，e）．

病変部の皮膚生検所見としては，色素斑に一致して基底層のメラニン色素の増強がみられる．真皮上層の血管・付属器周囲性に大型な肥満細胞が浸潤する（❶a）．HE染色では顆粒は染色されないものの，方形の明るい細胞質をもった均一な細胞集団の増殖として診断は容易である．結節を認める場合には真皮乳頭を圧排性に肥満細胞が増殖する．確定診断にはトルイジンブルー（酸性pHであることが重要）やギムザ染色で顆粒の異染性（メタクロマジー，本来であれば青色である染色液によって染色される対象が赤紫色へと色調が変化する）の確認が推奨される（❶b）．

やるべきこと

本症の存在を念頭に置いておくことができれば，特徴的な臨床所見から診断は比較的容易である．Darier徴候の確認と，可能であれば皮膚生検を行い，組織学的に肥満細胞の増殖を確認する．

やってはいけないこと

- 肥満細胞腫に伴う全身症状の存在を軽視すること．入浴や運動により発作性の紅潮（flushing），重篤な場合には血圧低下や下痢，ショックなど全身症状をきたすことがある．
- 全身型の症例を見逃すこと．病変が全身の臓器に及ぶ症例では10％に肝脾腫が認められ，門脈圧亢進や線維化を伴う．全身型では表在リンパ腫の腫大は25〜38％に認められる．骨病変は10〜45％に生じ，X線検査で確認される骨髄線維像は診断的価値が高いとされる．全身型の33％に消化管への肥満細胞浸潤がみられ，消化性潰瘍や胃炎の原因となる．しかしながら，皮膚以外の臓器においても肥満細胞の増殖を認める全身型の頻度は稀である．

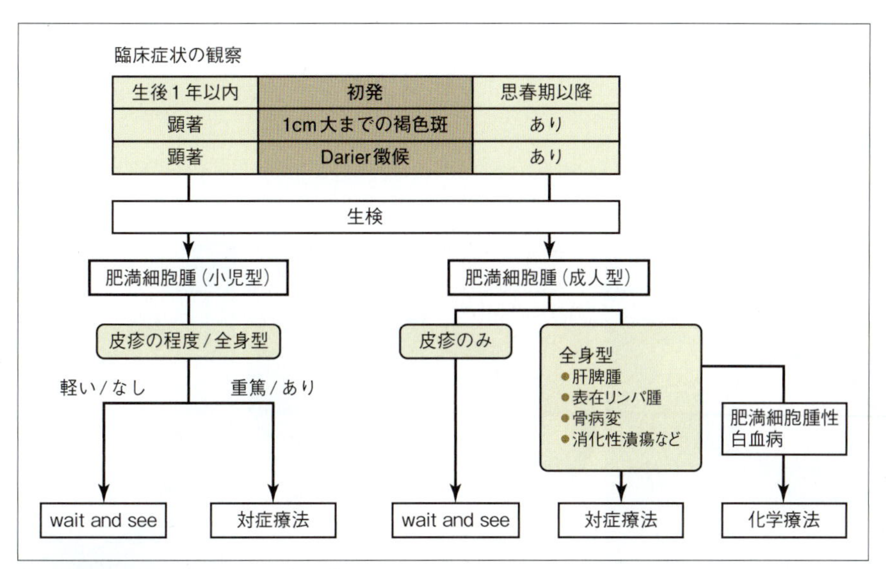

❷ 肥満細胞腫の診療アルゴリズム

治療の進め方

やるべきこと

肥満細胞の脱顆粒によって生じる炎症反応の抑制を目的とした対症療法（発作時のステロイド外用や抗ヒスタミン薬の内服）が主体であるが，必ずしも症状の緩和にならないことも多い．

小児では，4歳になるまでに自然治癒する例がほとんどとされ，基本的にはwait and seeで良い．

治療のためのアルゴリズム　❷を参照．

やってはいけないこと

- 全身型である可能性を念頭に置いた経過観察は必要ではあるが，必要以上に全身型を危惧して不必要な治療介入をすること．その必要はない（肥満細胞性白血病である頻度はさらに稀である）．

エキスパートのための奥義

■皮膚科専門医に渡すタイミング

稀な疾患であることから，診断確定のために，疑った時点で専門医を紹介してもよい．

■難治例・完治しない症例への対処

治療の主体は対症療法であり，また基本はwait and seeであるが，ステロイドの局注や切除が試みられる場合もある．

■再発時など

肥満細胞性白血病を想定し，KIT受容体を治療のターゲットとして分子標的薬（チロシンキナーゼ阻害薬）を用いた化学療法が海外では試みられている．

引用文献

1）Hartmann K, Henz BM. Mastocytosis: recent advances in defining the disease. Br J Dermatol 2001 ; 144 : 682-95.

メラノーマ

宇原　久

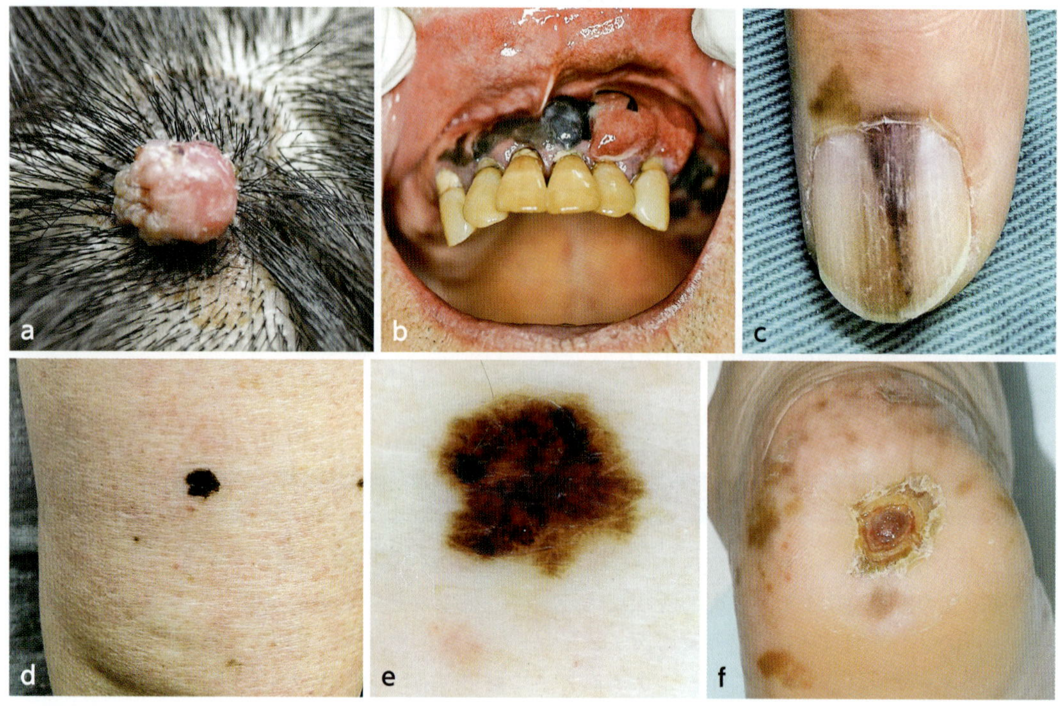

a：頭頂部の有茎性で表面が乳頭状の結節．周囲に色素斑を伴うが結節部分は無色素である．b：口腔粘膜原発例．
c：爪は記録用紙のようであり，根元が太く先細りの線がみられた際は爪母の病変が短期間に急激に大きくなっていることを示している．
d：右上腕の径 7 mm のメラノーマ．e：d のダーモスコピー写真．色の濃さにばらつきがある．
f：踵のメラノーマ．周囲の色素斑がなければ診断が難しい．難治性の潰瘍をみたら皮膚癌の鑑別が必須である．足や指趾の腫瘍性潰瘍の多くはメラノーマである．

疾患概念

疫学　メラノーマ（melanoma）はメラノサイトの悪性腫瘍である．日本では 10 万人あたり年間 1～2 人程度の新規発症例がある．メラノーマは表皮内癌と悪性リンパ腫を含めた皮膚悪性腫瘍全体の 10％を占めるが，皮膚癌死亡者の 40％はメラノーマによる．白人に多い疾患であり，豪州のクイーンズランドでは年間 10 万人あたり数十名が発症している．また米国では年間約 18 万人（*in situ* を含む）が発症し，約 1 万人が死亡，20～30 歳代の女性癌死亡原因の 1～2 位で，眼球の悪性腫瘍の 1 位がメラノーマである[1]．メラノーマは転移を起こしやすい腫瘍であるが，進行した症例に対する治療薬は限られていた．しかし，2011 年以後，高い有効性を示す新薬が続々と登場し始め，メラノーマの治療が大きく変わってきた．

原因　最も重要な原因は紫外線であり，前述のように白人が最もその影響を受けている．皮膚にある程度の色素をもつ黄色人種や黒人では紫外線によるメラノーマの発症は白人に比べて少ない．足底発症例は外傷と関連している可能性がある．良性の色素細胞母斑（いわゆるホクロ）からメラノーマが発生するかどうかについては意見が分かれているが，少なくても乳児期までに発症した成人換算で1.5 cm以下の小型の色素細胞母斑にメラノーマが発生することは極めて稀である．ただし，大型（>20 cm）や巨大型（>40 cm）には1〜2%の頻度でメラノーマが発生する．新生児では頭部で9 cm以上，体幹で6 cm以上の母斑がみられた場合は大型と判断する．思春期以後に新たに発生してきた色素斑の取扱いについては後述する．

病型 Clark分類では，病理組織学的に表在拡大型，結節型，末端黒子型，悪性黒子型の4分類があるが，明確に分けられない症例も存在する．皮膚のほか，鼻腔や膣，直腸肛門部などの粘膜や眼にも発生する．日本では患者の半数が紫外線と関係のない末端黒子型である．黒人ではさらに同型の比率が高くなるが，人口あたりの末端黒子型の罹患率に人種差はない．つまり，紫外線関連のメラノーマは白人に最も多く，黄色人種や黒人には少ないことにより病型別の比率に差が出ている．

遺伝子変異 最も注目されたのはMAPK経路の中の*BRAF*変異である．2002年にDaviesらにより白人のメラノーマの2/3にこの変異が存在することが報告された．この変異したBRAFにより過剰な信号が下流に流れ細胞増殖が亢進する．変異したBRAFを抑える分子標的薬ベムラフェニブが開発されたが，*BRAF*変異の発見からたった9年後の2011年に米国，2014年末に日本で承認を受けた．ほかに治療標的として*KIT*や*NRAS*の変異，PI3K/AKT経路などが注目されている．

病期と予後 メラノーマは非常に予後の悪い疾患として知られているが，早期病変であれば切除のみで完治が望める疾患である．本腫瘍の予後因子は原発巣の厚みと病理組織学的な潰瘍の有無，所属リンパ節転移の状態，原発巣と所属リンパ節領域の間の皮膚皮下転移の有無，遠隔転移の有無，血清LDH値，脳転移の有無である．特に原発巣の厚みと潰瘍の有無は重要であり，水平方向にどれだけ大きくても薄い病変の予後は良好であり，1 mm以下で潰瘍がないときの5年生存率は100%近い．逆に1 cm大の小型の病変でも厚みが4 mm以上で潰瘍があれば5年生存率は60%程度になってしまう．所属リンパ節転移やin transit転移（原発巣から所属リンパ節までの皮膚軟部組織転移）がある場合は39〜74%，遠隔転移は21%である[2]．白人に比べて日本人では初回診断時に進行例が多い．

確定診断を導くための考え方

■皮疹の特徴

メラノーマのほとんどは小型の黒色の盛り上がらない斑として始まるため，早期の病変は良性の色素細胞母斑（いわゆるホクロ）と似ている．さまざまなスクリーニング法が提案されているが，成人以後に初めて気づいた黒色の斑でサイズが6〜7 mmを超えるようであれば皮膚科への受診が望ましい．

また，日本人のメラノーマの10%程度は爪に発症する．爪に黒い線が入る状態を黒色線条というが，ほとんどが爪の色素細胞母斑や薬剤などによる良性の病変である．爪の黒色線条についても成人以後の発症で幅が急に太くなる場合や爪周囲の皮膚面にも色素の染み出しがある場合は皮膚科への受診が必要である．

■皮疹のとらえ方

前述のサイズに加えて，色調や模様の多彩さ，境界が明瞭なところと不明瞭なところが混在する，形がいびつで一部に欠けたようなへこみ，あるいは飛び出した部分がある，などの特徴を示すことが多い．また，数か月から1年の間にサイズや色や形が変化してきたというような病歴があれば注意する．

やるべきこと

掌蹠と粘膜以外の部位にいわゆる「ホクロ」を主訴に受診した患者への対応方法についてのアルゴリズム（私案）を作成してみた（❶）．エビデンスのない，個人の経験から感覚的に作成したものであることにご留意願いたい．斎田らによって提唱された掌蹠のメラノサイト系病変についての対応アルゴリズムを❷に示した[3]．

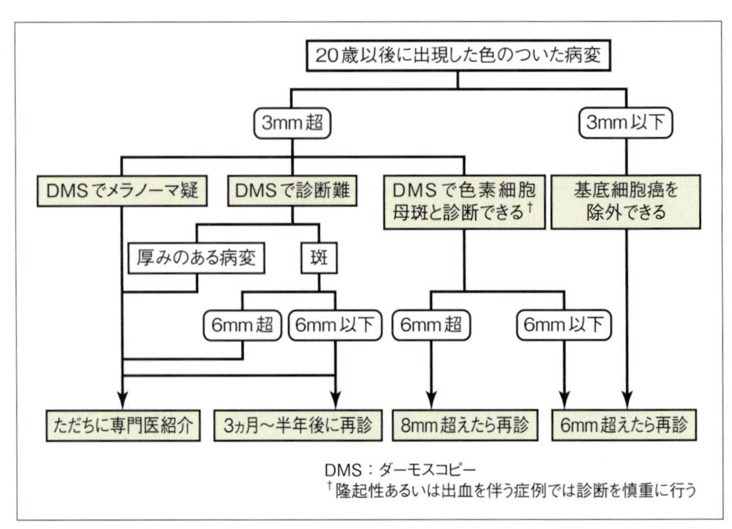

❶ 色素性病変の取り扱いに関するアルゴリズム（掌蹠と粘膜を除く）私案

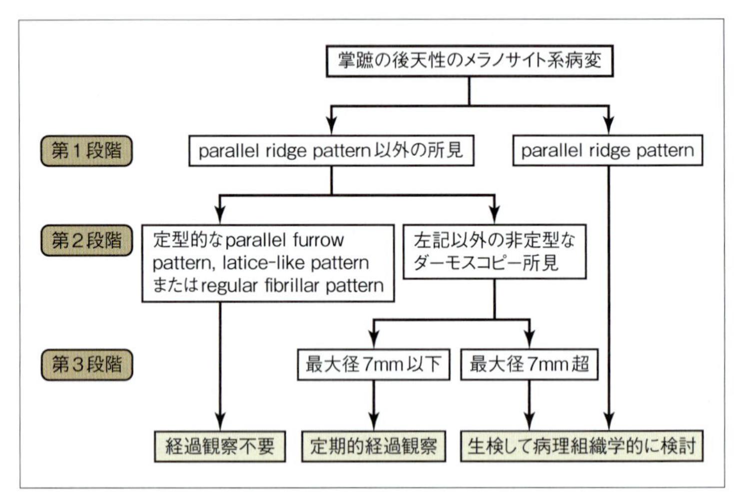

❷ 掌蹠のメラノーマ検出のための3段階アルゴリズム
（斎田俊明．メラノーマ・母斑の診断アトラス．2014[3]より）

問診のポイント　色素斑に気づいた年齢と直近の1年間の変化について丁寧に聞く．乳幼児期から存在するという病歴は，一般にメラノーマではない可能性が高くなるが，成人前からあったという病歴をもつメラノーマ患者が数%存在する．中年以下の女性の被髪頭部と体幹四肢に発生する場合が多い．特に20歳を超えてからサイズや形が変化し，一部が盛り上がってきた場合は小児期から存在していたという病歴があっても注意する．

診察のポイント　メラノーマを疑う場合は原発巣から所属リンパ節領域までの間の皮膚転移の有無と全身の表在リンパ節腫脹の有無について丁寧に診察し，触診を行う．画像検査のみに頼ってはいけない．

生検のポイント　ダーモスコピーで診断後，基本的には2mmマージンで全摘し，病理組織学的に評価する．メラノーマの病理診断には組織構築（組織全体の対称性）が重要であるため，全体像が分かるような全切除生検が望ましい．病変が大型で全切除できない場合は部分生検でもかまわない．しかしメラノーマの可能性が高いと思われる場合は，術前検査と手術日の大まかな予定を立ててから生検すべきである．生検部位は最も厚みがあるところを選ぶ．爪については爪母部を含めなければならない．

検査のポイント　現在，色素性病変の診断には偏光モード下のダーモスコピーで観察する検査が必須になっている．褐色から黒色を呈する病変（いわゆるしみ）には色素細胞母斑とメラノーマの他にも多数の良性悪性疾患が存在する．原発巣がT1b以上の場合は，所属リンパ節領域のCT検査と脳MRI検査を行う．PET/CT検査については明確な基準はない．しかし，たとえばT4の進行した原発巣をもつ患者あるいはすでにリンパ節転移が臨床的に確認されていて，根治的手術を予定する場合はPET/CTによって他に転移がないか確認することがある．

やってはいけないこと

- 診断に自信がない場合に患者に「問題ない」

と言うこと．メラノーマも早期は，小さく，一見丸く，黒くなく赤い場合もあり，皮膚癌一般にいえることであるが痛みはない．患者は専門科の医師であるかどうかにかかわらず大丈夫といわれると安心し，専門科への受診を止めてしまう．このような不幸な経過をたどり，進行した状態で皮膚科を受診する患者は少なくない．

- きちんとした臨床診断を行わずに凍結療法やレーザーなどの病理組織学的な診断のできない治療を行うこと．極めて危険である．
- 生検前に臨床写真とダーモスコピー画像を保存しないこと．メラノーマの診断には病理組織とダーモスコピー所見が必要である．これは良性の色素細胞母斑を切除するときも同様である．ホクロだと思って全摘したらメラノーマ疑いの病理レポートが返ってきたようなときに，臨床写真もダーモスコピー写真もなければ病理組織のみで診断しなければならなくなる．診断精度が下がった場合の責任は初回切除医がとるべきである．
- 必要に応じたコンサルテーションを行わないこと．病理組織学的に色素細胞母斑やSpitz母斑などとの鑑別が難しいメラノーマ症例がある．特に乳幼児の色素細胞母斑は臨床的に大型で形や色が不整であり，組織学的にもメラノーマを疑う所見を示すことがある．

治療の進め方

やるべきこと

手術　治療の基本は手術である．切除マージンについては，表皮内病変は3～5 mm（NCCN[4]：5～10 mm），厚みが2 mmまでは1 cm，それ以上は1～2 cm離して切除する．

センチネルリンパ節生検　NCCNはT_{1b}以上（と予測される場合）でセンチネルリンパ節生検を行うか検討するよう勧めている[4]．センチネルリンパ節とは見張りリンパ節の意味であり，原発巣から最初にリンパ流が流れ込むリンパ節と定義される．原発巣周囲に色素やRI標識したコロイド剤を注射すると，リンパ流とそれが流れ込むリンパ節が同定できる．センチネルリンパ節の転移の有無は重要な予後因子である．術前の検査では転移は発見できなかったが，センチネルリンパ節生検で転移が見つかった症例は転移のなかった症例よりも予後が不良である．

切除不能や遠隔転移症例の全身療法（❸）　*BRAF*変異の有無を調べ，変異がある場合はBRAF阻害薬ダブラフェニブとMEK阻害薬トラメチニブの併用か抗PD-1抗体のニボルマブかペムブロリズマブを投与する．BRAF阻害薬とMEK阻害薬の副作用としては発熱，軟部痛などが多いが，心毒性や網膜症などにも注意する．抗PD-1抗体の副作用は自己免疫性であり，間質性肺炎，下垂体甲状腺炎，腸炎，肝炎など多彩である．患者，家族，医療スタッフとのコミュニケーションが大切で，早期に診断し，早期に治療を開始することが重要である．初回治療で効果が得られない場合は，初回に使用した薬剤と別系統の薬剤に変更する．国内ではBRAF阻害薬ダブラフェニブとMEK阻害薬トラメチニブの併用，BRAF阻害薬のベムラフェニブ，抗PD-1抗体のニボルマブ，ペムブロリズマブ，抗CTLA-4抗体のイピリムマブ，ニボルマブとイピリムマブの併用，殺細胞性抗がん剤（ダカルバジン，シスプラチン，タキサン系など）が使用可能である（❸）．また，国内で進行中の新薬の治験があれば，その情報も患者に伝える必要がある．なお，performance statusが悪い場合はbest supportive careのみとなる．

切除不能や遠隔転移症例の放射線療法　脳転移に対する定位放射線療法（ガンマナイフなど）や脊髄や骨転移による神経症状や痛みに対する緩和的な目的で使用される．

やってはいけないこと

- 爪原発のメラノーマの手術標本を丸ごと脱灰すること．脱灰された標本では*BRAF*変異を含めた遺伝子変異の有無が検索できなくなる．つまり転移を起こしたときに治療法の選

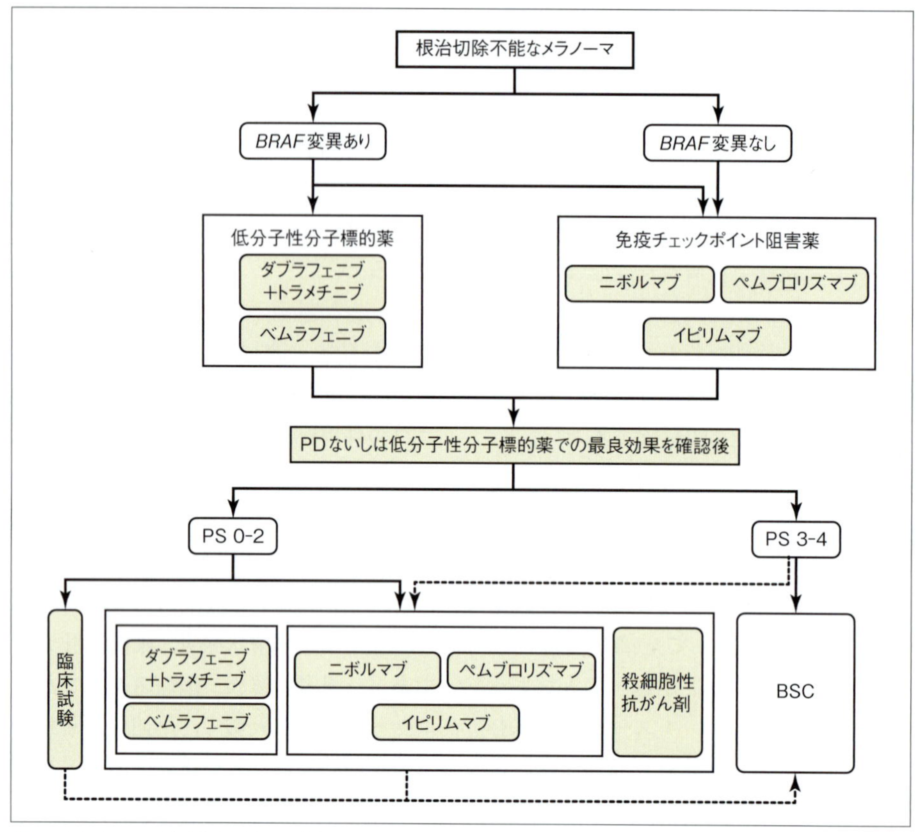

❸ メラノーマの薬物療法の手引き

PD：progressive disease，PS：performance status，BSC：best supportive care.

（日本皮膚悪性腫瘍学会．悪性黒色腫薬物療法の手引 version 1. 2016. Skin Cancer 2017；32：1-5 より）

択に重要な検査ができなくなる．手術標本は骨と皮膚軟部組織を分け，骨のみを脱灰する．現在は*BRAF*変異のみが薬剤選択に必要な遺伝子変異であるが，将来的にターゲットとなる遺伝子は増えていくと予想される．したがって，正しく固定され保存された組織標本は患者の治療を決めるための重要な資料であると考えるべきである．

エキスパートのための奥義

皮膚科専門医に渡すタイミング

皮膚科医が皮膚癌の診断から治療までを行っている国は世界でドイツ語圏と日本のみである．したがって日本では臨床的にメラノーマが疑われた時点で（生検などは行わずに）専門医に紹介してもらえると，その後の処置が速やかに行える．専門医がそばにいない場合で，生検が必要な場合は，術前に臨床写真だけでも撮っておいてもらいたい．

引用文献

1) Cancer Facts and Figures 2018. American Cancer Society. https://www.cancer.org/content/dam/cancer-org/research/cancer-facts-and-statistics/annual-cancer-facts-and-figures/2018/cancer-facts-and-figures-2018.pdf.（Accessed January 26, 2018）
2) 藤澤康弘ほか．本邦における悪性黒色腫の統計：2006, 2007 年度全国定点調査と 2005〜2010 年度全国追跡調査の集計．Skin Cancer 2012；27：195-204.
3) 斎田俊明．メラノーマ・母斑の診断アトラス—臨床・ダーモスコピー・病理組織．文光堂；2014.
4) National Comprehensive Cancer Network（NCCN）Clinical Practice Guidelines in Oncology（NCCN Guidelines）. Melanoma, Version 2, 2018（January 19, 2018）.

有棘細胞癌

梅林芳弘

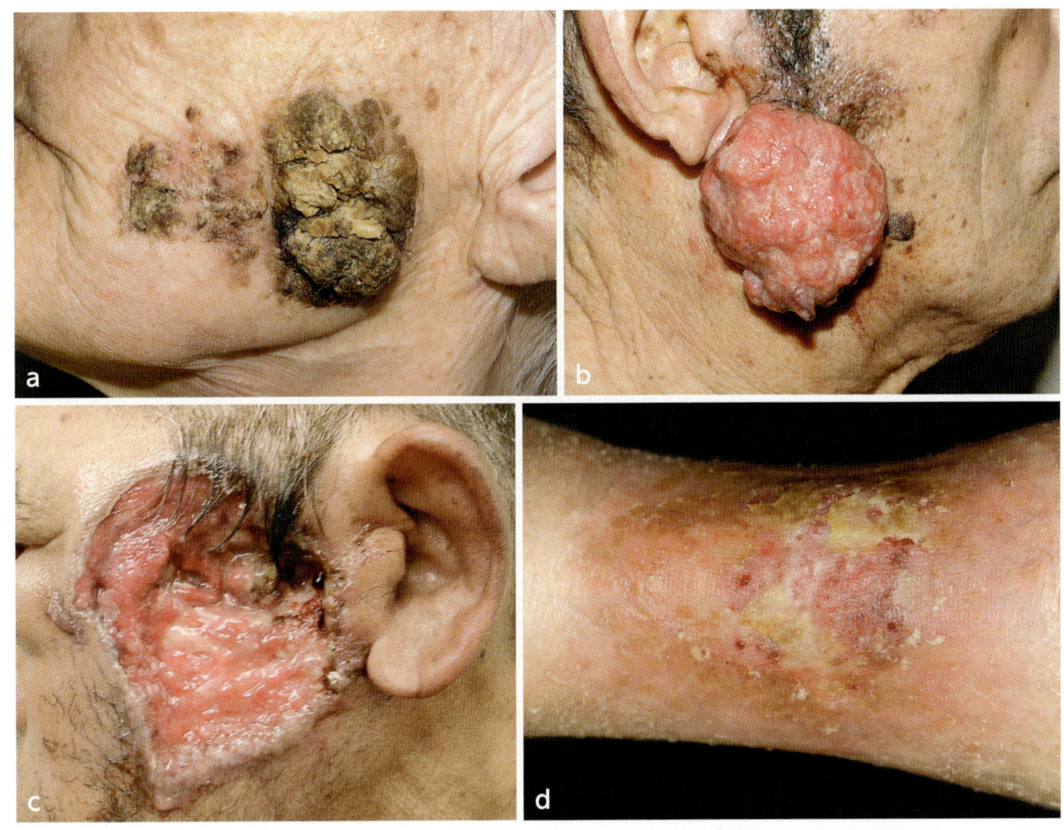

a：角化を伴う腫瘤．周囲に日光角化症が存在する．b：表面びらん化した紅色腫瘤．角化は比較的乏しい．c：深い潰瘍を呈する有棘細胞癌．潰瘍周縁は堤防状に隆起している．d：下腿の Bowen 病．びらんと痂皮を呈している．

疾患概要

有棘細胞癌（直訳すれば spinous cell carcinoma）は日本の皮膚科における呼称で，診療科や国内外を問わない普遍的名称は「扁平上皮癌（squamous cell carcinoma）」である．いずれにせよ略称は SCC で，表皮ケラチノサイトへの分化を示す悪性腫瘍を指す．上皮内扁平上皮癌（SCC *in situ*）である日光角化症と Bowen 病を含めれば，皮膚悪性腫瘍のうち最も多いタイプである（SCC *in situ* を除けば，最多は基底細胞癌になる）[1]．

SCC の発癌誘因として最も重要なものは，日光紫外線である．SCC は，①白人に多い，②緯度が下がると発生率が上がる，③半数以上が頭頸部に発症する[2]，④4 割程度が発生母地（前駆症）（❶）を持つがその半数以上は日光角化症である[2]，などの疫学的特徴を有する．すべて紫外線発癌の影響が大きいことを示唆している．日本の統計での受診年齢の最頻値は，高齢層にシフトしつつあり[3]，現在では発症年齢のピークは 80 歳代にある[2]．

SCC は比較的予後の良い腫瘍として知られている．SCC 85 例を 10 年観察したところ，転移

❶ **有棘細胞癌の前駆症**

第1群（局所的な準備状態）
熱傷瘢痕，慢性放射線皮膚炎，慢性膿皮症，慢性瘻孔（骨髄炎などに伴う），尋常性狼瘡，慢性円板状紅斑性狼瘡，下腿潰瘍，粉瘤，集簇性痤瘡，温熱性紅斑（erythema ab igne），栄養障害型先天性表皮水疱症，脂肪類壊死，持久性隆起性紅斑，硬化性萎縮性苔癬，扁平苔癬，褥瘡など
第2群（SCC *in situ* ないしはその早期病変）
Bowen 病，日光角化症，放射線角化症，温熱性角化症（thermal keratosis），瘢痕角化症，紅色肥厚症，白板症（狭義），砒素角化症，汗孔角化症など
第3群（SCC を生じやすい全身的状態）
色素性乾皮症，疣贅状表皮発育異常症，Werner 症候群，慢性砒素中毒，臓器移植患者，AIDS など

（斎田俊明．Skin Cancer 1994[5] より）

3.7％，腫瘍死 2.1％であったという[4]．日本の 1,050 例では，リンパ節転移があるのは 10％以下で，8 割以上が所属リンパ節に初発している[2]．遠隔転移は数％程度で，多くは肺に転移する[2,3]．

確定診断を導くための考え方

■有棘細胞癌の皮疹の特徴

SCC の基本的臨床像は，表面に多少とも角化を伴う紅色調の硬い結節・腫瘤（a，b）である[5]．しばしば表面に痂皮を伴い，乳頭状・カリフラワー状を呈する（a）．増大速度の大きい腫瘍は中央部から壊死し潰瘍化しやすい〔初めから潰瘍形成を主とするタイプ（c）もある〕．腫瘤表面や潰瘍面は赤色顆粒状，易出血性（b，c）で，痂皮や壊死組織を付着することが多いが，しばしば二次感染により悪臭を放つ．潰瘍周縁は堤防状に隆起し，硬く触れる（c）．

■皮疹のとらえ方

臨床的には，角化を伴う比較的大型の腫瘤（a）で SCC を疑うが，角化の乏しい症例（b）や潰瘍形成が主体のもの（c）もある．特に❶に示す前駆病変内あるいは周辺に出現している場合に蓋然性が高まる．

Bowen 病のような SCC *in situ*（表皮内 SCC）は，表皮に限局した浅い病変ゆえに，腫瘤や潰瘍ではなく，隆起しない斑，軽度隆起した局面，軽度陥凹したびらんを呈しやすい（d）．同じく表皮を病変の主座とする湿疹・皮膚炎と紛らわしいことがある．

やるべきこと

SCC の確定診断は病理組織学的所見による．疑ったらまず皮膚生検を行う．

病理組織学的診断においては，SCC の定義上，表皮ケラチノサイトへの分化，具体的には角化や細胞間橋の存在が手掛かりになる（❷）．一般的に，有棘細胞様の癌細胞が，大小の腫瘍細胞巣を形成しながら，真皮から皮下に浸潤性に増殖する．高分化の SCC では角化傾向が著明で，多数の癌真珠が形成される．未分化になるにつれて，角化傾向は乏しくなり異型性の強い腫瘍細胞の比率が増す．

やってはいけないこと

- 疑わないこと，生検しないこと．SCC の診断は病理組織学的に確定するが，病理検査は本腫瘍を疑った際に行うから，まず臨床像から診断仮説を立てることが肝要である．腫瘤形成をしている場合はまず鑑別にあがるであろうが，潰瘍主体の病変や湿疹・皮膚炎様の病変では，見逃すリスクが高くなると思われる．これらの病変が難治性の場合は，常に生検のタイミングを計りながら診ていくことである．
- 不適切な生検．生検時は，検体にも十分な注

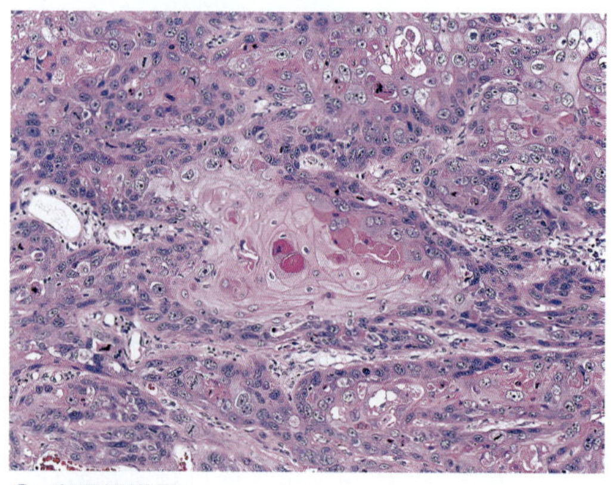

❷ **病理組織像**
角化傾向を有する異型細胞が増殖している．

意を払わなければならない．たとえば，手術手技に熱中し過ぎて摘出した検体を紛失してしまった，ということになれば生検の意味は皆無であるから，手技としても最悪と評価せざるを得ない．生検したのに痂皮や壊死組織のみだったり，鑷子や電気メスを当てすぎて検体が崩落・変性してしまう，などは不適切な採取の例であり，紛失と変わらない結果を招く．また，潰瘍底からの生検はしばしば炎症に紛れて診断が難しくなるため，潰瘍周縁の堤防状隆起から生検するのがよい．

治療の進め方

やるべきこと

治療は手術が第一選択である．肉眼的に腫瘍辺縁を決定し，そこからある距離の正常皮膚縁を含めて切除する．

切除範囲は，低リスク群で（腫瘍から）4 mm以上，再発例などの高リスク群では6 mm以上離す．ただし，リスク因子（❸）が1つでもあれば高リスク群に分類されるため，現実にはほとんどの症例が高リスク群である[6]．そこで，6 mm以上の切除範囲を標準とし，低リスク群であることが確実な場合のみ4 mm以上離せば

❸ 有棘細胞癌の局所再発・転移のリスク因子

	低リスク	高リスク
（臨床所見）		
解剖学的部位とサイズ*1	L領域で20 mm未満 M領域で10 mm未満*5	L領域で20 mm以上 M領域で10 mm以上 H領域*6
原発巣の境界	明瞭	不明瞭
初発/再発	初発	再発
患者の免疫抑制状態	−	＋
放射線治療歴や慢性炎症の先行	−	＋
急速な増大	−	＋
神経学的な自覚症状	−	＋
（病理組織学的所見）		
分化度	高〜中分化	低分化
組織学的亜型*2	−	＋
深さ*3：腫瘍厚*4または浸潤度（Clark level）	2 mm未満，Ⅲ以下	2 mm以上，Ⅳ以上
神経あるいは脈管浸潤	−	＋

H領域：マスク領域（顔面正中，眼瞼，眉毛，眼窩周囲，鼻，口唇（皮膚），頤，下顎，耳前部，耳後部，こめかみ，耳），会陰部，手，足
M領域：頬，前額，頭部，頸部，脛骨前面
L領域：体幹，四肢（脛骨前面，手，足，爪部，足首を除く）
*1：腫瘍周囲の紅斑も含める．
*2：adenoid（acantholytic），adenosquamous（ムチン産生），desmoplastic，metaplastic（癌肉腫様）type
*3：部分生検が組織学的評価をするのに不適切と思われるときは，全摘生検を考慮する．
*4：厚さに不全角化，鱗屑痂皮を含めない．また，潰瘍がある場合は潰瘍底から測定する（修正Breslow法）．
*5：大きさにかかわらず部位的に高リスクかもしれない．
*6：大きさにかかわらず高リスクである．Mohs手術のような完全な断端評価を推奨するが，径6 mm未満の腫瘍で他のリスク因子がなければ，最低限4 mm離しての治療を考慮してもよい．
（National comprehensive cancer network. NCCN clinical practice guideline in oncology, squamous cell skin cancer, version 1. 2017 ; 2016[4]より，一部改変）

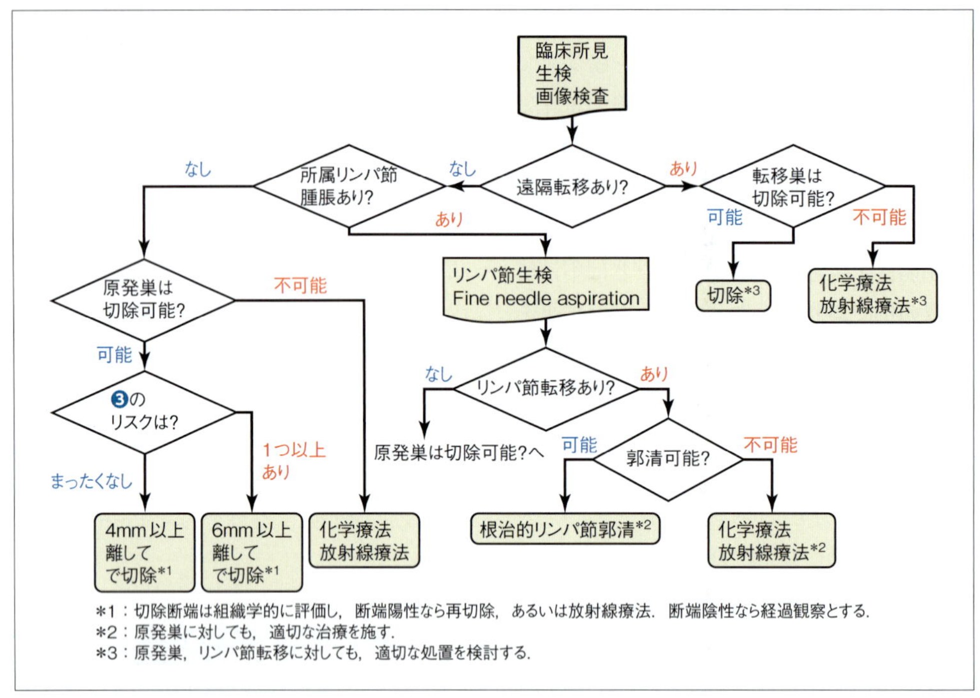

❹ 有棘細胞癌の診療アルゴリズム
(梅林芳弘.Derma 2010[7] より,一部改変)

よい,とするほうが実際的である.

治療のためのアルゴリズム ❹[7] を参照.

やってはいけないこと

- 予防的リンパ節郭清.SCCのほとんどは転移を生じず予後も良好であるから,転移のない症例にあえて予防的に所属リンパ節郭清を行う臨床的意義は不明であり,勧められていない[8].明らかな所属リンパ節転移を生じてから根治的郭清を施行する.

エキスパートのための奥義

■皮膚科専門医に渡すタイミング

特に高齢者の顔面の,増大傾向のある径の大きな腫瘤あるいは潰瘍は,生検するか皮膚科専門医に紹介する.限局性の湿疹・皮膚炎様の病変で治療に対する反応が悪いときも同様である.

■難治例・完治しない症例への対処

切除困難な症例,転移例に対しては,放射線療法,化学療法,化学放射線療法,分子標的治療薬(セツキシマブ),Mohsペーストなどを考慮する[9].

引用文献

1) 斎田俊明.皮膚がんの疫学と統計.斎田俊明編.皮膚科サブスペシャリティーシリーズ 1冊でわかる皮膚がん.文光堂;2011.pp.16-17.
2) 石井良征ほか.有棘細胞癌およびボーエン病の全国調査.Skin Cancer 2013;28:195-204.
3) 梅林芳弘.有棘細胞癌,疣状有棘細胞癌.皮膚臨床 2000;42:1570-3.
4) National comprehensive cancer network. NCCN clinical practice guideline in oncology, squamous cell skin cancer, version 1. 2017;2016:SCC-1-MS-23.
5) 斎田俊明.有棘細胞癌の診断と治療方針.Skin Cancer 1994;9:69-72.
6) Umebayashi Y et al. Most cases of cutaneous squamous cell carcinoma in Japan are classified as "high risk" according to the Japanese guideline. J Dermatol 2012;39:812-4.
7) 梅林芳弘.有棘細胞癌の診療ガイドラインについて.Derma 2010;166:43-50.
8) 日本皮膚科学会/日本皮膚悪性腫瘍学会編.有棘細胞癌(SCC).科学的根拠に基づく皮膚悪性腫瘍ガイドライン第2版.金原出版;2015.pp.43-62.
9) 梅林芳弘.有棘細胞癌の放射線療法,薬物療法,外用療法.山崎直也編.皮膚科アセット17 皮膚の悪性腫瘍.中山書店;2014.pp.236-40.

基底細胞癌（BCC）

田中　勝

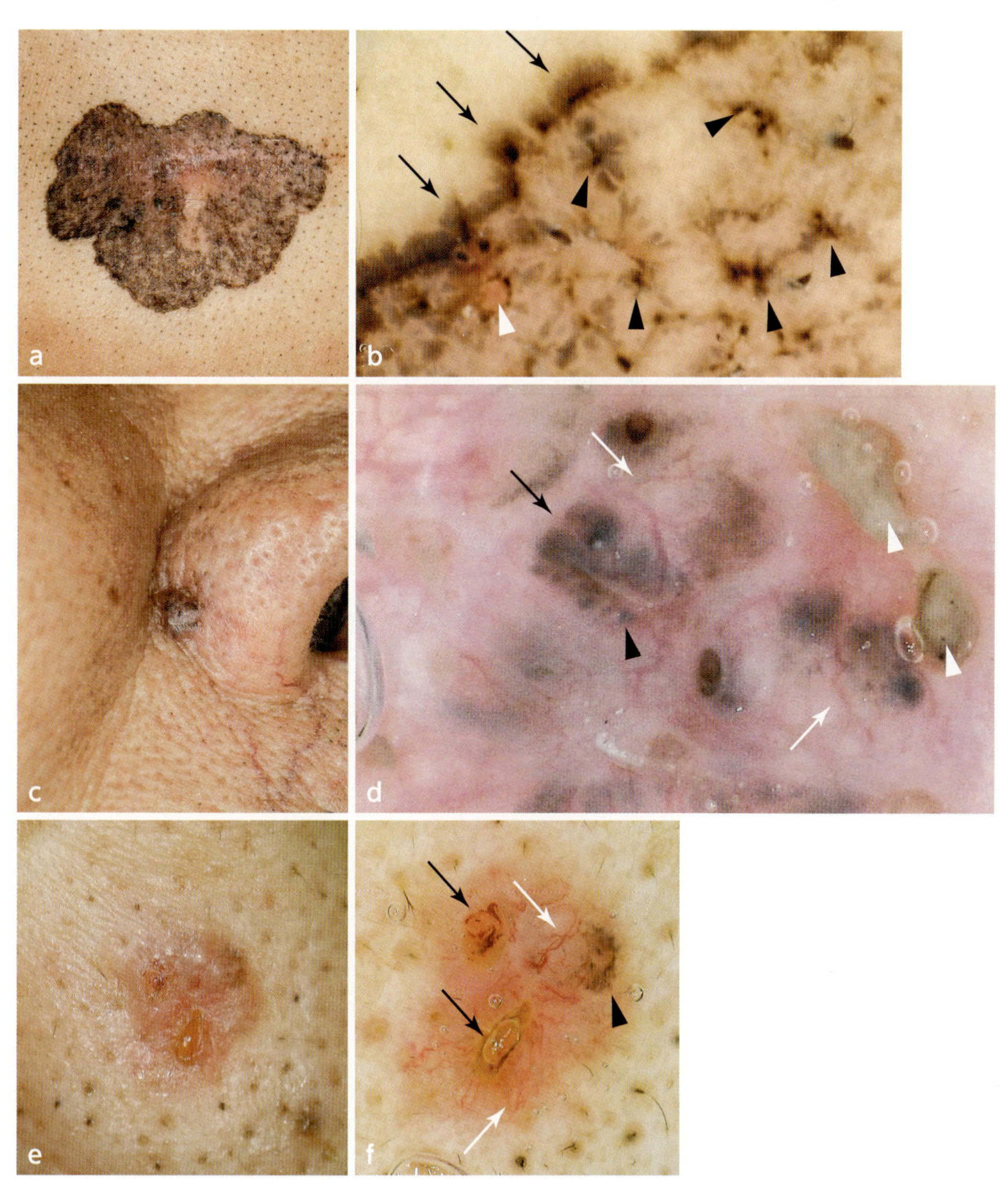

a：表在型基底細胞癌．紅褐色から黒褐色の表面粗造な局面である．小さな痂皮が付着するところは小潰瘍を形成している．b：a のダーモスコピー像．辺縁部に葉状領域（➜），内部に多数の車軸状領域（▲）．いずれも灰褐色から青灰色で，中心に色の濃い部分があるのが特徴的．小潰瘍（△）は車軸状領域の中心部に生じる傾向がある．

c：初期の結節型基底細胞癌．鼻部の褐色ドーム状丘疹で，肉眼では色素細胞母斑との鑑別は困難である．d：c のダーモスコピー像．青灰色で不規則なかたちをした葉状領域（➜）や多発性青灰色小球（▲）がみられ，血管も樹枝状，蛇行状である（⇨）．鼻部のため生理的な角栓が目立つ（△）．

e：低色素性の基底細胞癌．鼻部の淡紅色小結節．一部に黄色の痂皮が付着．f：e のダーモスコピー像．全体の背景は淡紅色で樹枝状血管が目立つ（⇨）．黄色の痂皮（➜）は小潰瘍の存在を示唆する．ごく一部に灰褐色の不整形構造がみられる（▲）．

疾患概説

基底細胞癌（basal cell carcinoma；BCC）は硬い黒色結節で潰瘍を伴うことが多い．上皮杯原基から生じると推定され，毛芽細胞類似の分化を示し辺縁部で柵状配列がみられるため毛芽細胞腫の悪性カウンターパートとも考えられている．粘液産生が病理組織学的に特徴的で，胞巣内や胞巣周囲に裂隙形成を伴うことが多い．発症には *PTCH*，*SMO* 遺伝子の関与も示唆されている．顔面の特に目，鼻，口，耳の近傍に生じることが多い．ガイドラインでは，部位や病変のリスクごとに切除マージンが示され，色素の少ない斑状強皮症型を除き，通常は3〜10 mm 程度離せば再発の可能性は少ない．予後は良好で転移は稀である．

確定診断を導くための考え方

■皮疹の特徴

BCC は早期から小さな潰瘍化を生じやすく，血管拡張がみられるのが大きな特徴である．日本人例では，90% ぐらいの症例が全体または部分的にメラニン沈着により黒色調を伴う局面となる．一方，白人例は 90% ぐらいが非色素性または低色素性となるため，肉眼的な診断は困難なことが多い．

■皮疹のとらえ方

肉眼による視診だけでなく，ルーペ像，ダーモスコピー像を詳しく観察する．特に，ガイドラインでも推奨度 A であるダーモスコピーを用いて，血管のかたち，小さな潰瘍の有無，不規則に分布する大小の青灰色または灰褐色の構造物を判断する．低色素性病変のこともあるため，わずかな色素の存在を見逃さないように注意する．蝋様光沢や皮溝皮野の消失など，表面のわずかなテクスチャー変化も見逃さないようにする．大きな痂皮は除去してから観察を行う．

平坦な紅褐色皮疹　顔面では色素性光線角化症や扁平苔癬様角化症，躯幹では Bowen 病との鑑別が問題となる表在型 BCC（**a**）では，小型で灰褐色の車軸状領域（spoke wheal areas, **b** ▲）や葉状領域（leaf-like areas, **b** →）を見出す．メラニンを有する胞巣が大きくなり，深くなると，葉状領域は青灰色の色合いに近づく．BCC では青灰色の構造物が不規則に分布するが，扁平苔癬様角化症では，微細な青灰色小点が均等に広い範囲に分布する傾向がある．色素性光線角化症ではどこかに紅色領域がありストロベリーパターンを呈する所見を探す．Bowen 病ではクラスター状に分布する点状・糸球体状血管およびこれらと相補的に存在する白色網状構造を見出す．

小型の褐色丘疹・小結節　顔面の小型の真皮内母斑（Miescher 型）と初期の BCC（**c**）の鑑別は肉眼では鑑別できない．ダーモスコピーを使っても時に困難であるが，青灰色の構造物が不規則なかたちを呈し，多発性色素小球（**d**）がみられたら BCC を疑う．また血管構造にも注意し，蛇行する長い血管や樹枝状に枝分かれする血管（**d**）が目立つ場合は BCC を疑う．

紅色の小結節　紅色結節（**e**）の鑑別は容易ではない．臨床的にはさまざまな鑑別診断を考える必要がある．ダーモスコピー（**f**）では，背景が全体的に淡紅色で樹枝状血管が目立つ（**f** →）．7 時と 11 時方向に黄色の痂皮（**f** ⇨）があり，潰瘍化が示唆される．2 時方向にわずかに灰褐色で不整なかたちの色素沈着（**f** ▲）がある．

やるべきこと

問診のポイント　かさぶたが取れることはないか，出血することはないか，いつ気づいたか（大まかでよい．1 年前か 10 年前か？），などを聞くとよい．

視診のポイント　光を斜めに当ててルーペで見るなど，表面のテクスチャーを注意深く観察する．解剖学的な部位によって異なる皮溝・皮野の特徴がみられるかどうか，周囲の健常皮膚と比較する．小さな血痂や痂皮があれば BCC の可能性を考慮する．

ダーモスコピーのポイント　小さな病変では辺縁優位に分布する車軸状領域，葉状領域，背景

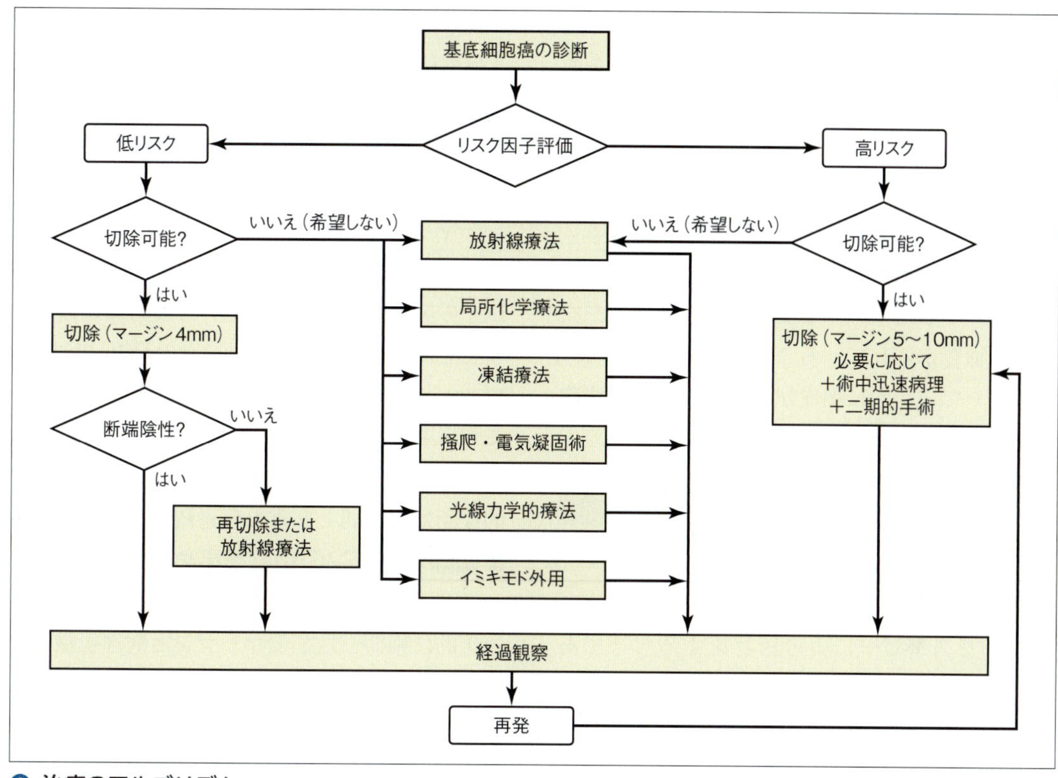

❶ 治療のアルゴリズム
（日本皮膚科学会編．皮膚悪性腫瘍ガイドライン[2]よりを参考に作成）

の紅色調を判断する．黒色結節では血管が見えづらいが，ダーモスコピー画像のコントラストを変えてモニター上で観察すると樹枝状血管，蛇行状血管を見つけやすい．痂皮の顕著な病変では潰瘍化が主体なので，痂皮を除去してから辺縁部の葉状領域をみることが重要である．BCCは毛芽細胞癌とも考えられ，未熟な毛包への分化を示すことから，メラニン色素を胞巣中心部に集めるという性質がダーモスコピーでは車軸状領域として観察される．すなわち，胞巣中心の色が濃くなり，周囲を淡い灰褐色領域が囲む．

触診のポイント　小さな結節では，触診による硬さの判断が鑑別のポイントとなることがある．BCCは多くの場合硬く触れるが，真皮内母斑は軟らかく触れるものがほとんどである．また，特に低色素性BCCの病変マージンはわかりにくいので，触診で硬さを参考にして判断することも重要である．

生検のポイント　BCCは大型の潰瘍性病変では浸潤が深い傾向があるので，生検の際，深めに取る必要がある．浸潤の深さを知ることは手術方法の決定に必要である．また，低色素性BCCではマージンがわかりにくいので，健常部と病変部をかけて生検することも重要なポイントである．

やってはいけないこと

- 患者が気にして受診したにもかかわらず，ごく小さな1〜2mmの皮疹だからといって，ダーモスコピーもみないうちに，「大丈夫」とか「心配ない」という安易な説明をすること．ごく初期のBCCと小型の真皮内母斑（Miescher型）との肉眼のみによる鑑別は困難である．BCCの早期診断にはダーモスコピーが不可欠であると心得る．
- パンチ生検をすること．たとえ診断はわかっても，パンチ生検では病変の深さや深部での浸潤形態を知ることができず，全摘時に手術が不十分になる危険性がある．また，円形の標本となるため，切り出し方向などのオリエンテーションがつかない．

- 痂皮を付けたままでダーモスコピーをすること．痂皮があると正確な診断ができず，意味がないことが多い．痂皮の下に色素構造や樹枝状血管が隠れていることもある．ダーモスコピーで広範囲に痂皮がみられたら，必ず除去してから再度ダーモスコピーを行う．

治療の進め方

やるべきこと

切除マージンの決定　切除範囲を決める場合にもダーモスコピーによる確認をするべきである．特に無色素性または低色素性 BCC では，色素の分布だけでマージンを決めず，小潰瘍や血管構造を含めて病変範囲をダーモスコピーで正確に把握してから切除マージンを定めるべきである．

迅速病理　再発例や高リスクの組織型（斑状強皮症型と浸潤型，微小結節型）では迅速病理を利用して切除断端の陰性を確認するべきである．

治療のためのアルゴリズム　❶を参照．

やってはいけないこと

- 切除範囲をデザインせずに手術を始めること．デザインを描かないで手術すると切除範囲がいい加減になるので，断端陽性になりやすい．
- 切除検体にマーキングをしないで病理に提出すること．眼瞼周囲など，部位によってはガイドラインで推奨されている切除マージンの確保が困難なことがある．特に切除マージンの病理組織学的確認が必要な箇所には糸などで目印を付け，依頼書に詳細を記載してから病理に提出するべきである．

エキスパートのための奥義

■高リスク部位

部位と大きさでリスク分類されている．特に，頬・前額以外の顔，陰部，手，足で 6 mm 以上の場合は高リスク部位のため治療には細心の注意が必要である．高リスクの BCC では 5～10 mm の切除マージン（推奨度 B）とされているが，特に顔面で眼や鼻に近いときは苦慮する．切除マージンを確保できないときは病理学的な断端の確認と厳重な経過観察で対処する．

■切除マージンの精度を高める

低色素性 BCC や斑状強皮症型 BCC では，臨床的に判断した病変マージンと病理組織学的な切除マージンが大きく異なることがある．臨床的なマージンにメスで浅い切れ込みを入れておくと，病理を確認するときに参考になる．両者を常に比較することで切除マージンの精度を高めることができる．

■5 年間の経過観察

BCC が 1 つ発生すると 1 年以内に 20% が，5 年以内に 40% が別の BCC を近傍に発生することが示されている．したがって，再発の有無というよりも次の BCC を早期発見するためには 5 年程度は，患部および周囲の皮膚を経過観察するべきである．

引用文献

1) 日本皮膚科学会ガイドライン 皮膚悪性腫瘍診療ガイドライン第 2 版．日皮会誌 2015；125：5-75.
2) 日本皮膚科学会編．皮膚悪性腫瘍ガイドライン．https://www.dermatol.or.jp/medical/guideline/skincancer/index.html

乳房外 Paget 病

竹中秀也

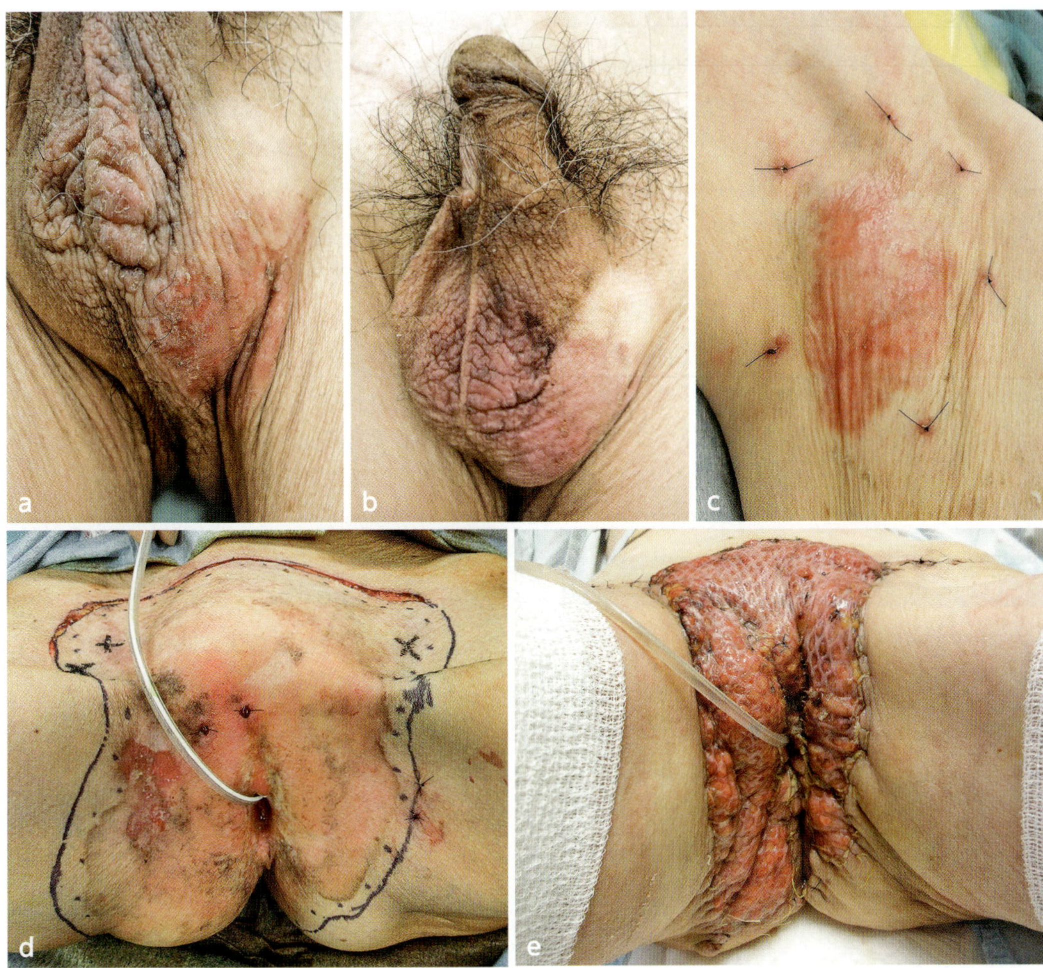

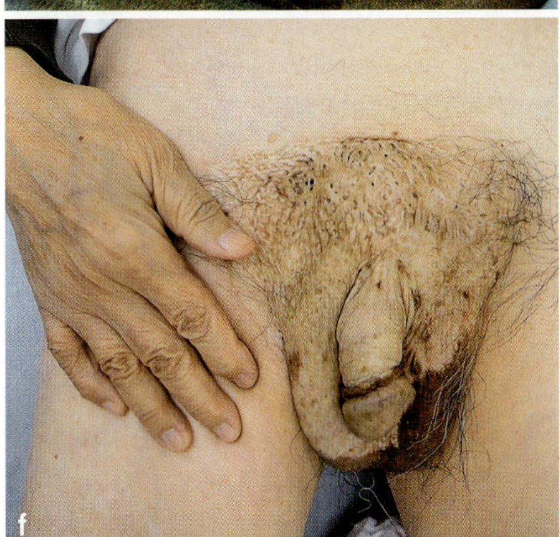

a：男性陰部の乳房外 Paget 病．湿疹様の皮疹．
b：a のステロイド外用後．炎症反応は軽減している．
c：腋窩に生じた乳房外 Paget 病．マッピング生検を施行後の所見．
d：女性陰部の乳房外 Paget 病．手術開始直後の所見．外尿道口，腟および肛門部は，可及的な切除であり，完全に切除できていない．完全切除するには侵襲が大きく，残存する腫瘍が浸潤癌に進行した場合には，放射線療法や化学療法を行う予定である．
e：d の網状植皮術後の所見．可能な部分は縫縮し，創辺縁を中央方向に下床に縫い付けて，欠損をなるべく小さくした後に，2 倍のメッシュ植皮を行った．
f：術後の経過観察時の所見．局所の再発や新たな病変の新生を視診でチェックし，触診でリンパ節のチェックを行う．写真での患者の右手は，自分での触診（セルフチェック）の指導を行っているところである．

疾患概念

乳房外 Paget 病 (extramammary Paget's disease) は，腺癌の性質があり，大部分は表皮内癌で，外陰部に好発するが (94%)，その他肛囲・腋窩・下腹部などにも発生する[1]．高齢者に多く，高齢化に伴って患者が増加傾向にある．日本では男性に多く，女性の約2倍の頻度であるが，欧米では逆に女性優位とされている．

臨床的には，紅斑や色素脱失などを呈するが，炎症反応を伴うと鱗屑やびらんを生じ，陰部湿疹や白癬などの真菌症と紛らわしい．

治療は外科的切除が原則であるが，症状や患者の状態によっては，化学療法や放射線療法などが選択される[1-4]．

一般に表皮内癌の状態で長年にわたって緩徐に発育するが，いったん浸潤を起こすとリンパ行性や血行性転移をきたして予後不良である．

診断確定を導くための考え方

■皮疹の特徴

軽微な紅斑ないし脱色素斑として始まり，徐々に拡大するにつれて落屑・湿潤・びらんなどを生じたり，瘙痒や違和感を伴うようになったりする．湿疹様の皮疹は，腫瘍免疫による炎症反応を反映したものと考えられる (**a**，**b**)．

病変内の浸潤・硬結や結節の存在は，浸潤癌への進展が示唆される．

■皮疹のとらえ方

皮疹は，陰部湿疹・真菌症 (股部白癬，カンジダ症)・細菌感染症 (紅色陰癬) などと紛らわしい．ステロイドや抗真菌薬の外用治療を受けていても難治性の場合は，乳房外 Paget 病の可能性を考慮する．ステロイドを外用すると消炎効果によって一時的に改善したようにみえるので，湿疹と誤診しないように注意する．

また，乳房外 Paget 病に白癬やカンジダ症を併発していることもあるので，KOH 法で真菌が検出されても乳房外 Paget 病は否定できない．

やるべきこと

高齢者の外陰部の紅斑をみたら，必ず乳房外 Paget 病を疑う必要がある．肛囲，腋窩についても同様である (**c**)．乳房外 Paget 病が強く疑われる場合には，必要に応じて剃毛を行って十分に観察する[5]．

乳房外 Paget 病の疑いを持ったら，必ず生検で組織診断を確認する．浸潤や硬結を伴っている場合は，真皮浸潤の有無を評価するためにその部位を生検する[5]．

やってはいけないこと

- 陰部の紅斑性の病変をもつ全例に皮膚生検を行うこと．
- 生検を迷った症例で，まず外用治療を行って様子をみる場合に，再診を促さないこと．経過が確認できるよう，通院が途絶えることのないようにすることが必要である．

治療の進め方 (❶)

やるべきこと

治療を始める前に，病状の進行度を知る必要がある．乳房外 Paget 病においては確立された病期分類は存在しないが，局所における病変の広がり・局所の浸潤・リンパ節転移・遠隔転移などを評価する必要がある[1,5]．外尿道口部，腟部，肛囲に病変を認める場合には，続発性乳房外 Paget 病の鑑別が必要である．

局所の治療の原則は，外科的治療である (**d**，**e**)．原発巣の切除範囲については，肉眼的境界が明瞭であれば切除マージンは1 cm 程度で良い．境界が不明瞭であれば，マッピング生検を行って切除範囲を決める．切除の深さについては，毛包・汗腺といった皮膚付属器を含むレベルで切除する．浸潤を認める際には，皮下脂肪織全層を含めて，陰嚢であれば肉様膜を含むレベルで切除する．再建は，縫縮・植皮・皮弁など症例ごとに適応を検討する．

その他の局所治療では，光線力学療法 (PDT) やイミキモド外用などが試みられている．

真皮への浸潤があれば，センチネルリンパ節

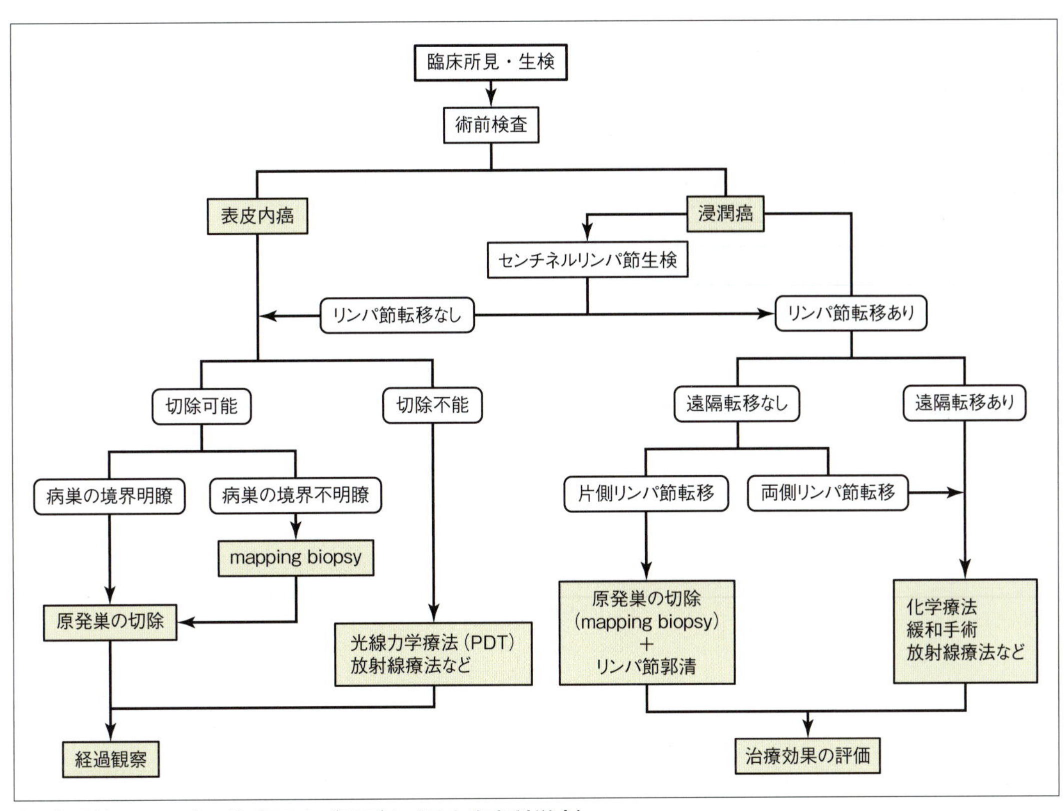

❶ 乳房外 Paget 病の治療アルゴリズム（日本皮膚科学会）
（斎田俊明ほか．日皮会誌 2007[3] より）

生検を考慮することもある．所属リンパ節は通常鼠径であり，骨盤内リンパ節郭清の是非についての定説はない．両側リンパ節腫大があるときには，骨盤内リンパ節転移も伴っていることが多く，積極的な郭清の適応は乏しいとされる．

化学療法や放射線療法は，遠隔転移例・手術不能例などで試みられるが効果は不定である．化学療法として，最近ではタキサン系が用いられるようになってきた．

やってはいけないこと

- 治療方針を医師の独断で決定すること．患者・家族と良く相談して決めるべきである．

エキスパートのための奥義

皮膚科専門医に渡すタイミング

陰部や腋窩に紅斑をみた場合には，乳房外 Paget 病の可能性があるため，当初から皮膚科専門医に紹介することが勧められる．皮膚科専門医であっても，視診のみでは，乳房外 Paget 病・湿疹・真菌症・細菌感染症との鑑別やこれらの複数の疾患の合併を診断することは難しいことも多い．

難治例・完治しない症例への対処

局所における病変の広がり，転移の有無や年齢といった患者の状態などによって，治療に難渋することも多い．個々の症例ごとに，患者・家族と相談を重ね，治療方針を決めていくことが重要である．難治例・完治しない症例に対しては，患者の QOL を重視し，症状の軽減や苦痛の緩和などの目的で，姑息的治療や緩和医療を考慮する必要がある．

再発時など

術後のフォローアップは，治療時の進行度にもよるが，3〜6 か月ごとの経過観察とする．再発には局所再発・リンパ節転移・遠隔転移があるが，それ以外に局所多発や腋窩などの他の部位での重複発生など，病変の新生の可能性があることを念頭に置く必要がある．このような観点から，終診時期は患者や家族との相談が必要になるが，一生フォローすることになることもある．再診時には，治療部位およびその周辺などの視診および所属リンパ節の触診を丹念に行う．さらに，患者自身が自分で，視診や触診などのセルフチェックを行っているか確認する(**f**)．また適宜，胸部X線・CT検査・MRI検査・PET検査などを施行する．

再発や新生があれば，症状や患者の状態に応じた治療が必要になる．

引用文献

1) 村田洋三．乳房外Paget病．斎田俊明ほか編．皮膚科サブスペシャリティーシリーズ，1冊でわかる皮膚がん．文光堂；2011．pp.190-8.
2) 土田哲也ほか．皮膚悪性腫瘍診療ガイドライン．第2版．日皮会誌 2015；125：5-75.
3) 斎田俊明ほか．皮膚悪性腫瘍診療ガイドライン．日皮会誌 2007；117：1855-925.
4) 山田勝裕ほか．乳房外パジェット病．5.治療．(1) 治療戦略：概論（ガイドラインのアルゴリズム）．日本臨牀 2013；71 (増刊4)：666-72.
5) 八田尚人．乳房外パジェット病．4.検査・診断．日本臨牀 2013；71 (増刊4)：662-5.

日光角化症

内　博史

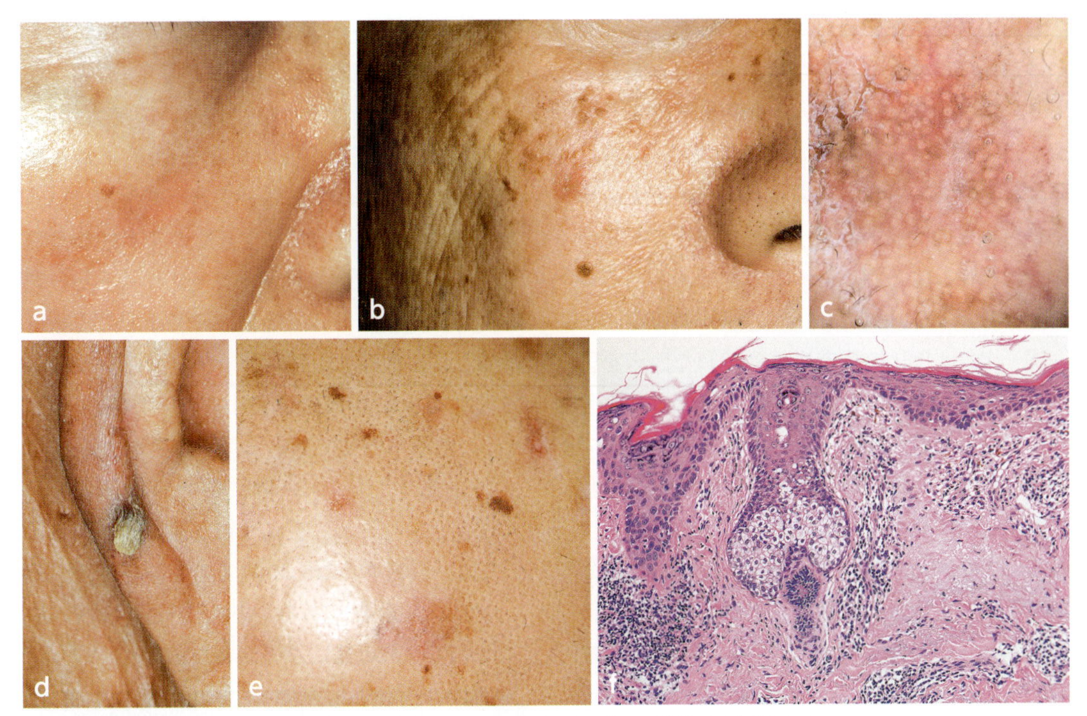

a：70 歳代女性，頬部．境界不明瞭な紅斑を 2 か所に認め，わずかな粗造感を触知する．
b：70 歳代男性，頬部．固着性の鱗屑を伴い，やや隆起する紅斑．症例 a に比べ境界は比較的明瞭．
c：ダーモスコピー所見．毛細血管拡張による紅斑を背景に，黄色の角栓の周囲に白色の halo を伴う strawberry pattern を認める．
d：80 歳代男性，耳輪．著明な角化により皮角を形成している．
e：80 歳代男性，禿頭部．角化の程度が異なる多数の AK を認める．黒褐色の皮疹は脂漏性角化症．
f：基底層を含め表皮の下 1/3 に異型ケラチノサイトを認め，毛包に沿って腫瘍細胞が進展している．日光性弾力線維症を伴う．

疾患概要

日光角化症（solar keratosis）または光線角化症（actinic keratosis：AK）は高齢者の顔面，禿頭部，手背など露光部に好発する SCC *in situ* である．下口唇に生じたものは日光口唇炎と称する．慢性的な紫外線曝露の蓄積による遺伝子損傷が発症の原因と考えられており，高齢になるほど有病率が高くなる．また白人の有病率が圧倒的に高いが，日本でも増加傾向にある．AK は臨床的には境界不明瞭で鱗屑を伴う小紅斑で始まり，次第に強い角化を伴う局面・結節を形成する．頻度は低いものの，浸潤性あるいは転移性 SCC に進展することがあり，軽視してはならない疾患である．

確定診断を導くための考え方

皮疹の特徴

AK では表皮基底層に腫瘍細胞が存在し，正常な角化機転が障害され固着性の鱗屑を伴うため，触診で粗造感を触知する．AK ではしばしば肉眼的に境界が不明瞭となるため，注意深い触診が診察において重要である．また明らかな病変の周囲の光老化を認める皮膚に，潜在的な病変が広範囲に存在することがあり，フィールド癌化と呼ばれる．

■皮疹のとらえ方

顔面，耳介，下口唇，禿頭部，前腕，手背などの露光部に発生した皮疹であることが前提である．またAKは長期の紫外線曝露により発生するため，AKを疑う皮疹をみたときには，発生母地である背景の皮膚に光老化の所見，すなわち表皮の萎縮，乾燥，日光性黒子，日光性弾力線維症による深いしわなどが認められるか確認する．

紅斑　AKは角化の程度により多彩な臨床を呈するが，最も頻度の高い基本的な症状は，不整形，境界不明瞭，鱗屑を伴う表面粗造な紅斑である（**a**，**b**）．このような性状の皮疹を光老化皮膚に認める場合，AKの診断は比較的容易である．またダーモスコピーでは，毛細血管拡張による紅斑を背景に毛包が白色調に抜けてみえるred pseudonetworkや，さらに著明な角栓を伴ったstrawberry patternなどの所見がAKに特異性が高い（**c**）．

角化性局面・皮角　角化が強くなると角化性局面や皮角（**d**）を形成する．多くの場合，角化病変の周囲に連続して鱗屑を伴う紅斑を認める．しばしば光老化皮膚を背景に病変が多発する（**e**）．ただし確定診断は病理組織学的検査によるため，診断に迷う場合や浸潤の可能性がある場合は積極的に生検を行うべきである．

やるべきこと

問診のポイント　これまでの紫外線曝露歴を確認する．漁業，農業従事者など紫外線に曝露される機会の多い職業ではAKの有病率が高い．またフォトスキンタイプ（紫外線曝露時に赤くなるかどうか，そのあと黒くなるかどうか）も必ず確認する必要がある．AK発症の危険因子として，高齢，男性，紫外線曝露の累積量，白い肌（色白）があげられる．白人が多く緯度の低いクイーンズランド（オーストラリア）では40歳以上のAK有病率が60％[1]，またフォトスキンタイプⅠではタイプⅣに比べてAKの発症リスクは8倍[2]という報告がある．日本での有病率は成人を対象とした住民検診において概ね0.1～1％程度とされる．

生検のポイント　SCCとの鑑別が常に問題となるため，典型的でない皮疹の場合（浸潤を触れる，びらんを伴う，炎症が強い，増大傾向，再発病変，治療抵抗性の病変など），可能な限り生検を行うべきである．病理組織学的にいくつかに病型分類されるが，AKの基本的な病理所見は基底層主体の異型ケラチノサイトと日光性弾力線維症である．毛包，汗管などの皮膚付属器上皮に残存した正常ケラチノサイトに沿って異型細胞が深部に進展することがあり（**f**），AKの治療に際して念頭に置く必要がある．

やってはいけないこと

- 触診を怠ること．表皮の粗造感を触知することは，診断のみならず病変の境界を判断するためにも重要である．また浸潤を触れる場合，SCCとの鑑別が必要となる．

治療の進め方

やるべきこと

「皮膚悪性腫瘍診療ガイドライン第2版」では，外科的切除，凍結療法，photo dynamic therapy（PDT），イミキモド，5-FU軟膏がいずれも推奨度Bの治療法としてあげられている[3]．ただしPDTは2018年6月現在AKに保険適用がなく，実施可能な施設は限られる．欧米のガイドラインでは単発あるいは少数の病変では外科的切除（curettageを含む）や凍結療法，外用治療（5-FU軟膏，イミキモドなど）が，多発病変あるいはフィールド治療を行う場合は外用治療（5-FU軟膏，イミキモドなど）やPDT，凍結療法などの推奨度が高い[4-6]．

イミキモドは日本では2007年から尖圭コンジローマの治療薬として販売が開始されたが，2011年にAKへの使用が追加承認された．イミキモドはToll様受容体のリガンドであり，外用部に強い炎症反応を惹起しAKを排除する．国内で実施された二重盲検比較試験では，基剤群での完全消失率16.9%に対し，イミキモド週2回塗布群で37.1%，週3回群で57.1%と用量依存的に病変が除去された[7]．光老化を認める皮膚に広く外用することで，臨床的に明らかではない潜在的な病変が顕在化することが知られており，あぶり出し現象（light up effect）と呼ばれている．この効果によりAKの不顕性病変を含めたフィールド治療が可能となり有用性が高い．一方で角化の強い結節性病変では効果が少ない．

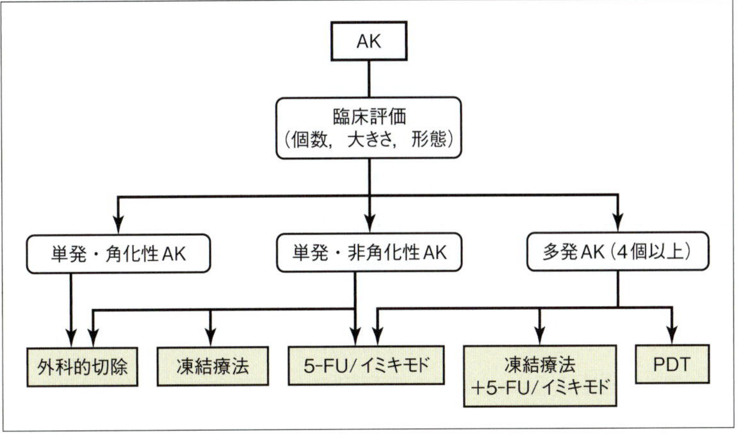

❶ **AK治療アルゴリズム**

（Poulin Y, et al. J Cutan Med Surg 2015[6] より一部改変）

手術療法は確実に病変を除去でき，また病理学的に切除断端や浸潤の有無を検討できる利点があるため，特に単発で角化の強い病変では第一選択となる．低リスクの有棘細胞癌における切除マージンが最低4mmであること，1mmマージンでの切除で1年後の再発率が4%という報告[8]があることから，AKでは病変の辺縁から1〜4mm程度の水平マージンでの切除が妥当と考えられる．また垂直方向に関しては，*in situ*であることからshave excisionも適応になるが，付属器に沿って腫瘍細胞が進展することがあり，脂肪織浅層までの切除がより確実といえる．切除範囲が大きくなると当然，皮弁や植皮による再建が必要となり，侵襲もより大きくなる．AKでは一定の割合で浸潤癌に進行するが，緊急の生命への危険はないため，多発例では角化の強い部分のみ切除し，フィールド治療を併用するなど，QOLを十分に考慮し適切な治療を行うことが重要である．

凍結療法では多数の病変を簡便に治療できるため頻用される．凍結時間が5秒未満で治癒率は39%，5〜20秒で69%，20秒以上で83%という報告がある[9]．後述するように再発率はかなり高いため，経過観察を確実に行うことが重要である．

5-FU軟膏は古くから国内外で広く使用されてきた．通常1日2回4週間外用を1コースとして治療を行う．アメリカの大規模な二重盲検比較試験では，外用治療後6か月の時点で，基剤群での完全消失率17%に対し，5-FU軟膏群で38%と報告されている[10]．

イミキモド（週3回×4週間，1〜2コース），5-FU軟膏（1日2回4週間），凍結療法（20〜40秒凍結，1〜2回）の3群による二重盲検比較試験では，組織学的な完全寛解率は凍結療法で32%，5-FU軟膏で67%，イミキモドで73%，1年後の寛解維持率は凍結療法で4%，5-FU軟膏で33%，イミキモドで73%と報告されている[11]．

治療のためのアルゴリズム ❶を参照．

やってはいけないこと

- 難治例，再発を繰り返す例に漫然と同じ治療を繰り返すこと．この場合，生検を行い，診断を確認する必要がある．
- 副作用の説明を十分に行わずに治療を開始すること．イミキモド，5-FU軟膏では強い炎症，紅斑，疼痛，びらんを生じることが多く，凍結療法では施術中に強い疼痛があり，治癒後に瘢痕，色素沈着を残すことがある．
- イミキモドを顔面，禿頭部以外に用いること，適応外使用となる．

エキスパートのための奥義

■皮膚科専門医に渡すタイミング

紅斑が主体の病変では，他科（あるいは一般皮膚科）で湿疹としてステロイド外用をされているが軽快しない，ということで紹介される症例をしばしば経験する．露光部に生じた難治性の紅斑ではAKを疑い生検を行う．AKであれば確実に経過をみることができる病院の皮膚科専門医に紹介することが望ましい．

■難治例・完治しない症例への対処

付属器に沿って深部に腫瘍組織が進展したAKでは，凍結療法や外用療法後に再発を繰り返すことがある．また大型の病変では生検部位が*in situ*であっても一部に浸潤があり，再発する場合がある．このような症例では外科的切除を検討する．また治療中にAKが浸潤癌に進行する可能性も念頭に置く必要がある．白人のデータではあるが，オーストラリアの40歳以上の一般人を対象とした研究で，AKが1年以内にSCCへ進行する割合は0.075％と報告されている[12]．またアメリカの退役軍人を対象とした研究では，AKのSCCへの進行率は1年で0.39％，4年で1.97％と報告されている[13]．非典型的な経過をたどる場合は必ず経過中に生検を行う．もし浸潤癌であればSCCの治療ガイドラインに従い適切に治療する．

■日本では保険適用外の治療

ジクロフェナクナトリウムおよび植物由来のジテルペンエステルであるingenol mebutateが，基剤対照に比較して20～30％有効性が高いと報告され[14,15]，欧米でAKの治療に用いられている．対象は軽症の非角化性AKに限られるが，特にジクロフェナクナトリウムは副作用も軽度という利点がある．

日本人では瘢痕，色素沈着を残すリスクが高いため適応は限られるが，フィールド治療の選択肢としてレーザーリサーフェシング，中間層ピーリングもあげられる[4-6]．

引用文献

1) Frost CA, et al. The prevalence and determinants of solar keratoses at a subtropical latitude (Queensland, Australia). Br J Dermatol 1998；139：1033-9.
2) Harvey I, et al. Non-melanoma skin cancer and solar keratoses II analytical results of the South Wales Skin Cancer Study. Br J Cancer 1996；74：1308-12.
3) 土田哲也ほか．皮膚悪性腫瘍診療ガイドライン第2版．日皮会誌 2015；125：5-75.
4) de Berker D, et al. British Association of Dermatologists'guidelines for the care of patients with actinic keratosis 2017. Br J Dermatol 2017；176：20-43.
5) Werner RN, et al.；International League of Dermatological Societies; European Dermatology Forum. Evidence- and consensus-based (S3) Guidelines for the Treatment of Actinic Keratosis-International League of Dermatological Societies in cooperation with the European Dermatology Forum-Short version. J Eur Acad Dermatol Venereol 2015；29：2069-79.
6) Poulin Y, et al.；Canadian non-Melanoma Skin Cancer Guidelines Committee. Non-melanoma Skin Cancer in Canada. Chapter 3: Management of Actinic Keratoses. J Cutan Med Surg 2015；19：227-38.
7) 斎田俊明，川島 眞．日光角化症患者を対象としたイミキモド5％クリームのランダム化二重盲検並行群間比較基剤対照多施設共同試験．Skin Cancer 2012；26：364-77.
8) 廣瀬寮二ほか．日光角化症の側方断端陽性例についての検討．Skin Cancer 2010；25：85-9.
9) Thai KE, et al. A prospective study of the use of cryosurgery for the treatment of actinic keratoses. Int J Dermatol 2004；43：687-92.
10) Pomerantz H, et al.；Veterans Affairs Keratinocyte Carcinoma Chemoprevention (VAKCC) Trial Group. Long-term Efficacy of Topical Fluorouracil Cream, 5%, for Treating Actinic Keratosis: A Randomized Clinical Trial. JAMA Dermatol 2015；151：952-60.
11) Krawtchenko N, et al. A randomised study of topical 5% imiquimod vs. topical 5-fluorouracil vs. cryosurgery in immunocompetent patients with actinic keratoses: a comparison of clinical and histological outcomes including 1-year follow-up. Br J Dermatol 2007；157 (S2)：34-40.
12) Marks R, et al. Malignant transformation of solar keratosis to squamous cell carcinoma. Lancet 1988；8589：795-7.
13) Criscione VD, et al.；Department of Veteran Affairs Topical Tretinoin Chemoprevention Trial Group. Actinic keratoses: Natural history and risk of malignant transformation in the Veterans Affairs Topical Tretinoin Chemoprevention Trial. Cancer 2009；115：2523-30.
14) Rivers JK, et al. Topical treatment of actinic keratoses with 3.0% diclofenac in 2.5% hyaluronan gel. Br J Dermatol 2002；146：94-100.
15) Garbe C, et al. Efficacy and safety of follow-up field treatment of actinic keratosis with ingenol mebutate 0.015% gel: a randomized, controlled 12-month study. Br J Dermatol 2016；174：505-13.

菌状息肉症

天野正宏

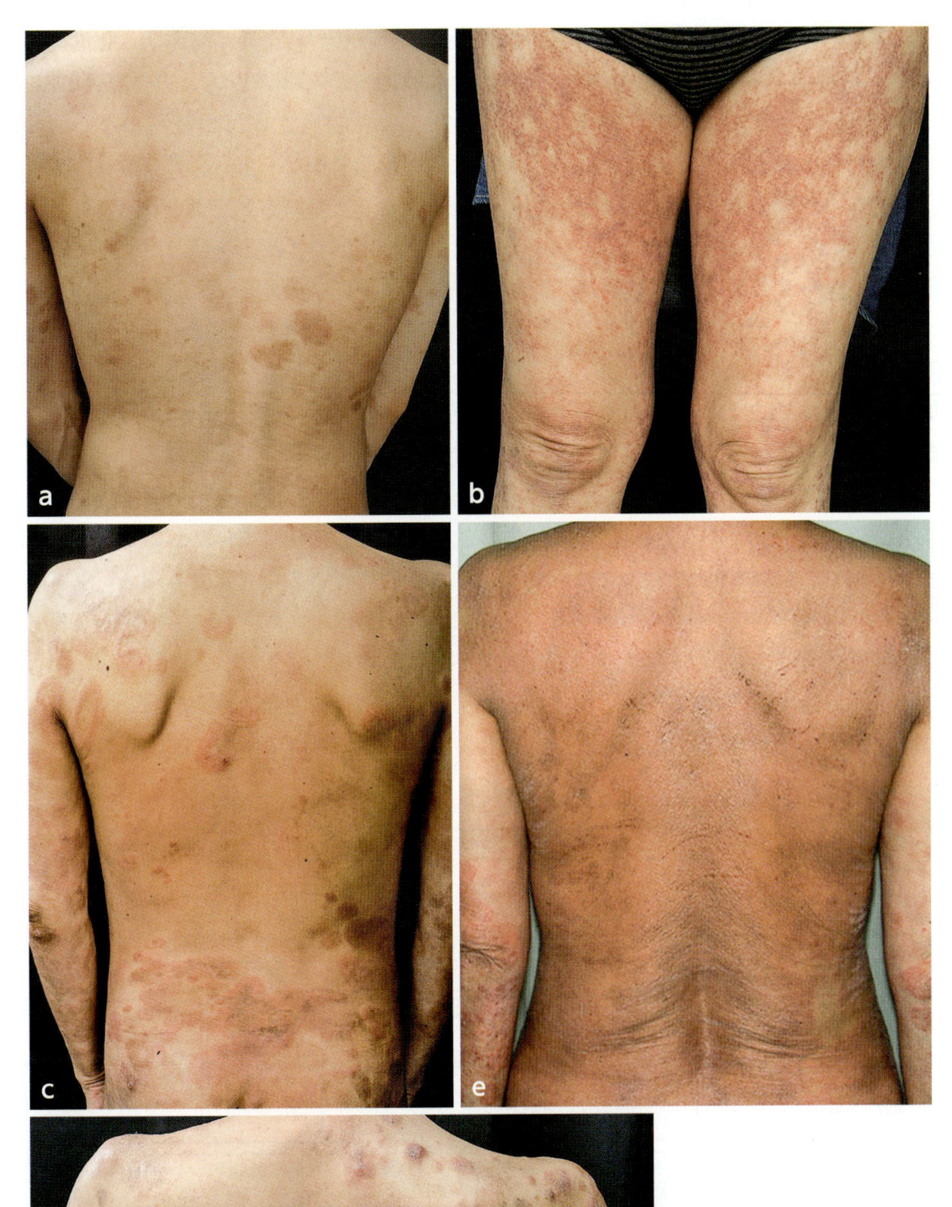

a：紅斑期．鱗屑を伴う大小の紅斑．
b：ポイキロデルマ（多形皮膚萎縮）．皮膚萎縮，色素沈着，色素脱失，毛細血管拡張からなるポイキロデルマを呈する．
c：局面期．鱗屑，角化を伴う紅斑局面．
d：腫瘤期．紅斑局面の周囲に結節，腫瘤が散在する．
e：紅皮症．全身の 80％以上を占める紅斑と落屑を伴う．

疾患概要

原発性皮膚リンパ腫は，診断あるいは病期診断の時点でリンパ腫病変が皮膚に限局し，しばしば長期間皮膚に病変がとどまるものと定義される．原発性皮膚リンパ腫は，皮膚T細胞・NK細胞リンパ腫，皮膚B細胞リンパ腫，その他（血液前駆細胞腫瘍）に分類され，約8割が皮膚T細胞リンパ腫（cutaneous T-cell lymphoma；CTCL）であり，菌状息肉症（mycosis fungoides；MF）はCTCLの約半数を占める．

菌状息肉症は数年から十数年かけて，紅斑期，局面期（扁平浸潤期），腫瘤期と段階的に進行する．紅斑期，局面期では類乾癬，アトピー性皮膚炎など，腫瘤期には成人T細胞白血病/リンパ腫（ATLL）などと鑑別が必要となる．早期病変においては予後良好であるが，腫瘤期に至ると5年生存率は56%と不良となる[1]．

確定診断を導くための考え方

■菌状息肉症の皮疹の特徴

WHO分類（第4版，2008年）では紅斑期から局面期，腫瘤期へと典型的な経過をたどる古典型と，その亜型（毛包向性菌状息肉症，Paget様細網症，肉芽腫様弛緩皮膚）に分類される．ここでは古典型について解説する．

■皮疹のとらえ方

皮膚リンパ腫診療ガイドラインで示された用語定義[2]を紹介し，紅斑期，局面期，腫瘤期などの経過とあわせ，個疹のとらえ方を説明する．

紅斑　明らかな盛り上がりや浸潤のない病変で，大きさは問わない．色素異常，鱗屑，痂皮や皺襞を伴うことがあると定義される．紅斑は類円形から楕円形や馬蹄形を呈し，躯幹や下肢などの非露光部に好発する（**a**）．皮疹は軽い瘙痒を伴う場合があり，紅斑期は増悪と軽快を繰り返し数年から十数年継続する．早期では局面状類乾癬の大局面型と鑑別は困難な場合がある．ポイキロデルマ（多形皮膚萎縮）は皮膚萎縮や色素沈着，色素脱失，毛細血管拡張が混在する状態である．菌状息肉症においてもポイキロデルマが観察されることがあり（**b**），皮膚筋炎や強皮症などポイキロデルマを生じる疾患と鑑別が必要になる．

局面　盛り上がりや浸潤のある病変で，大きさは問わない．色素異常，鱗屑，痂皮や毛包性病

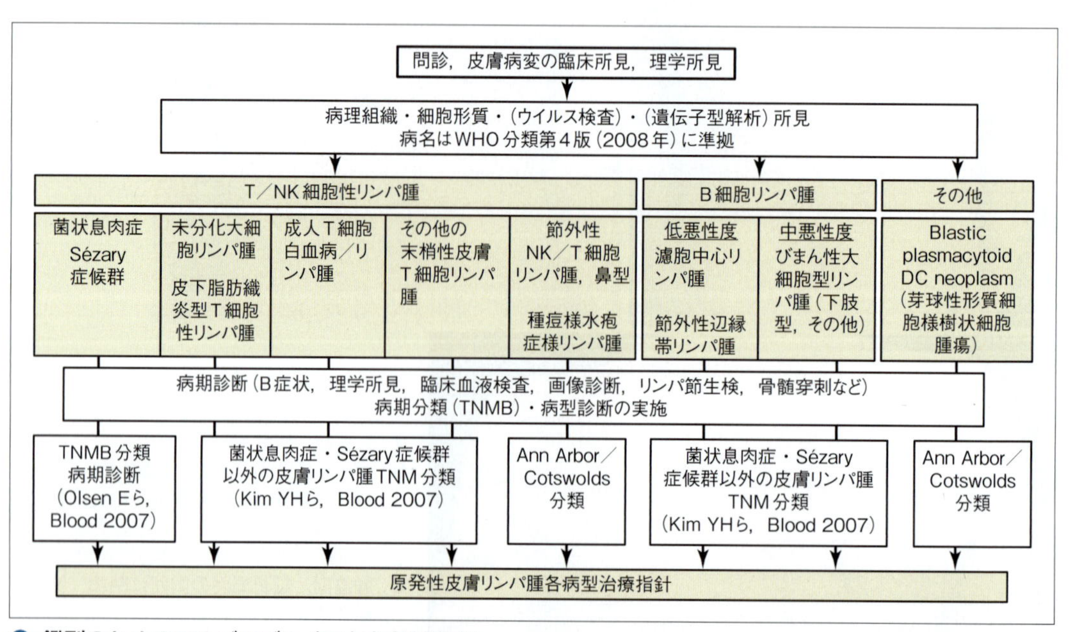

❶ 鑑別のためのアルゴリズム（日本皮膚科学会）
（菅谷　誠ほか．日皮会誌 2012[2] より）

変を伴うことがあると定義される．局面は紅色から紅褐色調で，類円形から楕円形や馬蹄形を呈し（c），局面期は増悪と軽快を繰り返し数年継続し腫瘤期へ移行する．

腫瘤 1 cm 以上の孤立性ないし結節性病変か，潰瘍形成した局面で，深達性または垂直方向への増殖を示すと定義される．腫瘤期では紅斑や局面上にあるいは孤立性に，結節や腫瘤が生じ増大する（d）．大きいものは表面にびらんや潰瘍，壊死を伴い易出血性となる．このような場合は疼痛や細菌感染を伴う場合がある．腫瘤期では次第に進行しリンパ節や内臓への浸潤を認めるようになり，予後不良である．

紅皮症 紅皮症とは体表面積の 80％以上の融合した紅斑性病変である（e）．菌状息肉症は紅皮症を呈し Sézary 症候群と鑑別が困難な場合があり，両疾患は同一スペクトラムにあるものと考えられている．紅皮症型菌状息肉症は明らかな血液学的異常（Sézary 細胞など）を伴わない紅皮症と定義される．

やるべきこと

問診のポイント 経過が数年から十数年と長いこと，瘙痒はあっても軽度であること，非露光部に大小の紅斑が多発し，経過とともに局面が混在することなどが問診のポイントである．腫瘤期では光線療法など治療を受けている場合，紅斑や局面が目立たない場合もあり，前駆病変としての紅斑期や局面期の存在の有無を問診することが重要である．

鑑別のポイント（❶） 紅斑期では局面状類乾癬，アトピー性皮膚炎などの湿疹・皮膚炎群と，局面期では尋常性乾癬などの慢性に経過する炎症性角化症などと鑑別が必要である．特に局面状類乾癬の大局面型（皮疹の直径が 5 cm 以上）は菌状息肉症へ移行する可能性があり，注意深い観察が必要である．腫瘤期では菌状息肉症以外の皮膚 T 細胞・NK 細胞リンパ腫，なかでも ATLL との鑑別が重要である．ATLL は菌状息肉症の紅斑期や局面期，腫瘤期などと同様の臨床像を呈する場合がある．ATLL を否定するため血清学的に抗 HTLV-1 抗体検査が陰性であること，末梢血液に花細胞など異常リンパ球の出現がないこと，末梢血や皮膚病理組織などから HTLV-1 プロウイルス DNA のモノクローナルな組み込みがないことを確認する．

生検のポイント 紅斑期や局面期では触診してできるだけ浸潤を触れる部分の生検を行う．腫瘤期はできるだけ大きな腫瘤を生検するが，潰瘍や痂皮を伴う部位は壊死や感染など二次的修飾を受けるため避けたほうが良い．HE 染色では表皮向性の有無が診断に重要であり，免疫染色では CD3，CD4 陽性 T 細胞が優位に浸潤していることを確認する．浸潤細胞がクローン性に増殖しているかどうか，反応性病変との鑑別のため，T 細胞受容体（TCR）遺伝子のモノクローナルな再構成の有無も有用である．

表在リンパ節腫脹を伴う場合，TNMB 分類のリンパ節の評価に必要なため，リンパ節生検を行う．臨床的に最大のリンパ節，PET/CT で最高 SUVmax 値，部位（頸部＞腋窩＞鼠径の順）を考慮し生検を行う．皮膚およびリンパ節生検では，HE 染色（免疫染色を含む），フローサイトメトリー検査，TCR 遺伝子のモノクローナルな再構成の有無，凍結保存のために生検組織を分割して提出する（❷）．

検査のポイント 皮膚原発か続発性皮膚リンパ

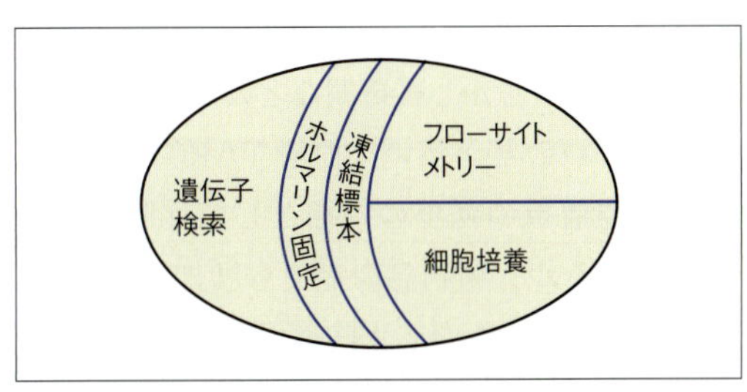

❷ 検体の切り出し（例：リンパ節）
リンパ節は全摘生検を行うのが原則である．生検リンパ節は一部 HE 染色および免疫染色のためホルマリン固定し病理診断へ提出する．このほか遺伝子検索用，フローサイトメトリー用，細胞培養用（必要な場合）にそれぞれ分割する．残りは今後に必要な時のために凍結保存する[3]．皮膚生検も同様に分割し，病理診断へ提出あるいは凍結保存を行う．

❸ 菌状息肉症と Sézary 症候群の TNMB 分類と病期分類

T_1 ：体表面積の<10%
　T_{1a} (patch だけ), T_{1b} (plaque±patch)
T_2 ：体表面積の≧10%
　T_{2a} (patch だけ), T_{2b} (plaque±patch)
T_3 ：腫瘤形成　1 病変またはそれ以上
T_4 ：紅皮症　　体表面積の 80%以上の融合する紅斑

N_0 ：臨床的に異常リンパ節なし．生検不要
N_1 ：臨床的に異常リンパ節あり
　組織学的に Dutch Gr1, or NCI LN_{0-2} に相当*
　N_{1a}：クローン性増殖なし N_{1b}：クローン性増殖あり
N_2 ：臨床的に異常リンパ節あり
　組織学的に Dutch Gr 2, or NCI LN_3 に相当*
　N_{2a}：クローン性増殖なし　N_{2b}：クローン性増殖あり
N_3 ：臨床的に異常リンパ節あり
　組織学的に Dutch Gr 3〜4, or NCI LN_4 に相当*
N_x： 臨床的に異常リンパ節あるが，組織的確認ないか，完全な N 分類ができない

M_0 ：内臓病変なし　M_1：内臓病変あり

B_0 ：異型リンパ球が末梢血リンパ球の 5%以下
　B_{0a}：クローン性増殖陰性，B_{0b}：クローン性増殖陽性
B_1 ：異型リンパ球が末梢血リンパ球の 5%を超えるが，B_2 基準を満たさない
　B_{1a}：クローン性増殖陰性，B_{1b}：クローン性増殖陽性
B_2 ：Sézary 細胞（クローン性増殖あり）が末梢血中に 1,000 個/μL 以上．Sézary 細胞が以下の項目の 1 項目を満たす：CD4/CD8≧10，$CD4^+$ $CD7^-$ 細胞≧40%，または $CD4^+CD26^-$細胞≧30%

病期	T	N	M	B
IA	1	0	0	0, 1
IB	2	0	0	0, 1
IIA	1〜2	1, 2, X	0	0, 1
IIB	3	0〜2, X	0	0, 1
IIIA	4	0〜2, X	0	0
IIIB	4	0〜2, X	0	1
IVA1	1〜4	0〜2, X	0	2
IVA2	1〜4	3	0	0〜2
IVB	1〜4	0〜3, X	1	0〜2

X：臨床的に異常なリンパ節腫大が，組織学的に確認されていないか，完全な N 分類ができない．

＊リンパ節の NCI 分類（旧分類基準）
NCI LN_0：リンパ節に異型リンパ球なし
NCI LN_1：所々，孤立性異型リンパ球（集塊を作らない）
NCI LN_2：多数の異型リンパ球または 3〜6 細胞の小集塊
NCI LN_3：異型リンパ球の大きな集塊があるが，リンパ節の基本構造は保たれる
NCI LN_4：リンパ節構造が異型リンパ球または腫瘍細胞によって部分的あるいは完全に置換される

（菅谷　誠ほか．日皮会誌 2012[2] より）

腫かどうか，また病期診断のために PET/CT，胸・腹部 CT などの画像診断や，胃内視鏡・大腸内視鏡検査が必要である．局面期から腫瘤期へ進行するに従い血清 LDH 値が増加する．可溶性 IL-2 レセプター値は悪性リンパ腫の病勢を反映する．しかし紅斑期などの早期病変では増加しないことが多い．血清 TARC 値はアトピー性皮膚炎の病勢の指標として保険適用となっているが，菌状息肉症でも増加するため，測定しておく．ただし保険適用外である．

やってはいけないこと

- 皮膚生検を行わないこと．
- 局面状類乾癬と診断した場合に，漫然と治療を継続すること．菌状息肉症の初期と局面状類乾癬（大局面型）との鑑別はなかなか困難であるが，常に菌状息肉症への移行を念頭に置き，必要であれば適切なタイミングで皮膚生検を行うことが肝要である．

治療の進め方

やるべきこと

菌状息肉症・Sézary 症候群の TNMB 分類（ISCL/EORTC，2007）に基づき，病期を決定する．T（皮膚）分類では紅斑や局面が体表面積の 10%を超えるかどうかで T_1 または T_2 へ，1 個でも腫瘤が存在すれば T_3 となる．紅皮症は T_4 に分類される．N（リンパ節）分類では臨床的に異常なリンパ節があればリンパ節生検を施行し，Dutch Grade または NCI 分類を行う．M（内臓）分類は理学所見，血液検査，画像診断で内臓病変が疑われれば生検で確認する．B（血液）分類では末梢血中 Sézary 細胞数と

TCR 遺伝子のモノクローナルな再構成の有無を評価する．T_4（紅皮症）かつ B_2（Sézary 細胞が 1,000 個以上など）を満たせば Sézary 症候群と診断される（❸）．

治療のためのアルゴリズム ❹を参照．

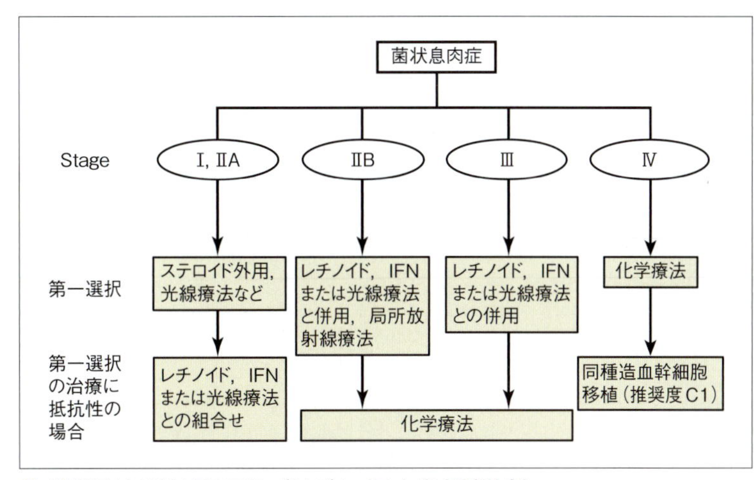

❹ 菌状息肉症治療のアルゴリズム（日本皮膚科学会）
（菅谷　誠ほか．日皮会誌 2012[2] をもとに作成）

やってはいけないこと

- アルゴリズムで推奨される治療が根治的治療であると思い込むこと．治療は病期の進行を遅らせることを目標としている．
- 紅斑期や局面期などの早期に多剤併用化学療法を行うこと．菌状息肉症は比較的緩徐に進行するリンパ腫（indolent lymphoma）である．

エキスパートのための奥義

■皮膚科専門医に渡すタイミング

アトピー性皮膚炎や局面状類乾癬と診断され，ステロイド外用や光線療法など一般的な治療を行っても難治で進行する場合は，皮膚リンパ腫を疑うことが大切である．皮膚に結節や腫瘤が多発し菌状息肉症などの皮膚リンパ腫が疑われる場合，皮膚科専門医に紹介することが望ましい．

■難治例・完治しない症例への対処

菌状息肉症の治療は skin-directed therapy（SDT）と systemic therapy に分けられる．前者として外用療法，光線療法，凍結療法，手術療法，放射線治療などがあり，後者としては BRM 療法（インターフェロンなど），単剤化学療法，多剤併用化学療法，造血幹細胞移植などがあげられる．菌状息肉症は年単位で緩徐な経過をたどるものが多く，初期治療は SDT から開始し，再発や難治性病変，または病期の進行にあわせて SDT に systemic therapy を組み合わせていく．日本で使用可能な systemic therapy として，内服薬ではボリノスタット，ベキサロテンが，注射薬ではインターフェロンγ製剤，ゲムシタビン，モガムリズマブがあげられる．

局面期や腫瘤期において，病変が単発あるいは複数個であっても単一または近接した照射野内に限局している場合，SDT として放射線照射は有効である．通常，電子線が用いられる．また病期にかかわらず個々の局面や腫瘤に対する局所放射線照射は姑息的治療としても有効である．

■再発時

治療抵抗性の病期 IIB，III，IV の菌状息肉症に対し化学療法が行われる．また治療抵抗性の病期 IV の菌状息肉症に対し同種造血幹細胞移植が行われることがあるが，その適応については確立されていない．

引用文献

1) Agar NS, et al. Survival outcomes and prognostic factors in mycosis fungoides Sézary syndrome: validation of the revised International Society for Cutaneous Lymphomas European Organisation for Research and Treatment of Cancer staging proposal. J Clin Oncol 2010；28：4730-9.
2) 菅谷　誠ほか．皮膚リンパ腫診療ガイドライン 2011 改訂版．日皮会誌 2012；122：1513-31.
3) 森井英一．リンパ節生検材料の取り扱い．青笹克之総編集．癌診療指針のための病理診断プラクティス リンパ球増殖疾患．中山書店；2010．p.305.

尋常性痤瘡

仙田夏織子・林　伸和

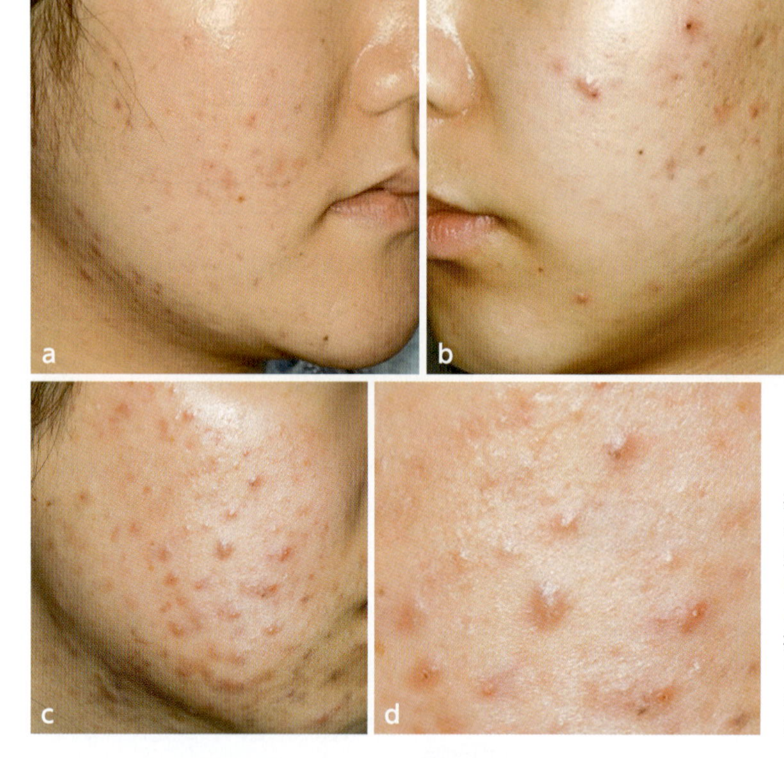

痤瘡の原発疹は面皰だが，実際の臨床では面皰，丘疹，膿疱，炎症後色素沈着などが混在している．aは炎症後紅斑が主体，bは丘疹と比較的軽度の萎縮性瘢痕が頬に散在．cは丘疹が目立つが，dのように一部を拡大すると，面皰が多数混在していることがわかる．

疾患概念

尋常性痤瘡（acne vulgaris）は，毛包脂腺系を反応の場とする慢性炎症性疾患である．その初発疹は面皰であり，炎症を伴うと紅色丘疹，膿疱となり，炎症が強くなると嚢腫，硬結を形成する．発症には *Propionibacterium acnes*（*P. acnes*）などの細菌，ストレス，ホルモンバランス，食事，化粧品など，多数の因子が複雑に関与する．

好発年齢は思春期であり「青春のシンボル」と言われることもあるが，一方で成人女性にみられる思春期後痤瘡は難治な例も少なくない．思春期には，二次性徴に伴って分泌されるアンドロゲンが皮脂腺に作用し，皮脂が増加することが原発疹の面皰形成に大きく関与している．

確定診断を導くための考え方

■皮疹の特徴

尋常性痤瘡は，脂腺性毛包が分布する顔面，背部，前胸部などに毛包一致性に生じる．眼囲のような皮脂腺のない部位にはできない．原発疹は面皰であり，面皰に炎症を伴うと紅色丘疹や膿疱となり，重症例では結節，嚢腫や硬結を形成する．軽症であっても，炎症軽快後に炎症後紅斑，色素沈着，隆起性あるいは萎縮性の瘢痕を残すことがある．炎症性の痤瘡でも必ず原発疹である面皰を伴っている（d）．

■皮疹のとらえ方

面皰（コメド）　痤瘡の原発疹で，皮脂の毛包内貯留をきたした状態である．炎症を欠き自覚症状に乏しい．面皰には，毛孔が閉鎖して毛包の小さな盛り上がりとして認識される閉鎖面皰（白色面皰）と，閉鎖面皰内の内容物が次第に増加して毛孔が開大し，角栓が黒くみえる開放面皰（黒色面皰）がある．開放面皰の黒色は汚れや酸化・変性した皮脂ではなく，メラニンによるものといわれている．

痤瘡における炎症性皮疹　面皰内で *P. acnes* が増菌して炎症が加わると紅色丘疹と膿疱となる．直径 5 mm を超える丘疹は，結節と呼ぶ場合もある．紅色丘疹の炎症が進み，好中球が多数遊走してくると膿疱となる．炎症が強く，皮下に袋状（嚢腫）あるいは板状（硬結）に触れる病変となることがある．嚢腫や硬結を伴う症例では，瘢痕となることが多い．

痤瘡瘢痕　炎症性皮疹が軽快しても，紅斑や色素沈着が残存することがあり，この症状を炎症後紅斑，炎症後色素沈着と呼ぶ．いずれも一時的な変化だが，炎症の再発を繰り返していると，結果的に紅斑や色素沈着が長期に持続するため，症状軽快後の維持療法が重要となる．

一方で，自然軽快が期待できない瘢痕として，萎縮性瘢痕や肥厚性瘢痕・ケロイドがある．不可逆性の病変をつくらないために，早期の積極的な治療を行う．

やるべきこと

問診のポイント　発症年齢，性別，既往歴，合併症，薬歴などの通常の問診に加え，市販薬を含めたこれまでの対処方法を聞き出す．特に，他の医療機関での治療歴がある場合には，内容，効果，副作用などを詳細に問診する．スキンケアに関する問診も重要で，特に洗顔や保湿ケアの方法などに不適切な点がないかを確認する．

女性の場合には月経不順や多毛の有無を聞き出し，無月経の場合には多嚢腫性卵巣症候群を鑑別する．重症例では，顔面の症状や前胸部，背部の症状のみを訴えることが多いが，殿部や腋窩の病変の有無を確認し，化膿性汗腺炎を鑑別しておくことも重要である．

最後に，妊娠の有無や結婚式，成人式などのイベントが控えているか否かを聴取し，患者の希望も取り入れて，維持療法へ移る時期や副作用発現の時期などを配慮して，治療方法を選択する．

鑑別診断のポイント　顔面播種状粟粒性狼瘡や Pringle 病に伴う多発性血管線維腫などはいずれも毛包一致性ではなく，鑑別は容易である．毛包一致性の皮疹を伴う疾患として，毛包炎，酒皶（酒皶性痤瘡），酒皶様皮膚炎，毛包虫症，好酸球性膿疱性毛包炎などとの鑑別を述べる．

毛包炎：毛包における黄色ブドウ球菌などの細菌の感染症であり，面皰が先行しない．体幹や四肢にも生じる．

酒皶（酒皶性痤瘡）：脂漏部位に一致してびまん性に紅斑を認め，丘疹や膿疱を伴うが，酒皶では面皰は混在しない．酒皶様皮膚炎は，ステロイドやタクロリムスなどの外用の既往がある場合に生じる．酒皶と同様の臨床像をとり，面皰はない．原因となる薬剤を中止することにより症状は軽快する．

毛包虫症：皮膚に常在している毛包虫が過剰に増殖することで生じる皮膚症状．酒皶性痤瘡のようにびまん性の紅斑に丘疹や膿疱を伴ったり，脂漏性皮膚炎のように鱗屑を伴ったりする．洗顔料を用いた洗顔を避けている場合や，ステロイドやタクロリムスを外用している場合になりやすい．

好酸球性膿疱性毛包炎：痤瘡の好発年齢とは一致しないことが多く，また瘙痒が強いことや面皰がないこと，古典型では周りに紅斑を伴うことなどから鑑別は容易である．

検査のポイント　3 か月以上の無月経がある場合には，多嚢腫性卵巣症候群を疑い，産婦人科で性ホルモン検査や超音波検査を行う．皮膚所見としては多毛や剛毛がみられることがある．また，海外では糖尿病の合併例が多いことから，必要に応じて尿糖，血糖，HbA1c なども調べる．

毛包虫症の可能性を考える場合には，膿疱の内容を KOH 法で調べ，毛包虫の有無を検討する．毛包虫は常在しているため，多数の毛包虫を認めることで診断する．

やってはいけないこと

- 化粧を落としたがらない患者の意向を尊重して診療すること．痤瘡の診断は容易であり，患者が痤瘡の治療薬を求めて受診する場合も多いが，特に初診時には面皰の有無や重症度，炎症の有無や炎症後紅斑の状態などを確認する必要があり，必ず化粧を落とした状態で診察する．

治療の進め方

やるべきこと

治療期判定　急性炎症期は治療を開始して原則3か月間とし，その後，維持療法に移行する．急性炎症期には積極的な併用療法を行い，維持期には抗菌薬を中止し，耐性菌の懸念のない治療を長期にわたって継続する．

重症度判定　急性炎症期の治療は重症度によって異なる．重症度は，基準写真に基づく全般重症度あるいは片顔の炎症性皮疹（紅色丘疹と膿疱）の個数によって，軽症（5個以下），中等症（6～20個），重症（21～50個），最重症（51個以上）に分類されている．

治療法　最新の日本皮膚科学会尋常性痤瘡治療ガイドラインを参照する（❶）．

軽症の治療：外用療法を基本とする．アダパレン，過酸化ベンゾイル，外用抗菌薬を組み合わせて使用することが望ましく，アドヒアランスの観点から配合剤の使用がより望ましい．配合剤を比較した臨床試験はなく，配合剤の優劣はない．また，耐性菌の問題から抗菌薬の単独使用は好ましくない．

中等症の治療：基本は外用療法だが，症状や患

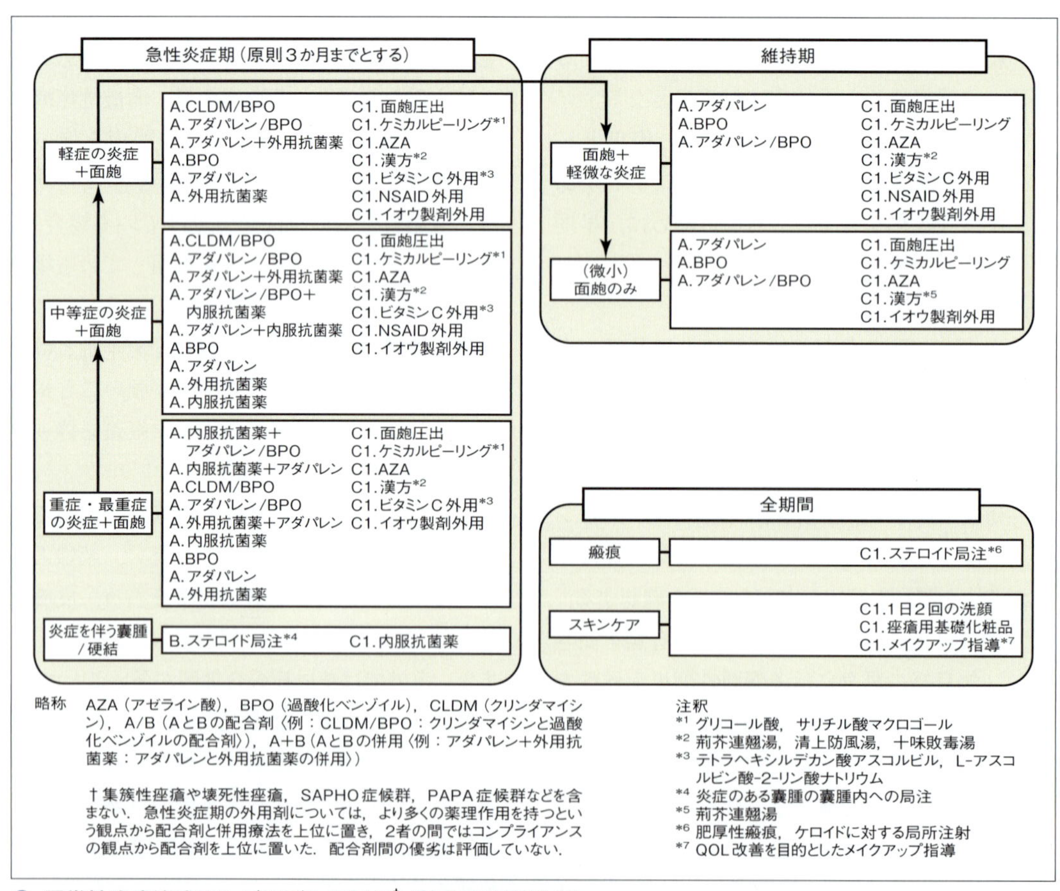

❶ **尋常性痤瘡治療アルゴリズム 2017†（日本皮膚科学会）**
（林　伸和ほか．日皮会誌 2017[1] より）

者背景などにより内服抗菌薬を組み合わせる．外用抗菌薬と内服抗菌薬の併用は，多剤耐性菌を誘導する可能性もあることから推奨されていない．また，過酸化ベンゾイルと内服抗菌薬のエビデンスもない．したがって，内服抗菌薬とはアダパレン，アダパレン/過酸化ベンゾイル配合剤との組み合わせとなっている．

重症・最重症の治療：重症・最重症では内服抗菌薬の位置づけが高くなる．その結果，内服抗菌薬とアダパレン/過酸化ベンゾイル配合剤および内服抗菌薬とアダパレンが上位に位置する．

維持期の治療：維持療法では，抗菌薬を中止することが大切で，アダパレンあるいは過酸化ベンゾイル，およびこれらの配合剤を使用する．いずれも1年間の臨床試験が行われており，1年は継続することが望まれる．

外用薬による随伴症状への配慮：アダパレンや過酸化ベンゾイルでは，瘙痒や紅斑，鱗屑，乾燥などの局所刺激症状があることが知られている．また，アダパレン/過酸化ベンゾイル配合剤の局所刺激症状は単剤よりも強いとされている．そのため，これらを開始する場合には，薬剤の特性に関する十分な説明を行い，副作用の確認のため1～2週間後に再診するよう指示する．

やってはいけないこと

- 抗菌薬単独で対症療法を行うこと．痤瘡治療の進歩に伴い，薬剤耐性 *P. acnes* の検出率は急速に上昇している．抗菌薬単独処方を控え，過酸化ベンゾイルやアダパレンを併用することが望ましく，さらに維持療法では抗菌薬を使用してはいけない．
- エビデンスのない食事指導．現時点では，特定の食事を制限するエビデンスは十分とはいえない．むしろ成長期の中高生への食事制限は有害である可能性もあり，安易な食事制限を行うべきではない．
- 痤瘡改善を目的とする保湿ケアが治療であると患者に誤解させること．アダパレンによる副作用軽減に保湿が有効ではあるが，保湿で痤瘡が改善することを示すエビデンスはない．患者の一部は，保湿のみを行うことでかえって痤瘡を悪化させている．
- エビデンスのない治療．痤瘡に適応のないナジフロキサシン軟膏などの外用薬は，基剤が痤瘡に適していない．痤瘡患者が使用する外用薬や化粧品などには，成分だけではなく基剤にも配慮が必要である．

エキスパートのための奥義

■皮膚科専門医に渡すタイミング

痤瘡治療薬は2008年のアダパレンに続き，過酸化ベンゾイル，これらの配合剤など次々と新しいものが登場している．いずれも初期症状である面皰に有効であるが，鱗屑，紅斑などの副作用があるため，導入に際して丁寧な説明とその後のケアが必要となる．副作用の少ない抗菌薬の単独使用は，結果的に耐性菌を生むため，安易な抗菌薬による対症療法は，厳に慎むべきである．これらを総合して考えると，治療導入時から皮膚科専門医に依頼することを勧める．

■難治例・完治しない症例への対処

難治例では，集簇性痤瘡や化膿性汗腺炎などの慢性膿皮症に準ずる病態のものがあり，長期の抗菌薬内服や囊腫内へのステロイド局注などが行われる．このような特殊な症例は，痤瘡を専門とする皮膚科専門医に相談すべきである．

一方で，標準的な治療を行っても再発を繰り返す症例の場合には，悪化因子が存在していることが多い．洗顔の状態，使用しているスキンケア製品などの化粧品などの内容を調べ，さらに外用薬や内服薬のコンプライアンスを確認する．

■再発時など

通院が途絶えてからの再発の場合には，急性炎症期の治療を行う．痤瘡は慢性炎症性疾患であり，維持療法が重要であることを再確認し，症状軽快後も通院を続けるように指示する．

引用文献

1）林　伸和ほか．尋常性痤瘡治療ガイドライン 2017．日皮会誌 2017；127：1261-302.

酒皶・酒皶様皮膚炎

山﨑研志

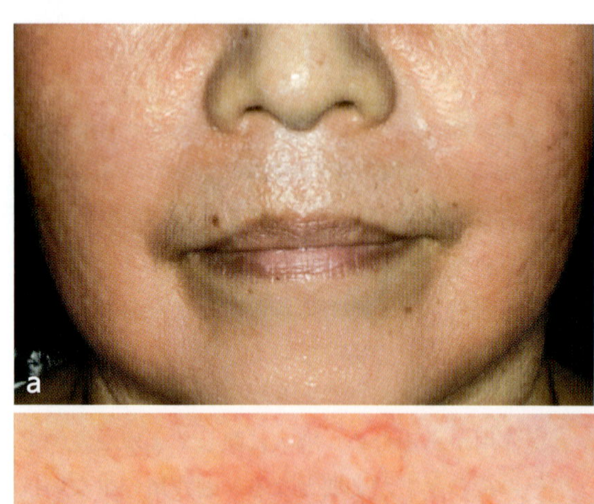

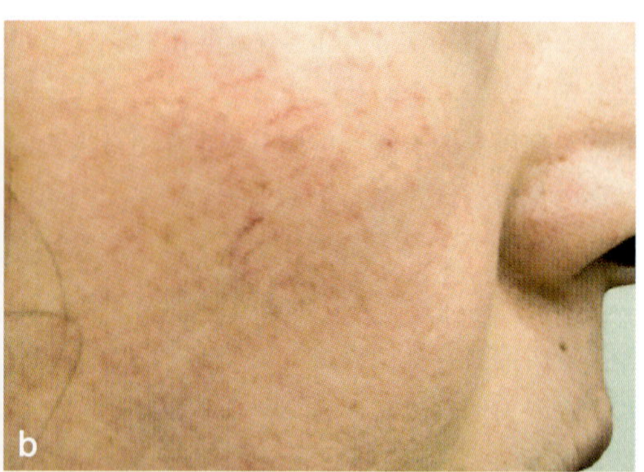

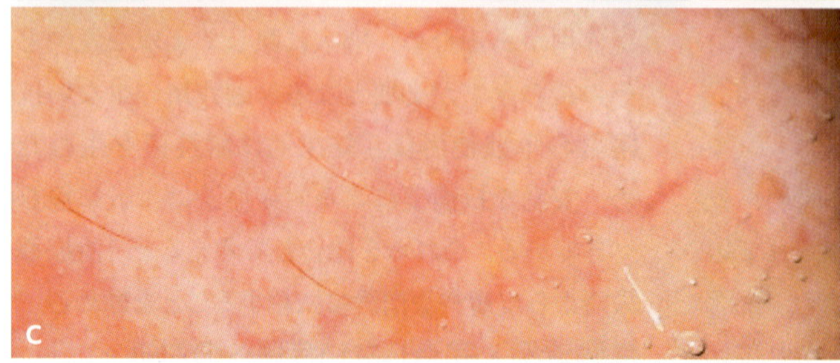

a：酒皶の皮疹．潮紅・紅斑と丘疹が顔面皮膚全体に広がっている．
b：ステロイド長期使用による胸部の不規則な毛細血管拡張．
c：ダーモスコピーで観察された脂腺性毛包周囲を中心とした不規則な毛細血管拡張．

疾患概説

酒皶（rosacea）は，顔面の紅斑，特に頬部や鼻部，前額部を中心として顔面の皮膚が赤くなることを主たる症状とし，いわゆる「赤ら顔」を特徴とした疾患である（a）．ほとんどの患者は，温度変化や日光照射などの外界の変化，精神的緊張などの情動変化によって顔のほてりや赤みが強くなることを自覚し，不快感を訴える．症状の増悪に伴ってニキビに似た丘疹（ブツブツ）や膿疱を生じることも多い．また，鼻の変形・拡大を伴う鼻瘤をきたすことや，眼球や眼瞼の結膜炎を合併することもある．年余にわたり経過する慢性炎症性疾患であり，赤ら顔やほてり感によって患者のQOL（生活の質）を著しく障害する．成人女性に多いが，日本人での発症頻度は不明である．ステロイド外用薬によって悪化することがあり，ステロイドによる酒皶の悪化と以下の酒皶様皮膚炎の鑑別を要する．

酒皶様皮膚炎（rosacea-like dermatitis）は，ステロイドの外用・内服やカルシニューリン阻害薬（タクロリムス外用薬やピメクロリムス外用薬）の使用などにより酒皶に臨床的に類似した症状が誘発された皮膚炎である．顔面の紅斑，特に頬部や口囲を中心として顔面の皮膚が赤くなり，丘疹や膿疱を生じる．ステロイドによって誘発された酒皶様皮膚炎を「ステロイド酒皶」と呼称し，口囲に限局する場合に「口囲皮膚炎」と称するが，基本的には酒皶様皮膚炎と同義と考えられている．ステロイドを用いる前から酒皶症状があった場合には，「ステロイドによる酒皶症状の増悪」とすべきであるが，患者の既往歴や臨床経過の詳細を吟味しないと，酒皶と酒皶様皮膚炎の鑑別は困難な場合もある．典型的な酒皶様皮膚炎では，酒皶に特徴的とされる外気温の変化などの外的刺激に伴う

「ほてり感，一過性の潮紅」が，ステロイド使用以前に既往せず，発症後もほてりの訴えが少ない．ステロイド外用薬の中止により一過性に発赤や浮腫が増強するが，数か月で丘疹・紅斑ともに改善する．ステロイドの長期使用に伴う酒皶様皮膚炎では，真皮の脆弱化に伴う毛細血管拡張を認めることが多く，毛細血管拡張の有無のみを基準として酒皶と酒皶様皮膚炎を鑑別することは難しい（**b**）．

確定診断を導くための考え方

■皮疹の特徴

いわゆる「赤ら顔」が特徴となる．酒皶の診断指針の4主症状として，顔面中央部における①一過性顔面潮紅，②持続性紅斑，③丘疹と膿疱，④毛細血管拡張，がNational Rosacea Society Expert Committeeから提唱されている[1]．この診断指針では他覚的に顔面に4主症状のうち1つ以上を確認できるときに酒皶を示唆する所見とすることを提案しており，これに当てはめると日本でもかなりの人々が酒皶の範疇に入る症状を有すると思われる．副症状として，①ほてり感・熱感や刺すようなヒリヒリ感，②紅色局面，③乾燥様症状，④浮腫，⑤眼症状，⑥顔面以外の末梢での酒皶様症状，⑦腫瘤様変化があげられている．

■皮疹のとらえ方

酒皶は主たる皮疹により4型に分類される．

①紅斑毛細血管拡張型酒皶　4主症状のうち①一過性顔面潮紅，②持続性紅斑，④毛細血管拡張を主体とする．ダーモスコピーで容易に観察される頬部や鼻部の不規則な毛細血管の拡張や脂腺性毛包周囲を取り囲むような多角形の毛細血管形成と紅斑が特徴的とされる[2]（**c**）．

②丘疹膿疱型酒皶　4主症状のうち③丘疹と膿疱を主体とする．痤瘡に類似するが，面皰は存在しない．丘疹・膿疱は脂腺性毛包に一致するものと毛孔一致性でないものが存在する．

③鼻瘤，瘤腫型酒皶　鼻瘤に代表される鼻部の皮膚の肥厚と，小結節の集簇による皮膚の凹凸を特徴とする．脂腺の増大と脂漏や，鼻部の不規則な毛細血管拡張を合併する．

④眼型酒皶　涙目様の結膜充血，眼球の異物感・熱感・瘙痒・乾燥，羞明感などの眼症状を主体とする．酒皶の皮膚症状に合併するが，眼結膜や球結膜の眼症状が強い患者も存在する．

やるべきこと

酒皶・酒皶様皮膚炎の診断時，鑑別すべき疾患に接触皮膚炎，花粉症・花粉性皮膚炎，光線過敏症，脂漏性皮膚炎，尋常性痤瘡，毛包虫性皮膚炎があり，見逃してはいけない疾患に全身性エリテマトーデスや皮膚筋炎などの膠原病，好酸球性毛包炎，顔面播種状粟粒性狼瘡などがある．しかしながら，これらの疾患は酒皶・酒皶様皮膚炎の除外診断疾患であると同時に，酒皶・酒皶様皮膚炎に合併しやすい疾患でもある．ステロイド外用治療による酒皶の増悪もしくは酒皶様皮膚炎の誘発もあるため，合併疾患の確認，除外・鑑別は重要である．

①接触皮膚炎の合併確認，除外・鑑別　日常品やスタンダードシリーズのパッチテストを，酒皶診断や治療の開始に先だって行う．

②花粉症・花粉性皮膚炎の合併確認，除外・鑑別　日本人の30〜40%がスギ，ヒノキなどの花粉症に罹患していると推定されている．この合併頻度は酒皶・酒皶様皮膚炎患者でも例外ではない．総IgE測定や特異的IgE検査スクリーニング（MAST33，MAST36，VIEW39など），プリックテストを行い，患者背景を把握する．

③光線過敏症の合併確認，除外・鑑別　酒皶患者では，日光照射による温熱変化や紫外線照射による皮疹増悪が知られている．光線過敏症の合併が疑われる場合には光線テストを行う．

④脂漏性皮膚炎の合併確認，除外・鑑別　脂漏性皮膚炎の合併に留意する．

⑤尋常性痤瘡の合併確認，除外・鑑別　痤瘡病態は面皰形成から始まるので，面皰の存在を見落さない．稀に面皰を伴う痤瘡とともに，不規則な毛細血管拡張や外気温変化によるほてり感を合併している場合があり，痤瘡＋酒皶の合併

と考える症例を見抜く．

⑥毛包虫性皮膚炎の合併確認，除外・鑑別　丘疹や膿疱を形成した脂腺性毛包部を擦過・圧出し，KOH 法で毛包虫の有無を確認する．ただし，酒皶の重症度や酒皶様皮膚炎の誘発に伴って毛包虫数が増加することが知られており，毛包虫が存在することは必ずしも酒皶や酒皶様皮膚炎を除外するものではないことに留意する[3-5]．

⑦膠原病の合併確認，除外・鑑別　全身性エリテマトーデスや皮膚筋炎の蝶形紅斑や光線過敏症，皮膚筋炎の脂漏性皮膚炎様皮疹など，膠原病では顔面に皮疹を呈することが多い．酒皶が好発する中年女性は膠原病の好発年齢でもあり，顔面皮疹を主訴とした患者に対して顔面以外の膠原病皮疹の有無の確認を行うことは，膠原病の鑑別のために重要である．特に手指・爪囲にみられる膠原病特異的な変化（Gottron 徴候などの炎症性角化性変化，爪囲の不規則な毛細血管拡張，爪上皮の点状出血など）がないことを確認し医療記録に記載する．抗核抗体の測定や特異的抗体の測定も必要に応じて行う．

⑧好酸球性毛包炎や顔面播種状粟粒性狼瘡の合併確認，除外・鑑別　病理組織学的に鑑別する必要があるので，生検を行う．酒皶の病理組織所見では，脂腺・毛包周囲を中心としたリンパ球・組織球の集積と真皮毛細血管拡張を認める．

やってはいけないこと

- 「赤ら顔」に対して詳細な病歴聴取と原因検索なしに，「とりあえずステロイド外用薬で様子をみましょう」とすること．

治療の進め方

やるべきこと

酒皶・酒皶様皮膚炎の治療では，①背景要因に即した増悪因子の回避のための生活指導と②薬物・理学療法を適当に組み合わせて行う．

増悪因子の除去と回避　上記の合併疾患がある酒皶では合併疾患の治療が最優先事項．ステロイド外用薬やカルシニューリン阻害薬の使用は，リスク・ベネフィットバランスを鑑みて決定する．

①外界の変化（寒暖差，日光・紫外線曝露）や飲食（アルコール摂取，香辛料のきいた刺激物，コーヒーなど）など，患者が自覚する増悪因子を確認し，回避するための生活行動指導を行う．

②外界環境による増悪因子対策の生活指導として遮光や保湿を中心としたスキンケアを励行する．保湿効果のある香粧品や外用薬の使用は有効である．ヒルドイド® には血管拡張作用があるため，毛細血管拡張を伴う酒皶患者には勧めない．紫外線防御にはサンスクリーンや日傘の使用を指導する．また，スキンケア用品は刺激感のないものを選択するように指導する．

薬物・理学療法　日本では酒皶に対して保険適用のある薬物や理学療法で効果的なものはない（2018 年 6 月時点）．自由診療（自費診療）を適切に用いながら，適切な治療方法へ誘導する工夫が必要である．

①メトロニダゾール外用薬（0.7～1%，調剤製剤として作製）を 1 日 1～2 回を患部に外用．皮膚浸潤癌の悪臭改善に保険適用をもつロゼックス® ゲル（0.75% メトロニダゾール含有ゲル）は，日本以外の数十か国で酒皶治療薬として効能適応を得ており，これを自由診療として処方することも可能である．

②ビブラマイシン® を 1 日 1 回 50～100 mg 内服．メトロニダゾール外用薬に加えて，ビブラマイシン® 内服治療を 3 か月を目途に併用する．40 mg 低用量徐放薬ビブラマイシン® が，米国では酒皶治療薬として承認されている．日本では同剤形はないが，丘疹膿疱型酒皶に対するビブラマイシン® 内服の有用性は複数の臨床試験で確認されている．一方，紅斑毛細血管拡張型酒皶に対しては確認されていないため，丘疹と膿疱症状の改善後はビブラマイシン® 内服を終了することが望ましい．なお，ビブラマイシン® は，光線過敏症を起こしうることに留意する．

③タクロリムス外用薬（プロトピック™ 軟膏 0.1%）を 1 日 1 回患部に外用．ステロイド使用によって増悪した皮疹に対し，炎症反応の早

期改善とステロイド中止による炎症反応の一過性増悪を緩和するために用いる．ただし，タクロリムスの保険適用疾患はアトピー性皮膚炎であることや，タクロリムス外用による酒皶や酒皶様皮膚炎の増悪があることに留意する．

④パルス色素レーザー治療と intense pulsed light（IPL）は拡張した毛細血管による紅斑の改善に有効であるとの報告がある[6-8]．酒皶に対しては自由診療となる施術であり，症状にあわせて施術回数や費用などを患者と十分に協議してから行う．

⑤花粉症・花粉皮膚炎合併例では，抗ヒスタミン薬を併用し，季節性の増悪を予防する．

⑥イオウカンフルローションは酒皶に対して保険適用があり，毛包虫に対しての有効性が期待される．皮膚乾燥症状による刺激感や紅斑毛細血管拡張型酒皶の増悪に留意して，保湿剤などの併用が必要である．

やってはいけないこと

- 酒皶炎症が増悪・誘発される外用薬の連用を行うこと．顔面への使用の際は，酒皶症状の潜在に留意する．
- カルシニューリン阻害薬（タクロリムス）を万能と思い込むこと．酒皶に対する有効性が報告される一方，酒皶様皮膚炎の誘発の報告もあり，注意を要する．

エキスパートのための奥義

■皮膚科専門医に渡すタイミング

酒皶・酒皶様皮膚炎の背景要因の検索には，パッチテストやプリックテストなどのアレルギー検査や光線テストなどの皮膚科特有の検査を必要とするため，酒皶・酒皶様皮膚炎が疑われた場合には，皮膚科専門医へコンサルトする．

■難治例・完治しない症例への対応

酒皶の症状は外界環境に影響されやすく，慢性的に経過しやすい．特に紅斑毛細血管拡張症状の改善には年単位の増悪因子の回避とスキンケアが必要となることが多い．生活指導のため1年を通じて季節性の変化（春秋の花粉，夏の日光・紫外線，冬の乾燥や室内外の寒暖差など）に伴う増悪因子を詳細に聴取し確認することも必要である．増悪因子として想起しにくい，年余にわたって使用している毛染めや香粧品などの日用品がパッチテストで反応することもある．酒皶に合併するアレルギー性疾患の検索と対策も考慮する．

■再発時・増悪時など

再発・増悪時は，悪化因子の検索・確認に大きなヒントを与えてくれる．詳細に生活歴を確認することで，将来の増悪を予防する糧とする．また，新たな接触源などの背景因子が増えることもあるので，適切な生活指導を行う．治療は前述で，対応可能である．

引用文献

1) Wilkin J, et al. Standard classification of rosacea: Report of the National Rosacea Society Expert Committee on the Classification and Staging of Rosacea. J Am Acad Dermatol 2002；46：584-7.
2) Lallas A, et al. Polygonal vessels of rosacea are highlighted by dermoscopy. Int J Dermatol 2014；53：e325-7.
3) Zhao YE, et al. Retrospective analysis of the association between Demodex infestation and rosacea. Arch Dermatol 2010；146：896-902.
4) Dolenc-Voljc M, et al. Density of Demodex folliculorum in perioral dermatitis. Acta Derm Venereol 2005；85：211-5.
5) Antille C, et al. Induction of rosaceiform dermatitis during treatment of facial inflammatory dermatoses with tacrolimus ointment. Arch Dermatol 2004；140：457-60.
6) Karsai S, et al. Treatment of facial telangiectasia using a dual-wavelength laser system（595 and 1,064 nm）：a randomized controlled trial with blinded response evaluation. Dermatol Surg 2008；34：702-8.
7) Alam M, et al. Comparative effectiveness of nonpurpuragenic 595-nm pulsed dye laser and microsecond 1064-nm neodymium：yttrium-aluminum-garnet laser for treatment of diffuse facial erythema：A double-blind randomized controlled trial. J Am Acad Dermatol 2013；69：438-43.
8) Wat H, et al. Application of intense pulsed light in the treatment of dermatologic disease：a systematic review. Dermatol Surg 2014；40：359-77.

円形脱毛症

大山　学

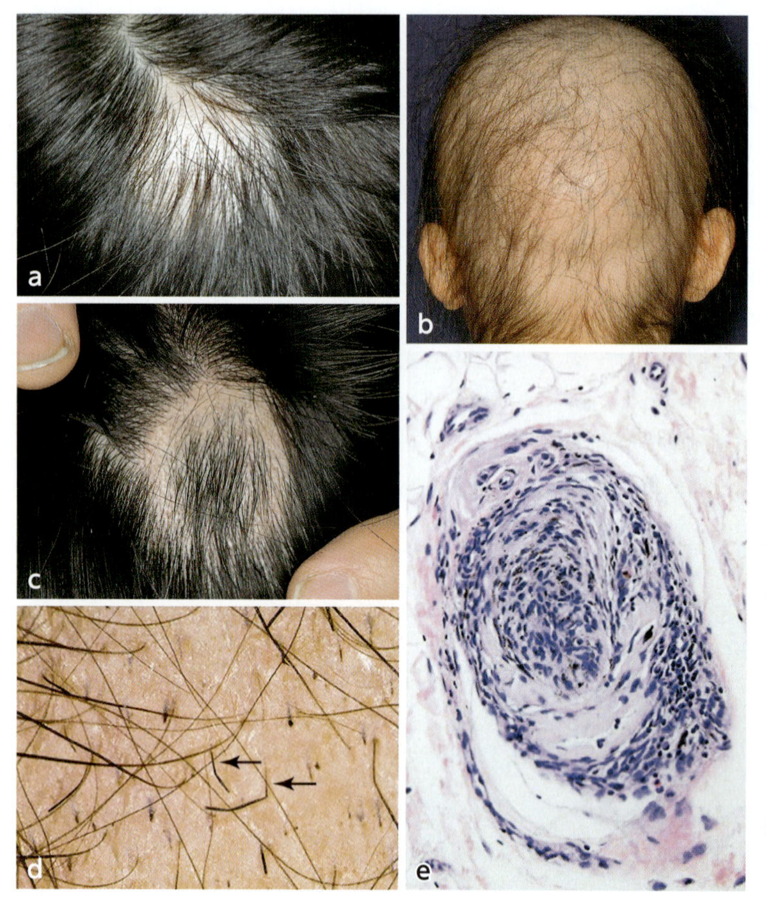

a：円形脱毛症．境界が比較的明瞭な脱毛斑がみられる．脱毛斑周囲の毛髪は易脱毛性がある場合が多い．
b：広汎性円形脱毛症．重症型では全頭/全身の脱毛を呈しうる．
c：ステロイド局所注射により軽快しつつある脱毛斑．
d：ダーモスコピー（トリコスコピー）所見では頭皮に近づくにつれ径が細くなる漸減毛・感嘆符毛（矢印），断裂毛，黒点などがみられる．写真内には短軟毛もみられるが，これらが増えて主体となれば回復期である．
e：毛包周囲性の炎症性細胞浸潤と組織学的色素失調がみられる．

疾患概要

円形脱毛症（alopecia areata；AA）は典型的には頭部に円形～類円形の脱毛斑を生じる後天性の脱毛症である（a～d）．頭髪だけでなく，眉毛，睫毛，体毛などすべての毛が傷害され脱毛する可能性がある．脱毛のパターンにより，単発型，多発型，全頭型，蛇行型などのタイプにわかれる．時に爪甲にも陥凹などの変化をきたす．統計にもよるが，皮膚外来受診患者100人のうち1～4名弱を占めるとされる比較的頻度の高い疾患である．発症に性差はなく，どの年齢でもみられる．

円形脱毛症は毛包，特に成長期毛の毛球部周囲を標的とする自己免疫性疾患と考えられている．病理組織学的な特徴は主として毛球部周囲のリンパ球を主体とする炎症性細胞浸潤である（e）．毛幹（毛髪）をつくり出す毛母細胞とその司令塔である毛乳頭を入れる毛球部がダメージを受け脱毛が生じるのが円形脱毛症の基本的な病態である．

円形脱毛症において重要なのは，脱毛斑が出現して脱毛症状が急速に進む進行期（急性期）と，脱毛症状の拡大は目立たないものの脱毛斑が遷延した状態の症状固定期（慢性期：通常半年以上）からなり，それぞれの病期でマネジメントの仕方が異なることである．進行期では毛包周囲性の炎症性細胞浸潤による毛髪の産生障害が前面に出ているのに対し，症状固定期では炎症所見はむしろ目立たず毛包が通常毛周期の休止期に似た状態になる．多くの患者ではこの「二相性」の病態が混在している．それぞれの病態で治療に対する反応性が異なるため，診療の際には見極めが大切となる．

確定診断の導くための考え方

■円形脱毛症の脱毛の特徴

円形脱毛症は典型的には境界明瞭な脱毛斑を呈する（**a**）．しかし，境界が不明瞭で疎毛感だけの例や，広汎性（**b**）に生じた例などさまざまな脱毛パターンを呈する．脱毛斑部では毛球部のダメージを反映する所見がみられる．通常とは異なり頭皮に向かって先細りとなる毛髪（感嘆符毛，漸減毛）が特徴的とされる（**d**）．また，容易に脱毛される毛髪の「根元」が先細りになり，「dystrophic anagen（毛球部の萎縮性の変化）」などと呼ばれる毛髪が採取される．

これらの所見は進行期にみられ症状固定期には目立たない．

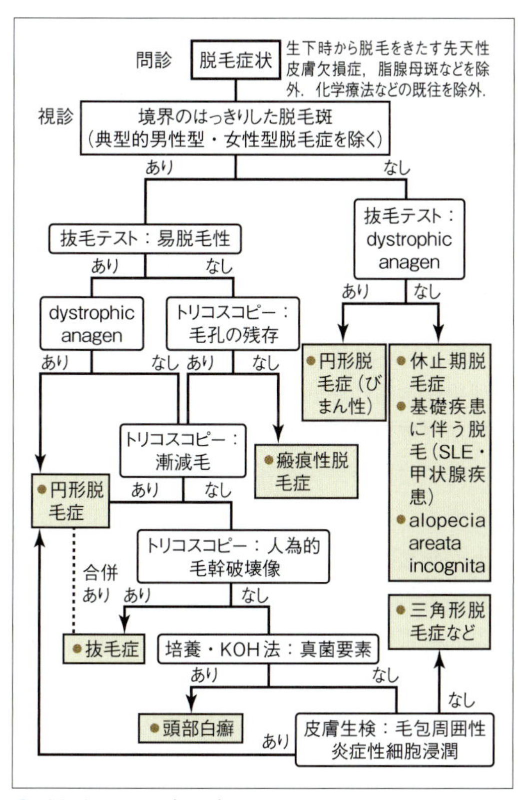

❶ 鑑別のアルゴリズム

■脱毛症状のとらえ方（❶）

脱毛斑　境界明瞭な脱毛斑をみたら本症を疑う．脱毛斑では毛孔の消失はなく，前述のように断裂毛や黒点，漸減毛，または再生してきた短軟毛などがみられる（**d**）．脱毛斑がはっきりしない場合でも，毛髪の易脱毛性があり断裂毛などがある場合には本症をまず考える．

抜け毛　脱毛斑の周囲では毛髪の易脱毛性が認められる．毛球部への傷害が続いている場合には毛根に向かって細くなるdystrophic anagen hairが容易に抜毛される．また，症状固定期に近づくにつれ，毛根の形態は通常の毛の生えかわりでみられる休止期毛様の棍棒状のものとなる．明らかな脱毛斑がなくともdystrophic anagen hairが採取される場合には，その部位まで炎症の影響が波及していると考えられる．

頭皮の症状　一般的に円形脱毛症では自覚症状がないことが多いが，頭皮に軽度の発赤をみる，あるいは疼痛や「突っ張ったような」感覚，違和感，むくみなどを患者が自覚することがある．特に急速に進行する広汎性円形脱毛症ではこうした症状の出現頻度が高い傾向がある．原則的に円形脱毛症では頭皮に萎縮や瘢痕は残さない．

やるべきこと

問診のポイント　円形脱毛症の既往がある場合が比較的多いので聴取する．特に幼少時に発症し，増悪・改善を繰り返すような症例では罹患期間が長くなるほど難治となる場合が多い．円形脱毛症の発症には遺伝的素因が関係している可能性が高いことが多発家系や大規模患者コホートの遺伝学的な解析で明らかにされており，家族歴の有無も聴取するべきである．またアトピー素因をはじめ，甲状腺機能亢進症，尋常性白斑，1型糖尿病，SLE，重症筋無力症などの自己免疫性疾患を合併することが知られている．こうした疾患を合併する場合にはその治療により円形脱毛症が改善することもあるため既往に関しての問診が重要になる．

小児例では脱毛を気にするあまり，抜毛症を合併していることがある．問診で明らかにならないことも多いが，同伴する家族に髪の毛をさわる傾向があるかどうかを聴取することも重要である．また，局所の瘙痒，疼痛，違和感などの症状がある場合には毛包の傷害が強い可能性があるため注意が必要である．さらに鑑別が必要な疾患の一つとして頭部白癬がある．症状にもよるが頭皮の鱗屑などが目立つ場合にはペットの飼育歴，コンタクトスポーツ歴などを問うことも大切といえる．

視診・触診のポイント　視診では脱毛範囲を確認する．円形脱毛症の重症度は主として脱毛面積の大きさにより規定され，また治療法の選択も脱毛面積によるところが大きい．脱毛部位の確認は治療に対する反応性の予測の観点から大切である．たとえば髪際部が脱毛する蛇行型は一般に治療抵抗性である．触診は脱毛の状態確認のために有用な方法であり，ぜひ行いたい．依然として病勢が残ることを示唆する漸減毛，断裂毛は触診で「チクチク」あるいは「ザラザラ」した感覚として触知される．また，脱毛斑が明らかでないびまん性の円形脱毛症などの場合でも，全頭をくまなく触診することで断裂毛などの存在を確認できることが多い．

抜毛テストのポイント　抜毛テストには trichogram と呼ばれる強制抜毛による毛周期や毛根の障害の程度を評価する方法と軽く毛髪を牽引し易脱毛性を評価する「簡易」抜毛テストがある．定量性があるのは前者であるが実際の臨床の現場では後者が頻用される．抜毛テストでは部位ごとの易脱毛性と採取される毛髪の特に毛球部の形状に注目する．dystrophic anagen がみられる場合は，化学療法中などの特殊な場合を除いてほぼ円形脱毛症であると診断できる．抜毛テストで得られた毛髪は頭部白癬の鑑別のための KOH 法，培養などにも使用できる．

ダーモスコピー（トリコスコピー）のポイント

毛髪疾患の診断にダーモスコピーは極めて有用な手技である．脱毛症の診断にダーモスコピーを用いる場合には透過性をあげるためのゼリーは使用しないで良い．したがってドライダーモスコピーあるいはトリコスコピーと呼ばれる．円形脱毛症の診断におけるトリコスコピー使用の目的は①病勢の把握と②他の疾患との鑑別である．

病勢の把握には，漸減毛や断裂毛，黒点の存在が有用である（**d**）．特に漸減毛は診断学的価値が高く，病勢の強さと相関することが多い．また，これらの所見に乏しく短軟毛を多数認める場合，症状は軽快しつつある．

他疾患との鑑別で特に重要になる所見は①毛孔の消失，②頭皮の鱗屑，発赤，膿疱，③毛幹の不自然な断裂（V 字型など），毛孔一致性の凝血塊（follicular microhemorrhage）などである．①は慢性皮膚エリテマトーデスなどの瘢痕性脱毛症を，②は頭部白癬を，③は抜毛症をそれぞれ示唆する所見である．

採血検査のポイント　血算，肝腎機能を含む一般採血検査に加えて，他の局所脱毛をきたす疾患や円形脱毛症に合併しやすい疾患（甲状腺機能，抗核抗体，アトピー素因など）の除外を行う．

生検のポイント　脱毛症は大きく①毛包が炎症・感染など何らかの理由で破壊される，②毛周期（毛の生えかわり）に異常が起きる，の 2 つの機序により生じる．これらの両方を正確に病理組織学的に評価するためには，通常の縦断面の病理標本に加えて水平断の病理標本を作製し，実際に切片に含まれるすべての毛包をサンプルすることにより毛周期を定量的に評価することが重要になる．また，最近の研究により，円形脱毛症を含む脱毛症の病勢は脱毛斑周囲の肉眼的健常部にも拡大していることが明らかとなっている．

したがって，理想的には脱毛症の正確な病理組織診断には，4 mm パンチを用いて罹患部（脱毛部）から縦断，水平断作成のために 2 か所，脱毛斑部から2〜3cm離れた肉眼的健常部から水平断標本作成用に1か所の合計3か所から検体を採取する系統的皮膚生検を実施することが望ましい．さらに慢性皮膚エリテマトーデスなどとの鑑別のために縦断標本用の検体から蛍光抗体直接法のための凍結切片を作製しておくと良い．円形脱毛症でみられる代表的な所見として成長期毛の毛球部〜毛球上部周囲性のリンパ球主体の炎症性細胞浸潤，毛球部の組織学的色素失調，退行期毛の増加（進行期，**e**），休止期（様）毛の増加（症状固定期）などがある．

やってはいけないこと

- 限局性の脱毛斑を視診で確認しただけで他の疾患を鑑別せずに円形脱毛症と診断すること．
- 病勢を総合的に評価せずに治療に進むこと．
- 非典型的な臨床所見であるにもかかわらず病理組織学的検討を行わないこと．

治療の進め方

やるべきこと

円形脱毛症は特に罹患面積が小さく，多発していない場合には自然軽快が期待できる．したがって経過観察するのも一つの方法である．

積極的に加療する場合，「日本皮膚科学会円形脱毛症診療ガイドライン2010」の治療アルゴリズム（**2**）が治療法選択の際の参考になる（最近発表された2017年度版[2]にはアルゴリズムはなく，また治療法が大きく変わっていないため，2010年度版のものを参考にした）．治療対象を成人，小児に大別し，脱毛面積が25%未満かそれ以上にわけ，さらにそれぞれについて進行期，症状固定期に細分化したうえで，それぞれのグループに対して推奨される治療法が提示されている．

良質のエビデンスに支えられた円形脱毛症の治療法はステロイドの局所注射（**c**），局所免疫療法などに限られる．実際には，個々の症例の病態に応じて，ステロイド外用，グリチルリチン・メチオニン・グリシン配合錠あるいはセファランチンの内服，アトピー性皮膚炎合併例などでは抗アレルギー薬内服などが組み合わされて治療されているのが現状だろう．円形脱毛症に対して，内服，静注，筋注などのステロイド全身投与を行うことには，意見が分かれるところである．現実的には患者の希望も考慮し有益性が勝ると考えられた時に限り実施することになろう．急速に進行する広汎性円形脱毛症に対するパルス療法には比較的良質のエビデンスがある．ただし，発症後いつまでに治療を始めるのが最適か，治療しなくても予後が良好である acute diffuse and total alopecia をどのように除外するのか，治療不応群に対する再治療の是非など今後さらに解決するべき問題は多い．

本症の治療としてエキシマライトの有用性などが注目されつつある．また，液体窒素療法の有効性の再評価などの動きもあるが，いずれも確固たる結論を導き出すには症例の蓄積が十分とはいえない．また，最近の研究の結果から

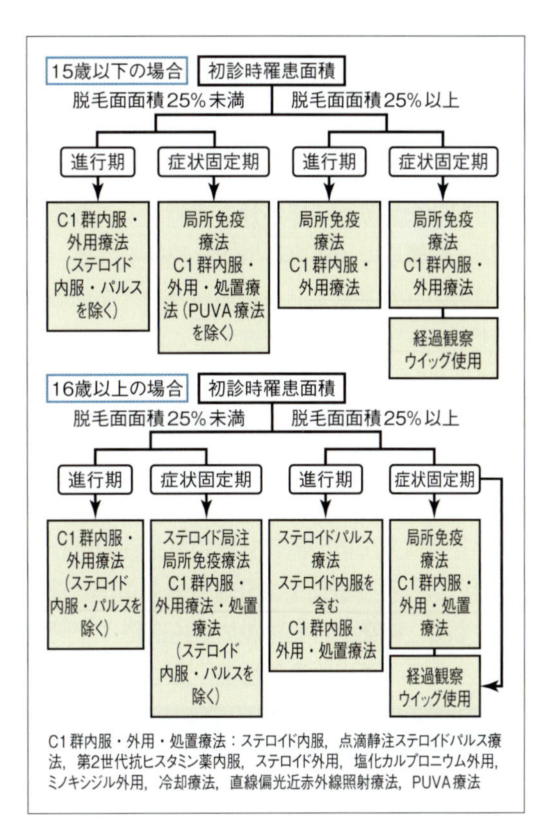

2 治療のアルゴリズム（日本皮膚科学会）

（荒瀬誠治ほか．日皮会誌 2010[1]，日本皮膚科学会円形脱毛症ガイドライン作成委員会．日皮会誌 2017[2] を参考に作図）

JAK阻害薬が治療薬として期待され実際に海外の治験ではそれなりの効果が報告されており，今後に期待したい．

やってはいけないこと

- 定期的な治療への応答性を評価することなく同一の濃度で局所免疫療法を続けること．
- 局所の有害事象と有益性のバランスを評価せずステロイド外用を継続すること．
- 原則15歳以下の小児にステロイド全身投与を行うこと．現時点で点滴静注ステロイドパルス療法も含めて，長期予後に関する確実な有益性が証明されていない．
- 患者の社会生活・精神状態の健全性の維持の観点からの有用性や，有害事象の有無（特に骨密度，耐糖能）を評価せずに漫然と中等量のステロイド内服を継続すること．

エキスパートのための奥義

■皮膚科専門医に渡すタイミング

明確な基準はないが，拡大や多発する傾向が明らかである場合には専門医に紹介することが望ましい．特に点滴静注ステロイドパルス療法は発症後早期に導入するほうが良い結果が得られるとする複数の報告があるため，急速に脱毛が進行する場合には時期を待たずに専門医に紹介するべきである．

脱毛斑が不自然に治療抵抗性の場合にも専門医の診察が必要である．頭部白癬，抜毛症，triangular alopecia，先天性表皮欠損症などが鑑別となる．特に円形脱毛症と抜毛症の合併例，全身性エリテマトーデスでみられる斑状の脱毛などは脱毛症の診療に相当習熟していないと正確に診断することは難しい．

■難治例・完治しない例への対処

円形脱毛症は自己免疫性疾患と考えられており，寛解には至るが再発の可能性は常にあることを患者に説明しておく必要がある．特に全頭型，汎発型，蛇行型などの症例は難治となりやすい．難治化した罹患部では毛包に対する免疫応答が遷延しており，毛包のミニチュア化がみられる．現時点ではJAK阻害薬などの新規治療法が選択肢とならないため，こうした症例で再び発毛させるには継続的なステロイド内服による免疫抑制をせざるをえない場合が多い．脱毛症の治療のゴールは個々の患者の希望や状況により異なる．難治化した場合には改めて患者と向き合い，治療方針について相談することが重要である．特に男性患者では眉毛のみステロイド局注で改善させることでQOLの改善につながることも多い．近年，ウイッグも目覚ましく改良されてきており，それを装着することで身体に負担をかけずに社会生活を送ることも可能である．

■点滴静注ステロイドパルス療法に対する考え方

ガイドライン[1,2]に記載されてから，点滴静注ステロイドパルス療法が難治性円形脱毛症に多用されている感がある．本治療はあくまでも進行期の広汎性の症例に対し実施するべき治療であり，長期罹患した全頭型などに行うべき治療ではない．また，導入を考える際の罹患面積の判断は肉眼的な脱毛斑のみによらず，抜毛テスト，トリコスコピーなどの所見も考慮する必要がある．つまり，脱毛斑が小型であっても全頭性に易脱毛性がありdystrophic anagen hairsが広範囲で採取される場合には脱毛斑の拡大を待たずにパルス療法を実施するべきであると考える．

■患者と家族の精神的なサポート

重症の円形脱毛症が患者の精神状態，社会生活に与える影響は大きい．特に小児例の場合，両親も含めた精神的なサポートは大切である．円形脱毛症には患者会があり，希望する場合には紹介しても良い．

引用文献

1) 荒瀬誠治ほか．日本皮膚科学会円形脱毛症診療ガイドライン 2010．日皮会誌 2010；120：1841-59．
2) 日本皮膚科学会円形脱毛症ガイドライン作成委員会．日本皮膚科学会円形脱毛症診療ガイドライン 2017年版．日皮会誌 2017；127：2741-62．

男性型脱毛症

植木理恵

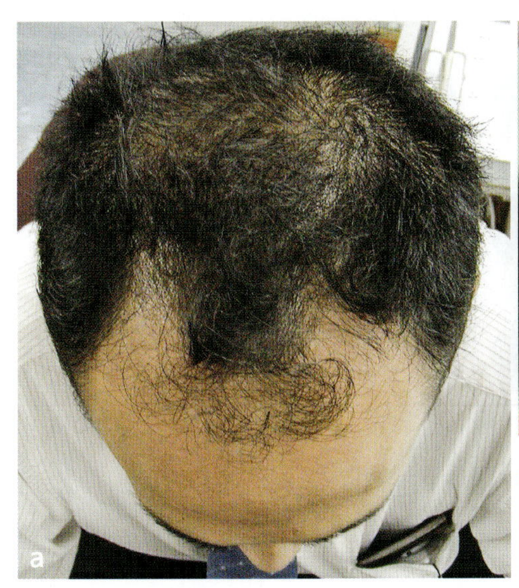

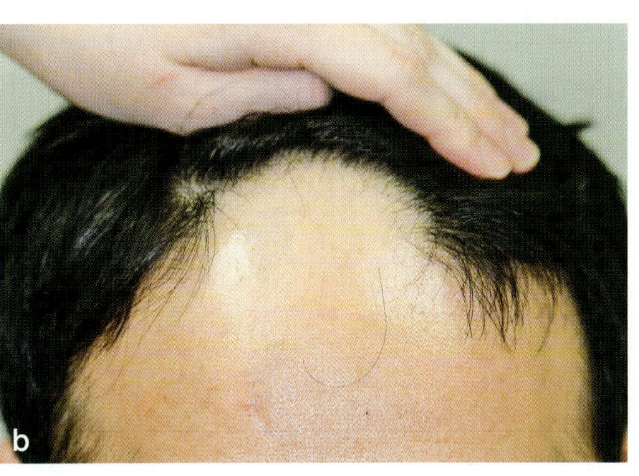

a：男性型脱毛症（AGA）．頭頂部の軟毛化，両角額の後退がみられる．易抜毛性なし．b：円形脱毛症．前頭部中央の脱毛でAGAの診断で紹介されたが，軟毛化や角額の後退などAGAに特徴的な脱毛がみられない．

疾患概念

男性型脱毛症（androgenetic alopecia；AGA）は男性ホルモンの作用により，前頭部・頭頂部において毛周期を繰り返すうちに成長期が短縮し毛包が矮小化（miniaturization）することで，毛が細く，短くなる変化（軟毛化：vellus transformation）である（a）．思春期以降に生じ，日本人男性の約29％，欧米人の約50％が罹患しているという報告[1,2]がある．発症機序は睾丸などでつくられたテストステロンが血中から毛乳頭細胞に入り，毛乳頭細胞内に存在するⅡ型5α-還元酵素によって活性の高いジヒドロテストステロン（DHT）に変化し，細胞内のアンドロゲン受容体に結合して，2量体となって核へ移動する．核内で転写因子として作用し，毛母細胞に作用する蛋白質がつくられる．

男性型脱毛症を発症する体質のある男性の前頭部と頭頂部では，男性ホルモン作用で毛成長を抑制する影響を与える因子としてTGFβ-1（transforming growth factor beta 1）やDKK1（dickkopf-1）が産生されることが知られている．一方，髭部では男性ホルモン作用でIGF-1（insulin-like growth factor-1）が産生され，毛成長が促進されることが明らかになっている．遺伝の影響は大きいと考えられ，多因子優性遺伝といわれている．発症にかかわる遺伝子の研究はさまざまあり，白人ではアンドロゲン受容体遺伝子のDNA塩基配列にあるCAG[3]やGGC[4]の繰り返しの長さが発症と関連すると報告されたが，他人種では当てはまらなかった．

女性でも，卵巣や副腎で男性ホルモンが産生されており，男性ホルモンによる毛乳頭細胞への影響を受けやすい体質の場合や，病的に男性ホルモン産生が高まっている場合（例：多嚢胞性卵巣，男性ホルモン産生腫瘍など）に男性型脱毛症（female androgenetic alopecia；FAGA）を生じる．体質の場合は，症状は男性に比べて軽症で，頭頂部を中心に軟毛化するO型が多い．

❶ **modified Norwood-Hamilton 分類**
(Norwood OT. South Med J 1975[5] より)

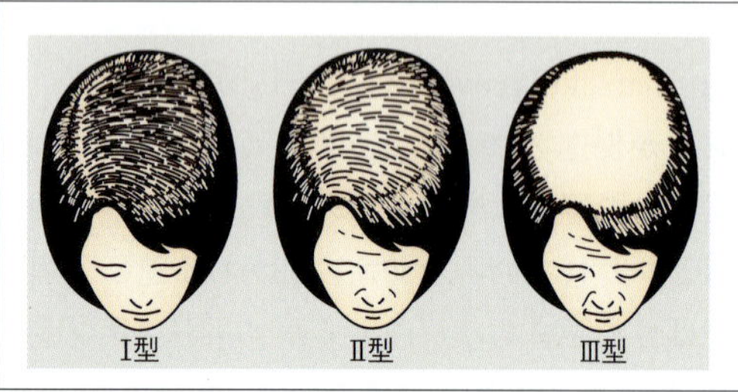

❷ **Ludwig 分類（女性の男性型脱毛症）**
(Ludwig E. Br J Dermatol 1977[6] より)

確定診断を導くための考え方

■男性型脱毛症の脱毛の特徴

男性の男性型脱毛症の診断は視診により，軟毛化と脱毛領域を観察することで比較的容易である．軟毛化が角額と前頭部に出現しＭ型に後退するパターンと頭頂部がＯ型に生じるパターンが多く，後頭部の毛量は維持されている．これはMPHL（male pattern hair loss）とも呼ばれている．症状の進行により重症度が分類され，進行するとＭ型とＯ型が複合する（❶）．

女性で男性ホルモンの血中濃度が高まり男性化徴候を伴う男性型脱毛症においては，体毛の多毛や生理不順，重症痤瘡が頭頂部の軟毛化を伴う脱毛とともに観察される（❷）．

やるべきこと

他の脱毛症との鑑別

加齢による脱毛症：50歳以上で自覚するようになり，頭部全域の毛が細くなり，毛の成長が止まって密度が低下する．易抜毛性は通常認めない．年余をかけ脱毛症状が進行する．

脂漏性脱毛症：皮脂分泌が多く，不適切に頭皮の衛生状態が保たれない場合などに，慢性皮膚炎が生じ，落屑や痂皮が頭皮に固着し，皮膚炎続発性脱毛症を生じることがある．

円形脱毛症：前頭部と側頭部の生え際が脱毛する蛇行型や徐々に頭部広範囲にびまん性に脱毛

する型もある．円形脱毛症の場合，易抜毛性を確認し，ダーモスコピーで病的毛（感嘆符毛，折れ毛）の有無を確認する．

薬剤性脱毛症：薬剤性脱毛で広く知られているのは，抗がん剤により一気に全身の毛が抜ける成長期脱毛だが，服用数か月後から，徐々に脱毛し，休止期が延長する休止期脱毛を生じる薬剤もある．頭部全域に毛髪密度が低下し，地肌が見えやすくなる．また，筋肉増強剤など男性ホルモンを増加させる作用により男性型脱毛症を生じる場合もある．近年，男性ホルモンに影響を受けやすい体質をもっている女性が，閉経後乳癌の後療法で用いられるアロマターゼ阻害薬を長期間服用すると男性型脱毛症のような前頭部・頭頂部の毛が細くなることが知られている．

慢性休止期脱毛症：甲状腺機能異常，鉄欠乏性貧血，亜鉛欠乏症，膠原病，栄養失調（過激なダイエットや摂食障害なども含む），出産後脱毛，高熱（感染症後など）などで休止期脱毛を生じる．そのほか，原因が特定できない特発性も多く存在する．脱毛は頭部全域に生じ，AGA のようなパターンではない．

frontal fibrosing alopecia (FFA)：毛孔性扁平苔癬の一型と考えられている瘢痕性脱毛症である．閉経後女性に多いが，若年女性や男性でも報告がある．前頭部生え際から数 cm 幅で両側のもみ上げ部分の毛も含めて帯状に脱毛する．緩やかに脱毛し，生え際が後退するため，加齢変化や男性型脱毛症，蛇行型円形脱毛症と誤りやすい．易抜毛性はなく，初期症状では毛孔部に一致して紅色丘疹が存在する．

問診のポイント　いつから，どの部位の脱毛で，触ると抜けやすいのか．抜け毛が多かったのか，気が付いたら毛の量が減って地肌が見えやすくなっていたのか．脱毛を生じる可能性のある内臓疾患や薬剤服用の有無，脱毛症や脱毛を生じる疾患の家族歴，など．

検査のポイント　男性型脱毛症は血液検査で診断する疾患ではなく，軟毛化を伴うパターン脱毛の有無を視診で確認し診断する．女性で男性化徴候を伴う場合は血中 LH 値，ジヒドロテストステロン（DHT）や画像診断で副腎腫瘍や卵巣腫瘍の検索を要する場合もある．男性で Cushing 症候群の鑑別を要する場合もある．

❸ 治療推奨度のまとめ

クリニカルクエスチョン（CQ）		男性型脱毛症（MPHL）	女性型脱毛症（FPHL）
CQ 1　フィナステリドの内服は有用か？		A	D
CQ 2　デュタステリドの内服は有用か？		A	D
CQ 3　ミノキシジルの外用は有用か？		A	
CQ 4　植毛術は有用か？	自毛植毛術は	B	C1
	人工毛植毛術は	D	
CQ 5　LED および低出力レーザー照射は有用か？		B	
CQ 6　アデノシンの外用は有用か？		B	C1
CQ 7　カルプロニウム塩化物の外用は有用か？		C1	
CQ 8　t-フラバノンの外用は有用か？		C1	
CQ 9　サイトプリンおよびペンタデカンの外用は有用か？		C1	
CQ10　ケトコナゾールの外用は有用か？		C1	
CQ11　かつらの着用は有用か？		C1	
CQ12　ビマトプロストおよびラタノプロストの外用は有用か？		C2	
CQ13　成長因子導入および細胞移植療法は有用か？		C2	
CQ14　ミノキシジルの内服は有用か？		D	

A：行うよう強く勧める，B：行うよう勧める，C1：行ってもよい，C2：行わないほうがよい，D：行うべきではない
（男性型および女性型脱毛症診療ガイドライン作成委員会．日皮会誌 2017[7] より）

治療の進め方

やるべきこと

日本皮膚科学会が作成した男性型および女性型脱毛症診療ガイドライン 2017 年版（2017 年 12 月改訂）[7] を参考にする．

男性への内服治療は 2 種類推奨されている．一方で効果が不十分な場合は，もう一方へ変更

してもよい．

男性型脱毛症は容貌が変化するが病気とはいいがたく，治療を実施するかどうかは患者の希望による．

投薬開始前に，男性の内服治療は自費診療となること，おおよその費用，効果判定までの期間，内服継続の必要性，予想される副作用，さらに加齢変化には効果がないことなどを説明する．

服薬開始1か月以内に薬剤による肝障害など副作用を検査する．

外用薬は市販品のミノキシジル含有溶液が最も効果があるが，使用開始7日目くらいから1か月程度，脱毛が増加する「初期脱毛」の副作用が生じる可能性を説明する．

治療のための推奨度を確認する（❸）．

やってはいけないこと

- 治療に対し，過度な期待をもたせること．「治療効果あり」には，症状の進行を遅らせる程度も含まれており，患者の満足が得られない場合も多いため．
- 女性患者に対し，Ⅱ型5α-還元酵素阻害薬（フィナステリド）を投薬すること．催奇形性があるため禁忌である．また，閉経後のびまん性脱毛症には効果が示されていない．
- 肝機能検査を実施しないで内服薬を投与すること．
- 内服治療やミノキシジル含有溶液塗布で効果が発現した際に，治療をやめること．治療を継続しないと毛成長が維持できず，1か月程度で投薬開始前に戻るため．このことの患者の理解も得ておく．
- 植毛術を第一選択にすること．
- 医学的に効果や副作用が明らかにされていない民間の施術や海外の輸入薬剤を紹介すること．
- 円形脱毛症に男性型脱毛症の内服治療や育毛剤の治療を行うこと．

エキスパートのための奥義

成人男性の男性型脱毛症で診断に間違いなく，患者が外用治療を希望する場合は，市販薬を勧め，皮膚科専門医への紹介は不要である．

未成年や視診上にパターン脱毛を認めないが，患者が脱毛を訴えている場合は，皮膚科専門医へ紹介する．

女性のびまん性脱毛症は原因が多様であり，視診上の診断が難しい．甲状腺疾患，膠原病，貧血や栄養障害が認められない場合は，皮膚科専門医へ紹介することが望ましい．

引用文献

1）板見 智．日本人成人男性における毛髪（男性型脱毛）に関する意識調査．医事新報 2004；4209：27-9.
2）Hamilton JB. Patterned loss of hair in man; types and incidence. Ann NY Acad Sci 1951；53：708-28.
3）Ellis JA, et al. Polymorphism of the androgen receptor gene is associated with male pattern baldness. J Invest Dermatol 2001；116：452-5.
4）Hillmer AM, et al. Genetic variation in the human androgenetic receptor gene is the major determinant of common early-onset androgenetic alopecia. Am J Hum Genet 2005；77：140-8.
5）Norwood OT. Male pattern baldness: classification and incidence.South Med J 1975；68：1359-65.
6）Ludwig E. Classification of the types of androgenetic alopecia (common baldness) occurring in the female sex.Br J Dermatol 1977；97：247-54.
7）男性型および女性型脱毛症診療ガイドライン作成委員会．男性型および女性型脱毛症診療ガイドライン 2017年版．日皮会誌 2017；127：2763-777.

コラム

女性型脱毛症（female pattern hair loss；FPHL）の疾患概念

FPHLは男性ホルモンに関連した女性の脱毛症のことで，女性ホルモンの低下による脱毛症ではない．女性では男性ホルモンとの関連では説明できない頭髪のびまん性脱毛症状がみられる．女性のびまん性脱毛症の原因は加齢変化，男性型脱毛症，休止期脱毛症に大別される．原因が複合してくるため，視診での鑑別は困難なことが多い．休止期脱毛を考えた場合には，膠原病や甲状腺機能異常，貧血などの内臓疾患や薬剤性休止期脱毛症などを鑑別しなければならない．特に10年単位で緩徐に症状が進行する休止期脱毛は特発性で原因が特定できないことが多い．

多汗症

藤本智子

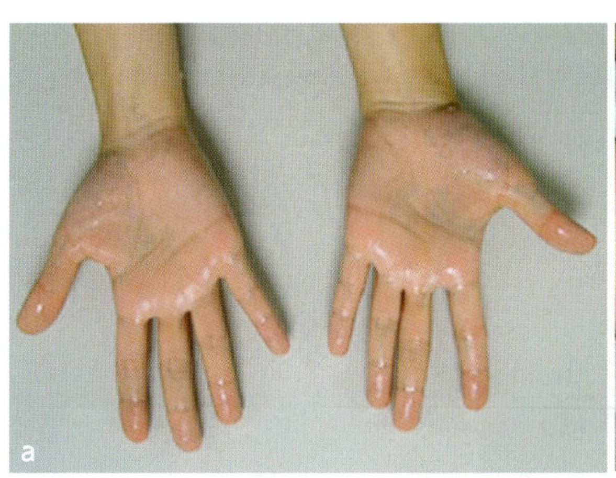
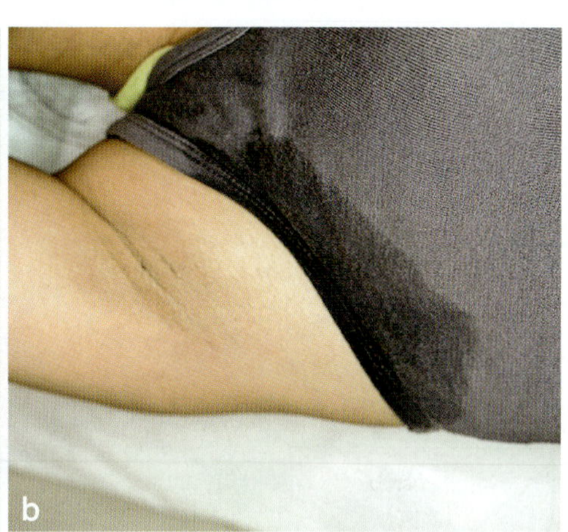

a：掌蹠多汗症（重度）．両手掌に水滴が垂れる様子を認める．**b**：腋窩多汗症．下着に広範囲に発汗を認める．

疾患概要

日本における疫学研究では，約８人に１人が手，足，腋，頭部の多汗で困っていると報告される[1]が，日常生活が困るようになった時点で多汗症（hyper［h］idrosis）と診断になるように，患者の主観が主体の疾患である．そのため，患者ごとの困り具合に応じた治療者側の対応が問われる．時には発汗量と患者の困り具合に大きな乖離がみられることがある．患者の主訴を正しく判断するためには，「発汗の範囲や量に応じた適切な重症度の客観的な評価が非常に大切である」ことを念頭に診療をする心構えをもつ．治療には段階があり，年齢や発汗部位に適した治療選択肢を提示できる知識をもつことが重要である．

確定診断を導くための考え方

■多汗症の皮疹の特徴（a，b）

ヒトにおけるエクリン汗腺の密度や総数は，先天性の形成異常症以外で差はない．しかし，発汗機能を活発に発揮する能動汗腺と，発汗機能を発揮しない不能汗腺の割合が異なることから，個人間で発汗総量については大きな幅があり，多汗症患者においては汗の生成量が多くなっている．重症例においては多汗を訴える部位の皮膚から汗が出てくる様子が視覚的に確認可能である．しかし，発汗機能が低下する安静時や診察室の温度が低い時などは発汗の様子が確認できず，正常皮膚であることが多い．

手掌や足底の多汗症患者においては，異汗性湿疹を併発していることがあるため，瘙痒を伴う半米粒大の紅色丘疹と発汗状態を認める．

■皮疹のとらえ方

診察時に確認できるものについては直接汗を視認，または着用している洋服が湿っていないか，ぬれていないか確認することで，発汗している部位を同定する．

やるべきこと

診察時に発汗していないことも多く，その際は患者からの問診が重要である．何歳ごろから，どこの部位に，どのくらいの頻度で，どの程度の発汗をして困っているのか，家族歴はあるか，既往歴はあるかを確認する．困り具合を

❶ hyperhidrosis disease severity scale (HDSS)

① 発汗はまったく気にならず，日常生活にまったく支障がない．
② 発汗は我慢できるが，日常生活に時々支障がある．
③ 発汗はほとんど我慢できず，日常生活に頻繁に支障がある．
④ 発汗は我慢できず，日常生活に常に支障がある．

①～④の重症度に分類し，③，④を重症の指標にしている．

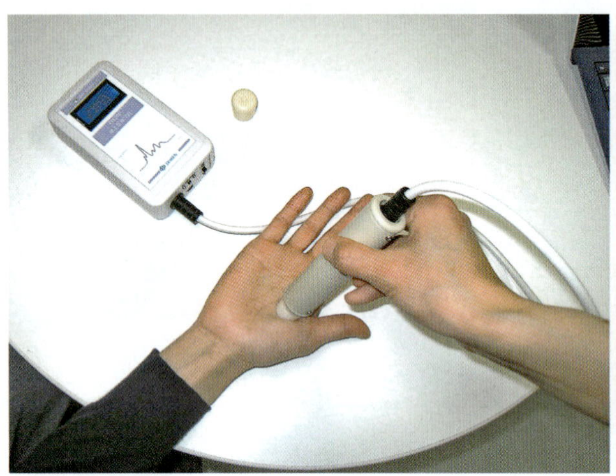

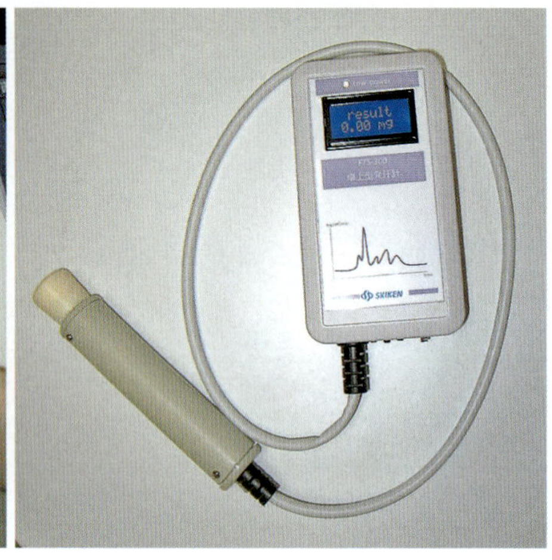

❷ 卓上型発汗計
持ち運びができる．外来診療時に簡便に発汗量を測定し重症度の診断ができる（FTS-300，スキノス技研）

スコア化した hyperhidrosis disease severity scale（HDSS，❶）は治療前と後にチェックすることが望まれる．

例）原発性掌蹠多汗症患者の問診例：気づいたのは幼稚園頃で，粘土をやっているとねちょねちょしてうまくできなかった．遠足の時，手をつなぐのに手がぬれていて友達に嫌がられた．中学生に入ってから授業やテストなどの機会が増え，ノートや解答用紙がぬれてしまうほど汗が出るため集中できずに困っている．親に同じような症状があった．両手の汗の状態が苦痛であり学校生活がうまく送れなくなってきたため受診に至る．既往歴はない．

発汗試験方法として，①定性的発汗試験と②定量的発汗試験があり，両者を組み合わせると発汗の範囲と重症度の決定に役立つ．

定性的発汗試験　代表的な試験方法としてミノール法とヨード紙法がある．ミノール法は消毒用ヨード液を観察部位皮膚面に外用後乾燥させる．その上にコーンスターチとオリーブオイルの1：1混合液を外用すると，発汗の汗滴が青紫色に変色するため，広範囲な発汗部位の同定に有用である．ヨード紙法は，コピー用紙100 g（A4判25枚程度）とヨード1～3 gを気密性の高い容器に密封して1週間程度置くと，揮発したヨードが紙に均等に散布され淡褐色調に変色する．できあがった用紙を発汗部位に密着させると青紫色に変色するため，局所多汗の重症度判定に有用である．

定量的発汗試験　ろ紙に5分の間かいた汗をしみこませてその重さをみる重量測定法，皮膚面を密閉したカプセルで覆い，発生した発汗量を測定する換気カプセル法などがある．精密な秤を要するなどすべての施設では導入が難しいが，卓上型発汗計（❷）などは，診察中にすぐ発汗量の測定が可能であり，普及が望まれる．

やってはいけないこと

- 続発性多汗症の可能性を確認しないこと．発

❸ 続発性多汗症の原因

全身性	薬剤性，薬物乱用，循環器疾患，呼吸不全，感染症，悪性腫瘍，内分泌・代謝疾患（甲状腺機能亢進症，低血糖，褐色細胞腫，末端肥大症，カルチノイド腫瘍），神経学的疾患（パーキンソン病）
局所性	脳梗塞，末梢神経障害，中枢または末梢神経障害による無汗から起こる他部位での代償性発汗（脳梗塞，脊椎損傷，神経障害，Ross syndrome） Frey 症候群，gustatory sweating，エクリン母斑，不安障害，片側性局所性多汗（例：神経障害，腫瘍）

（藤本智子ほか．日皮会誌 2015[2] より）

汗を調節することがある疾患（❸）や，コリン作動性の薬効を有する内服薬は多岐にわたるため，問診では既往歴の確認と内服薬の確認を必ず行う．初診時には，甲状腺機能と膠原病についての血液検査は行うことが望まれる．

- 無汗のために生じた正常部位からの代償性発汗が，多汗の背景であることを疑わないこと．何らかの原因で自律神経障害を発症し，無汗部位があることが疾患の病態である場合がある．問診では発汗に左右差がないか，入浴時やサウナ入室時に汗のかかない部位がないかどうか，疑わしい場合には全身のミノールテストで確認し，必要に応じて画像検索などが必要になる．

治療の進め方

やるべきこと

患者の治療に対する費用負担や副作用の点からも第一選択は，塩化アルミニウムを含んだローションや軟膏の発汗部位への外用療法と，水道水イオントフォレーシス療法である．この治療の無効例において，ボツリヌス毒素製剤の注射療法や，胸腔鏡下胸部交感神経遮断術（ETS：endoscopic thoracic sympathectomy）の選択肢があるが，保険の適用の有無，発汗部位，治療効果期間，副作用について，症例により十分検討すべきである．なお，抗コリン作用をもつ内服薬はすべての部位の多汗症状に対して併用してもよい（抗コリン作用が禁忌の疾患を除く）．各部位に適している治療について，❹に簡易的に示した．

特に手足の多汗症で重度の症例では，塩化アルミニウム製剤のODT（密封包帯法）が有効である．副作用として共通しているのが，刺激性の接触皮膚炎である．粘膜には外用しないこと，角層が薄い部位への外用の際には注意することを説明する．

イオントフォレーシスは保険適用の治療である．水道水をいれた容器に手足を浸した状態で，直流電流 10～15 mA 程度の強さで 10～20 分程度の通電を週 1 回～隔週で行う．通電の際の刺激が可能な範囲で強さの調節を行う．5，6

❹ 多汗症の部位別の治療選択肢と推奨度について

	掌蹠	腋窩	頭部・顔面	全身
塩化アルミニウム製剤	◎ 重症例には ODT	◎	○～△ 刺激性接触皮膚炎に注意	○～△ 刺激性接触皮膚炎に注意
イオントフォレーシス	◎	×	×	×
ボツリヌス毒素	△ 保険適用外	○ 重度症例に保険適用	△ 保険適用外	△ 保険適用外
ETS	○（足は×） 重症かつ難治例	○～△ 重症かつ難治例	△～× 代償性発汗必発	×
抗コリン薬	○	○	○	○

回目あたりから，発汗の減少が認められ手足の多汗症では非常に有効な手段である．

ボツリヌス毒素を用いた治療は，重度腋窩多汗症に対して保険適用がある．多くの患者は年1回初夏に投与することで平均半年の効果持続が望める．その他の部位には保険適用外であること，また投与近傍の筋肉の麻痺の副作用があることなどから汎用はされないが，状況により投与が有効な場合も多い．

やってはいけないこと

- 緑内障，前立腺肥大による排尿障害，麻痺性イレウス，重篤な心疾患を有する患者へ抗コリン作用をもつ内服薬を投与すること．禁忌である．
- ETSの安易な選択．この施術は交感神経への直接的な外科的侵襲が加わることから，不可逆的な加療となっており，特に未成年や若い患者で十分その他の治療を行っていない場合に勧めるべき治療ではない．

エキスパートのための奥義

■皮膚科専門医に渡すタイミング

勤務している医療機関で塩化アルミニウムをつくっていない施設，イオントフォレーシスがない施設では，第一選択の治療ができる医療機関への紹介が望ましい．ボツリヌス毒素療法においては，日本では取り扱いにあたり指定の講習会（HealthGSK.jp）を受講後ライセンスの取得が必要になるため，投与可能施設を「ワキ汗 情報サイト」(www.e-map.ne.jp/p/gskwaki/）で確認のうえ，紹介する．

■難治例・完治しない症例への対処

多汗症状で医療機関へ受診に至る患者の多くは，市販の製品などはあらかた試してもなお困る日常生活の改善を期待してようやく決心をして来院する割合が多い．「気のせい」「汗はかくもの」の姿勢でなんの対策や治療方針の提示もせずに診療を終えることは患者にとって絶望感を与える場合が時にしてあることを心に留めることは大事である．

他方で，多汗を主訴に来院するものの，その発汗量と訴えに大きな乖離がある症例もしばしば経験される．汗のせいで学校や会社に行けない，人と会えない，そのため完璧に汗を止めることが必要であるなど，なかなか治療がうまくいかない患者の中には心療内科，精神科領域の専門家にコンサルトが必要な症例も認められることがある．

■再発時など

年齢とともに長期的にみると発汗量は減少していく傾向にあるが，特に10〜30歳代は発汗量が多いこと，困る機会が多いことから，環境が変わったきっかけでまた受診することもしばしばある．患者のライフイベントに寄り添って，その都度対応をしていくことが求められる．

引用文献

1) Fujimoto T, et al. Epidemiological study and considerations of primary focal hyperhidrosis in Japan: from questionnaire analysis. J Dermatol 2013；40：886-90.
2) 藤本智子ほか．原発性局所多汗症診療ガイドライン 2015年改訂版．日皮会誌 2015；125：1379-400.

特発性後天性全身性無汗症（AIGA）

横関博雄

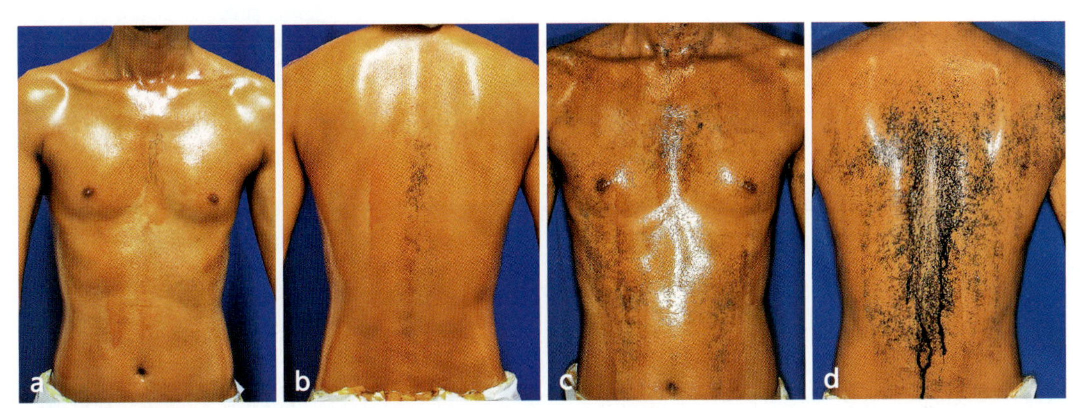

AIGA 症例の発汗テストの実際．a，b：ステロイドパルス前．減汗領域 95%．c，d：ステロイドパルス後．1 クール後（減汗領域 23%）．

疾患概要

発汗を促す環境下（運動，高温，多湿）においても，発汗がみられない（もしくは発汗が減少/低下する）疾患を無（減）汗症という．無汗症には，先天性/遺伝性に生じる無汗症のほか，後天性に生じる無汗症が存在する．さらに，後天性無汗症は神経疾患，内分泌・代謝疾患を基礎に生じる無汗症や薬物性無汗症などの続発性無汗症と発汗障害の病態，原因・機序が不明の特発性無汗症に分類できる．特発性無汗症のうち，特発性後天性全身性無汗症（acquired idiopathic generalized anhidrosis；AIGA）は，無汗の分布がほぼ全身の広範囲に及ぶもので，「後天的に明確な原因なく発汗量が低下し，発汗異常以外の自律神経異常および神経学的異常を伴わない疾患」と定義される[1]．患者は体温調節に重要な発汗が障害されるため，運動や暑熱環境で容易に体温が上昇する．したがって特発性分節型無汗症や Ross 症候群など，無汗の分布が髄節性/分節型を示す無汗症とは区別される（❶）．

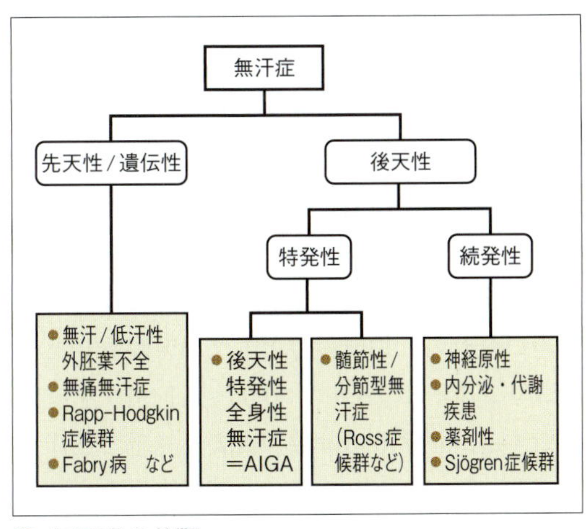

❶ 無汗症の分類

AIGA は全身の無汗のため皮膚は乾燥し，時にはコリン性蕁麻疹を合併することもある．また，高温の環境下において体温調節ができず熱中症を容易に発症し，発熱，脱力感，疲労感，めまい，動悸さらには意識障害など重篤な症状が出現することもある．このため，夏には外出できなくなるなどの生活の制限があり QOL が著しく損なわれる疾患である．症例報告のほとんどは日本からであり，有病率に人種差，地域差がある可能性がある．性差に関しては 8 割以上が男性と際立っている．発症年齢は 10〜30

歳代の若年に多いが，幼児から70歳代までのあらゆる年齢で発症する可能性がある．

確定診断を導くための考え方

■発疹の特徴，とらえ方

無汗症の診断は一般的には困難なことが多い．汗が出るような環境（運動時，入浴時，夏の外出時）に十分な汗が出ず「気持ちが悪くなる，微熱が出る，動悸がする」などの熱中症の症状が出るか，「チクチクと痛くなる，小型の膨疹が出る」などのコリン性蕁麻疹の症状が出るといった自覚症状があるときはAIGAを疑う．汗が出ないとの訴えがある部位を触診し，乾燥しているかしっとりしているかを確認することで簡易に発汗の状態を判断することも可能である．コリン性蕁麻疹は通常の蕁麻疹と異なり汗孔一致性，毛孔一致性に小型の膨疹が運動や入浴時，緊張して汗をかくときに生じるのが特徴であるが，診察時には認めないことが多い．

AIGAの診断基準を❷に示す．

❷ AIGAの診断基準（特発性後天性全身性無汗症の病態解析及び治療指針の確立班作成）

A：明らかな原因なく後天性に非髄節性の広範な無汗/減汗（発汗低下）を呈するが，発汗以外の自律神経症候および神経学的症候を認めない．
B：ヨードデンプン反応を用いたミノール法などによる温熱発汗試験で黒色に変色しない領域もしくはサーモグラフィーによる高体温領域が全身の25%以上の範囲に無汗/減汗（発汗低下）がみられる．

参考項目
1. 発汗誘発時に皮膚のピリピリする痛み・発疹（コリン性蕁麻疹）がしばしばみられる
2. 発汗低下に左右差なく，腋窩の発汗ならびに手掌・足底の精神性発汗は保たれていることが多い
3. アトピー性皮膚炎はAIGAに合併することがあるので除外項目には含めない
4. 病理組織学的所見：汗腺周囲のリンパ球浸潤，汗腺の委縮，汗孔に角栓なども認めることもある
5. アセチルコリン皮内テストまたはQSARTで反応低下を認める
6. 抗SS-A抗体陰性，抗SS-B抗体陰性，外分泌腺機能異常がないなどシェーグレン症候群は否定する

〈診断のカテゴリー〉
A+BをもってAIGAと診断する．

（厚生労働省．難病情報センター．http://www.nanbyou.or.jp より）

やるべきこと

問診のポイント　汗が出るような環境（運動時，入浴時，夏の外出時）で十分な汗が出るか，汗が出ないことで，熱中症のような症状が出るか，コリン性蕁麻疹の症状があるか尋ねる．顔などの汗が多いとの訴えがあった場合でも，体幹と四肢の無汗症による代償性発汗が病態であった症例もあり発汗試験が必要となる．

他の後天性無汗症の除外　血液検査，尿検査，画像検査などで原因となる神経疾患，内分泌・代謝疾患などの基礎疾患に生じる無汗症や薬物性無汗症を否定する必要がある．また，発汗試験を行い無汗部位の分布を明らかにして特発性分節型無汗症やRoss症候群など，無汗の分布が髄節性/分節型を示す無汗症とは区別する必要がある．

温熱発汗試験のポイント　人工気象室や，簡易サウナ，電気毛布などを用い，加温により患者の体温を上昇させて発汗を促し，無汗部位を観察する．簡易サウナがない時は下半身のみ，もしくは下肢のみ湯の入った湯船に入れる．ミノール法，ラップフィルム法，アリザリン法などを用いると無汗部をより明瞭に評価できる．サウナの温度は45～50度，湿度は70%程度で10～15分間必要である．温熱性発汗において分布を調べるのに最適なのがMinor原法の改良法（Laage-Hellman）である．温熱刺激前にヨード2，3gを無水アルコール100 mLに溶かし皮膚面に塗布乾燥後，デンプン50～100 gとひまし油100 g混合液を塗布した後に温熱刺激を加える．AIGAでは非髄節性かつ広範に無汗を認めるが，顔面，頸部，腋窩，手掌，足底などはしばしば発汗が残存する．

薬物性発汗試験のポイント　AIGAの病巣診断に用いられる．局所投与として5%塩化アセチルコリン（オビソート®：0.05～0.1 mL）を皮内注射する．正常人では数秒後より立毛と発汗がみられ，5～15分後までに注射部位を中心に発汗を認める．AIGAでは発汗を認めない．

❸ AIGA の重症度判定基準

項目 / スコア	無汗・低汗病変部の面積*	皮膚の痛み・膨疹の面積*（コリン性蕁麻疹を伴うこともある）	熱中症の症状
スコア 0	25%未満	25%未満	暑熱環境や運動で熱中症の症状はみられない
スコア 1	25%以上～50%未満	25%以上～50%未満	暑熱環境や運動でたちくらみ，あるいは筋肉の痛みや硬直がみられる
スコア 2	50%以上～75%未満	50%以上～75%未満	暑熱環境や運動でいわゆる熱疲労（頭痛，気分不快，吐き気，嘔吐，倦怠感・虚脱感）がみられる
スコア 3	75%以上	75%以上 アナフィラキシー	暑熱環境や運動で意識障害，痙攣，手足の運動障害，高体温がみられる

*ミノール法などのヨードデンプン反応を用いた温熱発汗試験施行時に判定する．
軽度：0～2 点，中等度：3～5 点，重症：6 点以上
（「特発性後天性全身性無汗症診療ガイドライン」作成委員会．自律神経 2015[1] より）

定量的軸索反射性発汗試験（quantitative sudomotor axon reflex tests；QSART）のポイント　アセチルコリンをイオントフォレーシスにより皮膚に導入し，軸索反射による発汗のみを定量する試験であり，AIGA では発汗が誘発されない．

皮膚生検のポイント　AIGA では光学顕微鏡上，汗腺に顕著な形態異常を認めないが，汗腺周囲にリンパ球浸潤を認めるときがある．また AIGA では汗腺分泌細胞の膨化，角層の過角化などがみられる場合がある．

血清総 IgE 値測定のポイント　IPSF（idiopathic pure sudomotor failure，特発性純粋発汗不全）では血清総 IgE 値が高値の場合がある．

サーモグラフィーのポイント　温熱発汗試験とあわせてサーモグラフィーを施行すると，発汗のない部位に一致して体温の上昇が認められる．

やってはいけないこと

- 安易に高齢者に対し簡易サウナでの発汗試験を行うこと．高齢者の AIGA は稀であり，発汗試験による負荷が危険な場合があるため，心電図などをとって虚血性心疾患などの合併がないか確認が必要である．
- 不十分な温熱負荷で判定すること．温熱負荷が不十分では正常人でも十分な発汗を誘発できない．温熱負荷をかけた後，体温上昇などが十分にあるか確認する．

治療の進め方

やるべきこと

ミノール法などによる発汗試験の結果で無汗・低汗病変部の面積を評価する．ガイドラインの重症度分類を参考にして重症度を判定する．❸に AIGA の重症度判定基準を記す．

治療のためのアルゴリズム　❹に示す．これをもとに以下に解説する．

疾患に関する患者教育：AIGA について十分説明し，発汗低下に伴う体温調節障害により熱中症のリスクが高いことを理解してもらう．

生活指導：熱中症を避けるための，暑熱環境の回避，運動の制限，身体の冷却（適正な冷房の使用，クールベストの着用，ペットボトル水の携帯など）についての指導を行う．

重症度：スコア 6 点（❸参照）の場合は，ステロイド治療を検討する．

ステロイド治療：ステロイドパルス療法（1～2 クールのメチルプレドニゾロン 500～1,000 mg/日の 3 日間点滴静注）単独，ステロイドパルス療法に加えプレドニゾロン 30～60 mg/日内服の後療法を加えるもの，プレドニゾロン 30～60 mg/日の服用後に漸減などが行われることが多い

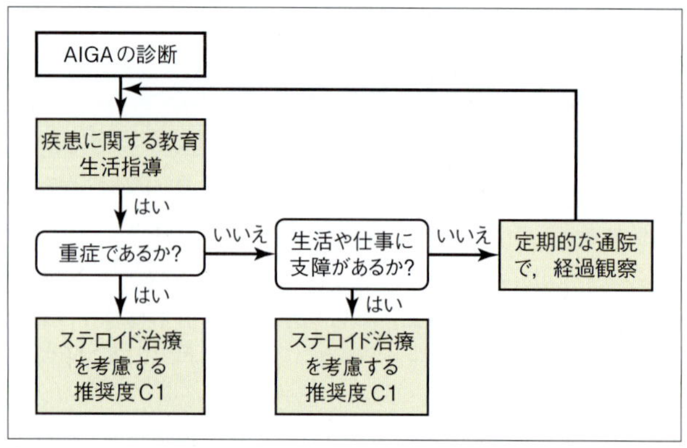

❹ AIGAの治療アルゴリズム
(「特発性後天性全身性無汗症診療ガイドライン」作成委員会. 自律神経 2015[1] より)

が，ステロイドの投与量や投与方法に関するエビデンスはない．ステロイドパルス療法が著効した症例のミノール法による発汗の増加定量した結果を冒頭写真の **c**，**d** に示す．

ステロイド無効例に対してシクロスポリン，柴苓湯，ピロカルピン，内服PUVA療法などによる治療を考慮してもよい．ただしいずれも保険適用外である．

生活や仕事に支障のある場合：皮膚の痛みや熱中症の症状をおさえるため，ステロイド治療を検討する．

やってはいけないこと

- 発汗障害がある部位が少ないからと経過観察すること．初期の発汗障害が軽症なときにステロイドパルス療法が有効である．
- AIGA以外の先天性無汗症にステロイド療法を行うこと．無効である．

エキスパートのための奥義

■皮膚科専門医に渡すタイミング

AIGAの診断には簡易サウナなどの温熱刺激による発汗試験が必要であり，発汗試験などの施行が可能な皮膚科専門医，神経内科専門医にAIGAが疑われた段階で紹介すべきである．AIGAは発症後早い時期にステロイドパルス療法を施行しないと不可逆性の無汗症に移行することがあるので，渡すタイミングは早ければ早いほどよい．

■難治例・完治しない症例への対処

ステロイドパルス療法に効果のない症例ではパルス後30～60 mg/日のプレドニゾロンを経口投与すると軽快することもある．ヒスタミンは蕁麻疹の病態形成の主役であるが，アセチルコリン誘導性発汗を抑制する因子でもある．ヒスタミンはH1受容体を介して汗腺分泌細胞からの汗の分泌を阻害し，発汗活動を抑制する．このことから抗ヒスタミン薬は無汗症の治療効果が期待され，ステロイドパルス治療抵抗性を示すAIGAで検証されている[1]．副腎皮質ステロイドのパルス療法に反応を示さない，あるいはパルス療法の適応が困難な症例に対しては，抗ヒスタミン薬の適宜増量と発汗指導は考慮してよいと考えられる．

引用文献

1)「特発性後天性全身性無汗症診療ガイドライン」作成委員会．特発性後天性全身性無汗症診療ガイドライン改正版．自律神経 2015；52：352-9.
・難病情報センター．特発性後天性全身性無汗症（指定難病163）．http://www.nanbyou.or.jp/entry/4391

（遺伝性・非症候性）掌蹠角化症

乃村俊史

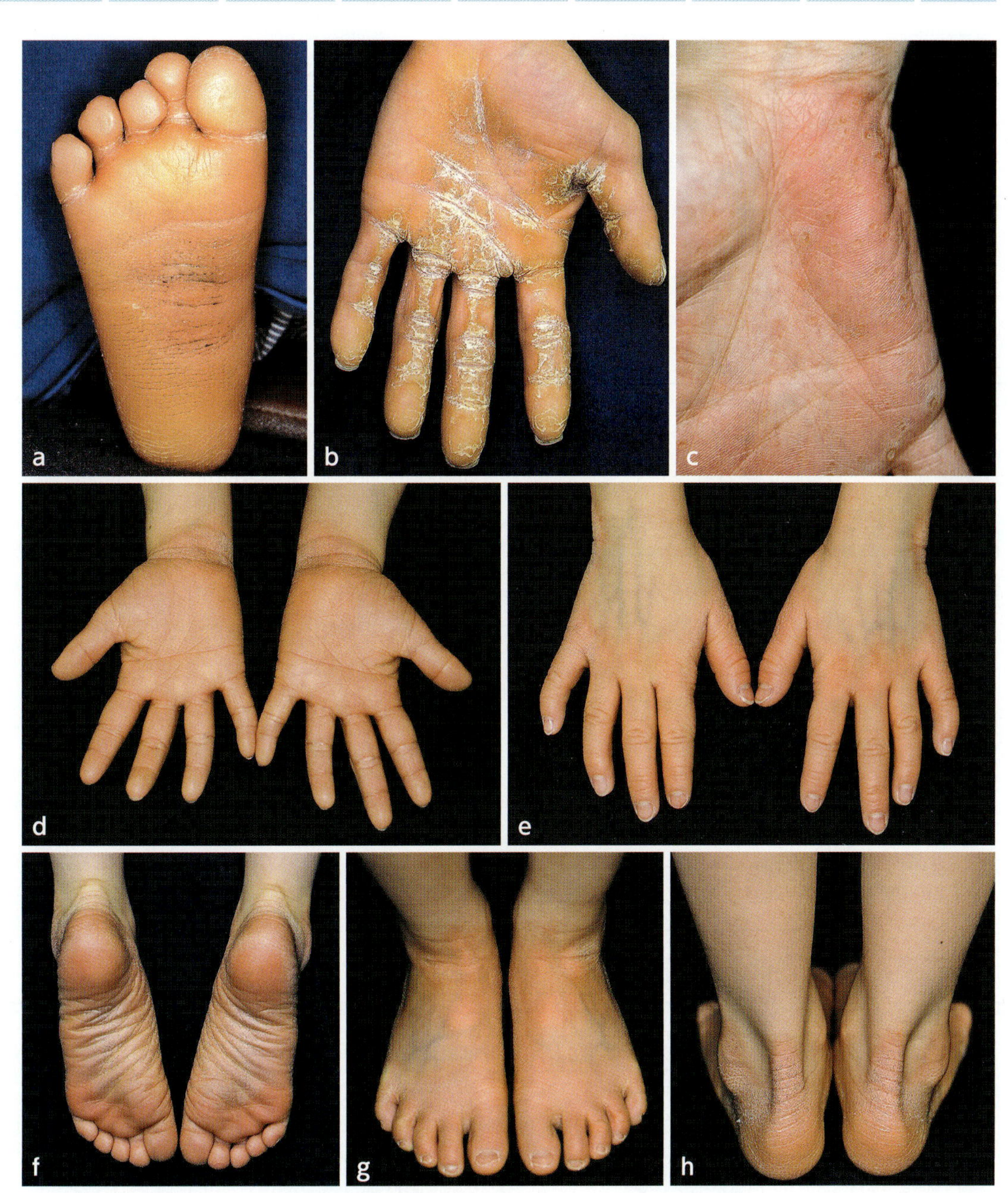

a：Vörner 型掌蹠角化症．足底にびまん性の角質肥厚を認める．
b：線状掌蹠角化症 1 型．手掌に過角化を認めるが，母指球などを避けており，びまん性ではなく限局性の分布である．中指・環指・小指の基部には線状の角化が認められる（Nomura T, et al. J Dermatol Sci 2015[2] より）．
c：点状掌蹠角化症 1 型（Nomura T, et al. J Dermatol 2015[7] より）．手掌に点状の角化性丘疹が多発している．
d：手掌がびまん性に潮紅し，軽度の過角化を伴っている．また，病変は手首にも及んでいる（transgrediens）．**e**：手指伸側にも同様の病変を認める．**f**：足底の皮疹．**g**：足趾背側，足背，足関節の皮疹．**h**：アキレス腱部の皮疹．
d〜h：長島型掌蹠角化症（Mizuno O, et al. Br J Dermatol 2014[8] より）．

疾患概説

（遺伝性）掌蹠角化症（keratoderma または palmoplantar keratoderma）は，角化異常をきたす疾患のうち，掌蹠に病変がほぼ限局するものの総称である．他臓器症状を伴わない非症候性の掌蹠角化症だけでも，皮疹の分布や性状，皮膚病理所見，遺伝子変異所見などをもとに20近くの病型に細分化される．病型ごとに遺伝形式や予後が異なるため，掌蹠角化症の診療においては，正確な病型診断が何よりも重要である．

詳細な疫学は不明であるが，後述のとおり，長島型掌蹠角化症の推定患者数は日本だけでも1万人以上とされており，掌蹠角化症は決して稀ではなく，日常診療において少なからず遭遇する可能性のある疾患である．

確定診断を導くための考え方

■皮疹の特徴ととらえ方（皮疹のパターン分類）

掌蹠角化症で認められる角化の程度（重症度）は多彩であり，その分布も掌蹠にびまん性に存在するものから点在するものまで，まちまちである．また，紅斑を伴う病型と伴わない病型が存在する．このように一見複雑怪奇にみえる掌蹠角化症の臨床であるが，診断にあたっては，まず皮疹の分布パターンに注目するとよい．すなわち，掌蹠角化症は，皮疹の分布パターンによって，①びまん性，②限局性，③点状の3つに大別されるので，まず患者の皮疹がどのパターンに該当するかを判断する．その後の診断プロセスは以下のとおりである．

①びまん性の場合 さらに，皮疹が掌蹠に限局しているか否かに分けて考える．皮疹が掌蹠に限局している場合は，Vörner 型（**a**），または Unna-Thost 型である．一方，掌蹠を超えて，指趾背側や手首，足首，アキレス腱部，肘，膝に拡大している場合（transgrediens と呼ばれる）は，日本ではその頻度の高さからまず長島型（**d～h**）を考える．ほかに transgrediens を示す病型には，Meleda 型，優性 Meleda 型，Gamborg-Nielsen 型，Greither 型，Sybert 型，Bothnian 型などがあるが[1]，日本では極めて稀である．

②限局性の場合 線状掌蹠角化症，先天性爪甲厚硬症，その他の限局型掌蹠角化症に分けられる．手指屈側に線状の過角化を認める場合には線状掌蹠角化症1型（**b**）をまずは疑う[2]．ほかに線状掌蹠角化症2型，3型がこのパターンに分類されるが，前者は毛髪や心筋異常を伴うことが多く[4]，後者は極めて稀である[5]．爪甲肥厚や，足底の水疱や強い疼痛（時として歩行困難），嚢腫，口腔内白色角化性病変を伴う場合には先天性爪甲厚硬症を考える[3]．線状掌蹠角化症，先天性爪甲厚硬症のいずれにも該当しない場合，その他の限局型掌蹠角化症と診断する．

③点状の場合 まず想起すべき病型は点状掌蹠角化症1型（**c**）である．このパターンには，他に点状掌蹠

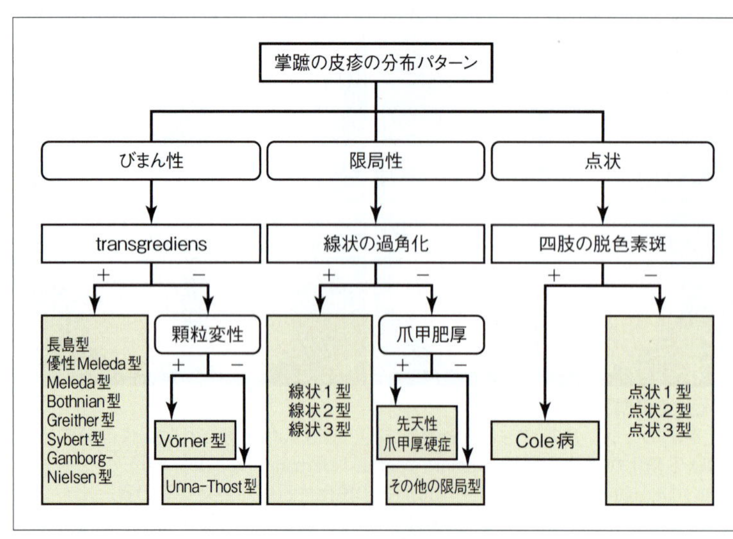

❶ （遺伝性かつ非症候性）掌蹠角化症の診断アルゴリズム
主な病型について記した．

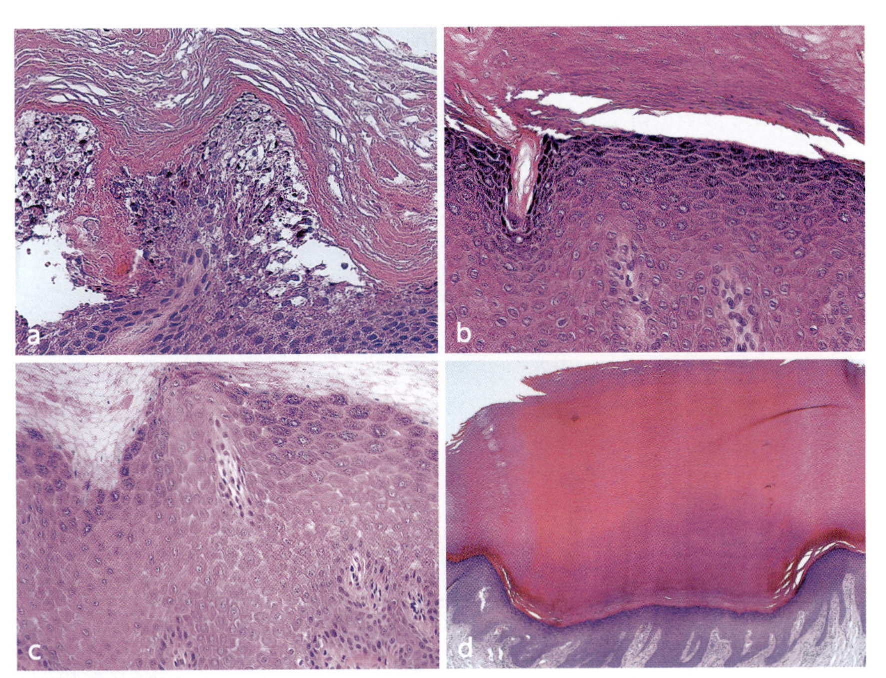

❷ 皮膚病理検査

a：顆粒変性．表皮角化細胞の細胞骨格が崩壊するとともにケラトヒアリン顆粒が粗大化している．写真は表皮融解性魚鱗癬患者で認められたものである．b：長島型掌蹠角化症では，顆粒層の肥厚に加え，顆粒層直上の角層数層に不全角化を認める．c：線状掌蹠角化症 1 型では，表皮細胞間隙が開大する．d：点状掌蹠角化症 1 型では角層の肥厚が顕著で，その下方の表皮が真皮側に圧排され，カップ状の外観を呈する．

（乃村俊史．皮膚臨床 2017[9] より）

角化症 2 型，3 型，Cole 病が含まれるが，いずれも極めて稀である．Cole 病では四肢の脱色素斑を伴う[6]．

以上の診断アルゴリズムを❶にまとめた．

やるべきこと

問診　発症年齢と家族歴（家系図）は診断の手がかりとなることがあるため，診療録に正確に記載する．

皮膚病理検査　通常，HE 染色のみで十分である．以下に，主な病型の病理所見のうち，診断的価値の高いもののみを記す．

Vörner 型掌蹠角化症：中間径線維を構成するケラチン 9 の変異体により細胞骨格が破綻し顆粒変性（❷ a）を認める．一方，Unna-Thost 型では顆粒変性を認めない．

長島型掌蹠角化症：角層最下層（顆粒層直上）に数層の不全角化を認める（❷ b）[8]．

線状掌蹠角化症 1 型：デスモグレイン 1 の発現低下を反映するのか表皮細胞間隙が開大する（❷ c）[2]．

点状掌蹠角化症 1 型：病変中央部の角層が著明に肥厚し，それが表皮を下方に圧排し，カップ状の外観を呈する（❷ d）[7]．

遺伝子検査　当該施設の倫理委員会の承認のもと，患者（未成年の場合はその保護者）から文書での同意を得たうえで施行する．通常，末梢血または唾液から DNA を抽出し，遺伝子検査を行う．その際，患者だけではなく，その家族（特に両親）についても可能な限り，DNA を採取することが望ましい．これは，遺伝子変異が同定された際に，家系内での変異の保有状況を把握することで，その病原性を確認できるためである．掌蹠角化症は，病歴と臨床所見，病理所見から臨床診断がつくことが多いため，筆者は該当する病型の原因遺伝子のみを Sanger 法を用いてピンポイントに解析することが多いが，臨床診断がつかない場合やエクソーム解析に精通している施設では初めからエクソーム解析を用いて網羅的な遺伝子解析を行うこともある．主な病型の原因遺伝子と遺伝形式について❸にまとめた．

❸ 遺伝性かつ非症候性の掌蹠角化症の主な病型と原因遺伝子

皮疹の分布	病型	遺伝形式	原因遺伝子
びまん性	Vörner 型	AD	*KRT9, KRT1*
	Unna-Thost 型	AD	?
	長島型	AR*1	*SERPINB7*
	Meleda 型	AR	*SLURP1*
	優性 Meleda 型	AD	?
	Bothnian 型	AD	*AQP5*
	Greither 型	AD	*KRT1*
	Sybert 型	AD	?
	Gamborg-Nielsen 型	AR	*SLURP1*
限局性	線状 1 型	AD	*DSG1*
	線状 2 型*2	AD	*DSP*
	線状 3 型	AD	*KRT1*
	先天性爪甲厚硬症	AD	*KRT6A, KRT6B, KRT6C, KRT16, KRT17*
	その他の限局型	AD	*KRT6C, KRT16, TRPV3*
点状	点状 1 型	AD	*AAGAB*, (*COL14A1* ?)*3
	点状 2 型	AD	?
	点状 3 型	AD	?
	Cole 病	AD	*ENPP1*

AD：常染色体優性遺伝，AR：常染色体劣性遺伝
*1：偽優性遺伝を呈することがある．
*2：線状掌蹠角化症 2 型では心症状が認められるが，例外的に表に含めた．
*3：2012 年に *COL14A1* 変異が初めて報告されて以来，追試の報告がないため括弧を付した．

やってはいけないこと

- 成人発症の掌蹠角化症を診た際に，発症年齢だけから後天性掌蹠角化症と診断すること（遺伝性掌蹠角化症を否定してはならない）．確かに遺伝性掌蹠角化症の多くの病型の発症時期は乳幼児期である．しかし，点状掌蹠角化症 1 型や線状掌蹠角化症 1 型といったハプロ不全により発症する疾患は乳幼児期以降であることがあるため，たとえ成人発症でも遺伝性掌蹠角化症を否定することはできない[2,7]．「遺伝性疾患＝乳幼児期発症」と考えがちであるため，注意を要する．
- 家系内に患者が 1 人しかいない場合に，遺伝形式を劣性遺伝と決めつけること．突然変異で発症する優性遺伝性疾患も多いからである．

治療の進め方

やるべきこと

遺伝性掌蹠角化症に対する根治療法は現時点では存在しないため，対症療法が主体となる．外用治療には，サリチル酸ワセリン，ビタミン D_3 製剤，尿素製剤，アダパレン，過酸化ベンゾイルなどが用いられる．経験的には，角化が強い部分にはサリチル酸ワセリンが最も有効である．長島型で問題となる掌蹠の臭いには，過酸化ベンゾイルが有効なことがあり，試す価値がある．外用薬が無効の場合には，エトレチナート内服を行うことがある．

やってはいけないこと

- エトレチナートを同意を得ずに処方すること．処方のたびに所定の書面を用いた文書同意を得る必要がある．
- 水分を多く含む剤形の外用薬を漫然と処方すること．長島型では，病変部皮膚が水分曝露により白く浸軟しやすい．
- 「遺伝性疾患だから一生治らない」と伝えること．現時点で根治療法がないことと，将来も根治療法が開発されないことは異なるため，明確に区別する必要があり，厳に慎むべきで

ある．

エキスパートのための奥義

■長島型掌蹠角化症を見逃さない[9]

日本でみられる遺伝性の掌蹠角化症の大半は長島型であり，原因遺伝子変異の保有率から算出される日本での推定患者数は約1万人と多い[10]．したがって，病院やクリニックの規模を問わず，すべての皮膚科医は本症の患者と遭遇する可能性がある．しかし，「長島型と診断したことがない（長島型を見逃している）」皮膚科医は少なくないのではなかろうか．これはおそらく，掌蹠角化症という病名から想起される臨床症状が掌蹠の高度な角化であるのに対し，実際の長島型の病変では潮紅が目立ち，角化はむしろ軽度であることが多いからであろう．長島型を見逃さないために押さえておくべき主な臨床的特徴は，①乳幼児期での発症，②掌蹠のびまん性の潮紅と過角化に加え病変の分布がtransgrediensを示すこと，③病変部に多汗を伴うこと，④病変皮膚が水分曝露によりすぐに白色に浸軟すること（「入浴時に皮膚が白くふやけやすい」との訴えが多い），の4点である[10]．掌蹠の多汗と潮紅を認めることから異汗性湿疹と誤診されることもあるが，長島型は先に述べた4つの特徴をもち，ステロイド外用が奏効しないことから，容易に鑑別が可能である．

■偽優性遺伝

家系内で2世代にわたって症状がみられても，遺伝形式を優性遺伝と決めつけてはならない．一見優性遺伝のように親子間で遺伝するが実は劣性遺伝の場合が存在する（偽優性遺伝と呼ばれる）．これは変異の保因者が多い疾患でみられる遺伝形式で，その代表例は長島型掌蹠角化症である[8]．日本人の登録が現時点で最大のエクソーム解析データベースであるHuman Genome Variationによると，長島型掌蹠角化症の患者のほとんどが保有する*SERPINB7*遺伝子のナンセンス変異（c.796C>T）のアレル保有率は0.0091である．すなわち，日本人の約2%弱がこの変異の保因者であり，患者と保因者の間に子供ができる「偽優性遺伝のシチュエーション」が決して稀ではないことがわかる．

■困ったときは専門家へ

どんな疾患でも診断に悩んだときには専門家への相談が一番であり，筆者は読者諸氏からのコンサルトは大歓迎である．筆者が北海道大学病院にて担当している魚鱗癬掌蹠角化症外来にご紹介いただくか，e-mail（nomura@huhp.hokudai.ac.jp）にてお気軽にご相談ください．

引用文献

1) Sakiyama T, Kubo A. Hereditary palmoplantar keratoderma "clinical and genetic differential diagnosis". J Dermatol 2016 ; 43 : 264-74.
2) Nomura T, et al. Striate palmoplantar keratoderma: Report of a novel DSG1 mutation and atypical clinical manifestations. J Dermatol Sci 2015 ; 80 : 223-5.
3) Eliason MJ, et al. A review of the clinical phenotype of 254 patients with genetically confirmed pachyonychia congenita. J Am Acad Dermatol 2012 ; 67 : 680-6.
4) Pigors M, et al. Desmoplakin mutations with palmoplantar keratoderma, woolly hair and cardiomyopathy. Acta Derm Venereol 2015 ; 95 : 337-40.
5) Whittock NV, et al. Frameshift mutation in the V2 domain of human keratin 1 results in striate palmoplantar keratoderma. J Invest Dermatol 2002 ; 118 : 838-44.
6) Eytan O, et al. Cole disease results from mutations in ENPP1. Am J Hum Genet 2013 ; 93 : 752-7.
7) Nomura T, et al. Low-dose etretinate shows promise in management of punctate palmoplantar keratoderma type 1: Case report and review of the published work. J Dermatol 2015 ; 42 : 889-92.
8) Mizuno O, et al. Highly prevalent SERPINB7 founder mutation causes pseudodominant inheritance pattern in Nagashima-type palmoplantar keratosis. Br J Dermatol 2014 ; 171 : 847-53.
9) 乃村俊史．掌蹠角化症．皮膚臨床 2017 ; 56 : 830-6.
10) Kubo A, et al. Mutations in SERPINB7, encoding a member of the serine protease inhibitor superfamily, cause Nagashima-type palmoplantar keratosis. Am J Hum Genet 2013 ; 93 : 945-56.

尋常性魚鱗癬・X連鎖性劣性魚鱗癬

秋山真志

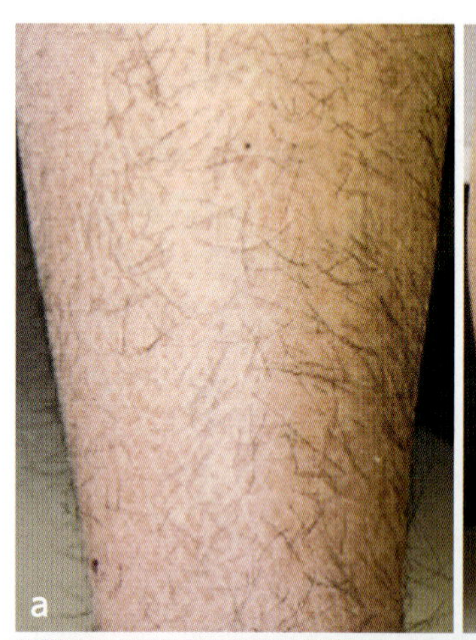

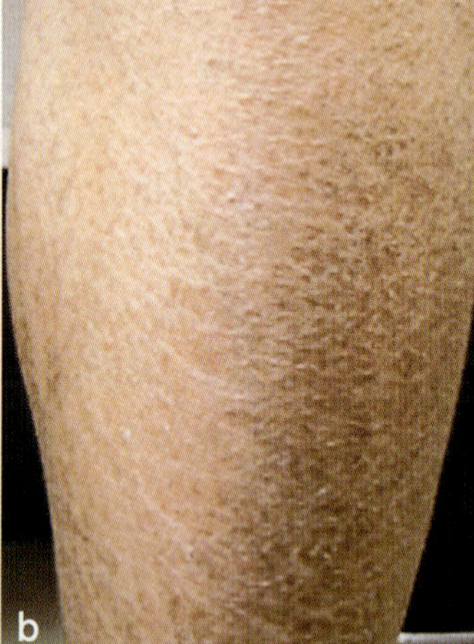

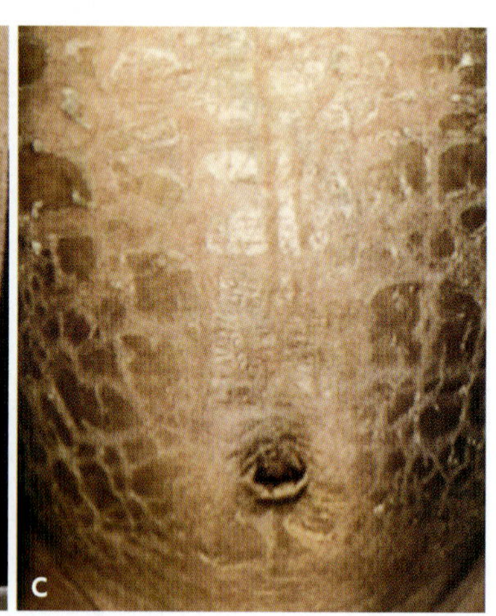

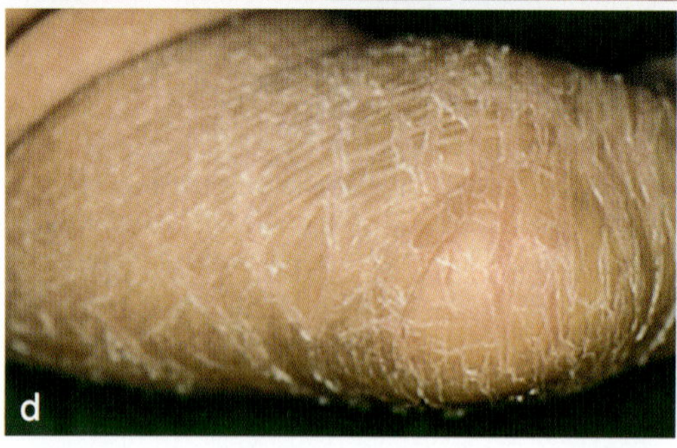

a：尋常性魚鱗癬（Nomura T, et al. J Invest Dermatol 2008[1]より）．*FLG* 変異をヘテロで一つのアレルのみに有する症例．下腿伸側に軽度の鱗屑と過角化を認める．
b：*FLG* 変異を両方のアレルに有する症例．過角化と鱗屑はより高度である．
c：X連鎖性劣性魚鱗癬（Takeichi T, et al. J Dermatol Sci 2015[4]より）．腹部に暗い色調の大きめの鱗屑を認める．
d：大腿にも同様の大きな鱗屑がみられる．

疾患概要

魚鱗癬（ichthyosis）は，全身あるいは四肢，体幹などの広範囲の皮膚が乾燥して，白色，灰白色から暗褐色調の鱗屑，落屑を生じる疾患である．遺伝性魚鱗癬には，尋常性魚鱗癬，X連鎖性劣性魚鱗癬，表皮融解性魚鱗癬，道化師様魚鱗癬，先天性魚鱗癬様紅皮症，葉状魚鱗癬などがあるが[2,3]，発症頻度の比較的高い病型が尋常性魚鱗癬とX連鎖性劣性魚鱗癬である．

尋常性魚鱗癬（ichthyosis vulgaris）は，フィラグリンの遺伝子（*FLG*）変異の半優性型遺伝を示し（ヘテロでも発症，ホモあるいは複合ヘテロで重症となる），皮膚の過角化は四肢伸側，体幹に著明で，四肢屈側は侵されないか，侵されても軽度である．尋常性魚鱗癬では皮膚バリア機能障害のため，アトピー性皮膚炎の発症リスクが高い．X連鎖性劣性魚鱗癬（X-linked recessive ichthyosis）は，尋常性魚鱗癬よりは症状が強い例が多い．X染色体上にあるステロイドサルファターゼ遺伝子（*STS*）の全欠損例が多く，FISH法検査が診断に有用である．

確定診断を導くための考え方

■皮疹の特徴

尋常性魚鱗癬の皮疹は左右対称性であり，主に四肢伸側や背部，腰部に紅斑や潮紅を伴わない細かい鱗屑としてみられる．鱗屑，過角化の程度は，症例によりさまざまである．通常，自覚症状はない．

X 連鎖性劣性魚鱗癬でも，紅斑，潮紅を伴わない鱗屑を認めるが，色調は，しばしば暗褐色調で，鱗屑，過角化の分布は，四肢伸側だけでなく屈側にも及ぶことが多い．耳前部の鱗屑がX 連鎖性劣性魚鱗癬の診断的意義があるとの説もある．

いずれにしても，確定診断には原因遺伝子変異の同定が必要である．

■皮疹のとらえ方

尋常性魚鱗癬では，出生時は無症状のことが多い．通常，乳幼児期以降に発症し，思春期まででくらいは，徐々に進行することが多い．青年期以降は若干症状が軽快する傾向がある．季節との関係では，冬は増悪，夏に軽快する．同一家系内でも，生活環境や生活習慣で，症状の重症度は異なることがある．しばしば，毛孔性苔癬がみられる．ごく軽度の掌蹠角化を認めることがあり，手掌の掌紋が深い（hyperlinearity）のも特徴的である．

X 連鎖性劣性魚鱗癬の皮膚症状は，一般に尋常性魚鱗癬よりも重症との認識があるが，症例による重症度のバリエーションは，かなり大きく，尋常性魚鱗癬と同様に軽症である例，ほとんど症状が認められない例もあるので，注意が必要である．

やるべきこと

問診のポイント　家族歴の聴取が一番重要である．尋常性魚鱗癬では，少なくとも両親の片方は病因の *FLG* 変異を有している．しかし，尋常性魚鱗癬は表現型が軽症であることが多いので，「ご両親のどちらかに同じ症状はありませんか？」と問診しただけだと，「いえ，両親にはありません」と答える患者は多い．しかし，詳しく問診すると，あるいは，実際に両親の皮膚を診察すると，軽度の尋常性魚鱗癬の皮膚症状を認めることは少なくない．

X 連鎖性劣性魚鱗癬では，多くの場合，母が保因者であり，母方の祖父やおじに同症がある場合があるので，母方の男性についての情報が重要である．また，ステロイドサルファターゼの低下により，難産になる傾向があるので，患児の出産時のイベントについても，問診すべきである．

魚鱗癬の他の病型の除外　X 連鎖性劣性魚鱗癬の鑑別診断としては，尋常性魚鱗癬，葉状魚鱗癬などの魚鱗癬や，多スルファターゼ欠損症，Rud 症候群などの魚鱗癬症候群があげられる．

発症年齢が高いときには，後天性魚鱗癬も鑑別にあげられるので，内臓悪性腫瘍についても注意が必要である．後天性魚鱗癬の症例では，病因となっている悪性腫瘍に対する治療が必要なので，その鑑別診断は重要である．

生検のポイント　可能であれば，電子顕微鏡による観察を行うと，尋常性魚鱗癬で特徴的なケラトヒアリン顆粒の減少を認める．

検査のポイント　尋常性魚鱗癬では，アトピー性皮膚炎の合併や，種々のアレルギーを視野に検査を行うことも必要である．

X 連鎖性劣性魚鱗癬は，X 染色体上の *STS* 変異（大きな欠失の頻度が高い）による．確定診断には，*STS* に対するプローブを用いた FISH 法が行われる．ただし，FISH 法は狭い領域の欠失を検出することができず，この点で偽陰性となることもあるので，注意を要する．

やってはいけないこと

- 魚鱗癬の病型を特定しないままで診療を続けること．病型を確定しないと，経過や予後の予想，合併症，将来の家族内発症など，患者にとっての重要な情報を提供することができず，適切なレベルの治療もできないことがある．

治療の進め方

やるべきこと

現在，尋常性魚鱗癬，X 連鎖性劣性魚鱗癬ともに，根治療法はなく，対症療法としての外用，内服療法が行われる．冬期に増悪する傾向を考慮しつつ，季節，環境に応じて，適宜，外用薬を選択する．生活指導や遺伝相談も重要である．

外用療法 保湿剤，活性型ビタミンD_3含有軟膏などが用いられる．特に角化の強い場所には，角質溶解剤含有軟膏やクリームも適応となる．

全身療法 X連鎖性劣性魚鱗癬の重症例にレチノイド内服を用いるが，肝機能障害，催奇形性，骨形成障害，口唇炎，粘膜乾燥などの副作用のため，適応症例は限られる．特に，副作用として骨形成不全を認めることから，成長期の小児，若年者への適応は限られる．本剤の投与には文書による同意書が必要である．

やってはいけないこと

- 妊娠の可能性のある患者，挙児希望のある患者に，エトレチナートを不用意に処方すること．エトレチナート内服中止後，男性の場合は6か月，女性の場合は2年の避妊が必要である．
- サリチル酸含有軟膏を多量に，広範囲に外用すること．サリチル酸中毒をきたすことがある．
- 角質溶解剤の多用．角化のあまり強くないところではかえって皮膚バリア機能障害を助長することがある．
- 活性型ビタミンD_3含有軟膏を多量に外用すること．高カルシウム血症をきたすことがある．

エキスパートのための奥義

■皮膚科専門医に渡すタイミング

魚鱗癬であろうことは，病歴と臨床症状から診断できても，病型を確定できないときは，皮膚科専門医に紹介し，病型を確定する．

尋常性魚鱗癬では，スキンケアがうまくいかないと，高率にアトピー性皮膚炎を発症するので，アレルゲンの経皮感作によるアトピー性皮膚炎の発症が疑われる症例も，皮膚科専門医に紹介することが望ましい．

また，X連鎖性劣性魚鱗癬と考えられる症例で，X染色体上の*STS*だけでなく広い範囲の欠失のある症例では，他臓器症状を伴う場合（X連鎖性魚鱗癬隣接遺伝子症候群）があるため，このような症例も皮膚科専門医に紹介することが望ましい．

■難治症例への対処

X連鎖性劣性魚鱗癬の重症例では，エトレチナートの内服を要する場合があるが，前述の理由により適用例は限られる．

尋常性魚鱗癬症例では，軽症や重症にかかわらず，バリア機能障害を認めるので，十分なスキンケア（保湿，清浄）を指導し，アレルゲン感作の亢進によるアトピー性皮膚炎の発症，増悪を防ぐ努力が望まれる．

■遺伝カウンセリング

罹患児をもつ両親に対しては，次子以降での発症の確率を説明する．患者本人については，次世代についての発症の確率を説明する．尋常性魚鱗癬，X連鎖性劣性魚鱗癬ともに，両親と患者自身の遺伝子変異保有の状態により，次子以降，次世代の発症率，保因者率は左右されるため，厳密な遺伝カウンセリングには，両親と患者についての原因遺伝子変異検索が必要である．

引用文献

1) Nomura T, et al. Specific filaggrin mutations cause ichthyosis vulgaris and are significantly associated with atopic dermatitis in Japan. J Invest Dermatol 2008；128：1436-41.
2) Oji V, et al. Revised nomenclature and classification of inherited ichthyoses: Results of the First Ichthyosis Consensus Conference in Sorèze 2009. J Am Acad Dermatol 2010；63：607-41.
3) 秋山真志．魚鱗癬と魚鱗癬症候群．日皮会誌 2011；121：667-73.
4) Takeichi T, et al. Novel indel mutation of STS underlies a new phenotype of self-healing recessive X-linked ichthyosis. J Dermatol Sci 2015；79：317-9.

Darier 病

髙木　敦・池田志斈

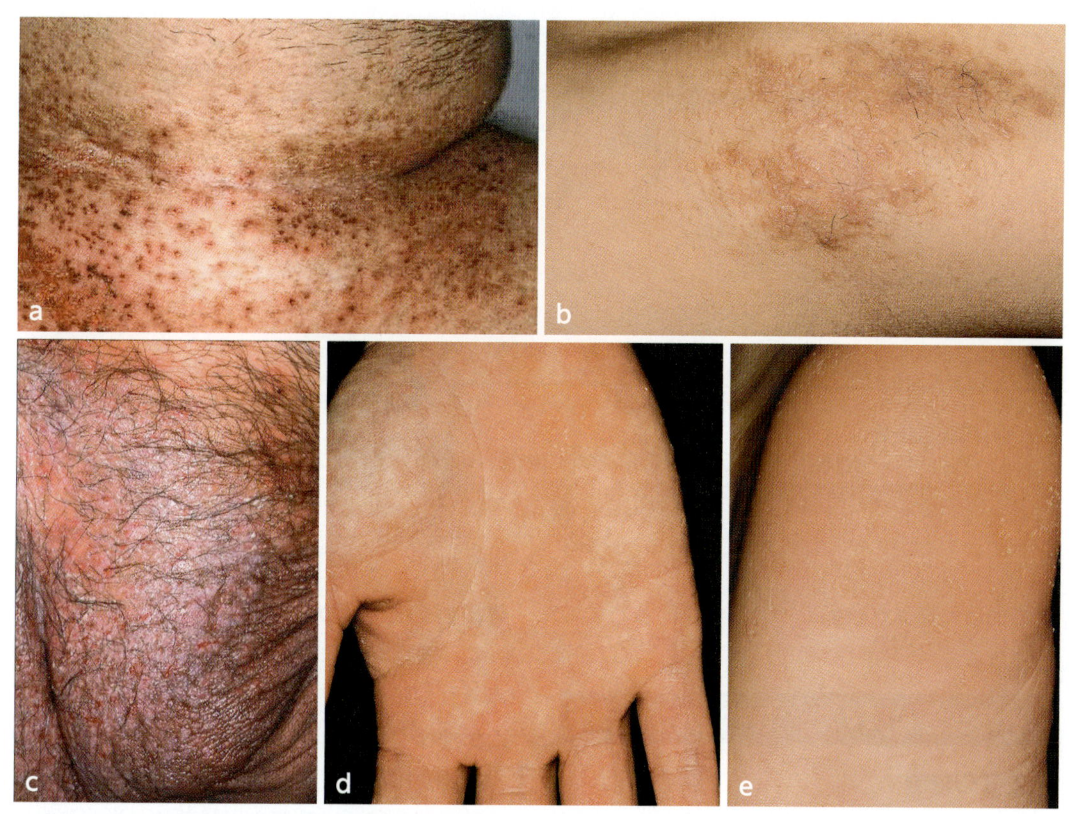

a：頸部．色素沈着鱗屑を伴う小丘疹が散在融合する．b：腋窩部．必ずしも毛孔一致性ではない角化性丘疹．融合傾向あり．c：陰部．浸軟・びらんを伴う局面．d：手掌．紅暈を伴う角化性丘疹と点状陥凹がみられる．e：踵部．鱗屑を伴う角化性丘疹と点状陥凹が散在性にみられる．

疾患概要

Darier 病（Darier disease；DD）は小児期から 10 歳代で発症することが多い常染色体優性遺伝を示す稀な遺伝性角化症である．顔面や胸正中部，腋窩など脂漏部位を中心に角化性小丘疹を生じ，次第に鱗屑や痂皮を伴うようになる．

組織学的には基底層直上の裂隙形成と円形体，顆粒体と呼ばれる異常角化細胞が有棘層中心にみられるのが特徴である．

本症の原因遺伝子として，カルシウムポンプである sarco-endoplasmic reticulum ATPase type2（SERCA2）をコードする *ATP2A2* 遺伝子が同定されている．症状の発現様式は haplo-insufficiency が考えられており，もともと変異によって遺伝子産物発現が低下しているところに何らかの要因が加わることにより，さらなる遺伝子産物発現が減少して発症すると考えられている．

本症は遺伝子角化症に分類されているが，水疱症に分類され，同様にカルシウムポンプである secretory pathway Ca^{2+}-ATPase isoform 1（SPCA1）をコードする *ATP2C1* を原因遺伝子とする Hailey-Hailey 病（HHD）とは臨床・

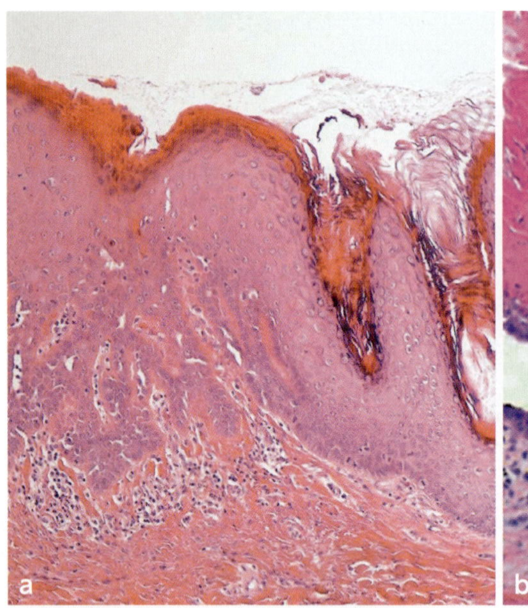

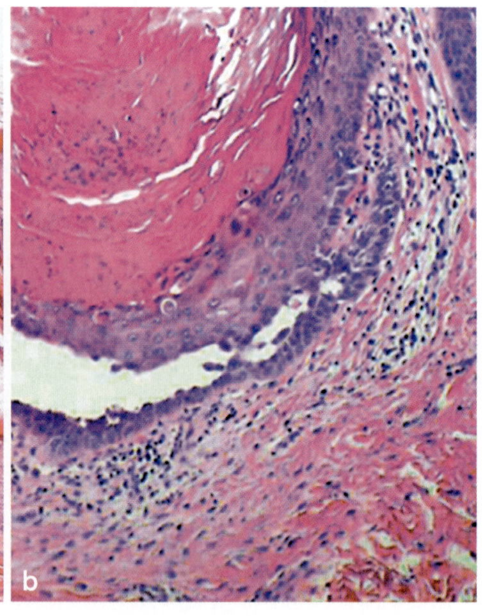

❶ 病理組織像
a：角栓を伴う不全角化と表皮肥厚，裂隙形成がみられる．b：顆粒層直下に円形体などの異常角化細胞がみられ，裂隙内には棘融解細胞がみられる．

組織的にも類似点が多く，同じ症候群として考えられる．

確定診断を導くための考え方

■皮疹の特徴

皮疹は小児期から10歳代に出現することが多い．

初めは帽針頭大までの褐色調の角化性丘疹が顔面や胸，腋窩などが脂漏部位にみられる（a, b）．丘疹は必ずしも毛孔一致性ではなく，しばしば融合して角化性痂皮を伴う局面を形成する．腋窩や鼠径など浸軟しやすい部位では乳頭状局面を呈し，二次感染を合併して強い悪臭を伴う（c）．

手足では手掌・足底に点状陥凹，角化性増殖局面がみられる（d, e）．また，手背・足背では疣贅状肢端角化症を伴うことがある．爪は脆弱，粗造化を示すが毛髪は異常をみない．

粘膜症状も少ないが伴うことがある．白色の小丘疹や小結節が出現し，顆粒状，乳頭状を呈する．

■皮疹のとらえ方

丘疹　脂漏部位に出現し色素沈着を伴う丘疹がみられ，脂漏性皮膚炎と鑑別が必要となる．また，丘疹が融合し，乳頭状増殖を伴う局面を呈する場合は黒色表皮腫とも鑑別が必要である．

浸軟を伴う局面　腋窩や鼠径部に二次感染を伴う浸軟局面を呈することがあり，HHDとの鑑別が必要となるが，他の部位に症状が乏しいときには鑑別が難しい．

手足角化　点状陥凹や角化性局面がみられる．同じ遺伝性疾患でさまざまな臨床型が存在する掌蹠角化症と鑑別が必要になる．

やるべきこと

問診のポイント　本症は常染色体優性遺伝であり，浸透率もかなり高く，家族歴の詳細な問診が重要である．しかしながら孤発例も多く，家族歴がないからといって本症を除外できるわけではない．また，高温・多湿・多汗など夏季に増悪しやすい疾患であり，診断へのヒントとなる．

病理組織検査　本症の病理学的特徴は角層に不全角化を伴う角質増殖，角栓形成がみられ基底層直上には裂隙形成がみられる（❶a）．肥厚した有棘層には円形体・顆粒体といった異常角化細胞と裂隙形成内には棘融解細胞がみられ（❶b），角化症と水疱症の両方の所見を有する．古い皮疹だと水疱症などと同様に裂隙形成など典型的な所見がみられないため，新しい皮疹から丘疹を丸ごと採取して皮膚生検を行うことが大事である．

遺伝子検査 遺伝子検査は実施できる施設が少なく時間もかかるため，簡単に行えるわけではないが診断に難渋する例では考慮する．

The Human Gene Mutation Database（HGMD）で検索するとホットスポットはなく，ミスセンス変異が最も多く過半数を占め，続いて欠失変異が多い．

皮膚外症状の確認 本症では精神発達遅滞やてんかん，躁うつ病などを合併することがある．

やってはいけないこと

- 問診をしっかりとらないこと．
- 古い皮疹から生検すること．
- 水疱症の鑑別が必要な症例で，皮膚生検時に蛍光抗体直接法を行わないこと．鼠径部や腋窩などにできた皮疹ではHHDや増殖性天疱瘡などの水疱症と鑑別が必要になることがあり，その際には必ず蛍光抗体直接法を行って確認する．

治療のすすめ方

やるべきこと

治療は遺伝性疾患であり対症療法が中心となる．

外用療法 ベリーストロング以上のステロイドの外用や活性型ビタミンD_3製剤の外用を用いることが多い．トレチノインやアダパレン（ナフトエ酸誘導体）なども用いられる．

内服療法 エトレチナートを用いられることが多い．ただし副作用も多く，催奇形性もあるため慎重に使用する必要がある．またシクロスポリンやステロイドの内服が用いられることがある．

外科的治療 難治性増殖性局面に対してYAGレーザーや炭酸ガスレーザーなどが行われる．

二次感染治療 本症はしばしば細菌感染や真菌感染などの二次感染を合併する．治療中の皮疹増悪時は細菌培養や糸状菌検査を行い，感染症に対して適切な治療を追加する．

生活指導 本症は高温，多湿，妊娠，出産，手術，紫外線曝露，機械刺激などが悪化因子と知られており，夏季に増悪しやすい．そのため，温度調節や汗の手入れなど，日常生活の工夫も重要である．

遺伝相談 本人や家族が遺伝性疾患であることに多くの不安を抱えていることも多い．遺伝相談外来などを活用し，本症に対する理解度を高めて不安を解消することも大事である．

やってはいけないこと

- 悪化時に細菌培養や糸状菌検査など二次感染のチェックを行わないこと．鼠径部や腋窩は二次感染の合併が多く，症状増悪時にはこれらの検査を行って適切な治療を行う必要がある．
- しっかりとした説明をせずに治療を行うこと．原則として対症療法であり，臨床応用的治療が多くなる．患者の不安を取り除くため，治療のゴールや用いる薬剤・機器の情報，効能（効果），副作用の有無などについての説明が必要である．

エキスパートのための奥義

■皮膚科専門医に渡すタイミング

本症は非常に稀な遺伝性角化症であり，初期の臨床症状は軽微であることが多く，家族歴がない限り，発症初期から本症を疑うことは難しい．そのため，脂漏性皮膚炎や慢性湿疹と診断され，診断が遅れることが多い．また，診断には臨床所見と皮膚組織学的所見の2つの所見の検討が必要であり，専門医の判断を要する．本症を疑った場合には速やかに皮膚科専門医へ紹介することが望ましい．

■今後の治療展望

近年いくつかの臨床応用が期待される研究報告があり，今後の新たな治療への発展が期待される．

培養角化細胞に本症の悪化因子である紫外線を照射すると原因遺伝子である *ATP2A2* 遺伝子の発現が抑制される．また，炎症性サイトカインであるIL-6を添加することによっても *ATP2A2* 遺伝子の発現が抑制される．このことからIL-6阻害薬が新しい治療薬の一つとして期待される[1]．

別の報告では培養角化細胞の紫外線照射によるシクロオキシゲナーゼ-2（COX-2）の産生増加を抑制すると *ATP2A2* 遺伝子発現の減少を抑制する報告がある．この結果からCOX-2阻害薬も今後の治療への応用が期待される[2]．

また，GaucherⅠ型やNiemann-Pick病C型の治療薬であるグルコシルセラミド合成酵素阻害薬は，ER応答ストレスによるDarier病ケラチノサイトの接着結合（adherens junction）やデスモソーム形成（desmosome formation）の減少を修復したとの報告がある[3]．

引用文献

1) Mayuzumi N, et al. Effects of UV-B irradiation, pro-inflammatory cytokines and raised extracellular calcium concentration on the expression of ATP2A2 and ATP2C1. Br J Dermatol 2005；152：697-701.
2) Kamijo M, et al. Cyclooxygenase-2 inhibition restores ultraviolet B-induced downregulation of ATP2A2/SERCA2 in keratinocytes: possible therapeutic approach of cyclooxygenase-2 inhibition for treatment of Darier disease. Br J Dermatol 2012；166：1017-22.
3) Savignac M, et al. SERCA2 dysfunction in Darier disease causes endoplasmic reticulum stress and impaired cell-to-cell adhesion strength: rescue by Miglustat. J Invest Dermatol 2014；134：1961-70.

神経線維腫症 1 型（NF1）

太田有史

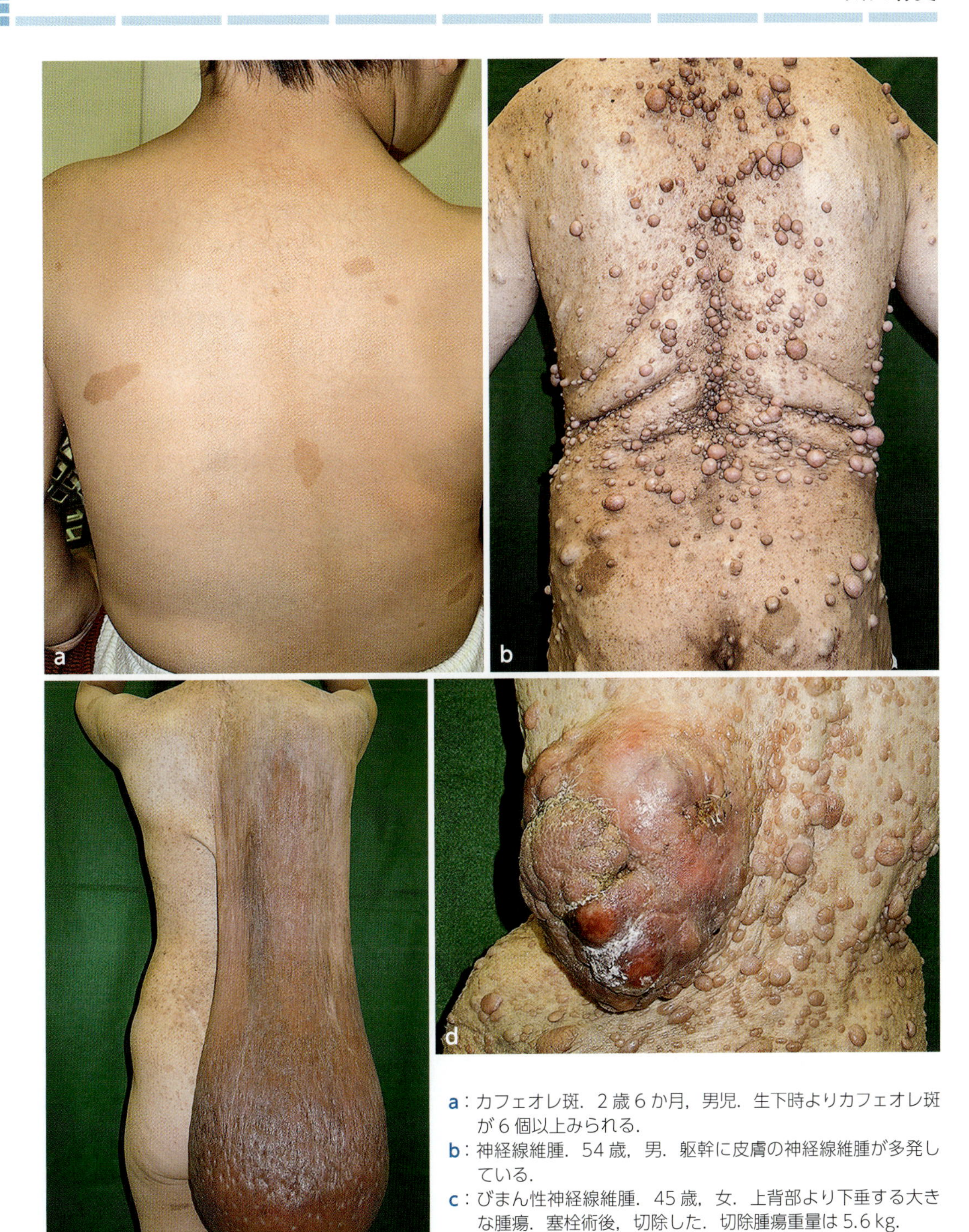

a：カフェオレ斑．2 歳 6 か月，男児．生下時よりカフェオレ斑が 6 個以上みられる．
b：神経線維腫．54 歳，男．躯幹に皮膚の神経線維腫が多発している．
c：びまん性神経線維腫．45 歳，女．上背部より下垂する大きな腫瘍．塞栓術後，切除した．切除腫瘍重量は 5.6 kg．
d：悪性末梢神経鞘腫瘍．70 歳，女．腰部に生じた急速に増大した腫瘍．広範囲切除後，1 年で肺転移を生じ，まもなく死亡．

疾患概要

神経線維腫症1型（neurofibromatosis type 1；NF1）は，カフェオレ斑と神経線維腫を主徴とし，脊椎側弯などの骨病変，虹彩小結節などの眼病変，視神経膠腫やUBO（unidentified bright object）などの中枢神経病変，発達障害や知的障害の合併，低い発生率ながら若年型骨髄単球性白血病，7モノソミー症候群，急性骨髄性白血病などの骨髄増殖性疾患，褐色細胞腫，消化管間質腫瘍そして血管病変をみることがある．

原因遺伝子は*NF1*遺伝子で，ヒト染色体17q11.2に座位し，その変異によりNF1が発症する．単一遺伝性疾患で遺伝形式は常染色体性優性であるが，個々の患者にすべての症候が生じるわけではなく重症度もさまざまである．たとえ同じ*NF1*遺伝子異常をもっていると考えられる同一家系内でも軽重の程度が異なる．修飾遺伝子や環境因子などの関与があるといわれているが結論は出ていない．

発生頻度は人口10万人に30～40人程度であり，3,300出生に1人生じ，日本の患者数はおよそ4万人と推定されている．その浸透率は20歳までにほぼ100%となる．つまり，両親のいずれかがNF1であれば，子供の半数はNF1を発症することになる．約半数のNF1症例において両親は健常である．なお散発例におけるNF1の発症率は8,000出産に1人とされている．厚生労働省が指定する指定難病の一つである．

確定診断を導くための考え方

■診断基準の解釈

1988年に報告されたNF1のための診断基準（NIH criteria）が知られている．

以下の7項目中2項目以上でNF1と診断できるが，色素性病変のみではLegius症候群を否定できない．場合によっては，NF1のモザイクも考慮するべきである．

1. 6個以上のカフェオレ斑
2. 2個以上の神経線維腫（皮膚の神経線維腫や神経の神経線維腫など）またはびまん性神経線維腫
3. 腋窩あるいは鼠径部の雀卵斑様色素斑（freckles）
4. 視神経膠腫（optic glioma）
5. 2個以上の虹彩小結節（Lisch nodule）
6. 特徴的な骨病変の存在（脊柱・胸郭の変形，四肢骨変形，頭蓋骨・顔面骨の骨欠損，sphenoid dysplasia，pseudarthrosis）
7. 第一度近親（両親，同胞，子）に同症

しかしながら，6個以上のカフェオレ斑があれば，95％以上の確率でNF1と診断できる．診断基準上，カフェオレ斑の形状は不問で，その個数が重要である．

■遺伝子診断

これまでNIH criteriaを用いた臨床的診断が主流であったが，世界的には*NF1*遺伝子診断が実施される傾向にある．NIH criteriaによる臨床的診断では他のカフェオレ斑を多発する病態を否定できないためである．*NF1*遺伝子診断は技術的にはほぼ確立されているが，日本ではいまだに研究ベースでしか行われていない．なお，出生前診断は倫理的な問題が大きいため日本では行われていない．

■皮疹のとらえ方

褐色斑

カフェオレ斑（café au lait spots，**a**）は，生下時あるいは生後まもなく気付かれる．大きさは手拳大以下のことが多い．色は淡いミルクコーヒー色から濃い褐色に至るまでさまざまで色素斑内に色の濃淡はみられない．典型的なものは，辺縁は比較的なめらかで楕円形を呈するが，診断基準上はカフェオレ斑の数が問われるので，形状が不整なものも個数に入れる．最終的に生後1年でカフェオレ斑の数を決定する．

雀卵斑様色素斑は，小レックリングハウゼン斑ともいう．雀卵斑に似た小豆大以下の色素斑で，暗褐色のものが多く鋸歯状の輪郭を呈する．雀卵斑と異なり被覆部にもみられるのが特徴で，特に腋窩，鼠径部などの間擦部にみられ

るものは診断的価値が高い．雀卵斑様色素斑は，幼児期以降に初発するものが多く徐々に増加してくる．小さいカフェオレ斑と雀卵斑様色素斑は区別がつきにくいので生後１年を境に１歳前に生じたものをカフェオレ斑，１歳過ぎてから生じた色素斑を雀卵斑様色素斑とするとわかりやすい．

大型の褐色斑は，カフェオレ斑と同時期に生じてくるが，カフェオレ斑と比べて褐色調が強く，その不規則な辺縁を観察すると多数の小さい斑が融合して形成されている．その下床にびまん性神経線維腫や神経の神経線維腫を伴ってくることが多く，これは学童期までにはっきりしてくる．

神経線維腫

皮膚の神経線維腫（dermal neurofibroma，**b**）は，正常皮膚色から淡紅色の軟らかな腫瘍で，有茎性のもの，半球状に隆起するもの，隆起せずヘルニア状に触れるものなどであり，極めてゆっくりと増大する．圧痛などの自覚症状に乏しい．はっきりしてくるのは10～15歳であるが，6歳前後に腰背部に観察されることも多い．年齢とともに数を増し高齢者では全身に無数の神経線維腫をみることがある．しかし，皮膚の神経線維腫の数は患者により大きく異なる．

びまん性神経線維腫（diffuse neurofibroma，**c**）は，1～10歳頃に出生時からあった大型の褐色斑部に徐々に増大する軟らかい境界不鮮明な腫瘍で大きいものでは外方に突出し下垂する．顔面，頭部に生じた場合は，その下床の骨変形や骨欠損を伴う．四肢にみられると神経線維腫は皮下から筋肉内に及んで全体が肥大し，骨の肥大も伴って巨肢症の状態となる．時に腫瘍内に大量に出血し急激な拡大を示す．ショック症状となり死亡することもある．

神経の神経線維腫（nodular plexiform neurofibroma）は，被膜に覆われた紡錘形の腫瘍ないし蛇行して走行する神経の肥厚として観察され，圧痛，自発痛をしばしば訴える．時に，筋肉内さらに後腹膜腔内，骨盤腔内，脊髄神経などに大きな腫瘍塊をつくることもある．びまん性神経線維腫内に生じてくることは，しばしば経験される．

4％の患者にびまん性神経線維腫や後腹膜腔内，骨盤腔内，座骨神経など深部の神経の神経線維腫が悪性化した悪性末梢神経鞘腫瘍（malignant peripheral nerve sheath tumor；MPNST，**d**）や横紋筋芽細胞への分化をみるmalignant triton tumorが合併することがある．主に30歳以降にみられ急速増大する硬い腫瘍で，表面の皮膚に発赤がみられることが多い．深部に発生した場合は放散痛，自発痛，圧痛を訴える．予後は極めて悪く，多くは肺，骨などに血行転移し数年内に死亡することが多い．

やるべきこと

問診のポイント　褐色の「しみ」がいつから，また何個ぐらいあるのかを問う．そして，家族歴を詳しく聴取し，家系図を実際に記載する．発端者が小児の場合は，てんかんなどの既往/合併症の有無や成長/発達など小児健診の結果と，両親・同胞の皮膚所見について，発端者が成人の場合は，既往歴，特に腫瘍性疾患，骨・眼・神経病変について聴取記載する．

鑑別するべき疾患　カフェオレ斑を多発する疾患としてNF1をまず考えるが，カフェオレ斑以外のNF1に特徴的な症候がない場合，鑑別すべき病態が知られている．たとえば，個々の色素斑の色調が異なる，色素斑の辺縁が鋸歯状であったり，色素斑がより広い皮膚の領域にみられる場合ring chromosome症候群（ring chromosome12症候群やring chromosome17症候群など），ミスマッチ修復遺伝子異常のある疾患やMcCune-Albright症候群などを考える．

カフェオレ斑の分布が限られた領域のみにみられるときはNF1のモザイクを考慮し，色調や辺縁はNF1にみられるカフェオレ斑と大差ないが個数が6個に満たないときはNF2（神経線維腫症2型）なども考えておく．

Legius症候群は，RAS-MAPKカスケードに抑制的に働く*SPRED1*遺伝子変異によるが，カフェオレ斑と間擦部に雀卵斑様色素斑が多発し色素斑のみではNF1と臨床的に区別できない．ただし，Legius症候群は，虹彩小結節（Lisch結節），骨の変形，視神経膠腫，そして神経線維腫やMPNSTの発生を欠くことが特徴である．

ミスマッチ修復遺伝子異常のある疾患としてconstitutional mismatch repair deficiency syndrome（CMMRDS）がある．本疾患は劣性遺伝形式をとる．すなわち，ミスマッチ修復遺伝子（*MLH1*，*MSH2*，*MSH6*，*PMS2*）のいずれかが両アレルともに変異をもつ場合に発症する．その皮膚病変は辺縁鋸歯状のカフェオレ斑と色素脱失斑である．体細胞変異の結果，NF1分節型モザイクあるいはNF1全身型モザイクが合併している症例も稀に存在しているといわれている．CMMRDSでは中枢神経系の悪性腫瘍や骨髄増殖性疾患を生じるリスクが高いだけでなく若年発症の大腸癌を合併する．

検査のポイント　画像診断が主体となる．自他覚症状のない乳幼児期に頭部の画像診断を行うことに議論はあるが，視神経膠腫の発生率が日本人と比較して高い欧米では推奨されている．ただし，頭囲が大きい場合や視力障害が疑われる場合は，それぞれ水頭症と視神経膠腫の合併が考えられるため，頭部の撮像を積極的に行うべきである．また，小児期に遷延する頭痛を訴える場合も画像による評価は重要であり，この場合，Chiari奇形や脊髄空洞症を考える．

小児期の頭部MRI撮像では，高率にUBOsを小脳，脳幹や大脳基底核にみるが，その臨床的意義は不明である．ただし，脳腫瘍を100％否定するものではないことを認識しておくべきである．

大型の褐色斑をみた場合，比較的早期にその下床に腫瘍を伴ってくることが多く画像により腫瘍の深さ，大きさを評価できる．

側弯などの脊椎病変が臨床的に考えられる場合，まず脊椎の単純X線写真を撮像，ついでMRIや骨条件CTで詳しく評価する．これらは，脊椎病変を専門としている整形外科医に定期的に診てもらうほうが好ましい．

10歳代後半から成人期に生じた痛みが持続する病変は，悪性化を考え画像での評価を行う．腫瘍性の病変であった場合，造影MRIによる評価が有用であるが，病理組織検査による検討も重要である．

頻度は稀ではあるが，頭痛を伴う高血圧の場合は，褐色細胞腫を考え血中カテコラミンや尿中メタネフリン，ノルメタネフリンの測定や画像診断（CT/MRI，^{131}I-MIBGシンチグラフィ）を行う．造影剤は禁忌とされる．

下血，腹痛などの腹部症状を訴える場合は，GISTを考え内視鏡などの検査を行う．ただし，NF1患者に生じるGISTは，小腸に多発することが多いので通常の内視鏡検査で確認することが難しいこともある．

乳腺組織に生じた腫瘍性病変は，乳癌との鑑別が重要なので，乳腺外科で診てもらうほうが好ましい．

やってはいけないこと

- 視力障害などの症状やMRIでの所見がみられないのに定期的な撮像を行うこと．乳幼児期における頭部MRIの撮像に関するコンセンサスはないが，日本人のNF1患者に生じる視神経膠腫を含むpilocytic astrocytomaの頻度は欧米と比べると低く，また悪性度の進行が緩慢なためである．
- CTなどのX線被曝量が大きい撮像を行うこと．*NF1*遺伝子はp53遺伝子やRb遺伝子と同様に腫瘍抑制遺伝子の一つであり，X線被曝により二次癌の発生を招くおそれがあるため，極力避けたほうが好ましい．

治療の進め方

やるべきこと

治療は整容的な手術療法が主体となる．腫瘍性病変に対しては手術療法以外に効果を期待できる治療はないが，細胞増殖を抑える目的で分子標的治療薬を中心とした臨床治験（MEK阻害薬）が米国で行われている．

びまん性神経線維腫は血管に富むため，その切除の際，輸血などの大量出血に対する用意をするべきである．LigaSure や Harmonic などの血管凝固システムを使用して出血量を減らす試みもなされている．術前に腫瘍に分布する血管を塞栓物質により閉塞できれば，術中出血量をかなり少なくできうる．また，びまん性神経線維腫は急速に拡大することがあるが，これは腫瘍内仮性動脈瘤から大量に出血して血腫をつくったためである．出血の場所によっては圧迫などの保存的対処法では止血が困難であり貧血が急速に進行する．IVR 下での塞栓術は出血している血管を可視化して止血することが可能である．塞栓術を行わずに手術を選択する場合は，2〜3 週間待ってから切除を行ったほうがよい．

色素斑に対しては，ルビーレーザーなどが試みられているが成績は良くない．

下腿骨の変形，骨折には血管柄付き腓骨移植術やイリザロフ法を用いた仮骨延長法が選択される．進行性の脊椎変形にはブレースによる矯正をまず行い，脊椎側弯の程度を示す Cobb 角が 50 度にて椎体固定術を考える．

MPNST には日本整形外科学会 骨・軟部腫瘍委員会の定める広範切除縁での切除が原則であるが，場所によっては難しく，術後に局所再発を繰り返し肺などに転移をきたす．予後は極めて悪い．

視神経膠腫のうち，進行性で症状を示す場合（視症状や思春期早発症など）は，カルボプラチン＋エトポシドによる化学療法で治療することで長期的生命予後が改善することが示された．

拍動性眼球突出は，眼窩骨欠損をハイドロキシアパタイト人工骨で充填することで拍動の遮断や整容面での回復が期待できる．しかし，眼窩にびまん性神経線維腫を伴っている場合，手術による腫瘍摘出は，眼球機能の温存と整容面での修復が問題となり両者を満足させることは難しい．

やってはいけないこと

- 視神経膠腫をもつ NF1 患者に対して放射線治療を行うこと．照射によって二次癌と血管障害のリスクがあるため，禁忌である．ただし視路以外に生じた高悪性度神経膠腫は放射線療法を選択することがある．
- びまん性神経線維腫内の出血をみたとき，すぐに血腫除去を行うこと．すぐは術後の再出血のリスクが高いため，2〜3 週間後に行うべきである．

エキスパートのための奥義

■専門医に渡すタイミング

現時点で NF1 の専門医は存在しない．NF1 の症状は多岐にわたり，一人の医師がすべての症状に対する処置に精通することはできない．たとえば，皮膚症状であれば，皮膚科の NF1 に詳しい医師が対処できるが，骨の症状には対応できない．

しかしながら，NF1 のさまざまな症状を熟知している医師が司令塔になって，それぞれの専門分野の医師にタイミングよく紹介していく役割を担うことはできる．脊椎側弯をみたなら脊椎病変を専門とする整形外科医，眼病変は眼科医，視神経膠腫をはじめとする頭蓋内病変は脳神経外科医，あるいは小児腫瘍を専門とする小児科医，発達障害や成長障害は小児科医，消化管間質腫瘍をはじめとする消化器病変は消化器内科医あるいは消化器外科医，褐色細胞腫は泌尿器科医へのそれぞれ紹介となる．

このように NF1 患者の訴えに対応するためには，さまざまな分野の医師との連携を維持していくことが重要である．

糖尿病性潰瘍・壊疽

中西健史

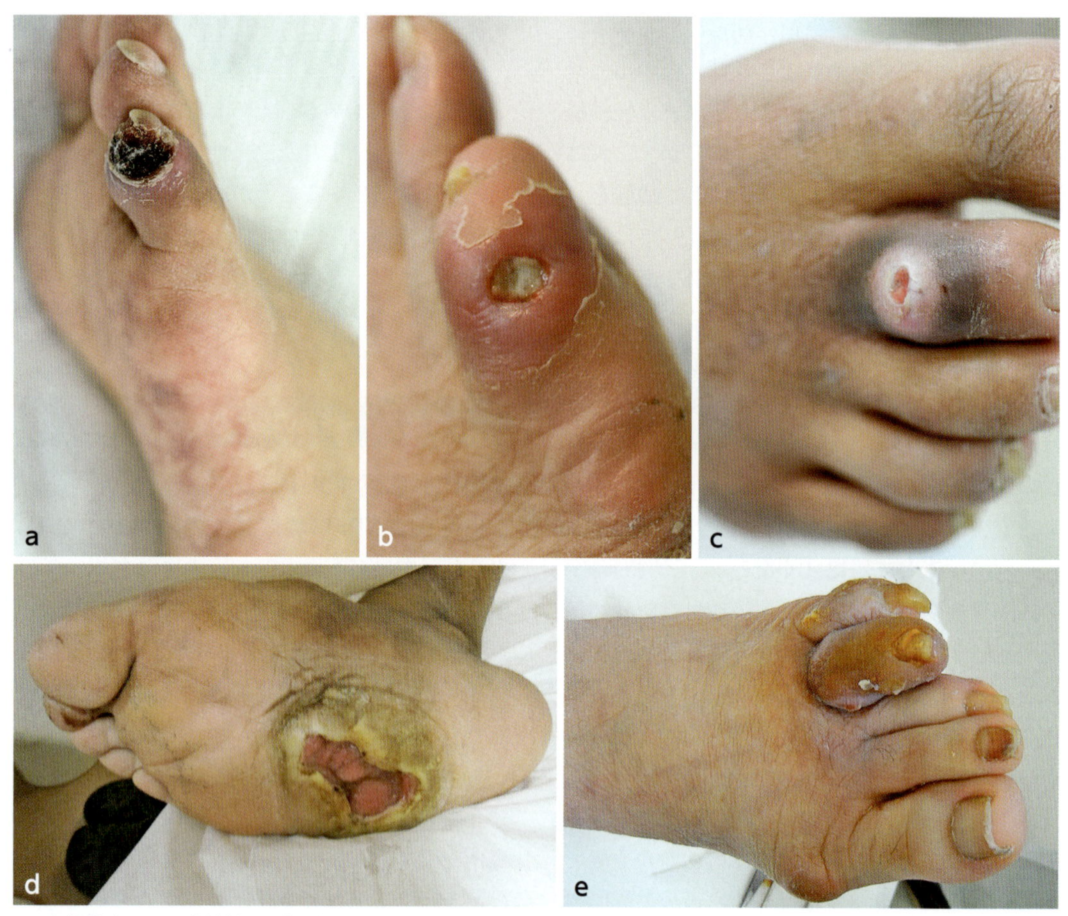

a：血行障害による乾性壊死．b：知覚神経障害による鶏眼から進展した潰瘍．c：運動神経障害による足趾変形に伴う潰瘍．d：自律神経障害による Charcot 足に生じた皮膚潰瘍．e：細菌感染による湿性壊疽．

疾患概要

2006 年国連総会において「糖尿病の全世界的脅威を認知する決議」が全会一致で採択され，世界糖尿病デーが 11 月 14 日に制定された．

日本における「糖尿病が強く疑われる者（Hb A1c 6.5％以上あるいは糖尿病治療歴あり）」は，平成 27（2015）年の厚生労働省の調査で，60～69 歳の男性では 22.9％，女性では 11.4％，70 歳以上の男性では 27.3％，女性では 17.2％という統計[1]があり，われわれはこの数値を念頭において皮膚を診なければならない．

糖尿病性潰瘍・壊疽（diabetic ulcer，diabetic gangrene）は糖尿病の三大合併症には含まれないが，近年，五大合併症という広い解釈もあり，そのなかの一つとなっている．血流障害，神経障害をベースに感染を増悪因子として発症する（❶）．皮膚科単独で治癒させることは困難であり，厚生労働省が推進する「チーム医療」の最たる疾患であることを理解しておきたい．

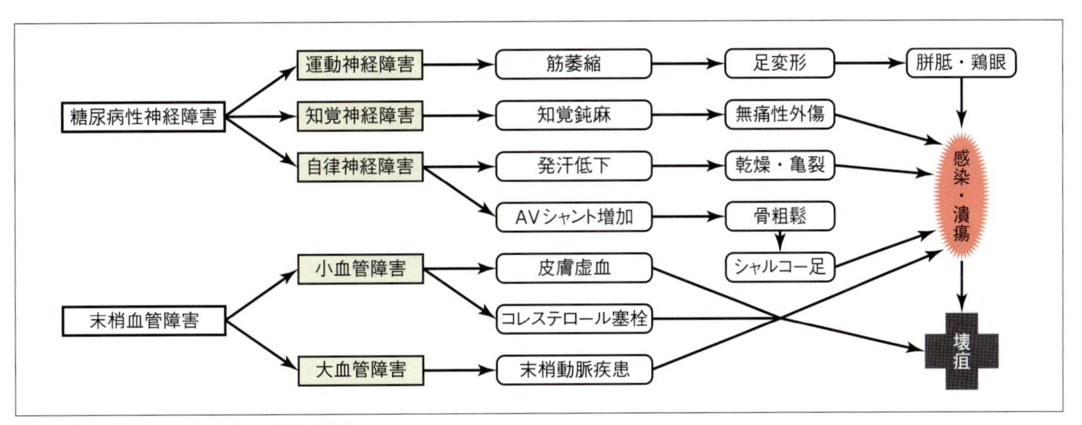

❶ **糖尿病性潰瘍・壊疽の発症機序**
（中西健史．糖尿病性潰瘍・壊疽の治療アルゴリズム．Derma 2015；226：64 より）

確定診断を導くための考え方

■皮疹の特徴

血流障害で生じる病変は，心臓から最も遠い足趾から生じることが多い．血流不全のため，乾燥傾向となりいわゆる乾性壊死の形態をとる（**a**）．一方，神経障害では基本的に潰瘍病変となる．神経障害では，知覚，自律，運動のすべての末梢神経が障害される．知覚神経が障害されると，靴擦れ，外傷，熱傷などの侵襲に気づかない（**b**）．自律神経が障害されると，発汗低下により皮膚の乾燥をきたし角化や亀裂を誘発したり，真皮におけるシャント機能不全から相対的に骨への血流が増えて骨粗鬆の状態となりCharcot足を形成する（**c**）．運動神経障害では，筋肉を使わないために筋萎縮が生じ，それが関節拘縮につながったり，足のアーチが低下して足が変形する．そのために靴と摩擦を起こして微小な傷をつくったり（**d**），胼胝や鶏眼を形成して足のトラブルをきたす．このような潰瘍に二次感染をきたすと病変部は一気に拡大する（**e**）．

■皮疹のとらえ方

足趾にミイラ化した病変が存在すれば虚血性の可能性が高い．ただそれは末梢動脈疾患（PAD：peripheral arterial disease）によるものか，あるいはその他鑑別すべき疾患（低温熱傷，PADのなかでもBuerger病，コレステロール結晶塞栓症，強皮症，寒冷凝集素症など）を除外する必要がある．胼胝や鶏眼に一致したものや，PIPあるいはDIP関節の伸側に生じた潰瘍病変は，変形由来であることを念頭に置き，再発防止のために除圧をはかる必要がある．PIPあるいはDIP関節の側面に潰瘍病変をつくることがあるが，これは足趾の浮腫によるpressure soreであり，血流障害，神経障害，感染症の3つとは異なる発症機序で生じるため，糖尿病足病変特有ではないが，しばしばみられる病変であり，趾間型足白癬のチェックと同時に観察しておきたい．

やるべきこと

足の変形の評価　クロウトゥ，ハンマートゥ，外反母趾，内反小趾，開帳足，扁平足，Charcot足などの足変形を見抜くこと．

病変の3D評価　糖尿病性潰瘍・壊疽では，皮膚のすぐ下が関節や骨，腱などであり（❷），皮膚科医になじみのないパーツがコンパクトに集まっている．そのため，潰瘍病変を診ている際に潰瘍底がどの部分にあたるのかがわかっていなければいけない．probe-to-bone testなどは骨を触知するのに簡便である．

血流評価（❸）　まずは触診により拍動の触知と冷感の有無を確認する．この時点で異常があれば，ABI測定と単純X線撮影（動脈石灰化を確認）に進む．異常が見つかれば，造影CT（造影剤が使えなければやむなく単純MRI）を施行し責任病変を追求する．この時点で，循環器内科，放射線科，心臓血管外科などの専門家に治療を依頼することになる．

神経障害評価（❸）　糖尿病性神経障害は，アキレス腱反射と音叉による振動覚検査で診断するが，皮膚科医にはなじみがないので，モノフィラメント法でスクリーニングした後，糖尿病内科医にコンサルトするのがよい．

感染評価（❸）　細菌培養，血液検査（白血球および分画，CRP，プロカルシトニンなど）をまず行い，これのみで不足していればMRIを撮影して深部での膿の貯留や骨髄炎などを評価する．

日本皮膚科学会の診療アルゴリズムを❹に示す．

やってはいけないこと

- 虚血性病変に生検を行うこと．慎むべきである（後述）．

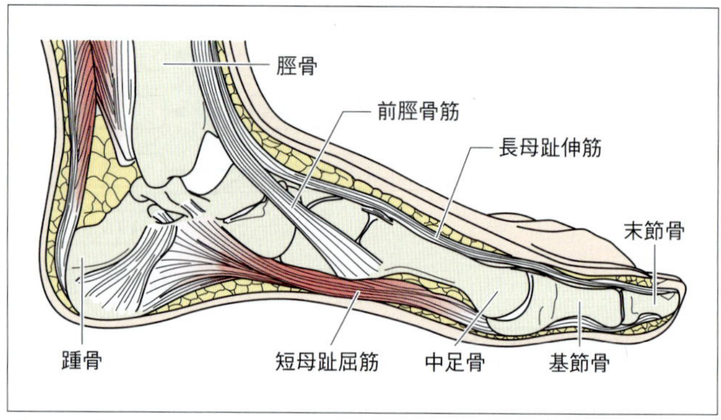

❷ 足の断面図

❸ 糖尿病足病変に対する検査

感染	●血液検査（白血球および分画，CRP，赤沈，プロカルシトニン，血液培養） ●患部からの直接細菌培養（潰瘍部位，probe-to-bone test） ●単純X線（骨融解像，ガス像） ●CTおよびMRI（軟部組織の炎症，骨髄炎） ●シンチグラフィ（骨，標識白血球）
血流	●触診 ●ABIおよびbaPWVもしくはCAVI ●ドップラー聴診器 ●血管エコー ●非造影検査（MRI） ●造影検査（CT，DSA，動脈造影） ●SPP，$TcPO_2$
神経障害	●アキレス腱反射 ●振動覚検査 ●モノフィラメント法

治療の進め方

やるべきこと（❺）

潰瘍は可逆的変化，壊疽は不可逆的変化であるため，潰瘍は治療を目指し，壊疽は切断というのが基本的な考え方である．治療の優先順位は感染，虚血，神経障害である．要するに，増悪する速度が速いものから順に対応するわけである．糖尿病性潰瘍・壊疽は先にも述べたがチームで当たるべき疾患であるから，できれば月に1回でも多職種，多診療科でカンファレンスを行うことが望ましい．

皮膚科医ができる最低限の治療は，感染症における抗菌薬の全身投与と局所治療（デブリードマン，外用薬あるいは創傷被覆材などの保存的治療）であり，手に負えない領域は早めに専門家へ送ることが重要である．

変形由来の潰瘍は義肢装具士に相談して，インソールや靴型装具を作製する．PADによる潰瘍や壊疽は循環器内科，放射線科，血管外科に血行再建をコンサルトする．骨，関節，腱などの感染でデブリードマンが必要な場合，自信がなければ形成外科や整形外科に依頼する．

やってはいけないこと

- 虚血性病変にメスを入れること．その行為により，そこからさらにミイラ化が進行する．目安となるのはABIが0.7～0.8以下，SPPが35～40 mmHg以下あたりが一般にいわれている数値である（エビデンスがあるわけではなく側副血行路の状態などにより変動する）．
- 前足部より中枢側に深部の感染を伴った患者に歩行させること．腱に沿って感染が上行す

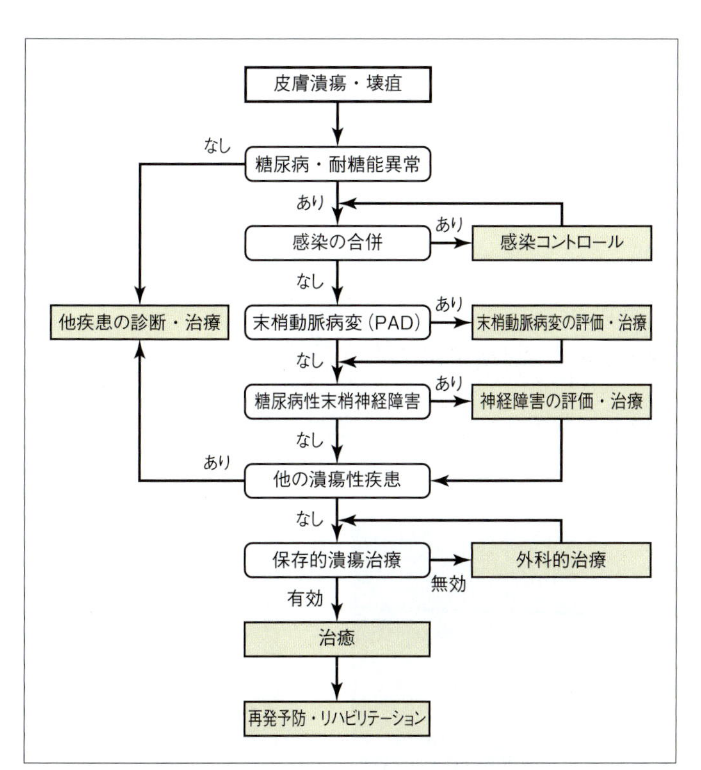

❹ 糖尿病足病変診療アルゴリズム（日本皮膚科学会）
（爲政大幾ほか．日皮会誌 2012[2] より）

❺ 糖尿病足病変に対する治療

- 手術（バイパス術，デブリードマン，植皮，皮弁，切断）
- 薬物（点滴，内服，外用）
- 血管内治療（PTA，ステント）
- 陰圧閉鎖療法
- 温熱，遠赤外線
- CO_2 浴（人工炭酸泉，AS ケア®，バブ®）
- 高圧酸素療法
- LDL アフェレーシス
- 神経ブロック
- 脊髄刺激療法
- マゴット
- 血管新生療法（遺伝子治療，骨髄幹細胞移植など）

るのでこれも禁忌としたほうがよい．

- 血行再建直後の急激な血流回復による，感染増悪の際に，デブリードマンを行わないこと．
- 患者の腎機能に合わせた抗菌薬や NSAIDs の投与に気を配らないこと．
- 局所の治療の際，感染を伴っているポケットに外用薬を使用すること．ドレナージできなくなって膿を閉じ込める結果になり，かえって増悪するためである．

エキスパートのための奥義

■ 皮膚科専門医に渡すタイミング

足背部の皮膚潰瘍をみた場合は，血管炎などを除外するために生検が必要になってくることもある．この検査だけは皮膚科医にしかできないものである．

■ 難治例・完治しない症例への対処

糖尿病歴が長く，かつ透析患者が最も治癒しにくいので，患者の予後を考慮してどこまで治療するか決定する必要がある．下肢大切断（足関節より中枢側での切断）患者の生命予後は，透析患者の場合 1 年生存率が 50％程度[3] であり，長期の入院よりも残された時間を有効に使うことも検討すべきである．

■ 再発時など

不適切なドレッシングや外用薬を用いていないか，除圧ができていないのではないか，血行再建後の再狭窄が起こっているのではないかなどを疑い，もう一度これらの因子について確認する．

引用文献

1） 厚生労働省．平成 27 年国民健康・栄養調査結果の概要．p.19．
2） 爲政大幾ほか．創傷・熱傷ガイドライン委員会報告—3：糖尿病性潰瘍・壊疽ガイドライン．日皮会誌 2012；122：281-319．
3） Aulivola B, et al. Major lower extremity amputation: outcome of a modern series. Arch Surg 2004；139：395-9.

下腿潰瘍・下肢静脈瘤

伊藤孝明

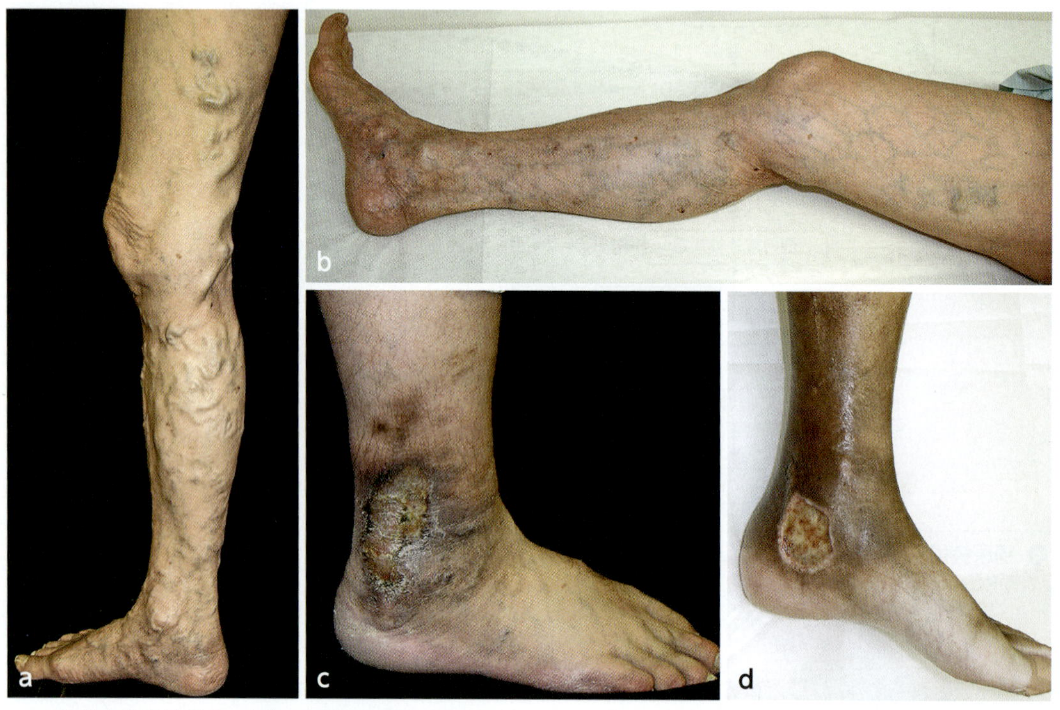

a：一次性大伏在静脈瘤．立位で下肢の内側に拡張・蛇行した静脈瘤を認める．潰瘍や皮膚炎は認めない．b：aの臥位での状態．立位でははっきりと判る静脈瘤でも臥位では判りにくい．c：小伏在静脈瘤による外果の潰瘍とその周囲の皮膚炎．小伏在静脈の抜去術と圧迫療法で治癒した．d：深部静脈血栓症（DVT）後遺症による内果の潰瘍．下腿の下 1/3 に全周性の皮膚炎・色素沈着を伴っている．

疾患概説

下腿潰瘍は，下腿に生じる潰瘍の総称であるが，大半は下肢の静脈うっ滞（下腿の静脈高血圧）が関与している．原因としては一次性下肢静脈瘤（拡張・蛇行している静脈そのものに原因のある静脈瘤）や，深部静脈血栓（DVT）後遺症などの二次性静脈瘤（拡張している静脈には原因がなく二次的に生じている静脈瘤）が多い．

これら下腿の静脈高血圧疾患では，「潰瘍がある場合でも」圧迫療法が最も大切な治療法であるが，皮膚科を受診して「うっ滞性皮膚炎・潰瘍」と診断された患者でも，圧迫療法についての説明指導を受けていないことも多く，まだまだ，この疾患群が皮膚科医に理解されておらず，的確な治療が行われていない現実がある．

本項では，最も罹患数の多い静脈高血圧状態によって生じる下腿潰瘍について解説する．

確定診断を導くための考え方

■皮疹の特徴

静脈高血圧状態で生じる皮膚炎は，下腿の下 1/3 に生じる紅斑・紫斑や褐色斑が多く，潰瘍は類円形から地図状で，下腿浮腫を伴っていることが多い．立位で診察すると，皮疹の周囲や頭側の表在静脈の拡張・蛇行（静脈瘤）を視診できるため診断は容易である．しかし，臥位や椅子座位での診察では，静脈瘤が判らないために正しく診断できない．

典型的な場合は，その皮疹の部位で原因の判る場合がある．下腿潰瘍の原因となる一次性下肢静脈瘤のほとんどは，伏在型静脈瘤であり，大伏在静脈瘤であれば内果から下腿前面の潰瘍やうっ滞性皮膚炎が，小伏在静脈瘤であれば，外果を中心に潰瘍や皮膚炎を生じることが多い．下腿の下1/2の全周性や，内果・外果両方に皮膚炎や潰瘍のある場合は，大・小伏在静脈両方の静脈瘤か，下肢深部静脈弁不全を伴っている一次性静脈瘤の場合か，またはDVT後遺症によるものと考えられる．

やるべきこと

問診のポイント　いつから，どのような症状がみられるようになったかを詳しく聞く．下腿の痛みやだるさはあるか，それは夕方に強くなるか．下肢静脈高血圧による症状は，起床時にはなく（就寝中は心臓と足の高さが同じで静脈高血圧状態ではないため），日常生活で立位の時間が長くなるにつれて増強してくる．重症化すると，就寝中，特に明け方にこむら返りが生じるようになる．仕事歴では長時間の立位が多い理美容師，教員，医療者，料理人などが，スポーツ歴では下腿に力のかかる運動（テニス，卓球など）歴のある人に多い．家族に同症のある人に生じやすいため家族歴も重要で，女性では妊娠・出産を契機に生じることがありこれも尋ねる．一方，DVT後遺症として二次性静脈瘤を生じる場合は，下肢の外傷や固定，人工股・膝関節置換術後，長時間手術や長期臥床の既往，悪性腫瘍や血液凝固異常などのある場合が多いため，これらについても聞き逃さないようにする．

診察のポイント　下肢静脈瘤は，下肢を下着1枚になってもらって，「立位」で視診・触診し，表在静脈が浮き出てきたら，それで診断できる．潰瘍があるなど場合に処置台で臥位での診察を希望する患者もいるが，臥位では正しく診断できない．また，下着による圧迫があると，立位であっても充分に症状を把握できない．よってズボンをたくし上げて大腿部に圧迫がかかるような状態での診察は禁忌である．

引き続いて診察室で行えるドプラ聴診検査を行うのが良い．

診察室での検査　立位静止状態で，ドプラ聴診器を用いて診断する（❶）．大または小伏在静脈か静脈瘤の直上に，ゼリーをたっぷりつけたプローブを，皮膚を圧迫しないように保持し聴診する．正常肢であれば静脈を流れる音は聴こえない．一般的にプローブより足側の下腿をミルキング（圧迫と解除）しながら聴診するが，圧迫解除直後に血流音（逆流音）を聴けば異常である．下腿の圧迫により，上向する静脈音を短く聴くが，正常では圧迫を解除しても静脈弁が働いて静脈の逆流はないため何も聴こえない．一次性下肢静脈瘤や二次性静脈瘤（DVT後遺症）の慢性期では，大または小伏在静脈か静脈瘤部でこの逆流音を聴ける．

一方，立位安静状態で，伏在静脈直上にプローブを保持して静脈血流音を聴取できる場合

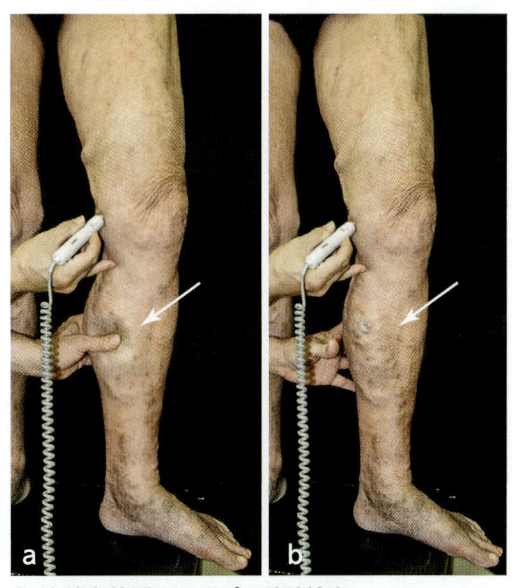

❶ 大伏在静脈でのドプラ聴診検査
静脈直上に皮膚を圧迫しないようにしてプローブを置き，これより末梢部の圧迫（a）と解除（b）で，静脈の逆流を検査する．正常肢では，静脈音は聴こえず，静脈瘤肢などでは逆流音を聴取する．必ず立位で行う．

の大半は異常で，DVTなどにより下肢の深部静脈還流路が障害されているために，伏在静脈が静脈還流路として機能せざるを得ない状態になっているのである．この静脈音は連続的であったり，呼吸に同期して聴けるが，腹圧をかけることで，一時的に消失することなどが，一次性静脈瘤とは異なる点である．

画像検査のポイント　下肢静脈疾患の検査には，静脈エコー検査，造影CTの静脈相，MRI静脈撮影（MRV）などの画像診断が行われるが，これらの検査で静脈瘤が一次性か二次性かを確診できない場合がある．深部静脈に明らかに血栓がある場合や，血栓が残っている時期では，画像検査で診断できるが，DVT後の慢性期などで血栓が消失している時期では，通常の画像検査では診断は難しい．これは注意すべき点である．

これら画像検査の目的は，深部静脈の開存の確認や，太い不全穿通枝の部位診断には良く，術前検査としては必須であるが，他の臨床症状も加味して診断すべきである．

やってはいけないこと

- 臥位で診察すること．
- 下着の締め付けやズボンのたくし上げなど，大腿部に圧迫がある状態で診察すること．

治療の進め方

やるべきこと

起床時から，弾性ストッキングや弾性包帯を用いた圧迫療法を行い（❷），就寝時は圧迫せずに下肢挙上（座布団2〜3枚：約15 cm）を行う．下腿潰瘍がある場合は，非固着性ガーゼなどで被覆して充分に圧迫する．椅子座位や立位が続くときは，圧迫療法をしつつ，足関節運動やつま先立ちを行ってもらう．

圧迫療法は静脈うっ滞がある場合は，必ず行うべき治療法であるが，動脈狭窄のある場合は行ってはいけない場合もある．圧迫療法を行う前には，足背動脈と後脛骨動脈の脈が触れることを確認するか，ドプラ聴診で動脈血流音を確認すると良い．

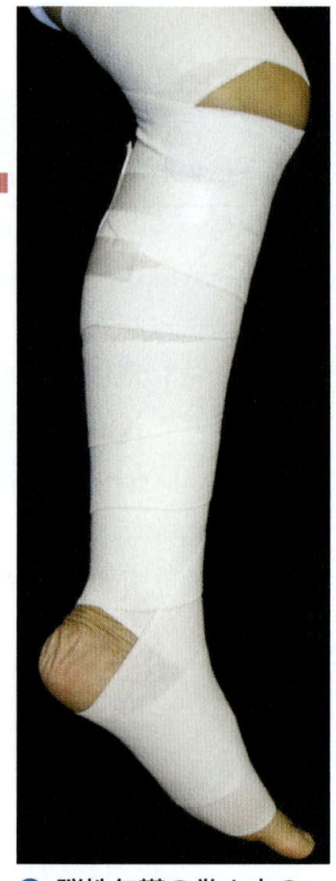

❷ 弾性包帯の巻き方の一例

診療アルゴリズム

❸に示す．

やってはいけないこと

- 圧迫療法を行わずに経過観察すること．
- 潰瘍の処置だけして，潰瘍部を含めた足部から膝までの圧迫を行わないこと．
- 診断のために生検すること．立位で下肢表在静脈の拡張・蛇行を確認できれば診断できるため，生検の必要はなく，すべきでない．この疾患群での生検創は治癒遅延する．

エキスパートのための奥義

■下肢静脈瘤の専門家に渡すタイミング

保存治療をしながらも，手術を希望されたときが，手術を行うタイミングとも言える．ただ下肢静脈瘤の専門医というのはなく，紹介する場合は，複数の静脈瘤手術（静脈抜去術，高位結紮術，硬化療法，血管内焼灼術）を行い，かつ術後の経過観察を行う施設がよい．「静脈瘤手術のみ専門」というところはお勧めできない．手技は鼠径リンパ節郭清よりも簡単であり，皮膚科単独で施行可能である（トレーニングは必要）．

■難治例・完治しない症例への対処

下腿潰瘍の原因が静脈疾患による場合は，圧迫療法により改善する．改善がみられない場合は圧迫圧が弱いか，不充分であることが多い．一次性静脈瘤による潰瘍では，静脈瘤手術を行うことで，潰瘍の再発は減少する．ただし深部静脈弁の逆流を伴う一次性静脈瘤の術後では，

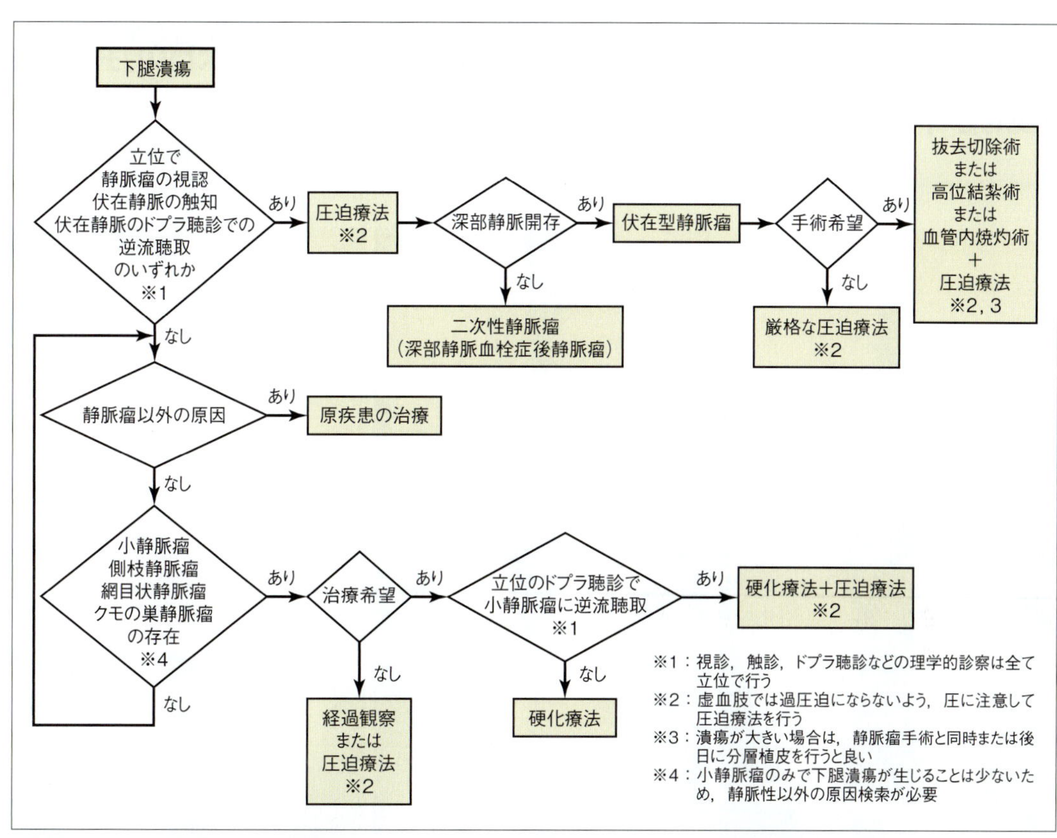

❸ 下腿潰瘍・下肢静脈瘤診療のアルゴリズム（先天性静脈瘤などを除く）（日本皮膚科学会）
（伊藤孝明ほか．日皮会誌 2017[1] より）

静脈瘤手術によって，表在の静脈瘤や下腿潰瘍は軽快するが，深部静脈の逆流が残るため，むくみやこむら返りなどの症状が続く場合があり，圧迫療法の継続が必要である．

潰瘍部分を圧迫することで，痛みの生じることがある．ただし，圧迫療法を続けると，短期間に潰瘍の縮小がみられるため，この痛みは減弱していく．このことをあらかじめ説明することが最も重要で，患者には理解しにくいため，この充分な説明が必要である．

DVT 後遺症による潰瘍では，多くの場合，生涯にわたっての圧迫療法が必要となるので，より充分な説明指導を行わないと，潰瘍が治癒したら圧迫療法をやめてしまうことが多く，その結果，潰瘍は再発する．

■再発時

一次性静脈瘤による場合は，静脈瘤手術で潰瘍は治癒して，再発率は低下する．しかし深部静脈の弁逆流を伴う場合や不全穿通枝が残っている場合は，皮膚炎や潰瘍が再発することがある．圧迫療法を行えば潰瘍は治癒するが，このとき明らかに不全穿通枝が存在して，皮膚側への逆流を認める場合は，この部分の静脈を結紮切離し硬化療法を行うと治癒することが多い．

DVT 後遺症による潰瘍が圧迫療法にても改善しないか，または一度潰瘍が治癒した後に再発する潰瘍には，潰瘍の近傍に不全穿通枝が存在していることが多い．この不全穿通枝の結紮と潰瘍に対する植皮と圧迫療法を行うのが良いが，この手術治療には経験を必要とする．

引用文献

1）伊藤孝明ほか．創傷・褥瘡・熱傷ガイドライン—5: 下腿潰瘍・下肢静脈瘤診療ガイドライン．日皮会誌 2017；127：2239-59.

深部静脈血栓症・血栓症後症候群（深部静脈機能不全）

沢田泰之・加藤恒平

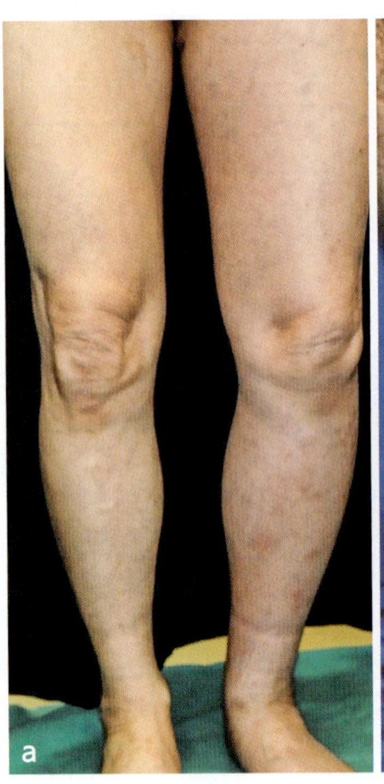
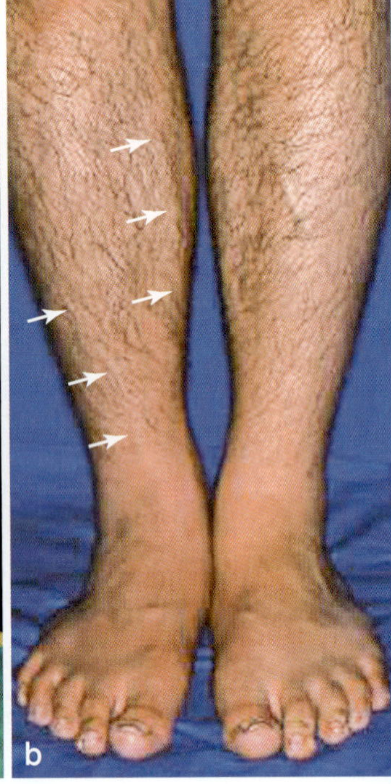
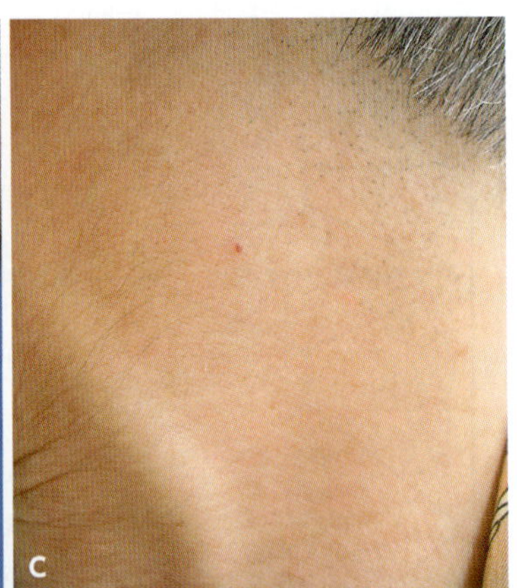
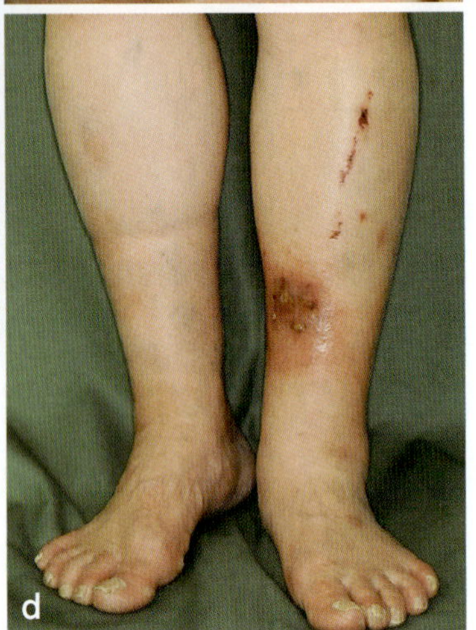

a：急性の深部静脈血栓症．左下肢は腫脹し，血管拡張に伴い淡紅色を呈している．下腿に痛みがあり，膝関節が伸展できない．
b：深部静脈血栓症後の血管拡張．大伏在静脈および前脛部から足背の表在静脈が拡張している（矢印）．
c：頸静脈の深部静脈血栓症．中央の血管腫の皮下に頸静脈内の血栓を触れる．副側血行路となる外頸静脈が座位にもかかわらず拡張している．
d：血栓症後症候群．硬化性脂肪織炎．

疾患概要

深部静脈血栓症（deep vein thrombosis；DVT）は主に下肢の深部静脈に血栓が生じた状態である．深部静脈血栓症と肺血栓塞栓症（pulmonary thromboembolism；PTE）を合わせて，静脈血栓塞栓症（venous thromboembolism；VTE）と総称される．

片側性の下肢に痛みと浮腫を生じる．下腿の深部静脈や大腿静脈に血栓を認める例が多いが，下大静脈，頸静脈や鎖骨下静脈を含めた上肢の静脈に生じることもある．特に，大腿，骨盤内などのDVTでは急性肺血栓塞栓をきたす可能性が高い．急性肺血栓塞栓症の死亡率は11.9%と心筋梗塞の7.3%に比べて高く，DVTを見逃さないように注意する必要がある[1]．急性の深部静脈血栓症の症状は浮腫だけではなく，痛みを伴った発赤と腫脹であり，蜂窩織炎との鑑別が重要となる．蜂窩織炎が真皮・皮下脂肪織に強い痛みを感じるのに対して，急性のDVTでは筋肉に強い痛みと腫れを認めるのが特徴である．また慢性のDVTや血栓症後症候群による深部静脈機能不全ではうっ滞性の潰瘍や硬化性脂肪織炎を認める．

確定診断を導くための考え方

■深部静脈血栓症の特徴

DVT は蜂窩織炎との鑑別が重要となる．熱感を伴って片側性に下腿が淡紅色に腫れる点が同じだからである．

DVT は下肢の深部静脈に血栓をきたし，浮腫をきたした状態である．深部の浮腫が起きるため，ひらめ筋や腓腹筋に強い浮腫が起きる．下腿の筋肉は凝ったように硬くなる．皮膚表面は small pinch が可能な程度の腫脹が多い．これに対して，蜂窩織炎では真皮および皮下脂肪織に感染をきたして腫れるため，皮膚は緊満した腫脹を伴う．

血栓症後症候群では慢性的な循環障害が起きるため，患肢は太くなり，静脈瘤や硬化性脂肪織炎などの脂肪組織の変性や潰瘍形成を認める．

■症状の特徴

症状をみて，触診所見で判断する．

浮腫　片側性の下肢の腫脹を認めたら，常に DVT を疑う．急性の深部静脈血栓症では発赤は淡紅色で，軽い蜂窩織炎や初期の壊死性筋膜炎を思わせる．丹毒などに比べて境界が不明瞭なのは拡張している血管が筋膜・皮下脂肪織など深部にあるからである．痛みの強い患者ではひらめ筋など下腿三頭筋に痛みを生じるため，足を曲げている症例が多い（a）．

静脈瘤（表在静脈の拡張）　深部静脈血栓症では副側血行路である表在静脈の拡張を認める（b）．いわゆる下肢静脈瘤の形態をとる場合や上大静脈症候群のように外頸静脈が怒張する場合がある（c）．副側血行路として拡張しているため，浮腫と血管拡張があるからといてストリッピングや血管内焼灼術を行ってしまうことは症状の悪化をきたすため，禁忌となっている．

硬結　深部静脈血栓症後に深部静脈の弁機能が破壊されると深部静脈機能不全となり，常に静脈圧が高くなり，脂肪の変性をきたして皮下硬結を形成するようになる．硬結だけでなく，浮腫を伴っていること，下腿三頭筋にもむくみ（凝り）を認めることから診断する．繰り返し深部静脈血栓症を起こす症例では血栓症発症時に急激に悪化し，潰瘍など形成することがある（d）．

❶ Wells スコア（深部静脈血栓症の予測）

患者背景・症状・所見	スコア
治療中または緩和ケア中の癌を有している	1
3 日以上のベッド上安静，4 週間以内の大手術	1
患肢の表在静脈血管拡張	1
深部静脈周囲（下腿筋など）の圧痛	1
下肢全体の腫脹	1
患肢の圧痕を伴う浮腫	1
麻痺，不全麻痺，最近の下肢のギプス固定	1
3 cm 以上の下腿周径差	1
深部静脈血栓症の既往	1
他の鑑別診断が疑われる場合	−2

スコア：−2〜0 点（5%以下 可能性が低い），1〜2 点（17% 中等度の可能性），3 点以上（17〜53% 高度の可能性）

（Wells PS, et al. Lancet 1995[2] より）

やるべきこと

問診のポイント　心不全，腎不全，甲状腺機能低下症，低アルブミン血症などによる浮腫を鑑別するために，下肢の浮腫の出現が急激であること，片側性であること，心筋梗塞，高血圧，糖尿病，腎障害，肝障害，甲状腺疾患などの既往歴がないことを確認する．蜂窩織炎や壊死性筋膜炎の初期などを鑑別するために，発熱などの感染症の症状を伴っていないことを確認する．発症前に長期臥床，長時間の座位，脱水などの症状がなかったか，現在治療中の悪性腫瘍や麻痺などがないかを確認する．Wells スコアには上記の危険因子が含まれており，0 点以下で低度，1〜2 点で中等度，3 点以上で高度に DVT の可能性があると判定する（❶）[2]．

触診のポイント　触診は痛みを伴うため，優しく繊細に行わなくてはならない．浮腫が下肢の全周性に及んでいることを確認する．真皮から皮下脂肪織を意識して，摘まむ．DVTでは血栓に伴う炎症の主座が深部静脈およびその周囲の筋組織のため，痛みを訴えることはない．蜂窩織炎では感染症の主座が真皮および皮下脂肪織上層に位置するため，皮膚を摘まんだり，圧迫したりすることで強い痛みを訴える．軽く圧迫すると浮腫が主体であるDVTでは指圧痕を残す場合が多いが，脂肪組織の炎症による膨張が主体である蜂窩織炎では指圧痕はできない．

次に大きく掴む．下腿では下腿三頭筋を意識して掴む．DVTの患者は皮膚を摘まんだときと違い非常に強い痛みを訴える．筋組織は脱力状態でも硬く，肩こりのように触れる．正常肢と患肢を比較するとわかりやすい．

血液検査のポイント D-ダイマー検査を行う．D-ダイマーはDVTを生じた際には上昇するが，それ以外にもDIC，重症感染症，大動脈解離，悪性腫瘍，手術後や妊娠などでも上昇し，特異性の低い検査である．しかし，陰性的中率は100％に近いため，臨床的な可能性が低く，D-ダイマーが正常であればDVTは否定できる．除外診断として有用な検査である．しかし，慢性期に血栓が器質化すると低下するため，血栓症後症候群を否定することはできない．

D-ダイマーが高値で，DVTの存在が疑われる場合や血栓性静脈炎，心筋梗塞，脳梗塞などの血栓性素因が疑われる場合はアンチトロンビンⅢ，プロテインS，プロテインC，抗リン脂質抗体症候群関連の自己抗体などの検査を行う．蜂窩織炎，心不全，腎不全，低アルブミン血症などを鑑別するために，血算，BUN，Cr，Alb，CRP，BNP，TSHなどの生化学検査，尿検査を行う．

画像診断のポイント DVTの診断に関しては，2012年ACCPのガイドラインをもとに日本の現状を鑑みて造影CTを加えて池田らが作成したアルゴリズムがよいと考えている（❷）．

DVTが疑われる部位の超音波検査を行うが，下腿の深部静脈を詳細に描出するには技術的に熟練を要するため，血管診療技師などとの連携が重要となる．検査法はエコープローブで静脈を圧迫し，静脈の圧縮性をみる静脈圧迫法（❸）と，呼吸やミルキングにより血流の変動を確認する血流誘発法（❹）がある．深部静脈血栓症が疑われ，血管の超音波検査に熟練した医師や臨床検査技師がいない場合には，比較的容易な大腿静脈から膝窩静脈までの近位側の深部静脈を圧迫法により検索するか，後述した造影CTを施行する．近位側のDVTではすぐに

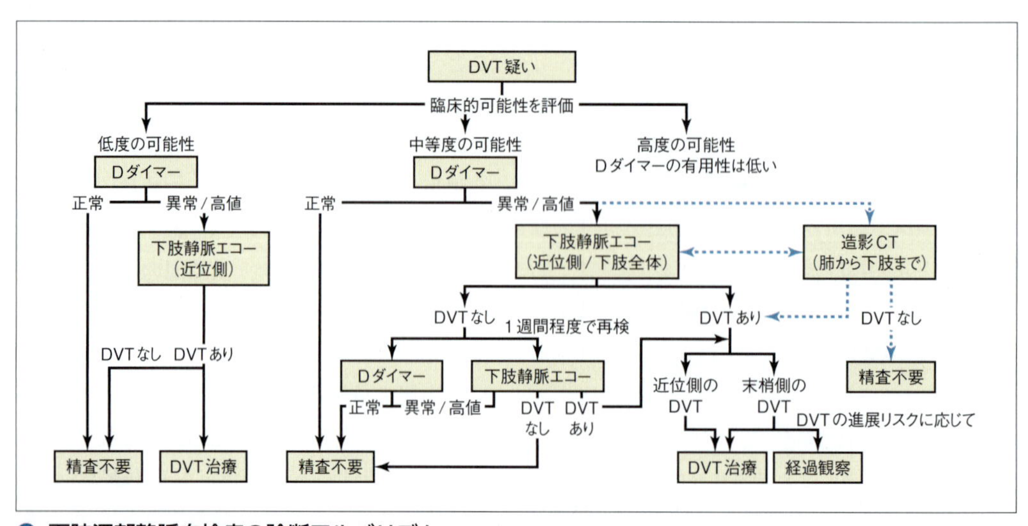

❷ 下肢深部静脈血栓症の診断アルゴリズム

（Guyatt GH, et al. Chest 2012[3] より作成／池田聡司ほか．日医師会誌 2017[4] より）

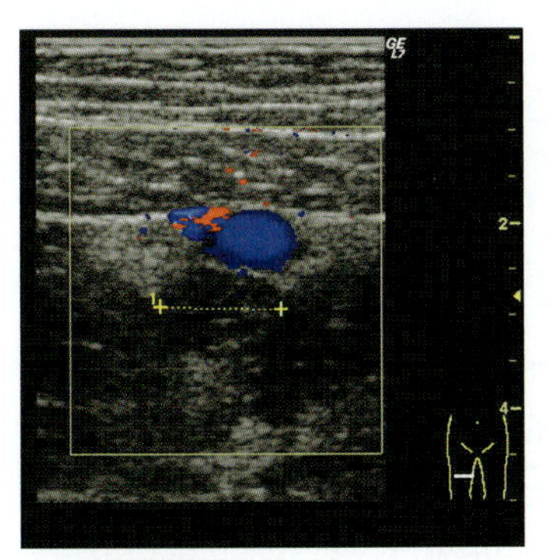

❸ **静脈圧迫法**
b 症例のエコー像である．通常，圧迫を加えると完全に圧平されるが，血栓があるため圧平されない．

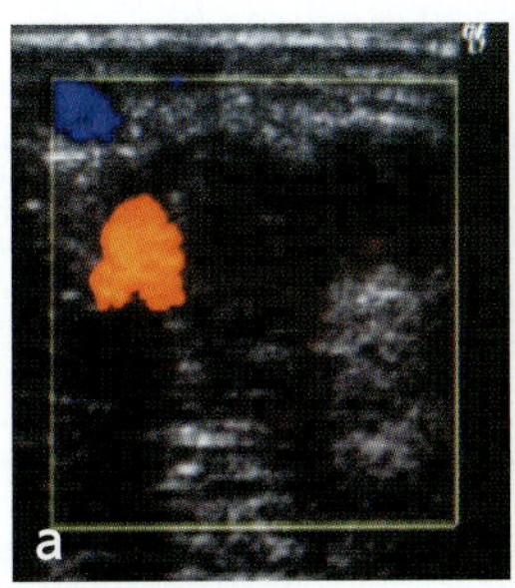

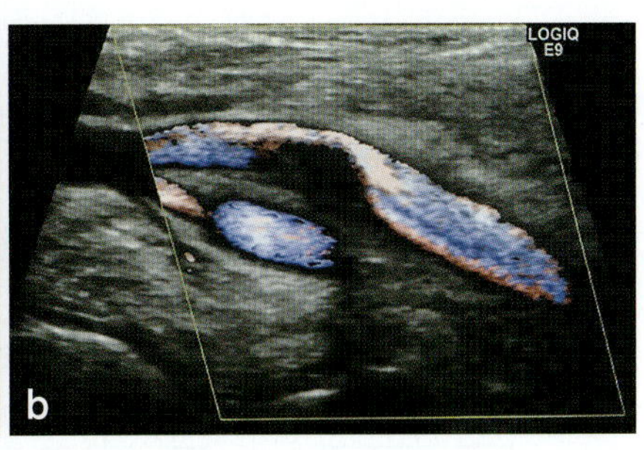

❹ **血流誘発法**
a：横断面（呼吸負荷）．a 症例のエコー像．深呼吸により辺縁のみ血流が残存しているのがわかる．b：縦断面（ミルキング法）．d 症例の膝窩静脈部の血栓．壁に付着した血栓をきれいにとらえている．

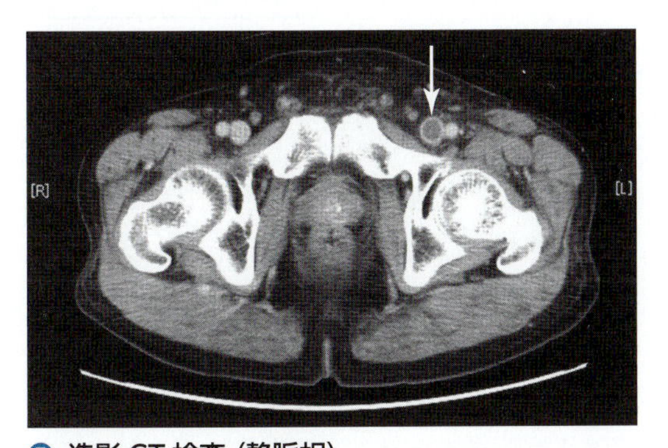

❺ **造影 CT 検査（静脈相）**
a 症例の造影 CT（静脈相）．左大腿静脈内部（矢印）が low density で血栓を認めている．

抗凝固療法が必要になるからである．

近年，CT の進歩によって，肺から下腿まで一度に撮影ができるようになり，下肢の深部静脈血栓症と肺梗塞を同時に検索することが可能になった．また，撮影のタイミングや造影剤注入の量など考慮する必要があるが，超音波検査と比較して検査者の技術に左右されずに DVT を検出できる点で優れている（❺）．

静脈性疾患の診断アルゴリズムを❻に示す．

やってはいけないこと

- 片側性の発赤・腫脹を蜂窩織炎と決めつけてしまうこと．
- 下肢静脈瘤を認めたとき，DVT による二次性静脈瘤を否定しないこと．
- 超音波検査時に乱暴に圧迫し，深部静脈血栓を肺に飛ばすこと．
- DVT を認めたにもかかわらず，肺梗塞の存在を検索しないこと．

治療の進め方

やるべきこと

診断がついた時点で，深部静脈血栓症の診断治療を行っている循環器科や心臓血管外科にコンサルトする．DVT の診療だけを行っていくことは皮膚科でも可能だが，肺梗塞を合併した場合，他科専門医との協力体制をつくることが重要である．治療はエドキサバンなどの直接作用型経口抗凝固薬（direct oral anticoagulant；DOAC）が認可されたことで劇的に変化している．今まで，入院を必要としていた DVT 患者の多くが外来で治療が可能になっている．ただし，有症候性肺梗塞合併例，遊離しやすい浮遊型 DVT 例，DVT に伴う症状が重い例では入院が必要となる．また，腸骨大腿静脈領域の広範血栓に対しては全身投与による血栓溶解療法や外科的血栓摘出術に代わるカテーテル血栓溶解療法（catheter-directed thrombolysis；CDT）に対する期待が高まっている．

やってはいけないこと

- DVT の診断が確定した際や強く DVT を疑ったときに循環器や心臓血管外科の専門医にコンサルトしないこと．

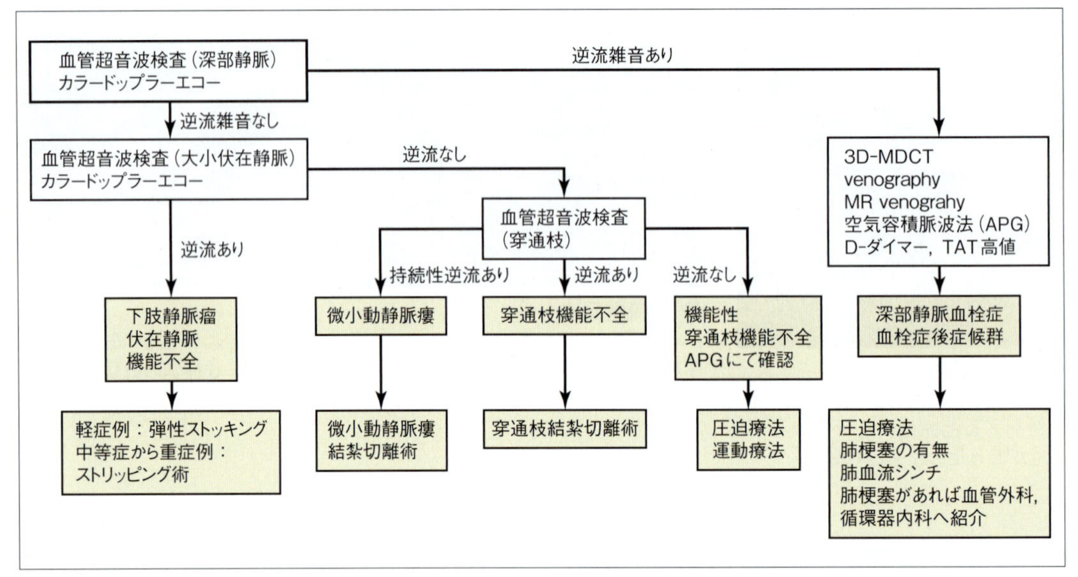

❻ 静脈性疾患診療アルゴリズム

エキスパートのための奥義

■専門医との協働

急性期の深部静脈血栓症の診断と治療は皮膚科医が行うことも可能である．しかし，肺梗塞発症などのリスクもあるため，循環器科医，心臓血管外科医に患者の治療を依頼することも重要である．特に治療後の再発のフォローは，循環器科医や内科医のネットワークに依頼しなければならないからである．逆に，血栓症後症候群による浮腫や潰瘍の治療に関しては皮膚科医の専門であり，両者の協働が重要である．

■皮膚科専門医としての対応

下腿の潰瘍や浮腫があり，静脈系の異常を疑った場合，心臓血管外科医に患者を紹介することは重要である．しかし，一部のスペシャリストを除いて心臓血管外科医が診断するのは下肢静脈瘤と急性のDVTだけと考えてよい．これは心臓血管外科医が悪いのではなく，一般に使用するCTや通常の超音波検査で診断できる範囲がそれだけだからである．一方，皮膚のエキスパートであるわれわれは生検などでうっ滞性病変を証明し，動静脈瘻を疑えば通常行わないCT動脈造影を行い，血栓症後症候群を疑えば深部静脈機能をみる空気容積脈波などの検査を行って，診断と治療を行わなくてはならない．

引用文献

1) 急性肺血栓塞栓症．肺血栓塞栓症および深部静脈血栓症の診断，治療，予防に関するガイドライン(2009年改訂版)．循環器病の診断と治療に関するガイドライン(2008年度合同研究班報告)．日本循環器学会；2009. pp.12-34.
2) Wells PS, et al. Accuracy of clinical assessment of deep-vein thrombosis. Lancet 1995；345：1326-30.
3) Guyatt GH, et al. Executive summary: Antithorombotic Therapy and Prevention of Thrombosis, 9th ed: American College of Chest Physician Evidence-Based Clinical Practice Guideline. Chest 2012；141 (2 Suppl)：7S-47S.
4) 池田聡司ほか．深部静脈血栓症・急性肺血栓塞栓症の診断アルゴリズム．日医師会誌 2017；146：27-31.

IgA 血管炎

川上民裕

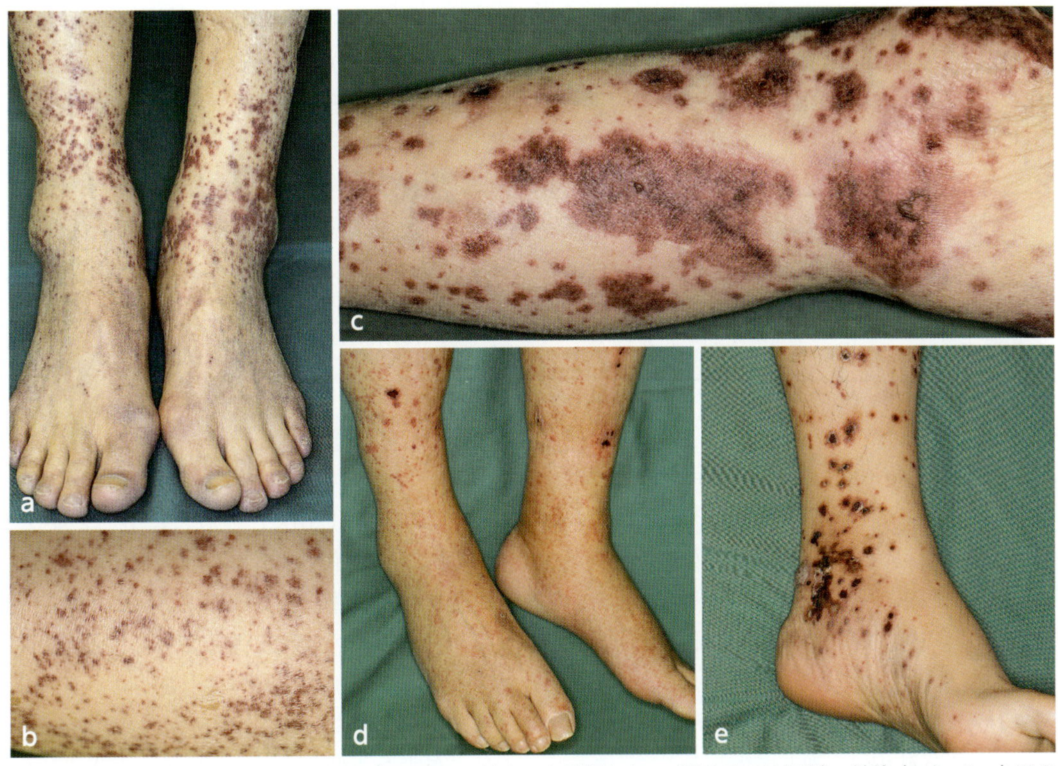

a：palpable purpura が下肢に多発．ガラス板で圧迫しても消退しない（消えるのは紅斑）．触診（palpation）できる（able）軽度盛り上がった紫斑とは，指腹で触れて「しこり」を感じること．さわると浸潤を触れること．
b：palpable purpura の大きさは通常 5 mm 前後．紫斑は境界明瞭・色調が均一．
c：palpable purpura は，真皮上層の毛細血管に壊死性血管炎の存在を意味する．血管炎の炎症がひどいと血管からの出血がひどくなり，紫斑が癒合して大きくなる．
d：palpable purpura の血管炎の炎症が表皮に及ぶと，痂皮を付着する．
e：さらにひどいと，びらん，潰瘍，血疱，膿疱になる．

疾患概要

かつてのアナフィラクトイド紫斑，Henoch-Schönlein 紫斑が，国際血管炎分類である Chapel Hill 分類（通称 CHCC2012）[1] で，eponym（人名のついた疾患名）廃止から，IgA 血管炎（IgA vasculitis）へ疾患名が変更となった．血管炎が皮膚に発症すると，特徴的な皮疹である palpable purpura が下肢に発生する．血管炎は消化管，腎臓にも併発する．

かつては小児の疾患とみなされていたが，最近は，成人発症数が増加し，成人例は紫斑病性腎炎をより合併しやすく，重症となる．

細菌感染，ウイルス感染などをきっかけに扁桃付近に異常な免疫応答が起こり，IgA 産生が亢進する．そして，IgA 免疫複合体が形成され，この複合体が皮膚，消化管，腎糸球体などの毛細血管壁に付着し，補体を含んだ炎症関連サイトカインや抗リン脂質抗体が関連した凝固系異常が絡み，血管炎が起こる．

確定診断を導くための考え方

■皮疹の特徴

両下肢の palpable purpura (**a**) が特徴的であり，確定診断に必須である．palpable purpura は，触診 (palpation) できる (able) 軽度盛り上がった紫斑のことである．紫斑であるので，ガラス板で圧迫しても消退しない (消えるのは紅斑)．指腹で触れて「しこり」や「浸潤」を感じる．紫斑は，境界明瞭で色調が均一である (**b**)．

血管炎の炎症がひどく，血管からの出血が多ければ紫斑が大きくなり (径 10～20 mm，通常は径 5 mm 程度，**c**)，表皮に血管炎の好中球が浸潤すると，表皮が壊死して痂皮を付着し (**d**)，さらに炎症が悪化するとびらん・潰瘍に至る (**e**)．

表皮付近の炎症悪化は，表皮の浮腫から水疱を形成する．ここに血管炎からの赤血球漏出が伴うと血疱を形成し，血管炎からの好中球浸潤が伴うと，水疱内に好中球が充満して膿疱になる．

掻破などの外的刺激により，palpable purpura がその刺激に沿って線状に配置する「Köbner 現象」がみられる．たとえば，ソックスの跡や引っ掻いた掻破痕に一致して生じる．

■皮疹のとらえ方

IgA を主とした免疫複合体の沈着が，表皮直下・真皮上層の毛細血管という狭い局所に急にピンポイントで起こる．すなわち，真皮上層で IgA を含んだ免疫複合体から炎症が生じ，この炎症が表皮を持ち上げるように盛り上がる．これが，指腹で触れて「しこり」「浸潤」といった感覚を呼び，palpable purpura となる．

多くの症例が，細菌感染やウイルス感染などがきっかけで発症する．扁桃で一斉に産生された異常な IgA は，下肢に及んで一斉に毛細血管に沈着する．そして，IgA を主とした免疫複合体の沈着から血管炎という炎症が起こり，病変部外観の皮膚は，血管炎からの出血で紫斑となる．しかし，IgA が沈着せず，血管炎のない皮膚は正常皮膚色であるため，紫斑の境界は明瞭となる．また，一斉に毛細血管に IgA が沈着するので，病期の波長が同調しているかのように，個々の紫斑が均一な外観となる．

皮膚病理検査では，真皮乳頭層から乳頭下層，網状層の血管に壊死性血管炎 (血管壁のフィブリノイド変性，核塵を含めた好中球浸潤，赤血球漏出) を認める．ただ，このレベルの血管は，血管壁が薄いためフィブリノイド沈着を保持できずにフィブリノイド壊死がはっきりせず，核塵などの好中球破壊像が目立つため，特に白血球破砕性血管炎 (leukocytoclastic vasculitis) と呼ばれることがある．蛍光抗体直接法では，この壊死性血管炎が生じている部位に一致して血管内皮細胞から血管内腔に IgA の沈着をみる．

やるべきこと

問診のポイント 感冒になってから数日して，紫斑が急に下肢に出た，の訴えに本症を疑う．合併症である消化管腸管壁の血管炎に起因する腹痛，吐き気，嘔吐の訴えに注意を払う．

生検のポイント 新しい「しこり」「浸潤」を特に強く感じる紫斑を生検する．5 mm トレパンパンチバイオプシィで 2 か所から採取し，①HE 染色のためのホルマリン固定，②蛍光抗体直接法のための凍結固定を行う．

検査のポイント palpable purpura は，真皮上層の壊死性血管炎の存在を意味する．したがって，小血管レベルの血管炎を起こす疾患すべてが鑑別の対象となる．Chapel Hill 分類での ANCA 関連血管炎 (顕微鏡的多発血管炎，多発血管炎性肉芽腫症，好酸球性多発血管炎性肉芽腫症)，クリオグロブリン血症性血管炎を鑑別する．また，二次的に血管炎を発症する抗リン脂質抗体症候群，膠原病，癌，薬物に伴う血管炎などの鑑別を行う．具体的な検査項目では，MPO-ANCA，PR3-ANCA，クリオグロブリン，抗リン脂質抗体 (検査精度の革新が著しい)，各種の膠原病関連自己抗体などがあげられる．参考までに筆者の作成した皮膚血管炎診療アルゴリズムを提示する (❶)[2]．

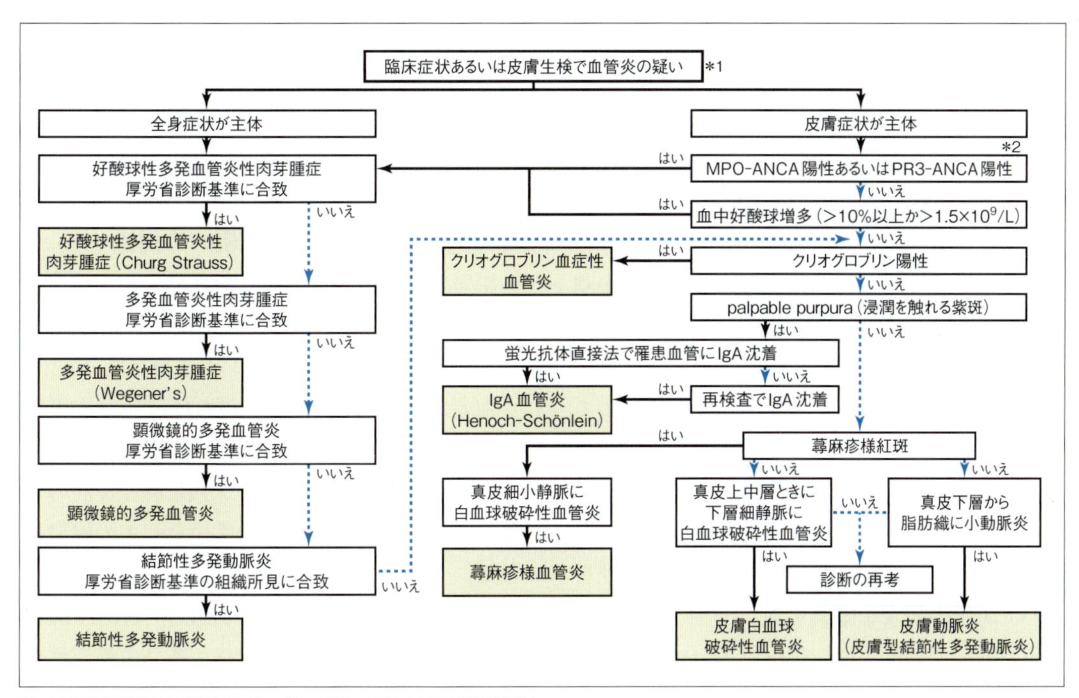

❶ 皮膚血管炎の診療アルゴリズム（日本皮膚科学会）

＊1：血管炎には動脈炎と静脈炎が存在する．本アルゴリズムが簡便性を重んじているので，個々の症例に関しては充分な吟味が必要である．

＊2：今後，ANCA 測定法がより改善される可能性がある．したがって，ANCA 陰性であっても ANCA 関連血管炎を否定できない症例が存在する．

（日本皮膚科学血管炎・血管障害診療ガイドライン改訂版作成委員会．日皮会誌 2017[2] より）

下痢，腹痛，血便などがあれば，便潜血反応，腹部超音波，内視鏡で消化管の炎症や出血を評価する．消化管の血管炎では，しばしば血漿第 XIII 因子低下が指摘されている．第 XIII 因子は，フィブリン架橋形成に関与しており，繰り返す血管炎からの出血から，第 XIII 因子が消費されて低下すると考えられている．

皮膚症状が出現した後，1 か月以内は尿検査を励行する．尿潜血・尿蛋白陽性を確認した場合は，その後の十分な定期的検査をすすめる．

やってはいけないこと

- IgA 血管炎を疑っているのに，蛍光抗体法のための凍結標本をとらないこと．
- 古い palpable purpura を生検すること．
- palpable purpura を繰り返し発症しているのに皮膚生検をしないこと．
- 尿検査をしないこと．
- ANCA やクリオグロブリンなど血管炎関連の血液検査をしないこと．

治療の進め方

やるべきこと

先行感染が引き金となっている症例が多いことから，まず抗生物質を投与する．皮膚生検施行があれば，そのための抗生物質投与でよい．さらに，止血薬や血管強化薬など（伝統的ともいってよいアドナ®，トランサミン®，シナール®）を投与する．安静は重要であるので，十分な指導に努める．

足・膝関節痛や下肢筋肉痛を伴う症例には，NSAIDs などの消炎鎮痛薬を投与する．

現状の治療が奏効しない，尿検査にて尿潜血・尿蛋白陽性，下肢浮腫が目立つ，仕事などで安静が十分保てない，といった状況下では，副腎皮質ステロイドの経口投与を検討する．ステロイドの副作用が懸念される場合は，まず免疫抑制薬で対応する（ミゾリビン，イムラン®など）．皮膚科では以前からよく使用される，DDSやコルヒチンも候補薬である．DDSは，ステロイドより副作用が少ないので使用したいが，DDS症候群での副作用を納得してもらうように十分説明する．

ステロイド外用薬は，多くが表皮までしか効果を発揮しないので，理論上は効果が乏しい．しかし，表皮に血管炎の炎症が及んでいる症例や患者がその効果を実感する場合などは用いてもよい．

消化管症状を疑わせる場合は，入院治療を意識し，安静を指示する．抗潰瘍薬を投与し，経過をみるとともに，早期に内視鏡などの検査を行い，腸管の病変を確認する．

急性期症状の改善に副腎皮質ステロイドの全身投与が有効である．ただ，消化管からの吸収が期待できないため，ステロイドは静脈内投与することが多い．その効果が不十分の時や長期のステロイド投与が予測される際は，免疫抑制薬の併用や変更を模索していく．

血漿第XIII因子低下が確認されれば，ステロイドとの併用として血液凝固第XIII因子製剤の投与も選択肢に入れていく．ただ，血液製剤であるため，安易な使用は控えたい．

繰り返すpalpable purpuraを呈する症例は，腎への絶え間ない血管炎アタックが起こっていると考えて（皮膚と腎の血管には類似性がある），腎病変の発症を抑える治療（ステロイド投与）を検討する．.

やってはいけないこと

- 未治療のままで皮疹が自然に消退した際に，経過を追わないこと．
- 副作用を説明せず副腎皮質ステロイドや免疫抑制薬を投与すること．

エキスパートのための奥義

■皮膚科専門医に渡すタイミング

下肢のpalpable purpuraを確認した段階で，皮膚生検や直接蛍光抗体法が施行困難な状況であれば，皮膚科専門医に渡す．また，経過で消退したpalpable purpuraが再発した場合，尿蛋白か尿潜血が陽性を確認した場合，難治例への移行が懸念されるため，早期の皮膚科専門医への紹介が望まれる．

■難治例・完治しない症例への対処

副腎皮質ステロイド全身投与でも症状が完治しないのであれば，免疫抑制薬を併用していく．イムラン®，ミゾリビンが候補となる．

血漿第XIII因子の低下があれば，血液凝固第XIII因子製剤の投与を視野に入れる．

血漿交換や免疫グロブリン大量静注療法の効果は定かではない．最後の手段としての検討となる．

難治例・完治しない症例では，ANCA関連血管炎（顕微鏡的多発血管炎，多発血管炎性肉芽腫症，好酸球性多発血管炎性肉芽腫症），クリオグロブリン血症性血管炎，二次的に血管炎を発症する抗リン脂質抗体症候群，膠原病，癌，薬物に伴う血管炎などへの移行がありうる．定期的に，ANCAやクリオグロブリンなどを測定し，その動向に注意を払う．

■再発時

再発や併発症は，難治な疾患である血管炎では起こりうる．特に，皮膚生検で確定診断してから1か月前後の尿所見で，尿蛋白か尿潜血が陽性であれば紫斑病性腎炎を発症している確率が高い．注意深い経過観察が肝要となる．

引用文献

1) Jennette JC, et al. 2012 revised International Chapel Hill Consensus Conference Nomenclature of Vasculitides. Arthritis Rheum 2013；65：1-11.
2) 日本皮膚科学血管炎・血管障害診療ガイドライン改訂版作成委員会．血管炎・血管障害診療ガイドライン2016年改訂版．日皮会誌 2017；127：299-415.

関節リウマチ・Sjögren 症候群

浅野善英

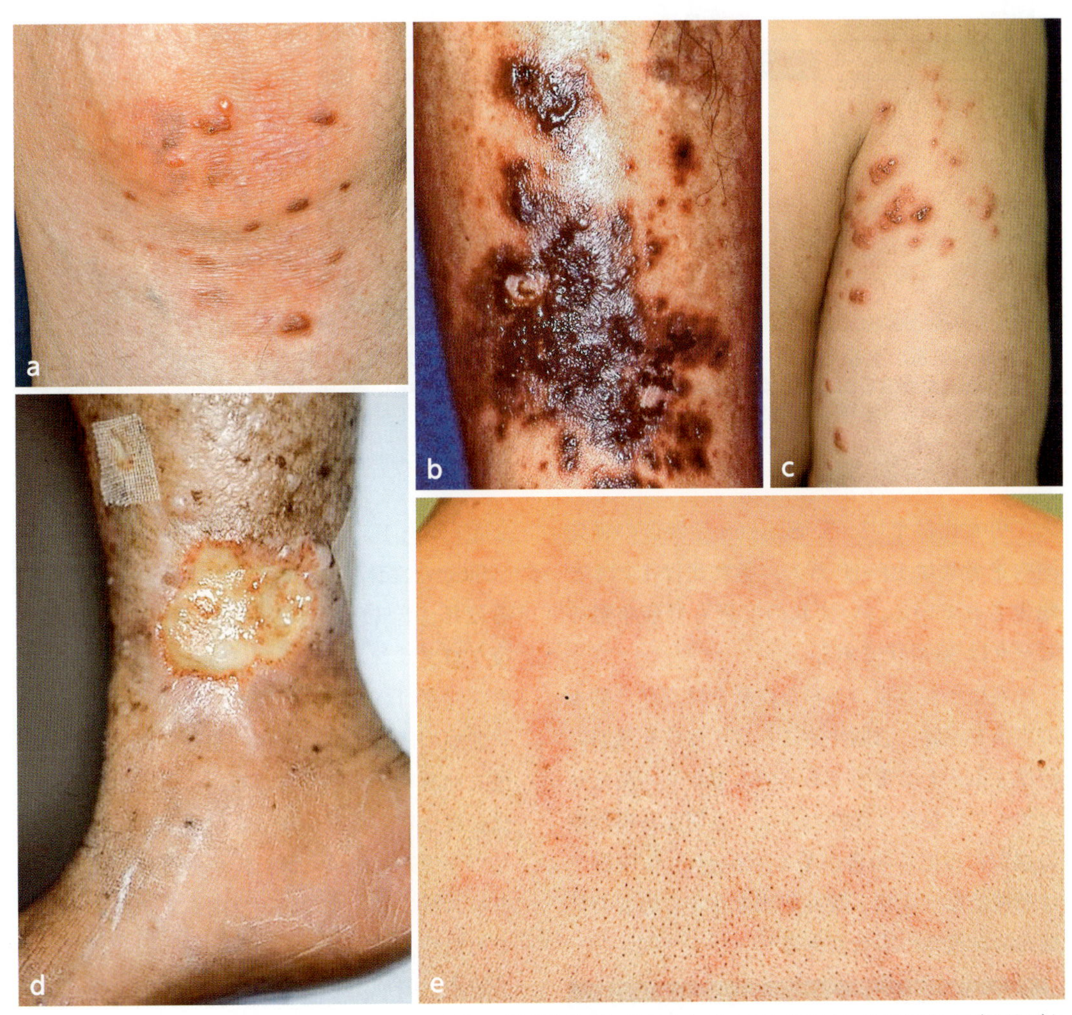

a〜d：関節リウマチに伴う皮疹．a：リウマチ結節．膝関節伸側に米粒大から小豆大の皮内〜皮下におよぶ結節が多発している．b：リウマトイド血管炎．下腿に紫斑，血疱が多発，融合している．c：rheumatoid neutrophilic dermatitis．上腕に水疱を伴う紅斑局面がある．d：壊疽性膿皮症．下腿に境界明瞭な皮膚潰瘍がある．e：環状紅斑．背部に不整形の浸潤を伴う環状紅斑が多発している．

疾患概説

関節リウマチ（rheumatoid arthritis）とSjögren症候群（Sjögren syndrome）は，それぞれ関節滑膜と外分泌腺（涙腺・唾液腺）を病変の主座とする全身性の慢性炎症性疾患で，その発症には免疫異常が関与している．ともに膠原病の一つであり，皮膚や内臓諸臓器に多彩な症状を伴ってくる．その原因はいまだ不明であり，悪性関節リウマチとSjögren症候群は国の指定難病に認定されている．

関節リウマチの推定国内患者数は70〜80万

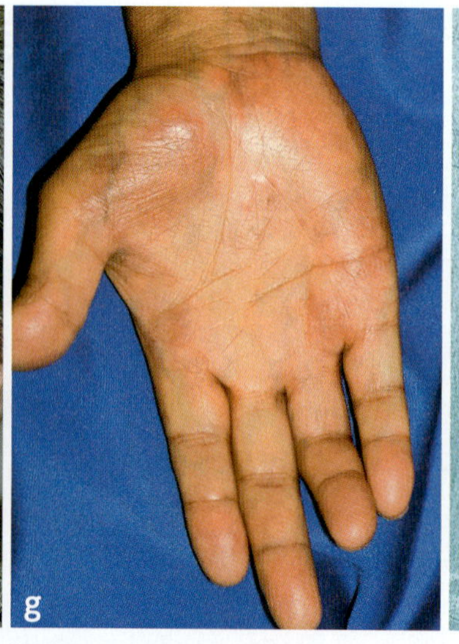
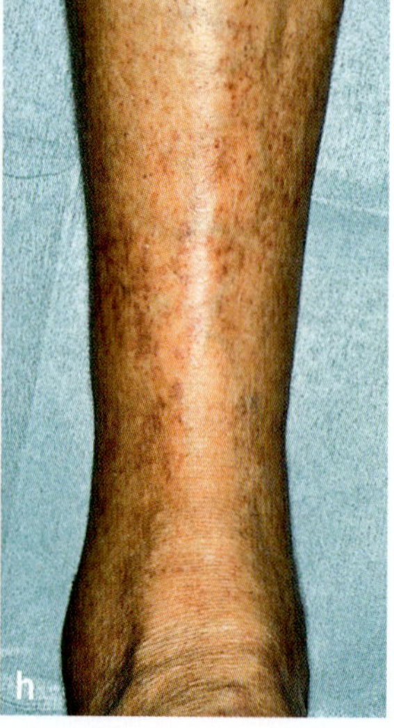

f：虫刺様紅斑，凍瘡様紅斑．表皮の変化に乏しい浸潤を伴う自覚症状のない紅斑が多発している．g：凍瘡様紅斑．母指球部，小指球部，手指に表皮の変化に乏しい紅斑が多発している．h：高ガンマグロブリン血症性紫斑．下腿に色素沈着を伴う紫斑が多発している．

人，男女比は1：3～5，Sjögren症候群の推定国内患者数は10～30万人，男女比は1：14と報告されている．いずれの疾患も発症年齢のピークは50歳代である．

両疾患とも非常に多彩な皮疹を伴うが，個々の皮疹を正確に診断することは，皮疹を適切に治療するうえで重要であるのみでなく，関節リウマチでは疾患活動性の評価と適切な基礎治療の選択に役立つ場合が多く，Sjögren症候群では潜在的な腺症状・腺外症状を有する患者の早期診断に役立つ場合がある．

確定診断を導くための考え方

■皮疹の特徴

関節リウマチに伴う皮膚症状は，本症に特徴的な肉芽腫性炎症で生じるリウマチ結節のほか，血管炎・血管障害・リンパ管障害による皮疹（リウマトイド血管炎，下腿潰瘍，リウマチ性脈管内組織球症），好中球性皮膚症（壊疽性膿皮症，rheumatoid neutrophilic dermatitisなど），治療薬の副作用による皮疹（メトトレキサートによるリンパ球増殖性疾患，TNF阻害薬による血管炎，乾癬様皮疹，ループス様症状など）がある．

Sjögren症候群に伴う皮膚症状は，乾燥による皮疹（乾皮症，眼瞼炎，口角炎，舌炎），免疫グロブリンの産生異常に伴うと考えられる高ガンマグロブリン血症性紫斑やクリオグロブリン血症のほか，環状紅斑，頬部紅斑，虫刺様紅斑，血液粘稠度の上昇が誘因と考えられる凍瘡様紅斑など，多彩な皮疹を呈する．

リウマチ結節（a）　米粒大から母指頭大までのドーム状に隆起する硬い皮内あるいは皮下結節で可動性は良好なことが多いが，しばしば下床の組織に固着する．前腕伸側，膝，殿部，後頭部など，圧迫を受けやすい部位に好発する．

血管炎による皮疹（b）　皮下結節・網状皮斑・皮膚潰瘍・浸潤を伴う紫斑・血疱・白色萎縮など，炎症の主座となる血管の種類や血管の傷害の程度により多彩な皮疹を呈する．

血管障害に基づく皮疹　関節リウマチでは，「静脈うっ滞による下腿潰瘍」，「圧迫に伴う軟部組織の虚血性壊死による潰瘍」，「皮膚の脆弱性を基盤とした外傷性潰瘍」などが生じる．静脈瘤や潰瘍周囲の色素沈着と皮膚硬化などの静脈うっ滞を示唆する所見，装具による圧迫，外傷の既往がある場合にはこれらを疑う．

リウマチ性脈管内組織球症　罹病期間の長い関節リウマチ患者の肘関節にみられることが多く，腫脹した関節周囲に比較的硬く透光性のある丘疹を混じた不整形紅斑を呈する．

好中球性皮膚症（c, d）　関節リウマチに特異的に出現する好中球性皮膚症としては rheumatoid neutrophilic dermatitis がある（c）．紫紅色局面，丘疹，小水疱，膿疱などの多彩な皮疹が左右対称性に四肢，殿部に生じる．疼痛や圧痛を伴うものや瘙痒を伴うもの，また無症状のものまで自覚症状は多様である．関節リウマチには壊疽性膿皮症が合併することがある（d）．下腿に好発し，膿疱，小水疱，痤瘡様皮疹，小結節などが単発ないし多発し，数日で潰瘍化して遠心性に拡大する．

関節リウマチ治療薬の副作用による皮疹　関節リウマチ患者はメトトレキサートによる治療歴の有無にかかわらず，リンパ球増殖性疾患をしばしば合併する．リンパ腫細胞の皮膚浸潤により，丘疹，紅斑局面，皮内〜皮下の結節，潰瘍などの多彩な皮疹を呈する．TNF 阻害薬では，血管炎（上記の「血管炎による皮疹」を参照），乾癬様あるいは掌蹠膿疱症様の皮疹（境界明瞭な角化性紅斑局面，掌蹠に生じる膿疱，爪の肥厚や変形），薬剤誘発性ループス（ループスとしては非典型的な皮疹が多い）の報告がある．

Sjögren 症候群に伴うその他の皮疹　環状紅斑（e）や虫刺様紅斑（f）は顔面に多く，凍瘡様紅斑（f, g）は顔面，鼻尖，耳介，手指，掌蹠に好発する．表皮の変化に乏しい浸潤を伴う紅斑で，環状紅斑では辺縁隆起性となる．通常，数か月持続し，色素沈着を残さず消退していく．高ガンマグロブリン血症性紫斑（h）では，両下腿に慢性に繰り返す色素沈着を伴う点状ないし斑状の紫斑が出現する．

■皮疹のとらえ方

関節リウマチおよび Sjögren 症候群の皮疹を評価するうえで最も重要な点は，血管炎に伴う皮疹を見逃さないことである．関節リウマチに伴う血管炎では，傷害される血管が皮下脂肪織の小動脈から真皮内の小血管まで広範囲に及びうる．したがって，皮下結節・網状皮斑・皮膚潰瘍・浸潤を伴う紫斑・血疱・白色萎縮など，血管炎の存在を疑わせるすべての皮疹が出現しうる．Sjögren 症候群患者の両下腿に慢性に繰り返す色素沈着を伴う点状ないし斑状の紫斑を見た場合は，高ガンマグロブリン血症性紫斑を考える．網状皮斑や浸潤を伴う紫斑をみた場合は，クリオグロブリン血症による血管炎を考える．Sjögren 症候群に伴う紫斑の多くは明らかな壊死性血管炎像を伴わない血管周囲の軽度の炎症像であり，潰瘍形成は稀である．

やるべきこと

問診・診察のポイント　皮膚潰瘍がある場合は，血管炎によるものか，血管炎以外の原因によるものかを鑑別することが重要である．まず，血管障害や外傷による潰瘍の除外のため，静脈還流障害を示唆する所見の有無（多発する静脈瘤，下腿の色素沈着を伴う皮膚炎〈うっ滞性皮膚炎〉，下腿の色素沈着を伴う皮膚硬化〈うっ滞性脂肪織炎〉），外傷の有無，装具による圧迫の有無などについて確認する．静脈還流障害が疑われる場合は，ドップラーエコーによる評価など，血管外科的診察が必要である．問診により，原疾患の治療で投与されているステロイドや免疫抑制薬の増減に相関するように皮疹の改善・悪化が生じていることが確認できる場合は，血管炎の可能性を疑う．潰瘍が虫喰状の外観を呈したり，下腿以外にも潰瘍が出現している場合には壊疽性膿皮症の可能性を疑う．Sjögren 症候群に伴う高ガンマグロブリン血症性紫斑は，運動負荷により点状紫斑が増悪することが多い．

生検のポイント　血管炎を疑った場合，浸潤を触れる新生疹から生検を行う．検体は深切を行い，血管炎像の検出に努める．凍結検体を用いて，蛍光抗体直接法で血管壁への免疫複合体の沈着の有無を調べる．

検査のポイント　関節リウマチの場合は血液検

査で疾患活動性の評価を行う．CRP，MMP-3，リウマチ因子などが参考となる．関節リウマチとSjögren症候群はともにクリオグロブリン血症性血管炎を生じうるので，クリオグロブリンの有無を調べる．さらに，HBVやHCVがクリオグロブリン血症性血管炎の原因となる場合があるので，抗体検査を行い感染の有無について調べる．Sjögren症候群で高ガンマグロブリン血症性紫斑が疑われる場合は，血清IgG値を調べる．ANCA関連血管炎の除外のため，MPO-ANCAとPR3-ANCAの有無を調べる．

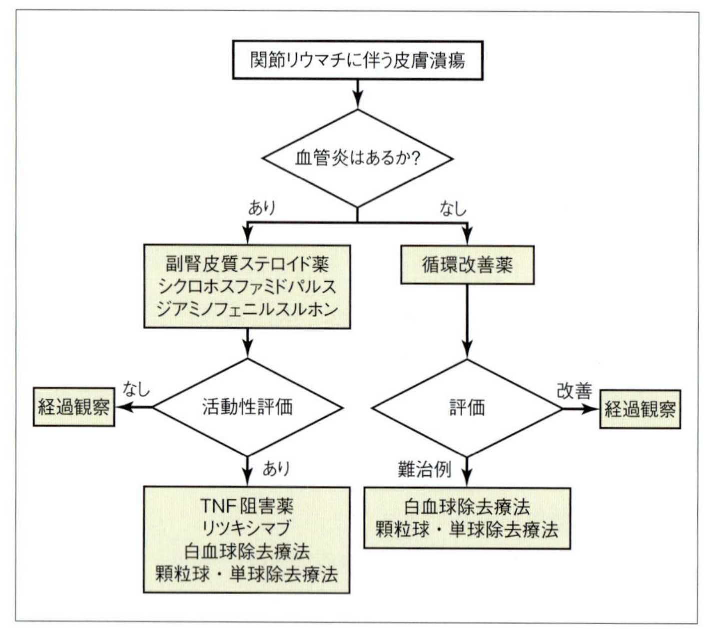

❶ 関節リウマチに伴う皮膚潰瘍の治療アルゴリズム（日本皮膚科学会）
（藤本 学ほか．日皮会誌 2011[1]より一部改変）

他の診療科の主治医との連携 リウマトイド血管炎は，皮膚症状以外にも，間質性肺炎や消化管病変，心病変，多発性単神経炎など，さまざまな関節外症状の原因となる．通常，関節リウマチの活動性が亢進している時期や，関節破壊が進行した症例など，罹病期間が長期にわたる症例にみられ，女性よりも男性に発症する頻度が高く，リウマチ因子高値例に多い．皮膚症状はリウマトイド血管炎の約80％に出現し，多くは最初の関節外症状として発症するため，その診断の契機となることが多い．全身性動脈炎型のリウマトイド血管炎は予後が悪いため，疑わしい皮膚病変は必ず皮膚生検を行い，早期診断早期治療を徹底することが極めて重要となる．クリオグロブリン血症による血管炎もしばしば重篤な臓器障害をきたすので，早期診断が重要である．関節リウマチでは原疾患のコントロールが重要となるので，主治医との連携をしっかりととる必要がある．

Sjögren症候群では，腺外症状として，萎縮性胃炎，慢性甲状腺炎，慢性活動性肝炎，多発性単神経炎，間質性腎炎～尿細管性アシドーシス，間質性肺炎などを伴いうる．皮膚症状からSjögren症候群が疑われる場合，積極的に診断確定のための精査を進め，全身症状の有無にも注意を払っていく必要がある．

やってはいけないこと

- 血管炎以外の皮疹との鑑別を行わずに，ステロイドあるいは免疫抑制薬による治療を開始・強化すること．
- 蛍光抗体法のための凍結検体をとらないこと．古い皮疹を生検すること．
- 血管炎の存在に気づいていながら，他診療科の主治医との連携を行わないこと．

治療の進め方

やるべきこと

血管炎の治療は高用量のステロイド内服（プレドニゾロン0.5～1 mg/kg/日）が第一選択とされ，十分な効果が得られない場合にはシクロホスファミドパルス療法を併用するのが一般的である．ジアミノジフェニルスルホンも選択肢の一つとなる．参考のため，❶に日本皮膚科学会から発表されている創傷・熱傷ガイドラインの関節リウマチに伴う皮膚潰瘍の治療アルゴリズム（一部改変）を示す[1]．関節リウマチでは試行的治療として，TNF 阻害薬，リツキシマブ，白血球除去療法，顆粒球・単球除去療法などが難治性皮膚潰瘍に有効であった例が報告されている．

やってはいけないこと

- ステロイドの副作用を説明せずに治療を始めること．

エキスパートのための奥義

■皮膚科専門医に渡すタイミング

多発する下腿潰瘍は早急な治療を要する全身性血管炎に伴う皮疹の可能性が高い．正確な診断には皮膚生検が不可欠であり，これらの皮疹をみたら早急に皮膚科専門医に紹介する．

■難治例・完治しない症例への対処

血管炎による皮疹の新生が続く場合，明らかな感染症がないにもかかわらず，白血球増多や CRP 陽性が続く場合などでは血管炎に対する治療が不十分である可能性を考える必要がある．皮膚潰瘍は炎症が抑えられても，他の要因により創傷治癒が遅延している場合も多く，潰瘍の治癒が進まないことは必ずしも血管炎に対する治療が不十分であることを意味するわけではないので注意が必要である．関節リウマチに伴う難治性皮膚潰瘍に対しては，既述の試行的治療を考慮するのも一案である．

■再発時など

中途半端なステロイドの増量を行わず，治療の仕切り直しを行う．

引用文献

1）藤本　学ほか．創傷・熱傷ガイドライン委員会報告 -4：膠原病・血管炎にともなう皮膚潰瘍診療ガイドライン．日皮会誌 2011；121：2187-223.

全身性強皮症

吉崎　歩・佐藤伸一

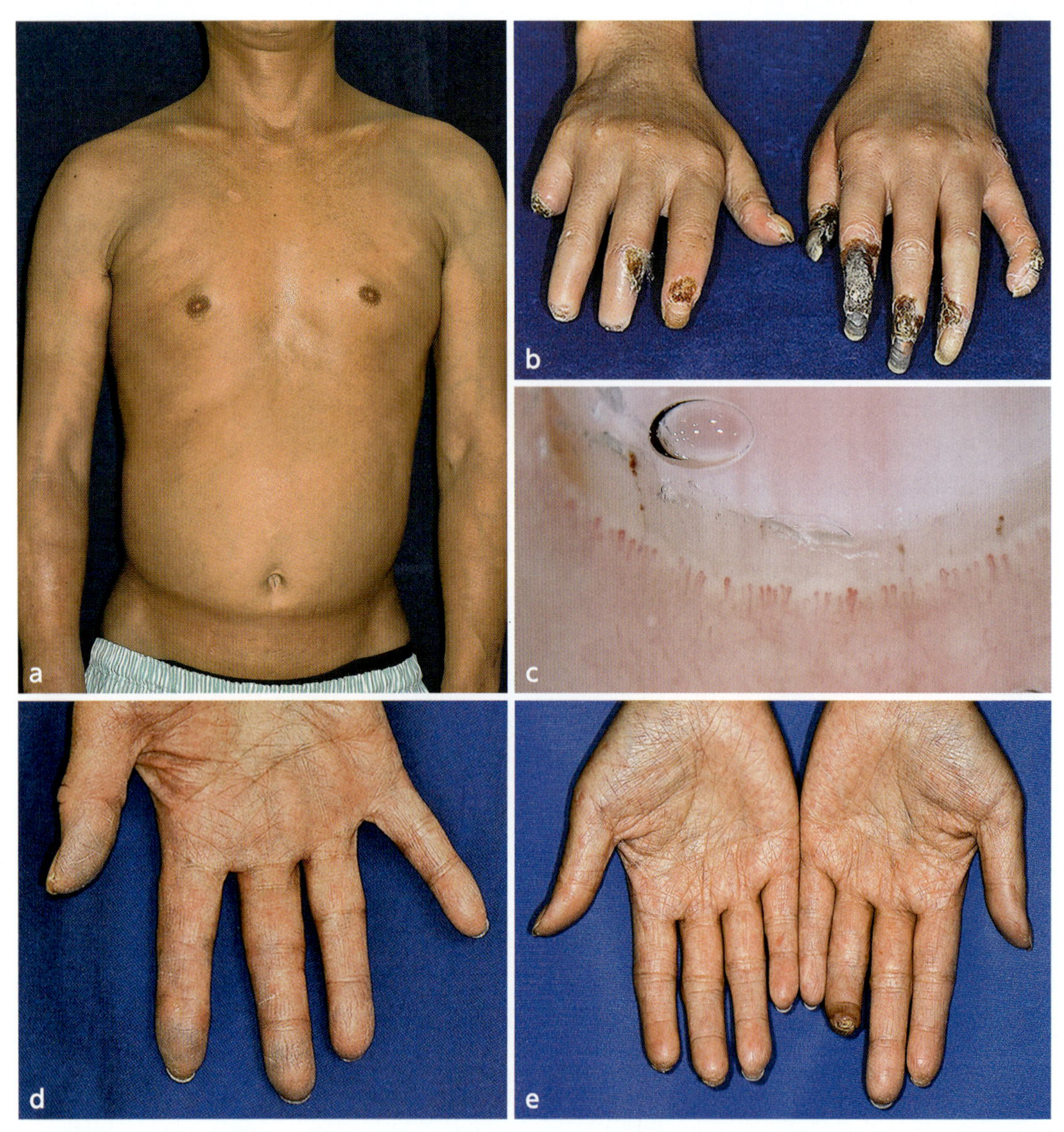

a：皮膚硬化．前腕，躯幹部，下腹部に著明な皮膚硬化を認める．右前腕と前胸部の皮膚は硬化のため，光沢を帯びてみえる．
b：指尖潰瘍・壊疽．右第 3，4，5 指の先端に潰瘍を認める．同部位の PIP 関節より先端は壊疽に陥り脱落している．左第 3，4，5 指にも広範囲の壊疽を認める．右第 2，3 指には指関節背面にも潰瘍を認める．これは日常生活動作に伴い，テーブルなどでこすれることにより生じた外傷性の潰瘍と考えられる．両手指の皮膚硬化も明らかである．
c：爪上皮出血点．capillaroscopy による爪上皮の拡大像．爪上皮内に褐色の点状出血を認める．後爪郭にはループ状毛細血管拡張と毛細血管の消失による無血管領域を認める．
d：Raynaud 現象．診察時に右第 3，4，5 指に紫色の色調変化を呈する Raynaud 現象を認めた．
e：手掌紅斑．両手掌にびまん性の紅潮を認める．これは，Raynaud 現象の客観的皮膚所見と考えられ，事実この患者にも Raynaud 現象の自覚があった．手掌および右第 5 指の指腹には，境界明瞭な紫がかった斑状を呈する毛細血管拡張を認める．左第 4 指には指尖部虫喰状瘢痕を呈する．

疾患概説[1)]

全身性強皮症（systemic sclerosis；SSc）は膠原線維の増生（皮膚硬化，肺線維症），血管障害（Raynaud 現象，指尖部虫喰状瘢痕・潰瘍，強皮症腎クリーゼ），免疫学的異常（自己抗体）を3主徴とする膠原病であり，厚生労働省の定める指定難病の一つである．初診時における患者の主訴は，四肢末梢から始まる皮膚硬化と指尖部の潰瘍，Raynaud 現象であることが多いが，SSc が侵す臓器は肺，腎，消化管，心と多岐に及ぶため，早期に診断し，その経過の中で必要とされる治療を適切な時期に行うことが重要である．日本における SSc の罹病率は約 4,000 人中に1人であり，総患者数は2万人以上とされる．しかしながら，SSc は極めて不均一な疾患で，皮膚硬化が躯幹まで及ぶ重症例から，皮膚硬化を伴わない Raynaud 現象のみの軽症例まで多彩であり，数多く存在する軽症例を考慮すると，その罹病率はもっと高いことが想定されている．発症年齢は 30〜40 歳代にピークがあり，男女比は 1：12 で女性に多い．

❶ 全身性強皮症の診断基準（日本皮膚科学会）

大基準	両側性の手指を越える皮膚硬化
小基準	①手指に限局する皮膚硬化*1 ②爪郭部毛細血管異常*2 ③手指尖端の陥凹性瘢痕，あるいは指尖潰瘍*3 ④両側下肺野の間質性陰影 ⑤抗 Scl-70（トポイソメラーゼⅠ）抗体または抗セントロメア抗体陽性，抗 RNA ポリメラーゼⅢ抗体のいずれかが陽性
除外基準	以下の疾患を除外すること 腎性全身性線維症，汎発型限局性強皮症，好酸球性筋膜炎，糖尿病性浮腫性硬化症，硬化性粘液水腫，ポルフィリン症，硬化性萎縮性苔癬，移植片対宿主病，糖尿病性手関節症，Crow-Fukase 症候群，Werner 症候群

大基準あるいは小基準①および②〜⑤の1項目以上を満たせば全身性強皮症と診断する．

＊1　MCP 関節よりも遠位にとどまり，かつ PIP 関節よりも近位に及ぶものに限る．

＊2　肉眼的に爪上皮出血点が2本以上の指に認められる，または capillaroscopy あるいは dermoscopy で全身性強皮症に特徴的な所見が認められる．

＊3　手指の循環障害によるもので，外傷などによるものを除く．

（全身性強皮症　診断基準・重症度分類・診療ガイドライン委員会．日皮会誌 2016[2)] より）

確定診断を導くための考え方

■SSc の皮疹の特徴

SSc の皮膚症状は診断において最も重要である．日本皮膚科学会ガイドラインの診断基準（❶）に示すとおり，手指を越えて中枢側まで及ぶ明らかな皮膚硬化を有する症例では容易に診断できる場合が多い．皮膚硬化が手指に限局している場合であっても，皮膚所見から血管障害をとらえることができれば，SSc と診断することが可能である．

■皮疹のとらえ方

SSc において診察上重要な情報のほとんどは手に存在するため，注意深く手を観察する．

皮膚硬化　SSc の皮膚硬化は四肢末梢，顔面から始まり，次第に体の近位部に進行する（**a**，**b**）．硬化の初期では「硬い」というよりも腫れぼったい感じとなるため，注意深く触診する必要がある．皮膚硬化はスキンスコア（modified Rodnan total skin thickness score）を用いて測定する．これは全身を 17 箇所（顔，前胸部，腹部と，両側の手指，手背，前腕，上腕，大腿，下腿，足背）に分け，それぞれの皮膚硬化を0から3（0＝正常，1＝軽度，2＝中等度，3＝高度）の4段階で評価する手法で，現在までのところ皮膚硬化を半定量化するのに最も適していると考えられている．

爪郭部毛細血管異常　爪郭部の毛細血管異常も大きな特徴の一つである．爪上皮出血点（nailfold bleeding；NFB）は爪上皮内の点状あるいは線状の，肉眼でも観察可能な黒色の出血点（**c**）であり，軽症型の SSc や重症型の SSc の早期例において，高率に検出される．爪上皮の中枢側である後爪郭には，ループ状血管拡張や消失，出血などの毛細血管異常を伴うことが多く，NFB と同様に SSc の特徴としてとらえられる．NFBは正常人でも認められることがあり，時に外傷によっても生じる．しかしながら，このような場合には2本以上の指にNFBが認められることは稀である．つまり，複数の指にNFBを含む爪郭部毛細血管異常が認められた場合には，皮膚硬化が明らかでなくとも，後に述べる問診や血清学的な検査などを行い，積極的なSScの鑑別を行うべきである．

Raynaud現象（d） 広く膠原病一般の症状であるが，SScでは特に高率に出現し，しばしば初発症状となる点で重要である．寒冷刺激や緊張などが誘因となり，血管攣縮による一過性の血流途絶により急激に白くなった指先が，血流の回復にあわせて紫になり，やがて赤みを帯びる，という三相性の変化を呈するものが最も典型的であるが，二相性のこともある．Raynaud現象がタイミングよく診察時にみられることは極めて稀であり，診察時には客観的皮膚所見として手のびまん性紅潮（e）を確認することが診断の助けとなる．

指尖部虫喰状瘢痕・潰瘍（b，e） 末梢循環不全により指尖部に瘢痕や潰瘍を生じる．潰瘍は疼痛を伴うことが多い．瘢痕は必ずしも潰瘍が先行するわけではない．特に寒冷時に末梢循環不全が増悪すると，四肢末端，特に指尖部に皮膚潰瘍が生じ，難治性となる．重症である場合には，手指壊疽となる場合がある点にも注意が必要である．

その他の皮膚症状

皮下石灰沈着：病初期というよりは，むしろ発症からある程度時間が経ってから出現する．痛みが強い場合や，機能に障害を及ぼす場合には切除する場合もある．

びまん性色素沈着：一般的に皮膚硬化の強い部位に認められる．進行すると色素脱失を混じるようになる．

毛細血管拡張：点状，斑状，クモ状血管腫様の毛細血管拡張をしばしば伴う．特に5 mm程度までの境界明瞭で，円形から楕円形で，やや紫がかった紅色調を呈する斑状の毛細血管拡張（e）は抗セントロメア抗体陽性のSSc患者の手や顔面にしばしばみられ，診断上有用なことがある．

やるべきこと

問診のポイント 早期例や軽症例では皮膚硬化がはっきりしない，あるいはまったくないことがある．このような症例を正しく診断するためには，まずは問診で症状をとらえ，SScを疑うことが重要となる．

Raynaud現象：診察時，実際に目で確認することは困難なため，冷たいものに触れたとき，冷蔵庫に手を入れたとき，緊張したときなどにサッと手指が白くなるかを尋ねる．色調の変化についても問診する．

手指のむくみ感：最近指輪が入りにくくなったことはないかなど，具体的に聞くようにする．

朝の手のこわばり：関節リウマチでよく知られた所見で，膠原病に共通してみられる症状．SScでも初期から高率に認められる．

逆流性食道炎：SScの多くに認められ，初期の症状として重要である．胸焼け，食事時の胸のつかえ感，逆流感などについて問診する．

検査のポイント SScでは90％以上に抗核抗体が陽性となり，検出される自己抗体の種類はSScの診断に役立つのみならず，臨床的な亜型と相関するため，予後の推定や治療法の選択に極めて有用である．以下に述べる3つの主な自己抗体は，検査として保険収載されているため，日常診療の中で測定可能である．

抗セントロメア抗体：SScの約30％に検出される．ただし，抗セントロメア抗体はSScに100％特異的ではなく，他の膠原病あるいはその他の疾患，さらには正常人でも検出されることに留意する必要がある．抗セントロメア抗体陽性患者の特徴は以下である．

①皮膚硬化は範囲が狭く，四肢末端に限局し，時には皮膚硬化を認めないこともある．
②肺線維症，強皮症腎クリーゼなどの重篤な内臓病変は稀である．
③毛細血管拡張，石灰沈着をきたしやすい．

④肺高血圧症を呈しうる（ただし，欧米に比して日本では稀）．

抗トポイソメラーゼI抗体：SScの約40％に検出される．抗トポイソメラーゼI抗体陽性患者の特徴は以下である．

①躯幹に及ぶ広範囲な皮膚硬化を呈する．

②指尖部虫喰状瘢痕などの著明な末梢循環障害を伴う．

③肺線維症を高率に合併する．

抗RNAポリメラーゼ抗体：日本ではSScの約6％（白人では24％）に検出される．抗RNAポリメラーゼ抗体陽性患者の特徴は以下である．

①男性例に多い．

②発症年齢がより高齢である．

③躯幹におよぶ広範囲な皮膚硬化を呈する．

④肺線維症の合併率は低い．

⑤治療に対する反応性は良好である．

やってはいけないこと

- 全身精査を行わずに漫然と経過をみること．皮膚硬化が明らかな場合は診断が容易であると思われるが，皮膚硬化が軽度であっても肺線維症や肺高血圧症，逆流性食道炎などを併発していることがあるため．
- 硬化部における皮膚生検の際，患者に対する説明が不十分であること．SSc以外の疾患を鑑別する際に有用な場合があるが，創部は瘢痕を形成しやすいことを必ず説明する．

治療の進め方

やるべきこと

病型分類　病型によって病状の進展がまったく異なるため，治療法の決定，今後の経過予測，患者への説明において病型分類が役立つ（❷）．diffuse cutaneous SSc（dcSSc）患者では発症6年以内に皮膚硬化が四肢，時には躯幹まで及ぶ．同時に内臓病変，関節の屈曲拘縮が進行する．発症6年以降になると皮膚硬化は軽快し始め，いわゆる萎縮期となる．しかし萎縮期であっても，小腸の蠕動低下による吸収不良，皮膚と異なり改善しない肺線維症，二次性肺高血圧症による呼吸不全・右心不全などが問題となる．limited cutaneous SSc（lcSSc）患者では，十数年から数十年にわたるRaynaud現象が先行した後，手指の腫脹によって気づかれることが多い．肺高血圧症は長年の罹病期間の後に出現することがあり，注意が必要である．

❷ 全身性強皮症の病型分類

diffuse cutaneous SSc (dcSSc)
●四肢および躯幹に及ぶ皮膚硬化（肘関節より近位） ●皮膚の浮腫性～硬化性変化の1年以内にRaynaud現象が出現 ●間質性肺病変，びまん性消化管病変，心筋病変が早期から高頻度に出現 ●抗トポイソメラーゼI抗体陽性（65％） ●抗RNAポリメラーゼ抗体陽性（15％）
limited cutaneous SSc (lcSSc)
●手，顔，足，前腕に限局する皮膚硬化，または皮膚硬化がない ●Raynaud現象が数年～数十年先行 ●逆流性食道炎，軽度の原発性胆汁性肝硬変を合併 ●数年～数十年の経過後に肺高血圧症を合併しうる（数％） ●抗セントロメア抗体陽性（70～80％）

治療方針の決定　dcSScに対しては，早期診断に基づく早期治療が重要となる．いったん線維化が完成すると，それを元に戻すことは困難であり，特に肺の場合は線維化によって失われた肺胞構造は，たとえ線維化が改善されたとしても，機能的な改善は見込めない．このため，硬化の進行している発症6年以内を目安に線維化に対する基礎治療を開始する必要がある．具体的には，①皮膚硬化出現から6年以内のdcSSc早期例，②触診にて浮腫性硬化が主体，③急速な皮膚硬化の進行の3項目中，2項目を満たす症例を治療の適応例としている．このような症例にはプレドニゾロン20～30 mg/日の内服を行う．抗RNAポリメラーゼ抗体陽性例など，皮膚硬化が著明な症例ではステロイドパルス療法を考慮しても良い．肺線維症に対してはプレドニゾロン単独では進行を抑制することができない．このため，プレドニゾロン20 mg/日の内服に加えて，シクロホスファミドの投与が行

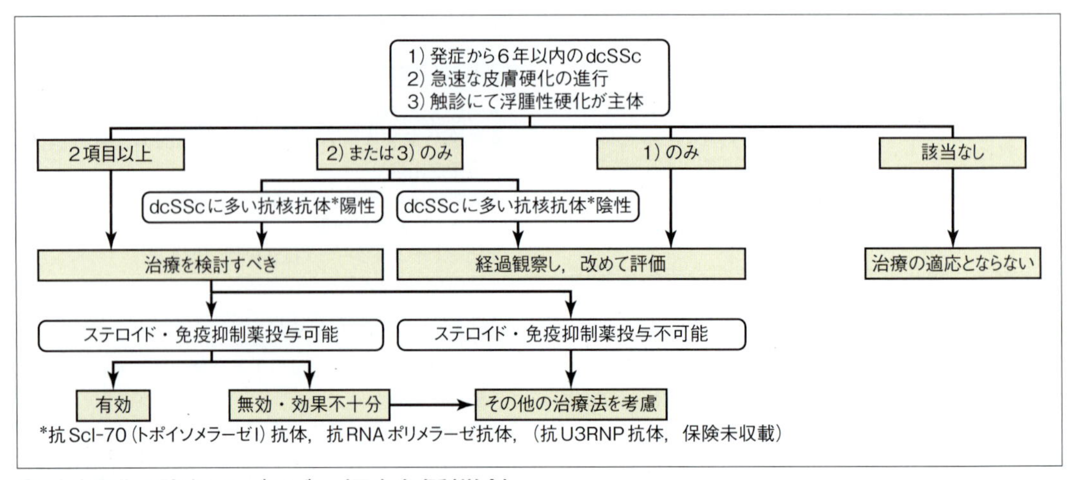

❸ 皮膚硬化の診療アルゴリズム (日本皮膚科学会)
(全身性強皮症　診断基準・重症度分類・診療ガイドライン委員会．日皮会誌 2016[2] より)

われる．その際，副作用発現の頻度との兼ね合いから，内服投与ではなく，経静脈パルス療法が好んで用いられる．

一方，lcSSc に対しては皮膚硬化の程度は軽いため，通常基礎治療は行わず，対症療法が主となる．しかしながらプロスタグランジン製剤やエンドセリン受容体拮抗薬による末梢循環障害の改善は指尖部皮膚潰瘍の予防や，肺高血圧症を防止しうる可能性があり，また，逆流性食道炎に対するプロトンポンプ阻害薬は，さらなる食道機能障害の防止と，胃酸の逆流による肺障害の予防につながるため，早期からの投与が重要である．これらの観点から，lcSSc においても，軽症例を見逃さずに早期診断を行い，早期から治療介入を行うことが必要である．

日本皮膚科学会のホームページで診療ガイドラインが一般公開されており，参照されたい．

治療のためのアルゴリズム　SSc は多臓器が侵される疾患であるため，臓器ごとの診療アルゴリズムが診療ガイドライン[2] に掲載されている．ここでは日常外来診療で皮膚科医が最も目にする皮膚硬化の診療アルゴリズム (❸) を示す．

やってはいけないこと

- 手指のリハビリを怠ること．手の皮膚硬化は手指の屈伸を妨げ，関節の屈曲拘縮を引き起こす．高度に拘縮した関節は不可逆であるため，プレドニゾロンなどで加療していてもリハビリを行う．
- 漫然と 15 mg/日以上のステロイドを投与すること．日本では頻度は極めて少ないが，強皮症腎クリーゼ誘発のリスクがある．
- 皮膚潰瘍の治療に際し，正常組織を含む広範囲な外科的デブリードマンを行うこと．通常，壊死組織は外科的デブリードマンにより除去することが推奨され，局所の処置と感染制御が重要となるが，SSc においては潰瘍・壊死をさらに拡大させることがあるため推奨されない．感染症のコントロールが不可能な場合など，やむを得ぬ事情がない限り行わない．

エキスパートのための奥義

■SSc を疑った際の全身精査は有用

SSc では前述のとおり病態が多彩であり，たとえ皮膚硬化が軽度あるいはなくとも，内臓の線維化病変をきたしうるため注意が必要である．なかでも，肺線維症と逆流性食道炎は高率にみられる合併症であるため，問診と手指の診察によって SSc を疑った際には，強皮症を専門とする施設や総合病院などに紹介し，胸部高分解能 CT，呼吸機能検査，消化管内視鏡検査を含めた全身精査を行うべきである．SSc は抗リン脂質抗体症候群など他の膠原病の合併をしばしば認め，悪性腫瘍の合併もありうることから，これらに対するスクリーニング目的にも全身精査は有用である．

■肺線維症の治療

肺線維症はSScにおいて高頻度に認められ，かつ死因の第1位を占める，最も重要な合併症である．肺線維症に対する治療に関して，現在までのところ，標準療法としてシクロホスファミドがあげられる．ところが，シクロホスファミドの効果は一時的であることが知られており，加えて，シクロホスファミド自体が有する二次発癌の副作用から，投与できる量に限りがある．このため，シクロホスファミドの効果が不十分な場合や，効果を維持するために，シクロスポリン，タクロリムス，ミコフェノール酸モフェチルといった免疫抑制薬が治療の選択肢としてあげられる．特にミコフェノール酸モフェチルは，シクロホスファミドと同程度の肺線維症に対する有用性が報告されており，新たな治療法として有望である．

■トシリツマブとリツキシマブによる新規治療

近年，海外からSScの線維化病変に対するトシリツマブとリツキシマブの有用性が多数報告されている．抗IL-6受容体抗体であるトシリツマブは海外で行われた第II相試験で，皮膚硬化に対する有用性が認められ，現在，日本を含めたグローバルの第III相試験が行われている．また，B細胞上に発現するCD20に対する抗体製剤であるリツキシマブは，B細胞を除去することで多くの自己免疫疾患に効果を発揮することが示唆されているが，SScに関しても皮膚硬化と肺線維症を改善することが報告されている[3]．これらの治療は，従来の対症療法的な治療法とは大きく異なっており，SScの病態の根源に迫る治療法と考えられる．今後さらなる症例の蓄積によってSScの治療法が変わり，真の意味で制御可能な疾患となることが期待される．

引用文献

1) Okano Y. Antinuclear antibody in systemic sclerosis (scleroderma). Rheum Dis Clin North Am 1996；22：709-35.
2) 全身性強皮症　診断基準・重症度分類・診療ガイドライン委員会．全身性強皮症　診断基準・重症度分類・診療ガイドライン．日皮会誌 2016；126：1831-96.
3) Daoussis D, et al. A multicenter, open-label, comparative study of B-cell depletion therapy with Rituximab for systemic sclerosis-associated interstitial lung disease. Semin Arthritis Rheum 2017；46：625-31.

全身性エリテマトーデス (SLE)

山本俊幸

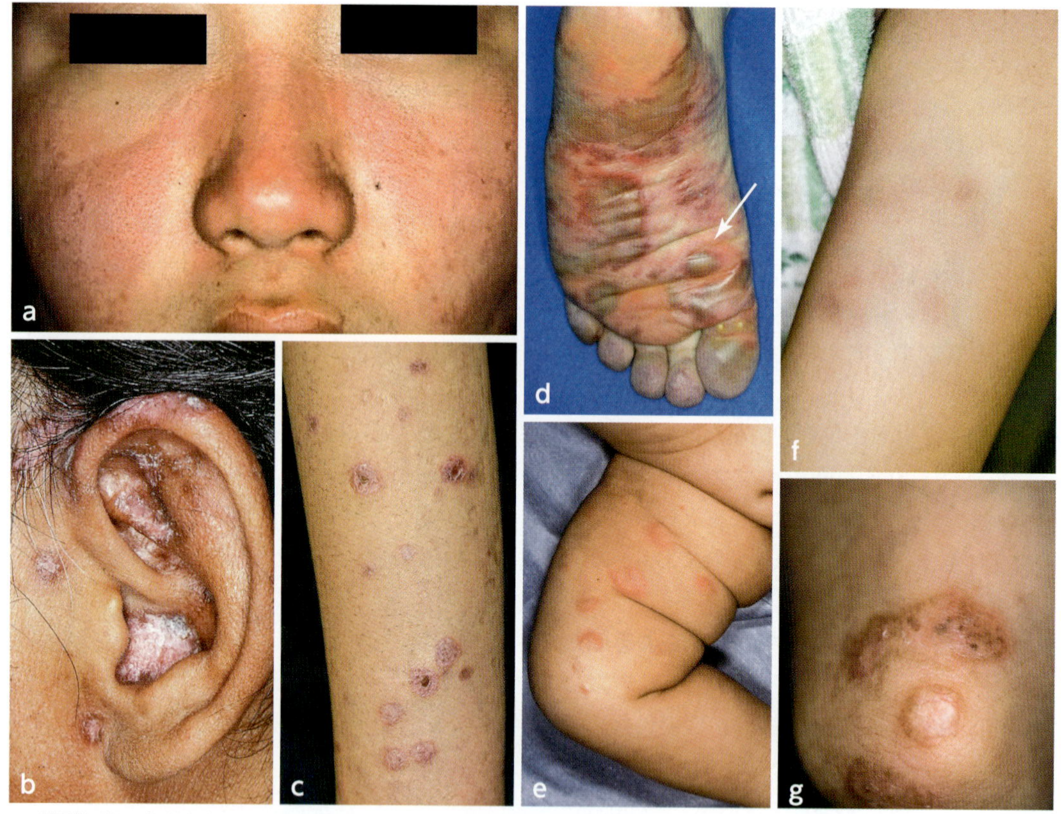

a：蝶形紅斑．鼻背を中心に対称性にみられる両頬部の紅斑．浸潤は軽度～高度までさまざま．
b：円板状エリテマトーデス．露光部に好発する角化性萎縮性紅斑．
c：亜急性エリテマトーデス．角化傾向を伴う類円形の紅斑で，乾癬様を呈する．
d：水疱性エリテマトーデス．活動性の高い患者の顔面や手足に水疱性病変がみられる（矢印）．
e：新生児エリテマトーデス．環状を呈する紅斑．母親に Sjögren 症候群が多い．生後 6 か月までに自然消退する．
f：深在性エリテマトーデス．顔面頬部，上腕，背部に好発する．皮下硬結や表面が陥凹することもある．
g：結節性ムチン沈着症．背部や四肢に皮内結節が多発する．

疾患概要

全身性エリテマトーデス（systemic lupus erythematosus；SLE）は腎臓をはじめ心臓，肺，中枢神経などに臓器障害をきたす．日本では指定難病に含まれ，医療費助成申請者は 6 万人，男女比は 1：9 で女性に圧倒的に多く，発症ピークは 20 ～ 30 歳代にある[1]．皮膚症状は SLE 患者の 75％程度にみられるとされる[2]．紫外線をはじめとする外因・内因性のトリガーによってアポトーシスに陥ったケラチノサイトを排除する過程に障害があり，変性した RNA/DNA 断片が plasmacytoid DC に取り込まれ，Toll-like receptor を活性化し，インターフェロン α が産生される．また，変性した自己の核酸に対して抗体が産生されるが，その機序に neutrophil extracellular traps（NETs）の過剰発現が関与していることが近年考えられている．

確定診断を導くための考え方

■エリテマトーデスの皮疹の特徴

急性，亜急性，慢性の3つのタイプに分けられ，急性の皮膚エリテマトーデスの代表が蝶形紅斑である．顔面に典型的な蝶形紅斑があれば，その時点で蛋白尿は陰性で腎機能が正常でもSLEである．後述する分類基準（診断基準ではない）を満たさないからSLEではないと考えないことが大切である．

■皮疹のとらえ方

顔と手に着目する．顔であれば，頬，耳，頭部の脱毛に注意しながら観察する．手は冷感，多形紅斑様の紅斑，凍瘡様皮膚，角化性病変，爪上皮の出血点，などに着目しながら触診，視診を行う．その他，上腕伸側や背部もエリテマトーデスの皮疹の好発部位である．口腔内病変も見逃さずに診察する．活動性の高いSLE患者の急性増悪時には，硬口蓋を中心に，不規則なびらんまたは小潰瘍がみられる．

やるべきこと

問診のポイント　顔面の皮疹の出る前に，日光曝露歴（学生なら屋外で運動会の練習など，社会人なら職業や屋外の仕事の有無）を詳しく聞く．他にRaynaud現象が出るか，家族歴に関節リウマチを含む膠原病があるか，他の膠原病の合併を疑う症状の有無（口腔内乾燥，ドライアイ，手指の腫脹など），全身症状（微熱，関節痛，全身倦怠感）の有無，などを確認する．

生検のポイント　どういう皮疹を生検するかによる．顔面の急性の蝶形紅斑ならパンチ生検でもよいが，真皮下層～皮下脂肪織に達する病変であればメスで十分な深さまで採取することが求められる．生検する際に，触診で浸潤をどの程度触れるかで病変の深さをおおよそ推定することも必要で，できあがった病理組織標本と照らし合わせてみる訓練も有益である．また，一人の患者に異なる病変がみられた場合は，複数の個所から生検する．皮膚生検では，ホルマリン固定後のHE染色像と，それとは別に，凍結切片を用いた蛍光抗体直接法で基底膜にIgM，IgGの沈着を確認する．

検査のポイント　一般臨床検査に加え，抗核抗体，抗DNA抗体，抗ss-DNA抗体，抗ds-DNA抗体，抗Sm抗体，抗SS-A抗体，抗RNP抗体，Coombs抗体を調べる．尿検査は，定性に加え沈渣も必要である．採血項目には，SLEを疑う際にオーダーするスクリーニング的な意味合いの項目もあれば，診断が確定してからオーダーする，少し突っ込んだ項目もあり，採血をオーダーする時に意識して使い分ける必要がある．後者は活動性の指標となる項目や，他の合併症，特にSjögren症候群や抗リン脂質抗体症候群を念頭に置いて検査する．このように採血は2段階に分けて行うことが多いが，初診時の時点でSLEと確信できれば，最初からオーダーしても構わない．

やってはいけないこと

- 最初から，膠原病に関連するすべての抗体を提出すること．無駄なことであり，皮疹から，可能性のある膠原病を推測して検査する習慣をつける．

■SLEの分類基準

米国リウマチ学会（ACR）の分類基準が1997年に改訂された後，2012年に，新しい分類基準が欧米を中心とするSLEの臨床研究の専門家からなるグループ（systemic lupus international collaborating clinics：SLICC）から提唱された．皮膚症状，神経症状の記載が増えたことや，腎障害にかなり重きが置かれたことなどが主な特徴である．SLICCは臨床的基準11項目と免疫学的基準6項目から成るが，臨床的基準のなかに，急性皮膚ループス，慢性皮膚ループス，口腔潰瘍，非瘢痕性脱毛症が含まれている．臨床クライテリアの中に出てくる皮疹をいくつか取り上げ概説する．

水疱性ループス　活動性の高いループス患者の顔面，手掌，足底に，大小の水疱形成がみられる．狭義には，VII型コラーゲンに対する自己抗体が認められたものをいう．1M生理食塩水で処理したsplit skinでの，蛍光抗体間接法で真皮側に免疫グロブリンの沈着を確認する．

中毒性表皮壊死症（lupus-associated TEN） TENの原因は薬剤が圧倒的に多い．活動性が高いSLE患者には当然多種類の薬剤が使用されるのに加え，免疫低下の状態での感染症によって誘発された可能性も否定できない．本当にSLEだけで誘発されたのか疑問視する声も多い．

斑状丘疹状ループス 斑状ないし丘疹を呈するさまざまな皮疹を含む．SLEにしばしばみられる多形紅斑様を呈する症候性の皮疹もこれに含まれる．

円板状エリテマトーデス SLEに伴うものとそうでないものがある．顔面，頭部，耳などの露光部や，上腕外側，背部などに単発〜多発する．典型的な発疹は，境界明瞭な円形〜類円形を呈する暗赤色調の角化性紅斑で，表面に灰白色の鱗屑，痂皮を固着する．被髪頭部に生じた場合，脱毛を伴うことが多い．DLEが汎発性にみられるものをwidespread DLEと呼び，SLEへの移行に注意が必要．角化が強いものをhypertrophic（肥大型）LEと呼ぶこともある．

深在性エリテマトーデス（lupus erythematosus profundus；LEP） lupus panniculitisと同義語と考えてよいが，LEPは真皮にDLEの所見を伴う場合と伴わない場合があり，後者をlupus panniculitisと同義語とする考え方もある．皮下脂肪織に強い細胞浸潤が起こり脂肪融解によってやや陥凹する．また稀に潰瘍化することもある．

粘膜ループス 口唇，鼻粘膜にDLEがみられることがある．

LE tumidus 光線過敏を伴い露光部に好発するドーム状の結節や蕁麻疹様の局面でムチンが沈着するものと定義づけられているが，基底層の障害を欠き蛍光抗体直接法が陰性，抗核抗体も陰性だと何をもってLEとするのか疑問視する考えもある．日本では稀．ムチンの沈着が強調されているが，SLEや皮膚筋炎に伴う皮疹でムチン沈着はしばしばみられることである．

凍瘡状ループスエリテマトーデス 手指に角化性紅斑がみられ，慢性に経過する．

discoid lupus/lichen planus overlap 円板状エリテマトーデスと扁平苔癬は，どちらも基底膜を攻撃するリンパ球の浸潤が特徴的な，似た病理組織所見を呈する．以前は，unusual variant of LE/LPという病名が使われていたが，その後消滅し，またSLICCの分類で復活した．独立性に関しては疑問が残る．

neonatal LE（新生児エリテマトーデス） 顔面や体幹，四肢に環状の紅斑がみられる．母親がSjögren症候群のことが多い．皮疹は生後6か月までに自然消退するが，房室ブロックに注意が必要．

結節性ムチン沈着症 背中や腕にムチンが沈着し結節性病変が多発する．

亜急性エリテマトーデス（subacute LE） 急性と慢性の中間型で，環状ないし多環状紅斑（annular polycyclic lesion）と，角化性丘疹ないし乾癬様皮疹（papulosquamous/psoriasi-form lesion）の2つのパターンがある．露光部位に好発し，DLEとは異なり瘢痕を残さずに治癒する．抗SS-A抗体が陽性のことが多い．

■SLEの活動性

活動性の評価法はいくつか提唱されており，SLEDAI（SLE disease activity index），SLAM（systemic lupus activity measure），CLASI（cutaneous lupus erythematosus disease area and severity）などが代表的である．しかし，大事なことはこれらの項目を点数化して活動性の有無を決めるのではなく，皮疹の活動性や発熱，関節痛，採血データ（CRPや血沈，補体値）などから個々の患者の活動性を判断する．

治療の進め方

診断された時点で，皮膚症状だけなのか腎障害を含む臓器障害があるかによって，治療方針が変わる．後者であれば腎生検が必要で，ループス腎炎のタイプでステロイドの量が決まる．多臓器病変を伴っていれば皮膚科主体で治療を進めることはほとんどなく内科主体になろう．皮膚症状に対しては，遮光剤を併用しながらステロイドや免疫抑制薬を外用するが，外用薬単独では効果に乏しい．プレドニゾロン，ヒドロキシクロロキン，DDS（レクチゾール®），メトトレキサート，アザチオプリンなどを組み合わせて治療するが，皮疹によって反応も異なる．LEPでも結節をつくってしまうと反応が悪い．結節性ムチン沈着症も良い治療がない．

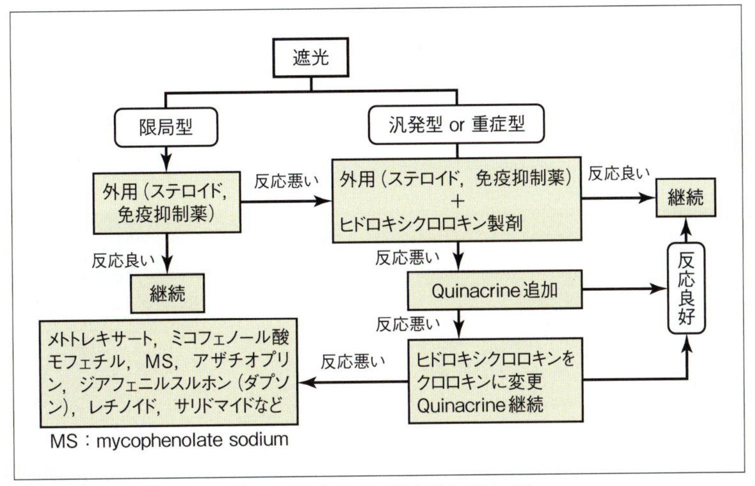

❶ 皮膚エリテマトーデスの治療アルゴリズムの一例
（Okon LG, et al. Best Drac Res Clin Rheumatol 2013[3] より）

治療のためのアルゴリズム　一例を❶に示す．

エキスパートのための奥義

■リウマチ膠原病内科に渡すタイミング

腎症状を呈し，腎生検が必要であれば自ずと転科になるであろうし，活動性の高い患者であれば多彩な臓器症状を呈し，さらにCNSループスが起きるとステロイド精神病との鑑別も困難である．活動性の高い患者であれば，中心となる担当科が途中で変わるのは仕方ないが，その後も皮疹に対しては皮膚科で継続して併診していく必要があろう．大事なのはSLEだからといってすぐに内科に渡さないことである．自分たちができる，ある程度のところまでやってから紹介しないと，他科からの信頼や協力関係も得られない．

■エキスパートに求められる皮疹の見極め

分類基準にない皮疹　活性化した好中球の浸潤による皮疹（non-bullous neutrophilic dermatosis, interstitial granulomatous dermatitis，膠原線維アタック型反応）やperiorbital edemaは分類基準には含まれていないが，いずれも重要な皮膚症状である．

非特異的な皮疹　SLE患者の手指にはアクロチアノーゼ，Raynaud症状，凍瘡様紅斑，滲出性紅斑がみられる．下腿にはリベド（網状皮斑），atrophie blanche（白色萎縮症），潰瘍がしばしばみられる．その他，滲出性紅斑（Rowell症候群），蕁麻疹様血管炎，脱毛，多発する皮膚線維腫がみられることもある．SLEに伴う脱毛は，びまん性に抜ける場合と，瘢痕性脱毛斑が散在する場合とがあり，外用薬には反応が乏しい．

鑑別診断　接触皮膚炎，酒皶様皮膚炎，パルボウイルス感染症などを鑑別する必要がある．壊死性組織球性リンパ節炎でもSLEの蝶形紅斑によく似た頬部紅斑を呈することがある．

引用文献

1）三森明夫．全身性エリテマトーデス．日内会誌 2015；104：2118-24．
2）Obermoser G, et al. Overview of common, rare and atypical manifestations of cutaneous lupus erythematosus and histopathological correlates. Lupus 2010；19：1050-70.
3）Okon LG, Werth VP. Cutaneous lupus erythematosus: diagnosis and treatment. Best Pract Res Clin Rheumatol 2013；27：391-404.

皮膚筋炎

藤本　学

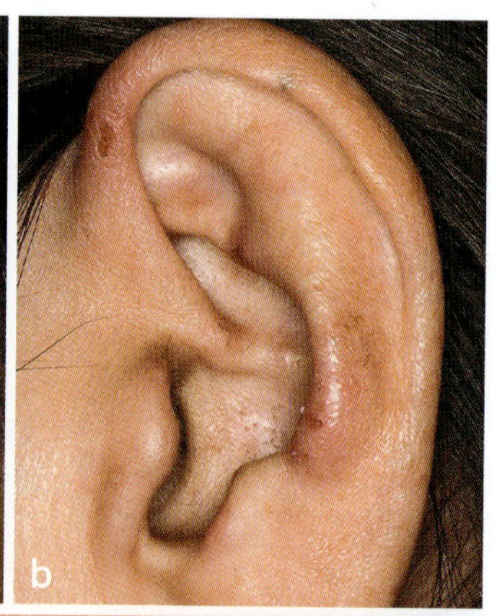

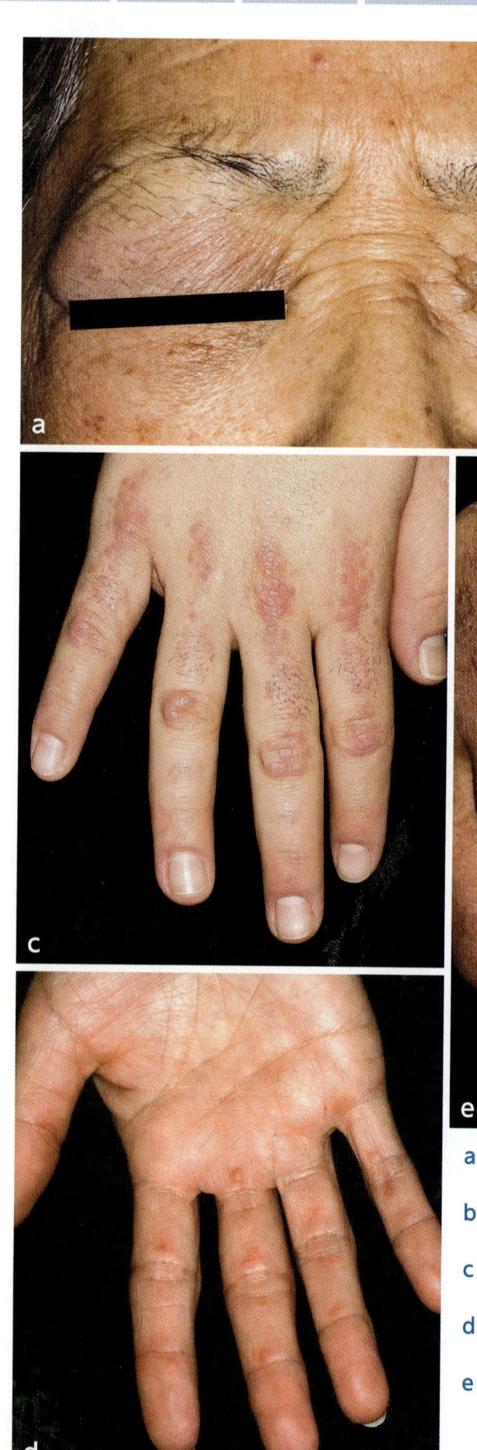

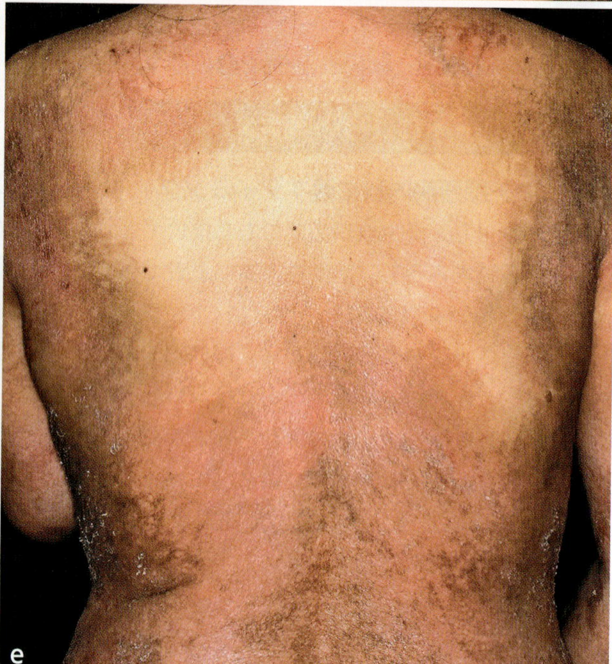

a：ヘリオトロープ疹．両上眼瞼のわずかに紅色調を帯びた腫脹．下眼瞼も軽度の腫脹を伴う．
b：耳介の皮疹．耳介の突出部（耳輪内側，対輪）の紫紅色斑．一部はびらんとなる．
c：Gottron 丘疹．MP 関節，PIP 関節に半米粒大ほどの扁平に隆起する紅色丘疹が敷石状に集簇し，一部は融合．爪囲紅斑を伴う．
d：逆 Gottron 徴候．DIP，PIP，MP 関節屈側の小豆大までの「鉄棒まめ」様の暗紅色斑．
e：背部の皮疹．背部中央を残した上背部と下背部の浮腫性紅斑．上背部の紅斑はショール徴候と呼ばれる．紅斑の辺縁は線状となり，中央には色素沈着を伴う．左側背部から左腰部にかけては粃糠様の鱗屑とびらんがみられる．

疾患概要

皮膚筋炎（dermatomyositis；DM）は，皮膚と筋に炎症性変化を生じる自己免疫疾患で，膠原病に分類される．皮膚と筋の両方を侵す古典型皮膚筋炎と，皮膚は侵すが筋は侵さない無筋症性皮膚筋炎（amyopathic DM；ADM）がある．さらに，筋に軽微な検査異常は検出されるが臨床症状は呈さない乏筋症性皮膚筋炎（hypomyopathic DM；HDM）もあり，ADMとHDMを合わせてclinically ADM（CADM）と呼ぶ．

皮膚症状としては，上眼瞼のヘリオトロープ疹や手指のGottron丘疹/徴候などが代表的である．筋症状は，四肢近位筋を中心に筋痛や筋力低下を示す．合併症として，内臓悪性腫瘍と間質性肺炎が重要である．

小児発症例と成人発症例がある．診断基準を満たし活動性のある症例は指定難病に認定される．

確定診断を導くための考え方

皮膚筋炎を疑ったら，皮膚症状を丁寧に観察し，筋症状をはじめとするその他の所見を調べる．その際，皮膚筋炎の診断を導き合併症の有無を明らかにするために，どのような検査の優先順位が高く，どのような検査をすれば必要十分かを考えることが大切である．情報は多いに越したことはないが，すべてを行わなくてもよいはずであり，検査が多いほど，患者への侵襲は多く検査に費やす時間は長くなり，治療介入が遅れることにもなる．

■皮疹のとらえ方

皮膚症状は多彩であるが，好発部位を系統的に診察していくことで見逃さないようにする．

頭頸部では，上眼瞼のヘリオトロープ疹（**a**）が特徴的だが，ヘリオトロープ疹以外の皮疹の有無を観察する．前額，鼻根部，鼻翼周囲，耳周囲（**b**），側頸部などが好発部位である．鼻翼周囲の紅斑は脂漏性皮膚炎様と称される．

手指では，関節背面のGottron丘疹/徴候（**c**），爪囲紅斑，爪上皮出血点，関節屈側の鉄棒まめ様皮疹（いわゆる逆Gottron徴候，**d**），「機械工の手（mechanic's hand）」と呼ばれる側面の手荒れ様皮疹などの有無を観察する．逆Gottron徴候は急速進行性間質性肺炎の合併を疑う重要なサインである．

その他に，四肢伸側や関節背面，上背部（ショール徴候，**e**），前胸部（V徴候），背部中央，殿部にもしばしば皮疹が出現する．体幹の皮疹は痒みを伴うことが多く，掻破により線状の紅斑を生じることも特徴的である（むち打ち様紅斑〈scratch dermatitis〉，**e**）．

皮疹は，浮腫性の紅斑，滲出性の紅斑，角化性の丘疹・局面，紫斑などさまざまな性状を呈しうるが，同一症例では部位が異なっても同じような皮疹がみられることが多い．浮腫性の紅斑は水疱を生じてびらんになったり，滲出性紅斑や紫斑は潰瘍化することもある．時間が経過した皮疹は，色素沈着や色素脱失が混在したポイキロデルマを呈することがある．石灰沈着は小児例に多く，皮下硬結として触知する．

病理組織学的には，表皮基底層の液状変性，真皮上層のムチン沈着，血管周囲の単核球浸潤が主要な所見である．皮膚生検を行うほうが当然情報は多く得られるし，類似した症状を示す疾患を鑑別するために必要である場合もあるが，病理組織学的所見だけで診断できるわけではない．典型例では生検を行わなくても診断は可能であるし，診断に迷う例では生検を行っても決め手になるとは限らない．ただし，ADMが指定難病に認定されるためには皮膚生検が必須となっている．

■筋症状のとらえ方

四肢近位筋（上腕や大腿）や頸部筋の筋痛や筋力低下を呈し，筋原性酵素（クレアチンキナーゼ，アルドラーゼ）が上昇する．徒手筋力試験による筋力低下の有無と血清筋原性酵素の両者が重要であり，「CK正常＝ADM」ではない．筋電図，MRI，筋生検による所見も有用である．

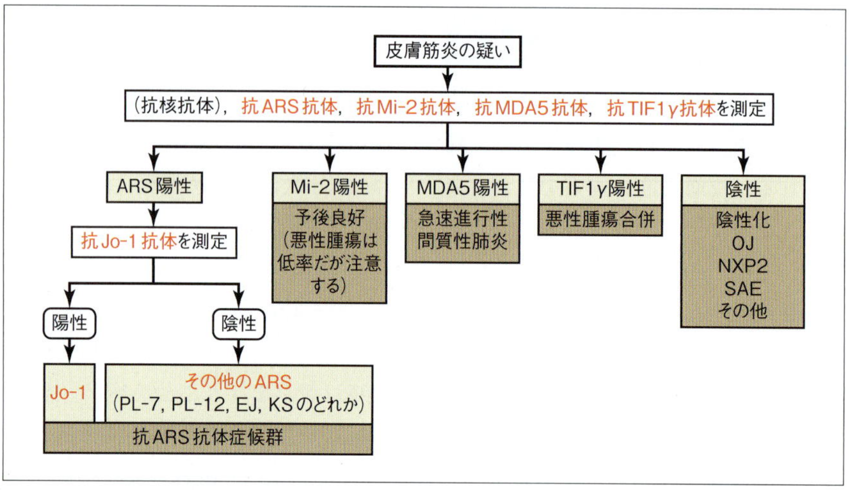

皮膚筋炎の疑い
（抗核抗体），抗ARS抗体，抗Mi-2抗体，抗MDA5抗体，抗TIF1γ抗体を測定
ARS陽性
抗Jo-1抗体を測定
陽性
陰性
Jo-1
その他のARS（PL-7, PL-12, EJ, KSのどれか）
抗ARS抗体症候群
Mi-2陽性
予後良好（悪性腫瘍は低率だが注意する）
MDA5陽性
急速進行性間質性肺炎
TIF1γ陽性
悪性腫瘍合併
陰性
陰性化
OJ
NXP2
SAE
その他

❶ 皮膚筋炎の自己抗体検査の流れ

やるべきこと

問診のポイント　患者の多くは，皮膚症状と筋症状が同一の疾患から生じているという知識がないため，こちらから筋症状を問診しない限り向こうからは教えてはくれない．四肢の筋力低下（腕を挙げにくい，立ち上がりにくい），頸部筋の筋力低下（寝ているときに首を上げにくい）などを具体的に問診する．CADMのようでも，嚥下障害や構音障害があることがあるので，その有無も問診する．

自己抗体の検索　筋炎特異抗体は皮膚筋炎において高率に陽性になるのみならず，臨床症状と密接に相関するので，診断および分類に有用である．皮膚筋炎を疑ったら，筋炎特異抗体である抗ARS抗体，抗Mi-2抗体，抗MDA5抗体，抗TIF1γ抗体を検査する（❶）．これらの筋炎特異抗体は，抗Mi-2抗体を除いて，蛍光抗体法による抗核抗体検査では弱陽性や陰性になるものがほとんどである．このほか，筋炎関連抗体である抗U1RNP抗体，抗Ro/SS-A抗体などが陽性になる場合もある．なお，抗ARS抗体は抗Jo-1抗体，抗PL-7抗体，抗PL-12抗体，抗EJ抗体，抗KS抗体を同時に測定する検査である．

二大合併症の検索　間質性肺炎と悪性腫瘍は皮膚筋炎に高頻度に合併し，しばしば予後に直接関係するだけでなく，治療方針の決定にも重要である．抗ARS抗体と抗MDA5抗体は間質性肺炎に，抗TIF1γ抗体は悪性腫瘍に相関する．特に抗MDA5抗体は，予後不良の急速進行性間質性肺炎を高率に合併する．

やってはいけないこと

- 最初のスクリーニングで抗ARS抗体でなく抗Jo-1抗体を測定すること．
- 臨床的にも検査上も筋炎の所見がないのに，筋生検をすること．
- 急速進行性間質性肺炎の疑いがあるのに，だらだらと諸検査を続け，早急に治療を開始しないこと．

治療の進め方

やるべきこと

治療法を決定するにあたっては，①皮膚症状のみか，それとも筋症状もあるか，②間質性肺炎があるか──ある場合，その病型は急性（急速進行性）か，それとも慢性か，の2つが大きな柱となる．皮膚症状のみで筋症状がない場合は外用治療が主体となるが，間質性肺炎を合併していれば，全身治療の対象となり，間質性肺炎が急性（急速進行性）か慢性かによって初期治療が異なってくる（❷）．皮膚症状のみの症例でも皮疹が広範囲であったり高度であったり

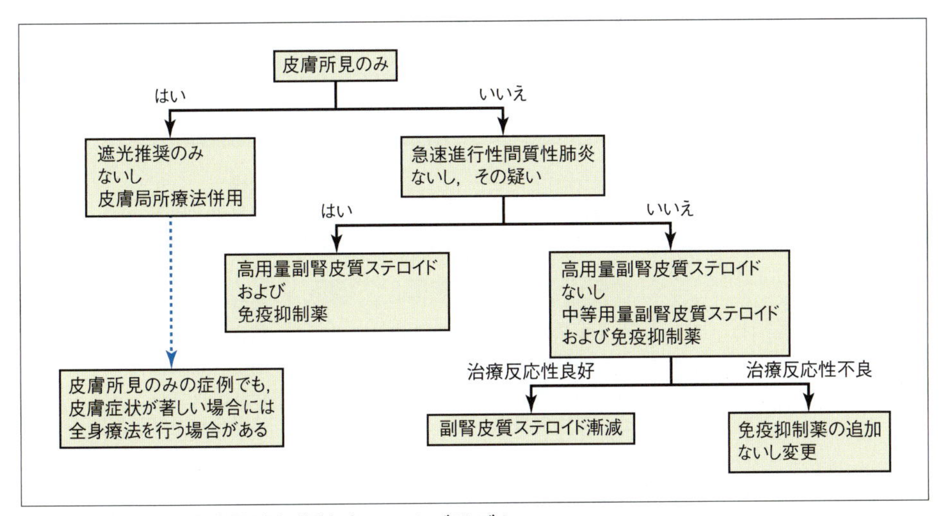

❷ **多発性筋炎・皮膚筋炎初期治療のアルゴリズム**

（自己免疫疾患に関する調査研究班/多発性筋炎・皮膚筋炎分科会編．多発性筋炎・皮膚筋炎治療ガイドライン．2015[1] より改変）

する場合には，全身治療を考慮してよい．悪性腫瘍を合併している場合は，並行してその治療も行う必要が生じることに留意する．皮膚筋炎の治療が待てる場合には，悪性腫瘍の治療を先に行ってよい．

全身治療の選択肢としては，副腎皮質ステロイド，免疫抑制薬（カルシニューリン阻害薬，シクロホスファミド，アザチオプリン），免疫グロブリン大量静注などがある．

感染症の有無，耐糖能，血圧，眼圧，骨密度などをチェックするとともに，事前に副作用について説明する．シクロホスファミドをはじめとする免疫抑制薬を使用する場合は，妊娠についての配慮が必要である．カルシニューリン阻害薬は血中濃度をモニターして投与量を決定する．

やってはいけないこと

- 急速進行性間質性肺炎を合併する症例に副腎皮質ステロイド単独で治療を開始すること．
- 軽快傾向を示している患者に安静指示を長期に続けて，筋の廃用性萎縮を助長すること．

エキスパートのための奥義

■皮膚科専門医に渡すタイミング

皮膚筋炎を疑う皮膚症状がある場合は，皮膚科専門医に紹介する．特に急速進行性間質性肺炎の合併が疑われる場合には一刻も早く専門医を受診させる．筋炎特異抗体を検査してもよいが，陰性例もあることに注意する．

■難治例・完治しない症例への対処

急速進行性間質性肺炎を合併する抗 MDA5 抗体陽性例は難治であり，副腎皮質ステロイド，カルシニューリン阻害薬（タクロリムス），シクロホスファミドの 3 剤併用を最初から考慮する．抗 MDA5 抗体価，フェリチン値，KL-6/SP-D が疾患活動性のマーカーとなる．

■再発時

皮疹の再燃が筋症状や肺炎の再燃に先行することが多い．

引用文献

1）自己免疫疾患に関する調査研究班 / 多発性筋炎・皮膚筋炎分科会編．多発性筋炎・皮膚筋炎治療ガイドライン．診断と治療社；2015.

索 引

ページ数の太字は項目の詳述箇所を示す．
［ ］内の語は省略されている場合がある．
（ ）内の語は直前の語と同義である場合を示す．

和文索引

あ

い

う

え

お

か

き

く

け

こ

さ

し

す

せ

そ

た

欧文索引

中山書店の出版物に関する情報は，小社サポートページを御覧ください．
https://www.nakayamashoten.jp/support.html

エキスパートから学ぶ 皮膚病診療パワーアップ

2018年 9月10日 初版第1刷発行 ©　〔検印省略〕

編　集―――秀　道広
　　　　　　青山裕美
　　　　　　加藤則人

発行者―――平田　直

発行所―――株式会社 中山書店
〒112-0006 東京都文京区小日向4-2-6
TEL 03-3813-1100（代表）
振替 00130-5-196565
https://www.nakayamashoten.jp/

装丁――――花本浩一（麒麟三隻館）

印刷・製本　株式会社 真興社

Published by Nakayama Shoten Co.,Ltd.
ISBN 978-4-521-74723-1　Printed in Japan
落丁・乱丁の場合はお取り替え致します．